# Komplikationen in der Kolorektalen Chirurgie – Vermeidung und Beherrschung

F. Köckerling
I. Gastinger
H. Lippert

SCIENCE MED

# Komplikationen in der Kolorektalen Chirurgie – Vermeidung und Beherrschung

Herausgegeben von
F. Köckerling
I. Gastinger
H. Lippert

Mit 199 Abbildungen (98 in Farbe) und 150 Tabellen

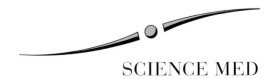

SCIENCE MED

*Anschrift der Herausgeber:*

Prof. Dr. med. F. Köckerling
Klinikum Hannover-Siloah
Chirurgische Klinik und Zentrum für
Minimal Invasive Chirurgie
Roesebeckstraße 15
D-30449 Hannover

Prof. Dr. med. I. Gastinger
Carl-Thiem-Klinikum
Chirurgische Klinik
Thiemstraße 111
D-03048 Cottbus

Prof. Dr. med. Hans Lippert
Otto-von-Guerike-Universität
Klinik für Allgemein-, Viszeral und Gefäßchirurgie
Leipziger Straße 44
D-39120 Magdeburg

Mit Zeichnungen von Reinhold Henkel, Heidelberg

Die Deutsche Bibliothek – CIP Einheitsaufnahme

**Komplikationen in der Kolorektalen Chirurgie – Vermeidung und Beherrschung /**
hrsg. von F. Köckerling, I. Gastinger, H. Lippert. –
1. Auflage – Hannover ; Science Med Dr. Sperber, 2004
   ISBN 3-9807862-4-2

© 2004 SCIENCE MED Dr. Sperber, D-30177 Hannover
Umschlag, Satz und Repro: Süddeutsche Medizinbuch Agentur, Bayreuth
Druck und Binderei: Westermann Druck Zwickau GmbH, Zwickau

# Autorenverzeichnis

*Dr. med. W. Asperger*
Krankenhaus Sankt Elisabeth
und Sankt Barbara
Klinik für Allgemein- und Viszeralchirurgie
Mauerstraße 5
06110 Halle

*Professor Dr. med. I. Baca*
Zentralkrankenhaus Bremen-Ost
Chirurgische Klinik
Züricher Straße 40
28325 Bremen

*Dr. med. C. Berkhoff*
Klinikum Fulda
Klinik für Allgemein- und Abdominalchirurgie
Pacelliallee 4
36043 Fulda

*Professor Dr. med. R. Bittner*
Marienhospital
Klinik für Allgemeinchirurgie
Böheimstraße 37
70199 Stuttgart

*Dr. med. T. Bolle*
Georgius-Agricola-Klinikum
Klinik für Allgemein- und Viszeralchirurgie
Lindenallee 1
06712 Zeitz

*Dr. med. K. Dommisch*
Medizinisches Zentrum
der Landeshauptstadt Schwerin
Klinik für Chirurgie
Wismarsche Straße 397
19049 Schwerin

*Dr. med. H.-U. Dorn*
Kreiskrankenhaus Mittleres Erzgebirge
Haus Zschopau
Chirurgie/Abteilung Viszeralchirurgie
Alte Marienberger Straße 52
08405 Zschopau

*Dr. med. B. Falkenberg*
Altmark-Klinikum GmbH
Klinik für Allgemein-, Visceral-
und Unfall-Chirurgie
Ernst-von-Bergmann-Straße 22
39638 Gardelegen

*Dr. med. U. Fleck*
DRK-Krankenhaus
Chirurgische Abteilung
Saarstraße 1
14943 Luckenwalde

*Professor Dr. med. I. Gastinger*
Carl-Thiem-Klinikum
Chirurgische Klinik
Thiemstraße 111
03048 Cottbus

*P. Geers*
Klinikum Hannover-Siloah
Chirurgische Klinik und
Zentrum für Minimal Invasive Chirurgie
Roesebeckstraße 15
30449 Hannover

*Professor Dr. med. K. Gellert*
Paritätisches Krankenhaus Lichtenberg
Klinik für Allgemein- und Viszeralchirurgie
Fanningerstraße 32
10365 Berlin

Professor Dr. med. R. T. Grundmann
Kreiskrankenhaus
Vinzenz-von-Paul-Straße 10
84503 Altötting

Dr. med. G. Haring
Carl-Thiem-Klinikum
Klinik für Anästhesie und Intensivmedizin
Thiemstraße 111
03048 Cottbus

Dr. med. M. Herzig
Paritätisches Krankenhaus Lichtenberg
Klinik für Allgemein- und Viszeralchirurgie
Fanningerstraße 32
10365 Berlin

Professor Dr. med. F. Köckerling
Klinikum Hannover-Siloah
Chirurgische Klinik
und Zentrum für Minimal Invasive Chirurgie
Roesebeckstraße 15
30449 Hannover

Dr. med. A. Koch
Carl-Thiem-Klinikum
Chirurgische Klinik
Thiemstraße 111
03048 Cottbus

Dr. med. H. Lauff
Otto-von-Guericke-Universität
Chirurgische Klinik
Leipziger Straße 44
39120 Magdeburg

Professor Dr. med. H. Lippert
Otto-von-Guericke-Universität
Chirurgische Klinik
Leipziger Straße 44
39120 Magdeburg

Professor Dr. med. T. Manger
Wald-Klinikum
Chirurgisches Zentrum
Straße des Friedens 122
07548 Gera

PD Dr. med. F. Marusch
Carl-Thiem-Klinikum
Chirurgische Klinik
Thiemstraße 111
03048 Cottbus

Dr. med. L. Meyer
Carl-Thiem-Klinikum
Chirurgische Klinik
Thiemstraße 111
03048 Cottbus

Dr. med. M. Mory
Kreiskrankenhaus Mittleres Erzgebirge
Haus Zschopau
Chirurgie/Abteilung Viszeralchirurgie
Alte Marienberger Straße 52
08405 Zschopau

Dr. med. J. Pertschy
Katholisches Krankenhaus
Sankt J. Nepomuk
Klinik für Allgemein- und Viszeralchirurgie
Karthäuserstraße 64
99084 Erfurt

Dr. med. T. Plettner
Krankenhaus Sankt Elisabeth
und Sankt Barbara
Klinik für Allgemein- und Viszeralchirurgie
Mauerstraße 5
06110 Halle

PD Dr. med. M. Pross
Otto-von-Guericke-Universität
Chirurgische Klinik
Leipziger Straße 44
39120 Magdeburg

Frau S. Rhode
An-Institut für Qualitätssicherung
in der operativen Medizin gGmbH an der
Otto-von-Guericke-Universität Magdeburg
Leipziger Straße 44
39120 Magdeburg

PD Dr. med. K. Ridwelski
Städtisches Klinikum Magdeburg
Krankenhaus Olvenstedt
Klinik für Allgemein- und Viszeralchirurgie
Birkenallee 34
39130 Magdeburg

Dr. med. J. Rose
Klinikum Hannover-Siloah
Chirurgische Klinik und
Zentrum für Minimal Invasive Chirurgie
Roesebeckstraße 15
30449 Hannover

Professor Dr. med. K.-D. Rumpf
Klinikum Fulda
Klinik für Allgemein- und Abdominalchirurgie
Pacelliallee 4
36043 Fulda

Professor Dr. med. habil. H. Rupprecht
Thüringen-Klinik Georgius Agricola
Klinik für Allgemein-, Viszeral-
und Unfallchirurgie
Rainweg 68
07318 Saalfeld

Dr. med. H. Scheidbach
Klinikum Hannover-Siloah
Chirurgische Klinik und
Zentrum für Minimal Invasive Chirurgie
Roesebeckstraße 15
30449 Hannover

Dr. med. F. Schischke
DRK-Krankenhaus
Chirurgische Abteilung
Saarstraße 1
14943 Luckenwalde

Dr. med. C. Schneider
Klinikum Hannover-Siloah
Chirurgische Klinik
und Zentrum für Minimal Invasive Chirurgie
Roesebeckstraße 15
30449 Hannover

Frau Dr. med. C. Schug-Paß
Klinikum Hannover-Siloah
Chirurgische Klinik
und Zentrum für Minimal Invasive Chirurgie
Roesebeckstraße 15
30449 Hannover

Dr. U. Schmidt
Institut für Biometrie
und medizinische Informatik
Otto-von-Guericke-Universität
Leipziger Straße 44
39120 Magdeburg

Dr. med. S. Schwanitz
Klinikum Starnberg
Chirurgische Klinik
Oßwaldstraße 1
82319 Starnberg

PD Dr. med. W. Sendt
Universitätsklinikum Jena
Klinik für Chirurgie
Allgemeine und Viszerale Chirurgie
Bachsstraße 18
07740 Jena

Dr. med. J. Straßburg
Klinik Friedrichshain
Chirurgische Klinik
Landsberger Allee 49
10249 Berlin

Frau Dr. med. C. Stroh
Wald-Klinikum
Chirurgisches Zentrum
Straße des Friedens 122
07548 Gera

Dr. med. C. Tamme
Klinikum Hannover-Siloah
Chirurgische Klinik
und Zentrum für Minimal Invasive Chirurgie
Roesebeckstraße 15
30449 Hannover

*Dr. med. F. Templin*
Zentralkrankenhaus Bremen-Ost
Chirurgische Klinik
Züricher Straße 40
28325 Bremen

*Dr. med. T. Überrück*
Carl-Thiem-Klinikum
Chirurgische Klinik
Thiemstraße 111
03048 Cottbus

*Dr. med. G. Weiß*
Otto-von-Guericke-Universität
Chirurgische Klinik
Leipziger Straße 44
39120 Magdeburg

*Dr. med. C. Yildirim*
Klinikum Hannover-Siloah
Chirurgische Klinik
und Zentrum für Minimal Invasive Chirurgie
Roesebeckstraße 15
30449 Hannover

*Dr. med. R. T. Zippel*
Krankenhaus Riesa
Klinik für Chirurgie
Weinbergstraße 8
01589 Riesa

# Inhalt

# Vorwort

Die kolorektale Chirurgie nimmt eine zentrale Bedeutung in der Viszeralchirurgie ein. Die Sigmadivertikulitis ist die häufigste Erkrankung des Dickdarms mit steigender Tendenz. In der Behandlung des kolorektalen Karzinoms nimmt der Chirurg bzw. die Chirurgie für das Outcome eine zentrale Rolle ein. Die laparoskopische Chirurgie hat inzwischen auch in der kolorektalen Chirurgie einen entsprechenden Stellenwert eingenommen. Das Ziel aller Bemühungen richtet sich auf eine möglichst komplikationsarme Chirurgie in der Behandlung kolorektaler Erkrankungen. Da Komplikationen nicht immer zu vermeiden sind, muss man sich ständig auch mit den Möglichkeiten ihrer Beherrschung auseinandersetzen. Hier sind in den letzten Jahren zahlreiche Fortschritte erzielt worden.

Die in diesem Buch zusammengetragenen Beiträge basieren auf einem Workshop zum Thema „Komplikationen in der kolorektalen Chirurgie", der Ende 2002 in Garmisch-Partenkirchen stattfand.

Auf Anregung der Teilnehmer an diesem Workshop erfolgte nun die schriftliche Ausarbeitung der dort gehaltenen Vorträge.

Wir hoffen, dass die Beiträge allen Chirurgen, die kolorektale Chirurgie durchführen, Anregungen für die Praxis vermitteln.

*F. Köckerling*     *I. Gastinger*     *H. Lippert*

# Allgemeine Komplikationen

*St. Schwanitz*

In den letzten 10 Jahren sind bei der Behandlung des kolorektalen Karzinoms deutliche Fortschritte erreicht worden. Das zentrale Problem der kolorektalen Chirurgie stellen die allgemeinen postoperativen Komplikationen dar.

Die Daten der Qualitätssicherungsstudie kolorektales Karzinom 2000 zeigen eindeutig das Verhältnis von allgemeinen und spezifischen Komplikationen an der Mortalität beim kolorektalen Karzinom. Es beträgt 3:1 (Tab. 1). Der Vermeidung und Beherrschung von allgemeinen Komplikationen in der kolorektalen Chirurgie kommt somit ein zentraler Stellenwert zu.

Die Entstehung von allgemeinen postoperativen Komplikationen hängt wesentlich vom Vorhandensein von präoperativen Risikofaktoren ab. Das kumulierte präoperative Risiko von chirurgischen Patienten wird vor allem durch den ASA-Score gut abgebildet (Tab. 2).

Das Vorhandensein von Risikofaktoren ist auf Grund der Altersstruktur der Patienten als gegeben hinzunehmen. Eine Verringerung der allgemeinen postoperativen Komplikations-

**Tab. 1**

|  | Studie 1 | Studie 2 | Studie 3 |
|---|---|---|---|
|  | Qualitätssicherungs-studie Kolon-Rektum-karzinome 2000 *Gastinger, Köckerling* | Kolon- und Rektumkarzinom 1992 *Gastinger, Lippert* | Multicenterstudie Laparoskopische Kolorektale Chirurgie 2002 *Köckerling* |
| Patienten | 9 477 | 1 927 | 3 868 |
| Kliniken | 282 | 22 | 63 |
| allgemeine postop. Komplikationsrate | 27,4 % | 32,6 % | 15,5 % |
| Rektumkarzinom | 27,9 % |  |  |
| postop. Mortalität | 5,7 % | 7,1 % | 1,4 % |
| spezifische Komplikationen | 71 × |  |  |
| allgemeine Komplikationen | 234 × |  |  |

**Tab. 2**  (aus [10])

| ASA | nicht verstorben | vestorben |
|-----|------------------|-----------|
| I | 244 (7,0 %) | 3 (1,4%) |
| II | 1 809 (52,0 %) | 29 (13,7 %) |
| III | 1 345 (38,6 %) | 138 (65,4 %) |
| IV | 82 (2,4 %) | 41 (19,4 %) |
| Gesamt | 3 480 (100,0 %) | 211 (100,0 %) |

**Tab. 3**  Umgehen von präoperativen Risikofaktoren

**1. Realisieren der Risikofaktoren,**

- Anamnese
- Diagnostik

**2. Verändern der Risikofaktoren,**

- medikamentös
- invasiv
- physiotherapeutisch

**3. Verändern der chirurgischen Therapie**

rate ist nur durch eine Einflussnahme auf die praeoperativen Risikofaktoren zu erreichen. *Troidel* [16] schlägt folgendes Procedere vor (Tab. 3).

Die Risikofaktoren lassen sich durch eine subtil erhobene Anamnese sowie durch die Durchführung der sich daraus ergebenen notwendigen Diagnostik evaluieren. Dafür existieren in den Kliniken die entsprechenden Leitlinien und Standards. Parallel zur Erfassung der Risikofaktoren geht der Versuch der Veränderung derselben. Dieser, vermutlich wichtigste Schritt bei der Vermeidung von postoperativen Komplikationen, kann nur in enger und vertrauensvoller Zusammenarbeit mit den Kollegen anderer Fachabteilungen durch ein interdisziplinäres Konsil bzw. eine interdisziplinäre Behandlung der Patienten erfolgen. Nur durch die Verbesserung der Risikofaktoren in der präoperativen Phase wird der Grundstein für einen möglichst komplikationsarmen postop. Verlauf gelegt. Sollten sich präoperative Risikofaktoren nicht verändern lassen, so muss die chirurgische Therapie den Risikofaktoren angepasst werden.

Das Hauptziel des chirurgischen Eingriffes in der kolorektalen Chirurgie ist die Radikalität des Eingriffes (R0-Resektion) und die Kontinenzerhaltung. Sind also Risikofaktoren nicht veränderbar, so muss auf einzelne Ziele in der chirurgischen Therapie, wie z. B. die Kontinenzerhaltung oder die Radikalität des Eingriffes verzichtet werden. Dies geht bis zur

reinen palliativen Intention des chirurgischen Eingriffes. In diesem Vorgehen liegt ein weiterer wesentlicher Schritt zur Verminderung der allgemeinen postoperativen Komplikationen. Dieser Schritt liegt allein im chirurgischen Ermessungsspielraum. Bei hohen, nicht veränderbaren Risikofaktoren führt nicht die technisch machbare Operation, sondern eine individuelle, den Risikofaktoren des Patienten angepasste Therapie zum größtmöglichen Benefit für den konkreten Patienten.

Die optimale Entscheidung in diesem Kontext zu finden ist mitunter ausgesprochen schwierig, spielen doch nicht messbare Größen, wie Intuition, manuelle Fähigkeiten des Chirurgen, aber auch der Wunsch des Patienten nach einer bestimmten Behandlungsform eine entscheidende Rolle. Eine sachgemäße Aufklärung über den onkologischen Status, über das Vorhandensein von Risikofaktoren und der daraus resultierenden therapeutischen Konsequenz trägt wesentlich zur Motivation des Patienten bei.

Das Bestreben allgemeine postoperative Komplikationen zu vermeiden, muss sich also wie ein roter Faden durch alle Etappen des stationären Aufenthaltes des Patienten ziehen.

Unter Tabelle 4 sind die einzelnen Schritte zusammengefasst.

**Tab. 4** Vermeidung von allgemeinen Komplikationen

| präoperativ: | Evaluierung, Optimierung, Konditionierung<br>Infektionsprophylaxe |
|---|---|
| intraoperativ: | standardisierte Op.-Technik, gewebsschonendes, atraumatisches Operieren,<br>Vermeidung von Kontamination,<br>Vermeidung von Blutverlusten,<br>optimales Anästhesieverfahren |
| postoperativ: | Intensivtherapeutisches Management,<br>frühzeitige enterale Ernährung,<br>frühzeitige Mobilisierung |

# Zusammenfassung

Das Hauptproblem in der kolorektalen Chirurgie stellen die allgemeinen postoperativen Komplikationen dar. Sie überwiegen die spezifischen Komplikationen in einem Verhältnis von 3 : 1. Die Entstehung der postoperativen Komplikationen hängt von verschiedenen Risikofaktoren ab. Es gilt diese Risikofaktoren zu evaluieren und bei der Entscheidungsfindung über die Art und Weise des chirurgischen Eingriffes zu respektieren.

Mit einem perioperativen interdisziplinären multimodalen und individuellen Behandlungskonzept lassen sich allgemeine Komplikationen senken und bringen so den Patienten den größtmöglichen Benefit.

# Literatur

[1] *Adloff M., Ollier JC, Schloegel M, Arnaud JP, Serrat M.* Colorectal cancer in patients over the age of 80 years Ann Chir 1993; 47: 492–496

[2] *Arnaud JP, Schloegel K, Ollier JC, Adloff M.* Colorectal cancer in patients over 80 years of age. Dis Colon Rectum 1991; 34: 896–898

[3] *Bruch HP, Roblick UJ, Schwandner O.* Rektumkarzinom. Optimierung durch tiefe Resektion oder Exstirpation. Zentralbl. Chir. 1999; 124: 422–427

[4] *Fielding LP, Philips RK, Hittinger R.* Factors influencing mortality after curative resection for large bowel cancer in elderly patients. Lancet 1989; 1: 595–7

[5] *Gall FP, Hermanek P.* Wandel und der derzeitige Stand der chirurgischen Behandlung des colorectalen Carcinoms. Erfahrungsbericht der Chirurgischen Universitätsklinik Erlangen. Chirurg 1992; 63:227–234

[6] *Hermanek P, Mansmann U.* Kriterien der Wertung von Prognosefaktoren. Chirurg 2001; 72: 474–480

[7] *Kashtan H, Werbin N, Wassermann I, Stadler Y, Wiznitzer T.* Colorectal cancer in patients over 70 years old. A prospective study of operative results. Isr J Med Sci 1992; 28: 861–864

[8] *Kelly JV, Hellinger FJ.* Physician and hospital factors associated with mortality of surgical patients. Med Care 1986; 24: 785–800

[9] *Kessler H, Hermanek P Jr, Wiebelt H.* Operative mortality in carcinoma of the rectum. Results of the German multicentre study. Int J Colorect Dis 1993; 9: 158–166

[10] *Köckerling F, Lippert H, Gastinger I.* Fortschritte in der kolorektalen Chirurgie, Science Med Hannover 2002

[11] *Möllhof* et al, Zentralblatt für Chirurgie 126 (2001). *Lippert H, Gastinger I.* Qualitätssicherung am Beispiel der operativen Therapie des colorectalen Carcinoms. Chirurg 1995; 66: 344–349

[12] *Marusch F, Koch A, Schmidt U, Pross M, Gastinger I, Lippert H.* Hospital caseload and the results achieves in patients with rectal cancer. Br. Surg: 2001; 88: 1397–1492

[13] *Marusch F, Koch A, Zippel R, Lehann M, Czarnetzki HD, Knoop M, Schmidt U, Geissler S, Pross M, Gastinger I, Lippert H.* The influence of caseload on the outcome of colon surgery – results of a multicentre study. Int J Colorect Dis: 2001; 16: 362–269

[14] *Senninger N, Preusser HP.* Langzeitergebnisse der onkologischen Chirurgie: Einfluss individueller Prognosefaktoren. Chirurg 2001; 72: 489–493

[15] *Tonus C, Keller O, Kropp R, Nier H.* Kolorektales Karzinom. Welche Faktoren sind für das

Auftreten postoperativer Komplikationen entscheidend? Langenbeck's Arch Chir 1996;
281:251-257

[16] *Troidel H,* Risikoanalyse in der Chirurgie. Chirurg (2002) 71: 771-783

[17] *Weitz J, Herfarth Ch.* Tumorbezogene Prognosefaktoren – Belegtes und Hypothetisches.
Chirurg 2001; 72: 481-488

# Präoperative Darmvorbereitung

*J. Pertschy*

## Einleitung

Die präoperative Darmvorbereitung kann man durchaus als kontrovers diskutiertes Thema betrachten. Hinsichtlich der Notwendigkeit der perioperativen Antibiotikaprophylaxe besteht sowohl in der Theorie als auch in der Praxis Einigkeit. Dies ist – wie ein kurzer Blick in die Literatur zeigt – bei der Diskussion um die präoperative Darmvorbereitung anders.

Während auf der einen Seite in Publikationen herausgestellt wird, dass die präoperative Darmvorbereitung zu einer deutlichen Senkung der Komplikationsrate kolorektaler Resektionen führt [3, 9, 10, 11, 13, 19], finden wir in aktuellen Arbeiten deutlich Kritisches bzw. sogar Kontroverses.

*Van Geldere* [21] berichtet 2002 über 250 elektive Operationen mit kolorektalen Resektionen ohne Darmvorbereitung mit einer Anastomoseninsuffizienzrate von 1,2 % und einer Hospitalletalität von 0,8 %. Daraus schlussfolgert er, dass eine präoperative Darmvorbereitung keine zwingende Notwendigkeit für eine sichere kolorektale Chirurgie darstellt. Zu einem ähnlichen Ergebnis kommt *Platell* 1998 [14] in seiner Literaturrecherche. Hier finden sich bei Patienten mit Darmvorbereitung signifikant mehr Wundinfektionen als bei Patienten ohne Darmvorbereitung. Die Rate an Anastomoseninsuffizienzen ist zwar in der Patientengruppe mit Darmvorbereitung niedriger, dieses ist aber ohne Signifikanz. Zu einer kontroversen Meinung gelangt *Tabusso* [20] in seiner 2002 veröffentlichten prospek-

tiv randomisierten Studie. In Auswertung seiner zwei Patientengruppen mit bzw. ohne Darmvorbereitung kommt er zu der Erkenntnis, dass die Darmvorbereitung nicht nur keinen Vorteil hat, sondern sogar zu einer höheren Rate an Komplikationen führen kann.

Schadet die präoperative Darmvorbereitung demzufolge sogar?

Sicher ist, dass die häufig angeführte Behauptung, dass die Entleerung des Dickdarmes eine Voraussetzung für den Operationserfolg in der kolorektalen Chirurgie darstellt nicht bewiesen ist.

## Formen der präoperativen Darmvorbereitung

Da bei der vor Jahrzehnten mit ballaststoffarmer Diät ab dem 3. bis 5. Tag vor der Operation sowie milder Laxantiengabe und hohen Einläufen durchgeführten konventionellen Form der Darmvorbereitung bis zu 60 % postoperativ entzündliche Komplikationen auftraten, wurde bereits vor 30 Jahren nach Alternativen gesucht [16].

Lange Zeit galt die orthograde Darmspülung mit bis zu 10 Litern Spülmenge via Magensonde – von *Hewitt* [9] 1973 erstmals an gesunden Freiwilligen erprobt – als Standard der Vorbereitung. Diese Methode führt aufgrund einer bis zu 30%igen Resorptionsrate zu Gewichtszunahme, Elektrolytverschiebungen, Erbrechen, Hb- und HK-Abfall [5, 16]. Obwohl *Stelzner* [18] bereits 1993 konstatierte, dass diese Methode eine eminent chirurgische Methode mit heroischem Charakter sei und sie einen überwältigenden Symbolwert genieße – mehr aber nicht, wird sie in Deutschland flächendeckend angewandt.

*Schwenk* [15] zeigte in seiner 1992 publizierten Umfrage, dass noch 60 % aller befragten deutschen Kliniken diese Methode durchführten.

Um das Problem der hohen Flüssigkeitsresorption und der Elektrolytverschiebungen bei der orthograden Darmspülung positiv zu beeinflussen, wurde von *Davis* [6] 1980 eine Spüllösung mit geringerem Elektrolytgehalt, die zur Aufrechterhaltung der Isoosmolarität Polyethylenglycol als großmolekulare Substanz enthält, entwickelt. Diese sogenannte Golytely-Lösung oder auch PEG-Lösung verhält sich im Darm annähernd neutral bezüglich Resorption und Sekretion, so dass nur eine geringere Menge von ca. 4 Litern notwendig ist. Diese ist vom Patienten innerhalb von 2 bis 3 Stunden am Vortag der Operation zu trinken [16].

Die Lösung wird von dem Patienten gut toleriert, Nebenwirkungen sind gering und der Reinigungseffekt wird als „gut" bewertet [22, 23].

Die mannitolhaltigen Trinklösungen sind vor 20 Jahren in Erprobung gewesen. Sie wirken ähnlich wie die PEG-Lösungen, sind aber wieder verlassen worden, da sie zu einer Vermehrung der E. coli-Bakterien und einer Erhöhung der Wasserstoffkonzentration im Darmlumen führen. In Verbindung mit der Diathermie sind letale Kolonexplosionen publiziert worden [2, 4, 13, 16].

Die Anwendung stark wirksamer Laxantien, z. B. Prepacol® haben vor allem in der Koloskopievorbereitung weite Verbreitung gefunden. Sie führen als osmotisches Laxans zu einem Wassereinstrom in das Darmlumen und damit zu einer mechanischen Reinigung des Darmes. Wichtig ist, dass zusätzlich zum Laxans ausreichend Flüssigkeit gegeben wird, denn sonst kommt es zu einem Flüssigkeitsverlust und es werden nur ungenügende Reinigungseffekte erzielt. Der Vorteil liegt in dem relativen Komfort für den Patienten bei gutem Reinigungseffekt [16, 18, 23].

In den letzten Jahren sind ebenfalls beginnend in der Koloskopievorbereitung erste Erfahrungsberichte hinsichtlich der Kombination einer verringerten Menge (2 Liter) PEG-Lösung nach Prepacolgabe publiziert worden [1, 7, 8]. Bei gleichem Reinigungseffekt zeigt sich hier, dass dieses Verfahren, aufgrund der

**Tab. 1** Übersicht über drei Umfragen zur Anwendung verschiedener Verfahren der präoperativen Darmvorbereitung

|  | *Beck* et al. 1990 [2] | *Solla* et al. 1990 [17] | *Schwenk* et al. 1992 [15] |
|---|---|---|---|
| Anzahl Kliniken | 206 | 352 | 935 |
| Land | USA | USA | Deutschland |
| konventionell | 51 % | 36 % | 1 % |
| Elektrolytlösung | 1 % | 1 % | 60 % |
| Mannitollösung | 4 % | 5 % | 2 % |
| PEG Lösung | 43 % | 58 % | 18 % |

Reduktion der Trinkmenge, von den Patienten besser angenommen wird.

Wenn es nach dem Stand der hier aufgezeigten Erkenntnisse geht, dürften spätestens Ende der 80er Jahre für die präoperative Darmvorbereitung nur noch die PEG-Lösung, das Prepacol® oder eine Kombination beider zur Anwendung gelangen.

Wie sieht es aber in der täglichen Routine aus?

Die in Tab. 1 dargestellten Umfragen zeigen jedoch erhebliche Unterschiede. In Deutschland erfolgte 1992 noch in 60 % die Darmvorbereitung in Form der orthograden Darmspülung [15], in den Vereinigten Staaten in bis zu 50 % in der alten rein konventionellen Art und Weise (Diät, Laxantien, Einläufe) [2]. Andererseits fanden sich aber hier ebenfalls in bis zu 50 % bereits die modernen PEG-Lösungen im Einsatz, die in Deutschland nur in 19 % zur Anwendung gelangten.

Aber was zeigen nun die über reine Umfrageergebnisse hinausgehenden randomisierten Studien?

Zum Vergleich der zur heutigen Zeit anwendungsrelevanten Verfahren verweise ich stellvertretend auf die Ergebnisse von *Wolters* [24] 1994 publiziert (Tab. 2). Hier zeigt sich das günstigste Ergebnis für die PEG-Lösungen. Die Häufigkeit des bei der Darmvorbereitung auftretenden Erbrechens ist signifikant niedriger. Beim Prepacol® findet sich die Rate der postoperativen Komplikationen mit 20 % ebenso wie die Gewichtszunahme bei der orthograden Darmspülung signifikant höher, so dass von den Autoren die Anwendung der Golytely-Lösung empfohlen wird. Hinsichtlich der Kosten, damals noch in DM angegeben, liegt die PEG-Lösung im Mittel.

Für die bereits angesprochene Entwicklung hinsichtlich der Kombination von Prepacol® und PEG-Lösung gibt es eine australische Studie von *Adams* [1]. Hier wurde die Anwen-

**Tab. 2** Prospektiv randomisierte Studie von *Wolters* et al. [24] zum Methodenvergleich der präoperativen Darmvorbereitung vor elektiven kolorektalen Eingriffen

|  | orthograde Darmspülung | Prepacol® | Golytely Lösung |
|---|---|---|---|
| Patienten | 56 | 53 | 54 |
| Reinigungseffekt gut bis sehr gut (%) | 68 | 62 | 80 |
| Gewichtszunahme kg | **2,3** | 0,7 | 0,5 |
| Erbrechen (%) | 21 | 9 | **2** |
| Wundheilungsstörungen (%) | – | 2 | – |
| Anastomoseninsuffizienz (%) | – | 4 | – |
| Harnwegsinfekte (%) | 2 | 8 | 2 |
| sonstige Komplikationen (%) | 4 | 6 | 2 |
| Summe Komplikationen (%) | 6 | **20** | 4 |
| Kosten (DM) | 34,50 | 4,69 | 17,50 |

dung von 4 Litern Golytely-Lösung mit 2 Litern Golytely-Trinklösung und zusätzlicher Einnahme von 15 mg Bisacodyl in der Vorbereitung für Koloskopien verglichen. Dabei zeigte sich in der ausschließlichen PEG-Gruppe tendenziell mehr Erbrechen – aber ohne Signifikanz.

Eindeutig war der Unterschied in der subjektiven Belastung (Fragebogen) mit deutlich besseren subjektiven Werten in der Kombinationsgruppe. Der Reinigungseffekt (gute bis sehr gute Ergebnisse in 65 % bzw. 69 %) war in beiden Gruppen vergleichbar.

Zu einem ähnlichen Ergebnis kommen *Gründel* und Mitarbeiter [7, 8] für die elektive Darmchirurgie. Ein signifikanter Unterschied konnte nicht nachgewiesen werden. Wegen der geringeren Trinkmenge favorisieren die Autoren das Kombinationsverfahren. Die von den gleichen Autoren [7] durchgeführte Studie hinsichtlich des Zielkriteriums der Dauer des postoperativen Ileus konnte keinen Unterschied in Bezug auf die Art der Darmvorbereitung, bei gleicher Gruppenzusammensetzung, nachweisen.

## Besondere Situationen

Verlegungen des Darmlumens die Symptome verursachen, behindern jede artifizielle Darmentleerung, gleich welche Methode angewandt wird. [18] Ist eine Enge symptomlos, ist gegen die originäre Darmvorbereitung nichts einzuwenden. Bei der Ileussituation ergibt sich die Möglichkeit der intraoperativen Spülung, auf die in einem weiteren Artikel näher eingegangen wird. Patienten, in der Regel Ältere mit einem ideopathischen oder aganglionär bedingten Megakolon mit eingedicktem Darminhalt sind in der Regel nicht befriedigend entleerbar – weder orthograd, noch retrograd.

Patientinnen mit einer chronischen Obstipation und Laxantienabusus reagieren auf die einmalige Anwendung der Darmvorbereitung

häufig weniger gut, gegebenenfalls wird hier das Verfahren am Folgetag wiederholt werden müssen [18].

## Zusammenfassung

Eigentlich könnte man mit dem Satz von *Stelzner* [18] 1993 publiziert enden:

„Ein allgemeingültiges Schema, einen Darm vor einem operativen Eingriff völlig zu leeren, gibt es nicht. Die Empfehlungen sind aber selten so extrem sich widersprechend, wie für diese Maßnahmen. Vom Ablehnen jeder Vorbereitung bis zu Wasserspülorgien, deren Ziel ursprünglich die Keimreduktion gewesen ist."

Dem ist wenig hinzuzufügen. Obwohl es Berichte gibt, die demonstrieren, dass komplikationsarme Darmchirurgie auch ohne Darmvorbereitung möglich ist [12, 20, 21]. Da aber zum jetzigen Zeitpunkt keine Studienprotokolle vorliegen, die den Sinn oder Unsinn einer präoperativen Darmvorbereitung vor elektiven darmchirurgischen Eingriffen nachweisen, empfiehlt der Autor die Durchführung derselben. Die angewandte Methode muss einen guten Reinigungseffekt nachweisen, komplikationsarm und gut verträglich sein. Diesen Kriterien wird die Vorbereitung mit 4 Litern PEG-Lösung aber auch die Kombination aus 2 Litern PEG-Lösung nach Gabe von Prepacol® gerecht. Somit sind diese beiden Verfahren zum gegenwärtigen Zeitpunkt die Methoden der Wahl zur präoperativen Darmvorbereitung, wobei das Kombinationsverfahren nach aktuellen Untersuchungen einen höheren subjektiven Patientenkomfort aufweist.

## Literatur

[1] *Adams WJ, Meagher AP, Lubowski DZ, King DW.* Bisacodyl reduces the volume of polyethylene glycol solution required for bowel preparation. Dis Colon Rectum1994; 37: 229 – 234

[2] *Beck DE, Fazio VW*. Current preoperative bowel cleansing methods. Dis Colon Rectum 1990; 33: 12-15

[3] *Birkigt H-G, Barnbeck F, Fleischer GM*. Die orthograde Darmspülung in der kleinen Praxis. Zent bl Chir. 1982; 107: 404-408

[4] *Chung RS, Guril NJ, Berglund EM*. A controlled clinical trial of whole gut lavage as a method of bowel preparation for colonic operations. Am. J. Surg.1979; 137: 75-81

[5] *Crapp AR, Tillotson P, Powis SJA, Cooke WT*. Preparation of the bowel by whole-gut irrigation. Lancet 1975; 2: 1239-1240

[6] *Davis GR, Santa Ana CA, Morawski SG, Fortran JS*. Development of a lavage solution associated with minimal water and electrolyte absorbtion or secretion. Gastroenterology 1980; 78: 991-995

[7] *Gründel K, Schwenk W. Böhm B, Müller JM*. Effect of orthograde intestinal irrigation with Prepacol and polyethyleneglycol solution on duration of postoperative ileus after colorectal resection 1991; 381: 160-164

[8] *Gründel K, Schwenk W, Böhm B, Müller JM*. Improvements in mechanical bowel preparation for elective colorectal surgery. Dis Colon Rektum 1997; 40: 1348-1352

[9] *Hewitt R, Reeve J, Rigby H*. Whole gut irrigation in preparation for large bowel surgery. Lancet 2. 1973; 337-340

[10] *Huk I, Starlinger M, Schiessel R*. et al. Orthograde Darmspülung zur präoperativen Darmvorbereitung. Chirurg 1980; 51: 106-109

[11] *Irvin TT, Goligher JC*. Aetiology of disruption of intestinal anastomoses. Br J Surg 1973; 60: 461-464

[12] *Irving AO, Scrimgeour D*. Mechanical bowel preparation for colonic resection and anastomosis. Br J Surg 1987; 74: 580

[13] *Keighley MRB*. A clinical and physiological evaluation of bowel preparation for elective colorectal surgery. World J Surg 1982; 6: 464-470

[14] *Patell C, Hall J*. What is the role of mechanical bower preparation in patients undergoing colorectal surgery: Dis Colon Rectum 1998; 41: 875-882

[15] *Schwenk W, Böhm B. Stock W*. Perioperative Behandlung bei elektiven kolorektalen Resektionen in Deutschland. Zentralbl Chir 1992; 117: 403-411

[16] *Seifert JK, Junginger TH*. Standards und Kontroverses in der praeoperativen Darmvorbereitung. Zentralbl Chir. 1997; 122: 29-33

[17] *Solla JA, Rothenberger DA*. Preoperative bowel preparation. A survey of colon and rectal surgeons. Dis Colon Rektum 1990; 33: 154-159

[18] *Stelzner F*. Darmvorbereitung für die Chirurgie an Anus, Rektum und Colon. Chirurg 1993; 64: 48-52

[19] *Stock W, Hirt HJ, Schaal KP*. Die präoperative Darmkeimverminderung durch orthograde Dickdarmspülung. Chirurg 1977; 48: 161-165

[20] *Tabusso F, Celis Zapata J, Berrospi Espanosa F, Payet Mesa E, Ruiz Figueroa E*. Mechanical preparation in elective colorectal surgery, a usual practice or a necessity? Rev Gastroenterology. Peru 2002; 22: 152-158

[21] *Van Geldere D, Fa Si-oen P, Noach LA, Rietra PJ, Peterse JL, Boom RP*. Complications after colorectal surgery without mechanical bowel preparation. J Am. Coll. Surg. 2002; 194: 49-47

[22] *Wolff GG, Beart RW, Dozois RR, Pemberton JH, Zinsmeister AR, Ready RL, Farnell MB, Washington II JA, Heppell J*. A new bowel preparation for elective colon and rectal surgery. A. prospective, randomized clinical trial. Arch Surg 1988; 123: 895-900

[23] *Wolters U, Stelzner F, Stelzner M, Keller HW, Sorgatz S, Pichlmaier H*. Dickdarmvorbereitung in der Chirurgie (orthograde Darmspülung oder Prepacol?) Akt. Chir. 1992; 27: 13-16

[24] *Wolters U, Keller HW, Sorgatz S, Raab A, Pichlmaier H*. Prospective randomized study of preoperative bowel cleansing for patients undergoing colorectal surgery Br J Surg 1994; 81: 598-600

# Aufklärung

H. Rupprecht

Ohne wirksam erklärte Einwilligung des Patienten wird die Behandlung rechtswidrig, dies ist allgemein akzeptiert.

**Ohne wirksam erklärte Einwilligung ist die Behandlung rechtswidrig**

Abb. 1

Die Aufklärung des Patienten vor einer Operation wird immer mehr von der Forderung nach einer gemeinsamen Entscheidungsfindung zwischen Arzt und Patient bestimmt (Informed Consent, *Vollmann, Helmchen* 1997). „Share decision making" wird diskutiert (*Gattellari* et al. 2002).

Es zeigen sich bezüglich der Einbindung in den Entscheidungsprozess beim Arzt und Patienten, also der Ist-Situation der Aufklärung, unterschiedliche Einschätzungen. Ärzte meinen zu 80 %, ihre Patienten entsprechend eingebunden zu haben, dies empfinden aber nur 30 % der Patienten (*Strull*, 1984).

Die Patienten sind immer besser informiert. Von 1998 bis 2002 hat sich nach *Taylor* (2002) die Anzahl der nach Gesundheitsinformationen Suchenden von 54 Millionen auf 110 Millionen erhöht. Bei mehr als 70 % der Befragten haben die gefundenen Informationen ihre Entscheidung hinsichtlich einer Therapie beeinflusst (*Fox* et al. 2000).

Für die Arzt/Patienten-Beziehung werden drei Modelle als Wichtigste der derzeit geübten Therapieentscheidung herausgestellt (*Isfort* et al. 2002):

1. Der Arzt als Experte entscheidet, ohne die Meinung des Patienten zu berücksichtigen (Paternalistisches Modell)
2. Der Arzt entscheidet als Anwalt des Patienten, er berücksichtigt nicht nur den Krankheitsverlauf, sondern auch die individuelle und soziale Situation (Professional-as-agent Modell).
3. Der Patient entscheidet nach detaillierter Aufklärung praktisch allein (Informed-decision-making Modell)

Die Zukunft dürfte beim „Shared decision making" liegen, einen gemeinsamen Entscheidungsprozess, in dem Arzt und Patient sich als gleichwertige Partner akzeptieren und auch agieren (*Isfort* et al. 2002).

Derzeit ist das Gespräch zwischen Arzt und Patient das Kernstück der Aufklärung. Dabei kommt es weniger darauf an, dass der Arzt sein individuell verfügbares Wissen vor dem Patienten ausbreitet, sondern es vielmehr versteht, dem Patienten wichtige Aspekte der Diagnostik und Therapie in verständlicher Sprache zu vermitteln und mit ihm gemeinsam zu entsprechenden Lösungen zu kommen.

Dabei sollte der Patient Fragen stellen können, Bedenken und Sorgen und auch ihm

bekannt gewordene widersprüchliche Meinungen äußern können (*Isfort* et al. 2002).
Der Arzt braucht Zeit für dieses Gespräch. Er
muss dem Patienten das Gefühl geben, dass

---

## Aufklärung
### (n. Müller und Bergmann 2000)

· *Sicherungsaufklärung/therapeutische*
  *Aufklärung*

· *Eingriffsaufklärung/Selbstbestimmungs-*
  *aufklärung*
  · Diagnoseaufklärung
  · Verlaufsaufklärung einschl. Alternativaufklärung
  · Risikoaufklärung

**Abb. 2**

---

## Stufenaufklärung
### (n. Weissauer 1982 und 1994)

· *Stufe 1 – Basisaufklärung*
  Patient erhält mit einem entsprechenden Kommentar ein
  Merkblatt, in dem in verständlicher Sprache alle die Informationen
  über den geplanten Eingriff und seine Risiken, die nach ärztlicher
  Erfahrung in Betracht kommen, enthalten sind.
· *Stufe 2 – eigentliches Aufklärungsgespräch*
  Gibt individuelle Aufschlüsse über Art und Umfang der Erkrankung und
  der beabsichtigten Therapie. Der Kranke erhält Gelegenheit, alle ihn
  interessierenden Fragen zu stellen, insbesondere auch nach den seltenen
  Risiken, die das Merkblatt nicht aufführt.

**Abb. 3**

---

## Zeitpunkt der Aufklärung
### (Aus den Empfehlungen zur Patientenaufklärung der BÄK – Dt. Ärztebl. 87,1990)

· *Die Aufklärung muß zu einem Zeitpunkt*
  *erfolgen, in dem der Patient noch in*
  *vollem Besitz seiner Erkenntnis – und Ent-*
  *scheidungsfähigkeit ist; ihm muß eine*
  *Überlegungsfrist verbleiben, sofern die*
  *Dringlichkeit der Maßnahmen dies zuläßt.*
  *Der Patient soll nicht unter Entschei-*
  *dungsdruck stehen und daher grund-*
  *sätzlich nicht später als am Tag vor dem*
  *Eingriff aufgeklärt werden.*

**Abb. 4**

---

dieser wesentlich die Entscheidung selbst getroffen hat.

*Müller* und *Bergmann* (2000) unterscheiden
einmal die therapeutische Aufklärung (Siche-
rungsaufklärung) und die unmittelbare Ein-
griffsaufklärung (Selbstbestimmungsaufklä-
rung) – (Abb. 2) die die Aufklärung über die
Diagnose, den Verlauf, die Alternativen und
die Risiken umfasst.

*Weissauer* hat das System der Stufenaufklä-
rung (Abb. 3) und die entsprechenden Merk-
blätter für die Basisaufklärung z. B. des kolorektalen Karzinoms entwickelt.

Im Rahmen der Einbringung aller operierten
Patienten mit kolorektalen Karzinomen in die
Kolorektalstudie wurde ein weiteres Patien-
tenmerkblatt und eine Einverständniserklä-
rung entwickelt.

Wenn man entsprechend den gesetzlichen Be-
stimmungen die Meldung an das Tumorregis-
ter vornehmen will, muss man dem Patienten
eine weitere Einwilligungserklärung vorlegen.
Hier wird in Zukunft darauf zu achten sein,
dass man das Aufklärungsgespräch nicht überfrachtet.

Zur Aufklärung kann auch der Hinweis auf die
Möglichkeit der Einholung einer Zweitmei-
nung gehören. Wichtig ist, dass dieses präoperative Aufklärungsgespräch rechtzeitig erfolgt
(Abb. 4).

Die Aufklärung ist natürlich nicht mit dem
präoperativen Gespräch beendet. Der Patient
erwartet von seinem behandelnden Arzt
natürlich auch die Aufklärung nach der
Operation, ein Gespräch über das, was nun eigentlich bei der Operation gefunden und gemacht worden ist und was ihn in Zukunft
erwartet.

Adressat für das postoperative Aufklärungsgespräch ist zunächst immer der Patient, es sei
denn, er lehnt es ausdrücklich ab, informiert

zu werden. Der Arzt tut gut daran, schon vor der Operation den Patienten zu befragen, ob und welche Angehörige bzw. Personen Informationen erhalten sollen.

Der Patient selbst hat ein Recht auf Wahrheit, zumindest aber auf Wahrhaftigkeit. In der Regel will er etwas zur Prognose wissen, dabei aber freilich nicht ohne Hoffnung bleiben.

Beim Tumorleiden haben wir in der postoperativen Aufklärung immer wieder drei mögliche Situationen.

1. Die Behandlung des Tumorleidens kann Heilung bringen (R0-Situation)
2. Die Behandlung des Tumorleidens kann nur das Fortschreiten der Erkrankung verlangsamen oder Symptome lindern (z. B. R1, R2-Situationen mit Chemotherapie, palliative Operation)
3. Eine Behandlung des Tumorleidens ist überhaupt nicht mehr möglich

Ärzte weigern sich häufig, ihren Patienten die Prognose offen zu sagen. Elger hat dazu Stellung genommen (Abb. 5). Betroffene Patienten sehen dies häufig anders, als eher ihre betreuenden Ärzte (Abb. 6). Es bleibt dabei, dass der Patient ein Recht auf Wahrheit hat.

Nach *Vollmann* und *Helmchen* (1997) wird in vielen Studien eine unzureichende Erinnerung der Patienten an wichtige Informationen aus dem Aufklärungsgespräch nachgewiesen, allerdings ohne mit negativen Folgen für den Patienten verbunden zu sein (Abb. 7).

Die Aufklärung des Patienten kann Komplikationen im weiteren Verlauf nicht vorbeugen, vermeiden oder behandeln. Aber eine sorgfältige Aufklärung kann Irritationen, Missverständnisse und Fehlinterpretationen bis zu einem gewissen Grade vorbeugen bzw. vermeiden, wenn sie auftreten. Wir haben es immerhin zunehmend mit dem informierten, rechtsbewussten Patienten zu tun, der zudem

**3 Gründe der Weigerung von Ärzten, Ihren Patienten die Prognose nicht zu sagen, und Gegenargumente**
(n. Elger 2002)

- 1. *„Die Prognose nimmt dem Patienten die Hoffnung und schadet ihm daher!"*
  Aus Studien ist bekannt, daß keine Verschlechterung, sondern eine Verbesserung des psychischen Befindens nach der Aufklärung beobachtet wurde
- 2. *„Die meisten Patienten möchten ihre Prognose nicht wissen!"*
  Lt. empirischen Studien möchten bis zu 90 % der Patienten ihre Prognose wissen.
- 3. *„Man kann die Prognose für den Einzelfall nicht voraussagen!"*
  Man kann Prognosen in Grenzen vorhersagen und verbleibende Unsicherheiten benennen

Abb. 5

**Was wollen Patienten wirklich über ihre Prognose wissen?**
Ergebnisse einer Befragung von Patienten mit metastasierenden Karzinomen nach Butow et al 2002

- Gespräche über die Prognose nur auf der Basis einer von Vertrauen geprägten Arzt – Patienten-Beziehung
- Offene und wiederholte Befragung des Patienten, wie weit und worüber er informiert werden möchte
- Will der Patient über seine Prognose Bescheid wissen, sollte er ohne Umschweife und ehrlich aufgeklärt werden
- Die Information sollte so vermittelt werden, daß sie der Patient auch verstehen kann. Hierbei ist auch darauf zu achten, daß er auch körperlich in der Lage ist, die Information aufzunehmen (z.B. keine Schmerzen etc.)

Abb. 6a

**Was wollen Patienten wirklich über ihre Prognose wissen?**
Ergebnisse einer Befragung von Patienten mit metastasierenden Karzinomen nach Butow et al 2002

- Es sollte immer Raum für Hoffnung geben. Nimmt man dem Patienten jede Hoffnung, kann sich dies auf Lebensqualität und Überleben fatal auswirken.
- Die Kommunikation innerhalb des interdisziplinären Betreuungsteams sollte so gut sein, daß sichergestellt wird, daß der Patient nicht durch widersprüchliche Informationen verunsichert wird
- Bei der Kommunikation mit den Angehörigen ist auf deren spezifische Bedürfnisse einzugehen, die sich von denen der Patienten durchaus unterscheiden können.

Abb. 6b

mit Patientenorganisationen und anderen Institutionen, wie Ärztekammer, Presse, Rechtsanwälten und Gerichten u. a. kooperiert.

*Das Informationsverständnis korreliert mit
der Art und Weise der
Informationsvermittlung,
Kommunikationsqualität, Alter, Bildung,
Intelligenzquotient und kognitiven
Fähigkeiten.
Schwere negative Folgen, die auf die
Aufklärung als solche zurückzuführen sind,
konnten in keiner empirischen Studie
nachgewiesen werden.*

*(nach Vollmann und Helmchen 1997)*

Abb. 7

*Aus Patientensicht leidet das
ärztliche Aufklärungsgespräch
unter Zeitmangel,
Unverständlichkeit und zu wenig
Möglichkeiten für den
Patienten,selbst Fragen zu stellen*

*(nach Vollmann und Helmchen 1997)*

Abb. 8

Die Aufklärung bleibt aber letztlich:
- immer individuell ausgerichtet
- nur teilweise standardisierbar
- stark von den Persönlichkeiten der Aufklä-
  renden und Aufzuklärenden bestimmt

Aufklärung soll nach Möglichkeit durch den
Operateur erfolgen, obwohl Delegierung der

Aufklärung möglich ist. Dies schafft zusätzli-
ches Vertrauen.

Unser Ziel muss es sein, die Kritiken von Patienten am ärztlichen Aufklärungsgespräch
(Abb. 8) zu beherzigen. Allerdings sieht es für
die Zukunft eher so aus, dass sich ein Kardinal-
problem, nämlich der Zeitmangel für das persönliche Gespräch, durch die zunehmende
Belastung der Ärzte durch überbordende Bü-
rokratie bei immer geringer werdender Per-
sonaldecke auch in vielen chirurgischen Einrichtungen eher noch verschärft wird.

# Literatur

[1]  *Fox S, Ratme L* (2000). zitiert nach (11) bei
     *Isfort* 2002
[2]  *Gattellari M, Voigt J, Butow N, Tattersall MHN*
     (2002). When the Treatment Goal is Not Cure:
     Are Cancer Patients Equipment to Make Infor-
     med Decision. J. Clin.Oncology 20, 503-513
[3]  *Isfort J, Floer B, Koneczny N, Vollmer HC,
     Butzlaff M* (2002). „Shared Decision Making",
     Arzt oder Patient - Wer entscheidet? Dtsch.
     med. Wschr. 127, 2021-2024
[4]  *Müller RT, Bergmann KO* (2000). Haftungsge-
     fahr und Risikomanagement in Orthopädie und
     Chirurgie. Thieme Verlag Stuttgart-New York
[5]  *Strull WM, Lo B, Chales G* (1984): Decision ma-
     king, zitiert nach (22) bei *Isfort* 2002
[6]  *Taylor H* (2002): zitiert (23) bei *Isfort*
[7]  *Van De Loo J* (1997). Aufklärung des Patienten
     - wie und durch wen? Krankenhausarzt 70,
     222-227
[8]  *Vollmann J, Helmchen H* (1997). Aufklärung
     und Einwilligung (Informed Consent) in der
     klinischen Praxis. Dtsch. med. Wschr. 122,
     870-873
[9]  *Weissauer W* (1999). Aus der Rechtspraxis.
     Bull. Soc. Sci. Med. 3, 79-86

# Thromboembolieprophylaxe

*C. Schug-Paß, F. Köckerling*

## Einleitung

Das Vorhandensein einer malignen Tumorerkrankung erhöht nachgewiesenermaßen das Risiko, eine tiefe Beinvenenthrombose zu erleiden, insbesondere dann, wenn zusätzlich eine Operation des Tumors erfolgt. Zahlreiche Risikofaktoren werden in diesem Zusammenhang aufgeführt: So werden meist ausgedehntere Eingriffe notwendig, um ein kuratives Ergebnis zu erzielen, Eingriffe, die im Bereich der kolorektalen Chirurgie eine besondere thrombosefördernde Lagerung erforderlich machen (insbesondere bei Unterbauch- und Beckeneingriffen). Lagerungsbedingte Ursachen, insbesondere der Steinschnittlage, sind der erhöhte Druck der Beinstützen v. a. auf den Unterschenkelbereich und die Hyperflexion des Knies mit einem dadurch ermöglichten Kinking der Poplitealvene [4]. Wie auch für alle folgenden Komplikationen spielt insbesondere die Dauer des operativen Eingriffes eine entscheidende Rolle. Diese beinhalten teilweise auch ein venöses Trauma. Postoperativ folgt häufig zusätzlich eine längere Phase der Immobilisierung, welche als unabhängiger Risikofaktor zu werten ist. Karzinompatienten besitzen außerdem eine nachgewiesene Hyperkoaguabilität mit Thromboseneigung. In vielen Fällen ist eine Chemotherapie und/oder Radiotherapie erforderlich. Auch die zentralen Venenkatheter können eine Thrombose triggern [2].

Das Risiko, eine thromboembolische Komplikation zu erleiden, ist bei der Operation von kolorektalen Karzinomen durch die oben angeführten Faktoren deutlich erhöht. Wird auf eine Thromboembolieprophylaxe verzichtet, so liegen die Schätzungen des Risikos für eine tiefe Beinvenenthrombose bei 29 %, z. T. bis 48 %, für Patienten mit kolorektalen Eingriffen im Vergleich zur chirurgischen Gesamtpopulation mit einem Risiko von 22 %. Die Prophylaxe mit niedermolekularem Heparin kann das Risiko dabei um ca. 50 % reduzieren [7]. Das Risiko einer tödlichen Lungenembolie liegt bei ca. 1 bis 5 %.

## Prophylaxe und Therapie mit niedermolekularem Heparin – Studienergebnisse

Mehrere Studien haben sich mit der Prophylaxe und Therapie von Thromboembolien, insbesondere auch beim kolorektalen Karzinom auseinandergesetzt.

Die Enoxacan Study Group konnte in einer doppel-blinden, randomisierten Multizenterstudie 1997 [3] nachweisen, dass das niedermolekulare Heparin Enoxaparin (40 mg), einmal am Tag für 8–10 Tage postoperativ verabreicht, den gleichen therapeutischen Effekt zeigte wie das dreimal täglich subkutan gegebene unfraktionierte Heparin (5 000 IE). Dabei wurde die Thromboserate über eine am 30. postoperativen Tag durchgeführte Phlebographie ermittelt. Die Studie zeigte eine Thromboserate von 18,8 % für das unfraktionierte Heparin versus 16,6 % für das Enoxaparin. Bestätigt wird dieses Ergebnis durch eine weitere kanadische Multizenterstudie [8] mit einer Thromboserate von 16,9 % für das unfraktionierte Heparin versus 13,9 % für das Enoxaparin in einem Kollektiv aus Karzinompatienten. Im Gegensatz zu den Ergebnissen der Enoxacan Study Group, die kein signifikant erhöhtes Blutungsrisiko (17,2 % bei unfraktioniertem Heparin und 18,7 % bei Enoxaparin) nachweisen konnten, lag die Blutungsrate mit 6,2 % versus 10,1 % bei Enoxaparingabe signifikant höher (p = 0,003). Bei den operativ zu therapierenden Blutungen zeigen sich in beiden Studien jedoch keine signifikanten Unterschiede (2,9 % vs. 4,1 % [3] bzw. 1,5 % vs. 2,7 % [8]). Unterstrichen werden die Ergebnisse weiter durch eine Metaanalyse von *Wille-Jorgensen* [9].

In einer weiteren Studie der Enoxacan Study Group, die 2002 veröffentlicht wurde [1], erwies sich eine verlängerte Therapie mit Enoxaparin für insgesamt 4 Wochen im Gegensatz zu einer 6–10-tägigen Therapie zur Vermeidung von Thrombosen von signifikantem Vorteil. Die Thromboserate lag in der Kurzzeitprophylaxe bei 12,0 % versus 4,8 % nach einem Monat und blieb nach einer dreimonatigen Kontrolle unverändert.

*Berqvist* fasst in einem Artikel [2] unter anderem auch die Ergebnisse der noch sehr kleinen Canthanox Studie zusammen. Diese beschäftigt sich mit dem Vergleich der postoperativen Prophylaxe bei Karzinompatienten zum einen mit Enoxaparin zum anderen mit Warfarin über eine Dauer von 3 Monaten. Endpunkt der Studie sind entweder die Komplikation einer größeren Blutung, das Auftreten einer tiefen Beinvenenthrombose oder einer Lungenembolie. Sie kommt zu dem Ergebnis, dass das Auftreten dieser Ereignisse unter Enoxaparin wesentlich seltener ist als unter Warfarin (10,5 % vs. 21,1 %, p = 0,09).

Über die Prophylaxe hinaus kann das niedermolekulare Heparin auch als Therapie bei bereits bestehender Thrombose erfolgreich eingesetzt werden. In einer Metaanalyse der Literatur von *Hettiarchchi* [5] wurde die 5–10-tägige Therapie mit subkutanen nieder-

molekularen Heparinen mit einer intravenösen Therapie mit unfraktioniertem Heparin bei Karzinompatienten verglichen. Endpunkt der Studie war die Mortalität der Karzinompatienten innerhalb der postoperativen 3 Monate. Dabei zeigte sich tumorstadienabhängig eine Mortalitätsrate von 18,4 % bei niedermolekularem Heparin in Vergleich zu 26,3 % bei intravenöser Therapie mit unfraktioniertem Heparin. Die postoperative Langzeittherapie nach stattgehabter venöser Thrombose bei Karzinompatienten soll ebenfalls unter subkutanem niedermolekularem Heparin deutlich besser sein als die oralen Antikoagulantien [6].

Eine Reduktion der Mortalität nach 3 Monaten unter der Prophylaxe und Therapie mit niedermolekularem Heparin lassen auch andere Studien vermuten [2, 6]. Diskutiert wird auch ein antineoplastischer Effekt in diesem Zusammenhang. Doch hierzu sind sicherlich noch weitere Studien mit spezieller Fragestellung erforderlich.

## Schlussfolgerung

Laut Metaanalyse von *Wille-Jorgensen* [9] besteht die optimale Prophylaxe einer Thromboembolie in der Low-dose Heparinisierung oder der Verwendung von niedermolekularem Heparin mit zusätzlichem Einsatz von Kompressionsstrümpfen. Aufgrund der besseren Praktikabilität und der oben aufgeführten Studienergebnisse setzt sich in der Praxis die Gabe von niedermolekularem Heparin (Enoxaparin 40 mg) bei Kolonkarzinompatienten weitestgehend durch und ist auch als solches zu empfehlen. Über die Dauer dieser Prophylaxe besteht sicherlich noch keine Einigung. Nimmt man jedoch die Ergebnisse der Enoxacan Study Group, so müsste diese für weitere 3 Wochen postoperativ durchgeführt werden, da sich hier eine Reduktion des Thromboserisikos noch deutlich bemerkbar macht, ohne dass dabei ein erhöhtes Blutungsrisiko auftritt.

Außerdem kann eine optimale Lagerung, insbesondere in Steinschnittlage, ebenfalls das Thromboserisiko neben anderen Schäden vermindern (siehe hierzu Kapitel Lagerung).

# Literatur

[1] *Bergqvist D, Agnelli G, Cohen AT, Eldor A, Nilsson PE, Le Moigne-Amrani A, Dietrich-Neto F* (2002). Duration of prophylaxis against venous thromboembolism with enoxaparin after surgery for cancer. N Engl J Med 346: 975–980

[2] *Bergqvist D* (2002). Venous thromboembolism in cancer patients. Semin Thromb Hemost 28 (Suppl. 3): 19–23

[3] Enoxacan Study Group (1997). Efficacay and safety of enoxaparin versus unfractionated heparin for prevention of deep vein thrombosis in elective cancer surgery: a double-blind randomized multicentre trial with venographic assessment. Br J Surg 84: 1099–1103

[4] *Fowl RJ, Akers DL, Kempczinski RF* (1998). Neurovascular lower extremity, complications of the lithotomy position. Ann Vasc Surg 6: 357–361

[5] *Hettiarachchi RJK, Smorenburg SM, Ginsberg J, Levine M, Prins MH, Büller HR* (1999). Do heparins do more than just treat thrombosis? The influence of heparins on cancer spread. Thrombosis Haemostasis 82: 947–952

[6] *Lee AY, Levine MN* (2003). Venous thromboembolism and cancer: risks and outcomes. Circulation 107 (Suppl. 1): I 17–21

[7] *McLeod RS* (1996): The risk of thromboembolism in patients undergoing colorectal surgery. Drugs 52 (Suppl. 7): 38–41

[8] *McLeod RS, Geerts WH, Sniderman KW, Greenwood C, Gregoire RC, Taylor BM, Silverman RE, Atkinson KG, Burnstein M, Marshall JC, Burul CJ, Anderson DR, Ross T, Wilson SR, Barton P* (2001). Subcutaneous heparin versus low-molecular-weight heparin as thromboprophylaxis in patients undergoing colorectal surgery: results of a canadian colorectal DVT prophylaxis trial: a randomized, double-blind trial. Ann Surg 233: 438–444

[9] *Wille-Jorgensen P, Rasmussen MS, Andersen BR, Borly L* (2001). heparins and mechanical methods for thromboprophylaxis in colorectal surgery. Cochrane Database Syst Rev 3: CD001217

# Perioperative Antibiotikaprophylaxe und nosokomiale Infektionen in der elektiven Chirurgie kolorektaler Karzinome

*R. Zippel, F. Marusch, I. Gastinger*

## Infektionsrisiko in der Chirurgie des Kolorektums

Operationen am Dickdarm führen zwangsläufig im Moment der Eröffnung des Dickdarmes zur Kontamination des Operationsgebietes. Das Ausmaß der Kontamination kann durch eine suffiziente präoperative Darmvorbereitung mit Reduktion der Bakterienlast und dem Einsatz von Klammernahtgeräten beim Durchtrennen der Darmkontinuität bzw. dem Erstellen der Anastomose herabgesetzt werden. Entsprechend der Mischflora im Dickdarm ist von einer Kontamination mit aeroben und anaeroben Erregern auszugehen, wobei Enterobacteriaceae und Enterokokken im Vordergrund stehen [1], so dass Operationen am Kolorektum entsprechend der Wundklassifikation den Kategorien sauber-kontaminiert bzw. kontaminiert zugeordnet werden. Historisch resultiert hieraus eine Wundinfektionsrate von 30–50 %, die wesentlich durch eine Antibiotikaprophylaxe sowie eine verfeinerte und damit gewebeschonendere Operationstechnik auf 7–10 % gesenkt werden konnte [2, 3]. Aber nach wie vor sind Wundinfektionen nicht mit Sicherheit zu verhindern, und während eines Krankenhausaufenthaltes erworbene Infektionen sind die Hauptursache für die Klinikmorbidität und -letalität. Die Inzidenz kolorektaler Karzinome in den hochzivilisierten Industrieländern steigt ständig und wird noch weiter durch einen immer größer werdenden Anteil älterer Bürger ansteigen, die bei Manifestation einer Infektion hochgradig gefährdet sind. Somit besitzen Wundinfektionen neben der klinischen auch eine außerordentlich sozialmedizinische und ökonomische Bedeutung in der kolorektalen Chirurgie.

Die Gesamtheit der in einer Behandlungseinheit erworbenen Infektionen wird als nosokomiale Infektionen (NI) zusammengefasst. Die Art und Häufigkeit dieser NI stellt eine resultierende Größe dar, in die sowohl ärztliche und pflegerische Maßnahmen als auch die Güte der Krankenhaushygiene einfließen. Ein Absenken der Infektionsraten führt zur Risikominimierung und dient der Qualitätssicherung in der operativen Medizin [4]. Damit stellen die NI insbesondere in operativen Behandlungseinheiten ein wichtiges Qualitätskriterium dar und stehen somit im Brennpunkt der chirurgischen Versorgungsforschung.

## Bedeutung nosokomialer Infektionen

Nosokomiale Infektionen, als Gesamtheit aller während eines stationären Aufenthaltes erworbenen lokalen und systemischen Infektionen, betreffen 8 % aller stationär behandelten Patienten, und damit sind in deutschen Krankenhäusern jährlich nahezu eine Million Patienten betroffen [5]. Bereits postoperative Wundinfektionen verlängern den stationären Aufenthalt um durchschnittlich 1 Woche und erhöhen damit die Hospitalkosten um 10–20 %, so dass für die USA jährliche Mehrkosten von mehr als 1,5 Billion US$ entstehen [6, 7]. Für operative Abteilungen stehen die Wundinfektionen (Surgical Site Infections – SSI) im Vordergrund der Betrachtungen, da diese die Qualität des operativen Eingriffes und des gesamten intraoperativen Managements widerspiegeln. Jedoch werden unter NI auch der postoperative Harnwegsinfekt (HWI), die Pneumonie und die Sepsis eingeordnet, die hinsichtlich Morbidität, Letalität und Krankenhausverweildauer keine zu unterschätzende Bedeutung besitzen.

Wird nach den Ursachen nosokomialer Infektionen gefahndet, so müssen drei Risikokomplexe beleuchtet werden. An erster Stelle stehen die endogenen Risikofaktoren (intrinsic risk factors), beispielsweise hohes Alter, Diabetes mellitus und Durchblutungsstörungen, die zu einer lokalen oder generellen Schwächung der Infektabwehr führen. Diese Faktoren sind zugleich Bestandteil medizinischer Risiko-Scores wie der ASA-Klassifikation und gestatten präoperativ eine globale Beurteilung der Komorbidität. Demgegenüber stehen die exogenen Infektionsrisiken (exogen risk factors), die aus den diagnostischen und therapeutischen Maßnahmen während des stationären Aufenthaltes resultieren. Für Patienten mit einem kolorektalen Karzinom sind dies der operative Eingriff und die postoperative Intensivtherapie, aber auch die Anlage zentralvenöser Katheter und das Belassen von Harnblasenkathetern bei Entleerungsstörungen. Einen eigenständigen exogenen Risikokomplex bildet die Krankenhaushygiene unter Einbeziehung des Hygieneregimes, des Erregerspektrums und der Resistenzlage sowie des antimikrobiellen Regimes [8].

Die Bedeutung NI wurde bereits frühzeitig erkannt. Jedoch wurde zur Abschätzung des Infektionsrisikos ausschließlich der Kontaminationsgrad der Wunde genutzt [9, 10]. Da keine intrinsischen Faktoren Berücksichtigung fanden, war eine individuelle Vorhersage nur bedingt möglich, und andere Autoren zeigten, dass allein anhand der ASA-Klassifika-

tion gleichwertige Vorhersagen getroffen werden konnten. Im weiteren Verlauf wurden Indizes erstellt, die eine Einstufung des individuellen Risikos als auch einen Vergleich verschiedener Patientengruppen und damit Eingriffe ermöglichen. Waren diese zuerst nur auf die postoperativen Wundinfektionen ausgerichtet, so wurden sie später hinsichtlich ihrer prädiktiven Aussage für nosokomiale Infektionen insgesamt und der Mortalität überprüft [11]. Bedeutung haben erlangt der SENIC, basierend auf den Risikofaktoren: abdomineller Eingriff; Operationsdauer > 2 h; schwer kontaminierte oder infizierte Wunde und mehr als zwei Diagnosen zur Entlassung, [21] und der NNIS Index, welcher die Wundklassifikation kontaminiert oder schmutzig, die ASA-Klassifikation > 2 und eine Operationszeit länger als die 75 % Percentile der betrachteten Operation, die für kolorektale Eingriffe 3 Stunden beträgt, einschließt [13]. Werden diese Indizes auf elektive Operationen am Kolorektum angewandt, so liegen der Beurteilung des Infektionsrisikos lediglich die ASA-Klassifikation und die Operationsdauer zugrunde. Damit wird deutlich, dass diese Indizes letztlich nicht geeignet sind, das individuelle Infektionsrisiko abzuschätzen, zumal die Operationszeit in einer Behandlungseinheit bei standardisiertem Vorgehen relativ konstant ist und im Allgemeinen die 2-Stunden-Grenze überschreitet. Ziel der vorliegenden Auswertung war es, im Rahmen einer prospektiv multizentrischen Beobachtungsstudie verschiedene endogene und exogene Faktoren hinsichtlich ihrer Bedeutung als unabhängige Risikofaktoren in der Chirurgie der kolorektalen Karzinome zu untersuchen.

# Prospektiv multizentrische Beobachtungsstudie

## Studiendesign

An dieser prospektiven multizentrischen Beobachtungsstudie zum kolorektalen Karzinom beteiligten sich 75 Kliniken unterschiedlicher

Größe und Versorgungskategorie im Zeitraum von 12 Monaten. 3756 Patienten mit einem kolorektalen Karzinom wurden in die Studie aufgenommen, was 54 % aller im Studiengebiet zu erwartenden Karzinomen entsprach. In der vorliegenden Auswertung wurden zur Homogenisierung des Datenmaterials hinsichtlich Operationstrauma und bakterieller Kontamination nur elektive Resektionen per laparotomiam einbezogen. Analysiert wurden die Inzidenz und die Risikofaktoren NI unter Berücksichtigung des Applikationsintervalls der perioperativen Antibiotikaprophylaxe (PAP) und ihrer Auswirkungen auf die Krankenhausverweildauer und Mortalität. Als NI wurden Wundinfektionen (Laparotomiewunde, sacral/perineal, intraabdominelle Abszesse, Peritonitis), Pneumonien und Harnwegsinfektionen entsprechend der CDC-Definitionen erfasst [14, 15]. Aus einer Gruppe potenzieller Risikofaktoren (Tab. 1) wurden mit einer Regressionsanalyse jene ermittelt, die einzeln und damit unabhängig von den anderen Parametern einen signifikanten Einfluss auf die Zielgröße besitzen. Die Auswirkungen der NI auf die In-hospital mortality wurden mit einer logistischen Regressionsanalyse sowie hinsichtlich der postoperativen Krankenhausverweildauer mit einer mehrfaktoriellen Varianzanalyse untersucht.

## Basisdaten

Von den 3064 elektiv laparotomierten Patienten wurden 2524 (82,4 %) kurativ und 540 (17,6 %) palliativ reseziert. Das Durchschnittsalter lag bei 67,0 ± 10,5 Jahren (median 67 years, range: 18–96) und der BMI bei 26,2 ± 4,2 (median 25,8, range: 14,2–67,3). 54,3 % (n = 1660) der Patienten waren Männer und 45,7 % (n = 1399) Frauen. 1178 Karzinome (38,5 %), deren aboraler Rand weniger als 16 cm von der Linea terminalis entfernt war, wurden der UICC-Einteilung folgend als Rektumkarzinom eingestuft. Hinsichtlich der ASA-Klassifikation wurden dem Stadium I 7,0 %, Stadium II 53,3 %, Stadium III 37,7 % und dem Stadium IV 2,0 % aller Patienten zugeordnet.

**Tab. 1** Faktoren, die hinsichtlich ihrer Bedeutung zur Entstehung nosokomialer Infektionen untersucht wurden

- Alter
- Geschlecht
- BMI
- ASA-Klassifikation
- Komorbidität
- renal (kompensierte Retention, Dialysepflichtigkeit)
- Diabetes mellitus (insulinpflichtig, nicht insulinpflichtig)
- kardiovaskuläre Erkrankungen (CIHK, Herzinfarkt, Angina-pectoris-Syndrom, Hypertonus)
- pulmonal (COPD, obstruktive/restriktive Ventilationsstörungen, Partialinsuffizienz, Globalinsuffizienz)
- Adipositas (> 20 % Broca-Index)
- Nikotinabusus
- Alkoholabusus
- Tumorlokalisation (Kolon/Rektum)
- Resektionsausmaß beim Rektumkarzinom (anteriore, tiefe anteriore Resektion, Rektumexstirpation)
- Tumorstadium
- neoadjuvante Radiochemotherapie
- multiviszerale Resektion
- OP-Dauer
- Intraoperativer Blutbedarf (< 2 vs. > 2 Konserven)
- perioperative Antibiotikaapplikation (keine, Applikation < 24 h oder > 24 h)

Patienten mit Rektumkarzinomen waren durchschnittlich 3 Jahre jünger (65 vs. 68 Jahre) und damit einhergehend war der Anteil des ASA-Stadiums III beim Kolonkarzinom um 5 % höher. Das männliche Geschlecht überwog beim Kolonkarzinom mit 57 % gegenüber 52,6 % beim Rektumkarzinom. In Bezug auf die getesteten Risikofaktoren unterschieden sich beide Gruppen nur hinsichtlich der Inzidenz des Diabetes mellitus sowie der kardiovaskulären Komorbidität.

Eine Antibiotikaprophylaxe mit einem maximalen Applikationsintervall von 24 Stunden erfolgte bei 2184/71,3 % (Kolon- 71,1 %; Rektumkarzinom 71,6 %) Patienten, wohingegen

795/25,9 % (Kolon- 25,5 %, Rektumkarzinom 26,7 %) Patienten eine Antibiotikatherapie, das heißt Antibiotika über 24 Stunden hinaus, erhielten. Keine Antibiotika kamen bei 85 (2,8 %) Patienten, darunter 65 (3,4 %) Patienten mit einem Kolonkarzinom und 20 (1,7 %) Patienten mit einem Rektumkarzinom, zur Anwendung.

## Nosokomiale Infektionen in der kolorektalen Tumorchirurgie

In der hier vorgestellten Studie entwickelten 17,0 % aller Patienten infolge einer Resektion eines kolorektalen Karzinoms eine NI. Zwei nosokomiale Entitäten wurden bei 52 (1,7 %) und eine Dreifachkombination 4-mal beobachtet. Die Kombination zwischen HWI und SSI wurde bei 32 (1,0 %), zwischen Pneumonie und HWI bei 13 (0,4 %) und jene zwischen Pneumonie und SSI bei 19 (0,6 %) Patienten registriert.

Erwartungsgemäß dominierten die Wundinfektionen (SSI) mit 8,3 % (Tab. 2). Dabei gilt die Wundinfektionsrate als ein allgemeines und zugleich gewichtiges Qualitätskriterium der chirurgischen Therapie einer Behandlungseinheit, welche die PAP mit einschließt. Erst im weiteren Verlauf treten Qualitätskriterien wie die Letalität und die Rate an Lokalrezidiven oder die Lebensqualität in den Vordergrund. Die eigenen Untersuchungen bestätigen, dass auch außerhalb prospektiv randomisierter Studien die in der Literatur geforderte Obergrenze an Wundinfektionen mit 10 % für das Gesamtkrankengut nicht überschritten wurde, wenngleich in der Literatur auch Wundinfektionen zwischen 7,1 %- 7,7 % für die kolorektalen Eingriffe [16, 17] und zwischen 2-3 % unter prospektiv randomisierten Studienbedingungen angegeben werden [18, 29]. Andererseits werden im unselektierten Krankengut aktueller Untersuchungen über Wundinfektionen von 11,3 % beim Rektumkarzinom [20] und bis zu 32,1 % beim Kolonkarzinom [21] berichtet, so dass eine Wundinfektionsrate von 12,6 % für das Rektumkarzinom in den vorgestellten Untersuchungen als durchaus akzeptabel erscheint, auch wenn die Wundinfektionsrate nach Operationen am Rektum signifikant höher als nach Eingriffen am Kolon war.

## Welchen Einfluss hat das Resektionausmaß in der Rektumchirurgie auf NI?

Wird nun die Lokalisation der Infektion analysiert, so wird deutlich, dass die höhere Rate an Wundinfektionen nach Resektionen am Rektum durch Infektionen in der Sakralhöhle bzw. des Perineums hervorgerufen wird.

**Tab. 2** Wundinfektionen nach elektiven Operationen am Kolon und Rektum (Surgical site infections – SSI)

| | Kolon-resektionen n = 1886 | Rektum-resektionen n = 1178 | Gesamt n = 3064 | p-Wert Kolon-/Rektum-karzinom |
|---|---|---|---|---|
| Laparotomiewunde | 83 (4,4 %) | 67 (5,7 %) | 150 (4,9 %) | 0,108 |
| prineal/sakral | 2 (0,1 %) | 64 (5,4 %) | 66 (2,2 %) | < 0,001 |
| Intraabdomineller Abszess | 19 (1,0 %) | 19 (1,6 %) | 38 (1,2 %) | 0,141 |
| Peritonitis | 11 (0,6 %) | 13 (1,1 %) | 24 (0,8 %) | 0,112 |
| Gesamt | 106 (5,6 %) | 149 (12,6 %) | 255 (8,3 %) | < 0,001 |

**Tab. 3**  Nosokomiale Infektionen nach Rektumresekionen in Abhängigkeit vom Resektionsausmaß

| | Anteriore Rektumresektion (AR) n = 247 21,0 % | Tiefe anteriore Rektumresektion (TAR) n = 463 39,9 % | Rektumexstirpation (REX) n = 386 32,8 % | Diskontinuitätsresektion n = 48 4,1 % | Sonstige n = 34 2,9 % | p-value AR/TAR/ REX | p-value TAR/REX | Gesamt n = 1178 |
|---|---|---|---|---|---|---|---|---|
| **Wundinfektionen** | | | | | | | | |
| – gesamt | 24/9,7 % | 31/6,7 % | 84/21,8 % | 8/16,7 % | 2 | < 0,001 | < 0,001 | 149/12,6 % |
| – Laparotomie | 17/6,9 % | 19/4,1 % | 26/6,7 % | 5/10,4 % | 0 | 0,163 | 0,088 | 67/5,7 % |
| – sakral/ perineal | 0 | 3/0,6 % | 61/15,8 % | 0 | 0 | < 0,001 | < 0,001 | 64/5,4 % |
| – Abszess | 5/2,0 % | 8/1,7 % | 4/1,0 % | 2/4,2 % | 0 | 0,569 | 0,395 | 19/1,6 % |
| – Peritonitis | 6/2,4 % | 3/0,6 % | 1/0,3 % | 1/2,1 % | 2 | 0,015 | 0,410 | 13/1,1 % |
| **Pneumonie** | 14/5,7 % | 21/4,5 % | 22/5,7 % | 3/6,1 % | 2 | 0,698 | 0,441 | 62/5,3 % |
| **Harnwegsinfekt** | 15/6,1 % | 24/5,2 % | 29/7,5 % | 5/10,2 % | 1 | 0,373 | 0,162 | 74/6,3 % |
| **Nosokomiale Infektionen gesamt** | 48/19,4 % | 71/15,3 % | 118/30,6 % | 13/27,1 % | 5/14,7 % | < 0,001 | < 0,001 | 255/21,6 % |

Wundinfektionen der Bauchdecke, intraabdominelle Abszesse und das Auftreten einer Peritonitis wiesen keine Unterschiede auf. Auf der Grundlage dieser Erkenntnis wurden die Eingriffe am Rektum entsprechend dem Resektionsausmaß betrachtet (Tab. 3). Dabei war nach abdominoperinealen Rektumexstirpationen bei 30,6 % aller Patienten eine NI beobachtet worden. Diese ist Folge einer Wundinfektionsrate von 21,8 %, die ihrerseits aus den Infektionen in der Sakralhöhle bzw. perinealen Wunde resultiert und damit als eingriffsspezifisch angesehen werden kann. Eine postoperative Peritonitis wurde bei Patienten mit einer anterioren Resektion vermehrt beobachtet, wahrscheinlich als Folge der intraperitonealen Anastomosenlage. Für Infektionen der Laparotomiewunde sowie intraabdominelle Abszesse ließen sich keine signifikanten Unterschiede nachweisen. Wegen der geringen Fallzahl wurden Diskontinuitätsresektionen nicht in die statistische Auswertung einbezogen. Jedoch war der Anteil von Infektionen der Laparotomiewunde und der intraabdominellen Abszesse bei diesem Eingriff mehr als doppelt so hoch, welches sicherlich nicht dem Eingriff selbst zuzuschreiben ist, sondern der Komorbidität des Patienten, die den Operateur zur Auswahl dieses Operationsverfahrens veranlasste.

## Über welchen Zeitraum hat die perioperative Antibiotikaprophylaxe zu erfolgen?

Als gesichert kann gelten, dass während der Kontaminationsphase, also spätestens beim Eröffnen des Kolons oder Rektums, ein wirksamer Gewebespiegel erreicht und bis zum Operationsende aufrecht erhalten werden muss. Dabei hat sich eine intravenöse Applikation nach Narkoseeinleitung durchgesetzt, da diese zu einer höheren Bioverfügbarkeit führt und damit einer per oralen Gabe überlegen ist. In mehreren Studien konnte die Effektivität einer Einmalgabe nachgewiesen werden [22–26], und nur bei langen Operationszeiten im Vergleich zur Halbwertszeit des eingesetzten Antibiotikums erscheint eine wiederholte Applikation sinnvoll. Sowohl die frühzeitige Antibiotikagabe zwei oder mehrere Stunden präoperativ als auch eine verspätete Gabe er-

**Tab. 4** Nosokomiale Infektionen in Abhängigkeit von der perioperativen Antibiotikaprophylaxe kolorektaler Karzinome

| | Keine Prophylaxe n (%) | Prophylaxe (max. 24 h) n (%) | Therapie (über 24 h) n (%) | p-Wert für keine/ < 24/> 24 | p-Wert für <24/>24 |
|---|---|---|---|---|---|
| Wundinfektion | 13 (15,3) | 168 (7,7) | 74 (9,3) | 0,023 | 0,153 |
| Pneumonie | 11 (12,9) | 111 (5,1) | 48 (6,0) | 0,006 | 0,305 |
| Harnwegsinfekt | 8 (9,4) | 107 (4,9) | 41 (5,2) | 0,178 | 0,774 |

höht mit jeder Stunde die Infektionsrate nachweislich. Eine Ausdehnung der PAP über 24 Stunden hinaus, die als Therapie anzusehen ist, wird allgemein abgelehnt. Entgegen dieser Datenlage kamen in der vorliegenden Studie Antibiotika bei 25,9 % der Patienten über 24 Stunden unter prophylaktischer Intention zum Einsatz, obwohl entsprechend des Studienendesigns nur Patienten mit elektiven Eingriffen in die Auswertung einbezogen wurden. Die Entscheidung zur zeitlichen Ausdehnung der perioperativen Antibiotikaapplikation erfolgte im Rahmen dieser Beobachtungsstudie durch den Operateur unter Berücksichtigung der individuellen Gesamtsituation und erklärt damit die höhere Inzidenz von NI in dieser Patientengruppe. Insgesamt konnten keine signifikanten Unterschiede zwischen einer Prophylaxe über 24 Stunden und einem darüber hinausgehenden Applikationsintervall in Bezug auf die Inzidenz von NI und speziell auch der SSI nachgewiesen werden (Tab. 4). Damit bestätigen auch diese Untersuchungen, dass eine grundsätzliche zeitliche Ausdehnung der Antibiotikaprophylaxe keine Vorteile bietet und andererseits die bekannten Gefahren einer ausgedehnten Antibiotikaapplikation mit Resistenzentwicklung, allergischen Hautreaktionen und pseudomembranöser Colitis drohen. Jedoch kann im konkreten Einzelfall unter Berücksichtigung der individuellen Risikokonstellation nach wie vor ein Vorteil der Antibiotikatherapie nicht ausgeschlossen werden.

Werden Patienten ohne Antibiotikagabe in den Vergleich einbezogen, so fand sich in dieser Gruppe eine signifikant höhere Inzidenz an Pneumonien und Wundinfektionen. Nicht akzeptabel und damit als Behandlungsfehler ist somit eine, aus welchem Grund auch immer, unterlassene Antibiotikaapplikation anzusehen, die mit einer nahezu doppelt so hohen Rate an Wundinfektionen (15,4 %) einhergeht.

# Unabhängige Risikofaktoren für das Entstehen nosokomialer Infektionen

Für das Gesamtkrankengut konnten für kolorektale Resektionen 8 von 19 potenziellen Risikofaktoren als unabhängige Faktoren für die Entstehung nosokomialer Infektionen ermittelt werden (Tab. 5). Darunter befanden sich in Übereinstimmung mit anderen Untersuchern die ASA-Klassifikation, welche den Allgemeinzustand charakterisiert, sowie die Operationsdauer [27, 28]. Da präoperativ bei gegebener Tumorlokalisation weder der Allgemeinzustand, welcher sich in der ASA-Klassifikation widerspiegelt, noch eine spezielle Komorbidität wesentlich gebessert werden können, erlangen die Operationszeit sowie die Ausdehnung des operativen Eingriffes auf Nachbarorgane als multiviszerale Resektion eine besondere Bedeutung.

**Tab. 5** Unabhängige Variablen für das Entstehen von nosokomialen Infektionen

| | Kolorektale Karzinome | | Rektumkarzinom | | |
|---|---|---|---|---|---|
| | Unabhängige Variablen | p-Wert | Unabhängige Variablen | p-Wert | Wertigkeit |
| **SSI** | Lokalisation im Rektum | < 0,001 | Rektumexstirpation | p < 0,001 | 44,8 |
| | OP-Dauer | = 0,001 | Tiefe anteriore Resektion | p < 0,001 | 25,7 |
| | BMI | = 0,004 | Op-Dauer | p = 0,002 | 9,8 |
| | ASA-Klassifikation | = 0,007 | Adipositas | p = 0,006 | 7,5 |
| | Multiviszerale Resektion | = 0,008 | Neoadjuvante Therapie | p = 0,011 | 6,4 |
| | | | Männliches Geschlecht | p = 0,031 | 4,7 |
| | | | Multivisceral Resektionen | p = 0,032 | 4,6 |
| | | | Diabetes mellitus | p = 0,041 | 4,2 |
| | | | BMI | p = 0,044 | 4,1 |
| **HWI** | Renale Risiken | = 0,002 | Männliches Geschlecht | p = 0,032 | 4,6 |
| | Adipositas | = 0,001 | Adipositas | p = 0,036 | 4,4 |
| | Multiviszerale Resektion | = 0,001 | | | |
| | Lokalisation im Rektum | = 0,010 | | | |
| | Alter | = 0,014 | | | |
| **Pneu** | Pulmonale Risiken | < 0,001 | Pulmonale Risiken | p < 0,001 | 28,8 |
| | ASA-Klassifikation | = 0,001 | ASA-Klassifikation | p < 0,001 | 14,2 |
| | Alkohol | < 0,001 | Alkohol | p < 0,001 | 11,8 |
| | Geschlecht | = 0,001 | Männliches Geschlecht | p = 0,001 | 10,9 |
| | Alter | = 0,007 | Renale Risiken | p = 0,002 | 9,5 |
| | Diabetes mellitus | = 0,010 | Intraoperativer Blutverlust | p = 0,019 | 5,5 |
| | Intraoperativer Blutverlust | = 0,037 | Tumorstadium | p = 0,027 | 4,9 |
| | | | Diabetes mellitus | p = 0,041 | 4,2 |
| **NI** | Pulmonale Risiken | < 0,001 | Rektumexstirpation | p < 0,001 | 29,5 |
| | Lokalisation (Kolon/Rektum) | < 0,001 | Tiefe anteriore Resektion | p < 0,001 | 17,2 |
| | ASA-Klassifikation | < 0,001 | ASA-Klassifikation | p < 0,001 | 13,1 |
| | OP-Dauer | = 0,017 | Pulmonale Risiken | p = 0,001 | 11,5 |
| | Multiviszerale Resektion | = 0,005 | Renale Risiken | p = 0,003 | 8,8 |
| | Renale Risiken | = 0,005 | Intraoperativer Blutverlust | p = 0,003 | 8,7 |
| | Alkohol | = 0,006 | Adipositas | p = 0,014 | 6,1 |
| | Adipositas | = 0,041 | Männliches Geschlecht | p = 0,046 | 4,0 |

Andere potenzielle Risikofaktoren, wie beispielsweise das Lebensalter, eine kardiale Prädisposition und das Tumorstadium, waren für sich betrachtet nicht mit einer höheren Inzidenz nosokomialer Infektionen behaftet und sollten deshalb nicht als absolute Kontraindikation angesehen werden. Zugleich konnte an 754 Patienten mit kolorektalen Eingriffen gezeigt werden, dass sich mit jedem Risikofaktor die Rate an chirurgischen Wundinfektionen verdoppelt [13].

Werden nur Rektumresektionen betrachtet, so konnten die Rektumexstirpation und die tiefe anteriore Resektion sowie die ASA-Klassi-fikation als Risikofaktoren mit hoher Signifikanz ermittelt werden, gefolgt von einer pulmonalen bzw. renalen Komorbidität. Aber auch der intraoperative Blutverlust als Ausdruck der Operationstechnik und der manuellen Fertigkeiten des Operationsteams erwies sich als ein statistisch gesicherter, unabhängiger Risikofaktor.

## Wundinfektionen (SSI)

Wie bereits dargestellt, sind Rektumresektionen durch Einbeziehung von abdomino-peritonealen Rektumexstirpationen und multiviszeralen Eingriffen mit einer höheren Wundinfektionsrate belastet, und eine Rektumresektion stellt bereits für sich betrachtet einen Risikofaktor dar. Die Bedeutung der Operationsdauer wird vielfach unterschätzt, dabei ist für das Auftreten von Wundinfektionen diese von besonderer Bedeutung (p = 0,001). Damit ist grundsätzlich ein zügiges, zielorientiertes und wenig traumatisierendes Operieren anzustreben. Als weiterer Risikofaktor erwies sich der BMI, jedoch nicht eine diabetische Stoffwechsellage oder ein höheres Lebensalter. Andererseits führten eine neoadjuvante Radiochemotherapie, kardiopulmonale, renale und andere getestete Risikofaktoren nicht per se zu einer erhöhten Rate an Wundinfektionen.

Bei differenzierter Betrachtung der Rektumresektionen sind wiederum die Exstirpation und die tiefe anteriore Resektion die Risikofaktoren mit der höchsten Wertigkeit, die ausschließlich durch die Tumorlokalisation definiert werden. Unter den Risikofaktoren finden sich als beeinflussbare Faktoren die Operationsdauer, eine neoadjuvante Therapie sowie multiviszerale Resektionen. Hinsichtlich der Komorbidität erwiesen sich die Adipositas und der Diabetes mellitus als unabhängige Risikofaktoren.

## Pneumonie

Postoperative behandlungsbedürftige Pneumonien werden nach kolorektalen Resektionen bei 1,2 % bis 8,2 % der Patienten beobachtet [18-20, 29-32]. In der hier vorgestellten Studie standen nosokomiale Pneumonien mit einer Inzidenz von 5,5 % an 2. Position nach den Wundinfektionen und bestätigen somit die Literaturangaben [33]. Ohne PAA wurden Pneumonien mit 12,9 % (11 Patienten) signifikant häufiger registriert als nach Antibiotikagabe. Die Inzidenz postoperativer Pneumonien war bei Kolon- mit 5,7 % und Rektumresektionen mit 5,3 % vergleichbar (p > 0,05). Unabhängige Einfluss

größen für eine postoperative Pneumonie sind präoperativ bestehende pulmonale Risiken [34], eine prolongierte Intubation und die maschinelle Beatmung [10]. In unseren Untersuchungen fanden sich als Faktoren mit der höchsten Wertigkeit unabhängig davon, ob das Gesamtkrankengut oder nur Operationen am Rektum betrachtet wurden, eine pulmonale Vorerkrankung, die ASA-Klassifikation, der Alkoholkonsum sowie das männliche Geschlecht. Als Risikofaktor, der im Wesentlichen durch das operative Vorgehen bestimmt wird, ist der intraoperative Blutverlust einzustufen. Der Nikotinabusus, das Alter oder eine Adipositas erwiesen sich im Vergleich zu Untersuchungen anderer Autoren nicht als selbstständige Risikofaktoren [35, 36]. Eine nosokomiale Pneumonie kann somit am effektivsten durch eine intensive Physiotherapie mit Verbesserung der Ausgangssituation, hygienische Maßnahmen während der postoperativen Intensivmedizin und einer gewebeschonenden Operationstechnik verhindert werden.

## Harnwegsinfektionen (HWI)

Die Inzidenz therapiepflichtiger HWI wurde in 5,1 % im Gesamtpatientengut und mit 4,3 % nach Kolon- sowie mit 6,3 % signifikant häufiger nach Rektumresektionen beobachtet. Für die differenziert betrachteten Eingriffe am Rektum ließen sich statistisch keine Unterschiede nachweisen, wenngleich nach Exstirpationen eine Inzidenz von 7,5 % vorlag. Eine höhere Infektionsrate wurde nur noch mit 10,2 % nach Diskontinuitätsresektionen beobachtet. Sofern eine PAP erfolgte, entsprach die Inzidenz damit dem in der Literatur angegebenen Bereich von 0,9 % bis 8,7 % [18, 20, 31, 32, 37]. Erfolgte keine PAP, so traten HWI bei 9,4 % aller Patienten auf. Zu keiner Reduktion der Infektionsrate führte ein über 24 Stunden verlängertes Applikationsintervall der PAP. Auch für HWI erwiesen sich Vorerkrankungen der Nieren oder Harnwege, eine Adipositas oder eine multiviszerale Re

sektion unter Einbeziehung des Urogenital-
system als statistisch gesicherte Risikofaktoren. Erwartungsgemäß waren Operationen
am Rektum durch Beeinträchtigung der nervalen Strukturen im kleinen Becken sowie des
muskulären Beckenbodens nach Exstirpationen und damit einhergehender Miktionsstörungen ebenfalls ein unabhängiger Risikofaktor, wenn auch mit einem geringeren
p-Wert. Auch im höheren Lebensalter kommt
es durch funktionelle Störungen nach kolorektalen Operationen zum gehäuften Auftreten
von Harnwegsinfektionen, die sich ebenfalls
als Risikofaktor verifizieren lassen. Bei der
separaten Betrachtung der Operationen am
Rektum konnten als Risikofaktoren nur das
männliche Geschlecht sowie die Adipositas
ermittelt werden.

## Sozialökonomische Auswirkungen nosokomialer Infektionen

### Letalität

Das härteste Kriterium zur Beurteilung einer
chirurgischen Behandlung ist die postopera-

tive Letalität, diese wird für elektive Eingriffe
in ausgewiesenen Behandlungszentren mit
2,7 % (38) für Kolon- und mit 2,3 % [20] für
Rektumresektionen in der Literatur angegeben. Andererseits wird auch in der aktuellen
Literatur für ein unselektioniertes Krankengut
über Morbiditätsraten von 30–50 % berichtet,
die in 30–38 % Ursache eines postoperativen
letalen Verlaufs waren [21, 39]. Die Kranken-
hausletalität (in-hospital mortality) betrug in
der vorgestellten Studie 4,5 %. Dabei wiesen
Patienten mit einer nosokomialen Infektion
eine fast vierfach höhere Letalität von 11,1 %
vs. 3,1 % gegenüber Patienten ohne Infektion
auf (p < 0,001). Patienten mit nosokomialen
Infektionen verstarben nach Rektumresektionen in 9,4 % und nach Kolonresektionen in
12,8 %. Die Letalität unter Antibiotikaprophylaxe betrug 3,7 %, 4 % nach Rektum- und
3,4 % nach Kolonresektionen. Unter einer antibiotischen Therapie verstarben 6,5 % der Patienten, davon 6,3 % nach einer Rektum- und
6,7 % nach einer Kolonresektion.

Mit einer logistischen Regressionsanalyse
konnte gezeigt werden, dass SSI mit 18,2 %
und Pneumonien mit 27,7 % eine signifikant

**Tab. 6** Sozialökonomische Auswirkungen nosokomialer Infektionen

| | Krankenhausmortalität [%] | | | Krankenhausverweil-dauer [Tage] |
| --- | --- | --- | --- | --- |
| | Gesamt | Kolon | Rektum | |
| **Gesamtkrankengut** | 4,5 | | | 18,2 ± 10,2 |
| **Ohne NI** | 3,1 | | | 16,5 ± 7,2 |
| **Mit NI** | 11,1 | 12,8 | 9,4 | 26,5 ± 16,5 |
| **HWI** | | | | 24,5 ± 16,5 |
| **SSI** | 18,2 | | | 30,8 ± 18,9 |
| **Pn** | 27,7 | | | 26,1 ± 19,1 |
| **Pn + HWI** | | | | 37,6 ± 38,9 |
| **SSI + HWI** | | | | 38,0 ± 29,2 |
| **SSI + Pn** | 32 | | | 43,7 ± 33,4 |
| **Antibiotikaprophylaxe** | 3,7 | 3,4 | 4,0 | |
| **Antibiotikatherapie** | 6,5 | 6,7 | 6,3 | |

um den Faktor 4–6 erhöhte Letalität im Vergleich zum Gesamtkollektiv aufwiesen. Das gleichzeitige Bestehen von zwei nosokomialen Infektionen war nicht konsekutiv mit einer erhöhten postoperativen Letalität gegenüber der Einzelinfektion verbunden. Eine Kombination von Pneumonie und SSI ließ die Letalität auf 32 % ansteigen. Keinen Einfluss auf die Letalität hatten dagegen in Übereinstimmung mit der Literatur die HWI [11, 39, 40].

## Verweildauer

Werden die Folgen nosokomialer Infektionen betrachtet, so stehen die direkten Auswirkungen für den Patienten durch Revisionseingriffe und damit verbundene Unannehmlichkeiten im Vordergrund. Jedoch führt der verlängerte stationäre Aufenthalt, insbesondere auf der Intensivstation, und die zusätzlichen therapeutischen Maßnahmen zu einem erheblichen ökonomischen Mehraufwand, der sich auch in der vorliegenden Untersuchung nachweisen ließ. In unserer Studie bewirkten nosokomiale Infektionen eine signifikante Verlängerung der postoperativen Krankenhausverweildauer um durchschnittlich 10 Tage. Bezogen auf das hier ausgewertete Datenmaterial von 3064 Patienten und einer Inzidenz von 17,0 % wurden durch nosokomiale Infektionen 5210 zusätzliche Behandlungstage verursacht. Dies entspricht 9,3 % aller Behandlungstage und verdeutlicht damit den finanziellen Mehraufwand.

Die gravierendsten Auswirkungen auf die Verweildauer hatten in Übereinstimmung mit der Literatur die SSI mit einer Verlängerung der postoperativen Verweildauer um durchschnittlich 12 Tage [41–43]. Zudem finden sich in der Literatur Hinweise, dass beim Rektumkarzinom die 5-Jahres-Überlebensrate bei schwerwiegenden septischen Komplikationen signifikant geringer als beim komplikationslosen Verlauf ist [44].

Aber auch behandlungsbedürftige pulmonale Infektionen und HWI dehnten den Krankenhausaufenthalt in der vorliegenden Studie um 8 [45] bzw. 6 Tage aus.

Manifestierten sich bei einem Patienten gleichzeitig zwei nosokomiale Infektionen, so führte dies zu einer weiteren zeitlichen Ausdehnung des Krankenhausaufenthaltes, insbesondere wenn neben einer Wundinfektion eine zusätzliche Infektion bestand. Beim gleichzeitigen Bestehen einer Pneumonie und SSI war die längste Verweildauer mit 43,7 Tagen zu verzeichnen, so dass die Verweildauer im Vergleich zu den Patienten ohne nosokomiale Infektion sich um den Faktor 2,5 verlängerte.

## Standards und Empfehlungen zur perioperativen Antibiotikaprophylaxe bei kolorektalen Eingriffen

Die Wirksamkeit und damit die Bedeutung der PAP an der erheblichen Reduktion nosokomialer Infektionen in der kolorektalen Chirurgie wurde durch randomisierte und kontrollierte Studien hinreichend belegt (Evidenzkategorie I) [46]. Andererseits ist die PAP nur eine Methode zur Infektabwehr, die nicht andere perioperative Hygienemaßnahmen und eine effektive und gewebeschonende Operationstechnik ersetzt. Auch die präoperative Hautdesinfektion und Darmreinigung vor elektiven Eingriffen am Kolon und Rektum reduzieren die Bakteriendichte auf Haut und Schleimhaut und setzen damit den Grad der Kontamination des Operationsgebietes herab [46].

Auch für die kolorektale Chirurgie gelten die allgemeinen Grundsätze bei der Auswahl eines Antibiotikums, indem ein Präparat zu bevorzugen ist, das das zu erwartende Keimspektrum mit hoher Wahrscheinlichkeit abdeckt und zudem untoxisch und preisgünstig ist [47, 48].

Für Eingriffe am Dickdarm wird ein Basis-cephalosporin in Kombination mit Metronidazol [22, 49, 50] oder alternativ eine Kombination aus einem Aminobenzylpenicillin und einem β-Laktamasehemmer [51, 52], welche auch die Anaerobier der Bacteroides-fragilis-Gruppe erfassen, empfohlen. Besteht eine Allergie gegenüber Cephalosporinen, kann auf Clindamycin in Kombination mit einem Aminoglukosid, welche die gramnegativen Erreger einbezieht, ausgewichen werden [46].

Nach einer venösen Applikation wird in kurzer Zeit eine hohe Bioverfügbarkeit mit dem notwendigen Serum- und Gewebespiegel erreicht, so dass diese Applikationsform einer oralen Verabreichung mit unsicherer Resorption während der Darmvorbereitung vorzuziehen ist. Optimal ist dabei die Applikation kurz vor dem Inzisionszeitpunkt, also direkt nach der Narkoseeinleitung [53, 54]. Als ausreichend wird die Einmalgabe angesehen [22–25, 55], wenngleich immer eine individuelle Risikoabschätzung zu erfolgen hat [4]. Eine wiederholte Applikation ist immer dann zu diskutieren, wenn die Operationsdauer die ein- bis zweifache Halbwertszeit des verwendeten Wirkstoffes oder der intraoperative Blutverlust einen Liter überschreitet [47, 56]. Die aktuelle Datenlage zeigt keine Vorteile einer fortgesetzten postoperativen Applikation, und eine über 24 Stunde hinausgehende Gabe gilt als Therapie.

# Literatur

[1] *Song F, Glenny AM*. Antimicrobial prophylaxis in colorectal surgery: a systematic review of randomised controlled trials. Br J Surg 1998; 85: 1232-1241

[2] *Cruse PJ, Foord R*. A five-year prospective study of 23649 surgical wounds. Arch Surg 1973; 107(2): 206-210

[3] *Stone HH*. Gastric Surgery. Southern Med J 1977; 7 (1): 35-37

[4] *Wacha H*. Risikoadaptierte Antibiotikaprophylaxe in der Chirurgie. Klinikarzt 2002; 31: 299-303

[5] *Zastrow KD*. 16 Jahre „Richtlinie für Krankenhaushygiene und Infektionsprävention" des BGA – eine Standortbestimmung. Bundesgesundheitsblatt 1992; 35: 470-473

[6] *Wenzel RP*. Preoperative antibiotic prophylaxis. N Engl J Med 1992; 326: 337-339

[7] *Haely RW, Schaberg DR, Crossley KB, Von Allmen SD, McGowan JE Jr*. Extra charges and prolongation of stay attributable to nosocomial infections: a prospective interhospital comparison. Am J Med 1981; 70: 51-58

[8] *Viethe G, Ohgke H, Möller J, Niemann FM*. Erhebung nosokomialer Infektionen als Element eines kostenbewußten Qualitätsmanagements im stationären Bereich. Z ärztl Fortbild Qual sich (ZaeFQ) 1998; 92: 249-253

[9] National Academy of Sciences, National Research Council, Division of Medical Science, Ad Hoc Commitee on Trauma. Postoperative wound infections: the influence of ultraviolet irradiation on the operating room and of various other factors. Ann Surg 1964; 160(suppl 2): 1-196

[10] *Cunnion KM, Weber DJ, Broadhead WE, Hanson LC, Pieper CF, Rutals WA*. Risk factors for nosocomial pneumonia: comparing adult critical-care populations. Am J Resp Crit Care Med 1996; 153: 158-162

[11] *Delgado-Rodriguez M, Gomez-Ortega A, Llorca J, Lecuona M, Dierssen T, Sillero-Arenas M, Sierra A*. Nosocomial infection, indices of intrinsic infection risk, and in hospital mortality in general surgery. J of Hospital Infection 1999; 41: 203-211

[12] *Haley RW, Culver DH, Morgan WM, White JW, Emori TG, Hooton TM*. Identifying patients at high risk of surgical wound infection: a simple multivariate index of patient susceptibility and wound contamination. Am J Epidemiol 1985; 121: 206-215

[13] *Culver DH, Horan RC, Gaynes RP, Martone WJ, Jarvis WR, Emori TG, Banerjee SN, Edwards JR, Tolson JS, Henderson TS*. Surgical wound infection rates by wound class, operative procedurel, and patient risk index. Am J Med 1991; 91(Suppl. 3B): 152S-157S

[14] *Garner JS, Jarvis WR, Emori TG, Horan TC, Hughes JM*. CDC-Definitionen für nosokomiale Infektionen 1988. Hyg + Med 1989; 14: 259-270

[15] *Garner JS, Jarvis, Emori TG, Horan TC, Hughes JM.* CDC definitions for nosocomial infections. Am J infect control 1988; 16: 128-140

[16] *Gross PA.* Striving for Benchmark Infektion Rates. Progress in Control for Patient Mix. American Journal of Medicine 1991; 91 (suppl 3B): 16-20S

[17] *McLaws M-L, Murphy C, Whitby M.* Standardising surveillance of nosocomial infections: The HISS Programm. J Qual Clin Practice 2000; 20: 6-11

[18] *Jensen LS, Andersen A, Fristrup SC, Holme JB, Hvid HM, Kraglund K, Rasmussen PC, Toftgaard C.* Comparison of on dose versus three doses of prophylactic antibiotics, an the influence of blood transfusion, on infectious complications in acute and elective colorectal surgery. Br J Surg 1990; 77(5): 513-518

[19] *Juul P, Klaaborg KE, Kronberg O.* Single or multiple doses of metronidazole and ampicillin in elective colorectal surgery. A randomized trial. Dis Colon Rectum 1987; 30(7): 526-528

[20] *Zaheer S, Pemberton JH, Farouk R, Dozois RR, Wolff BG, Ilstrup D.* Surgical Treatment of Adenocarcinoma of the Rectum. Annals of Surgery 1998; 227: 800-811

[21] *Yalcin AN, Bakir M, Bakici Z, Dökmetas I, Sabir N.* Postoperative wound infections. Journal of Hospital Infection 1995; 29: 305-309

[22] *Aberg C, Thore M.* Single versus triple dose antimicrobial prophylaxis in elective abdominal surgery and the impact on bacterial ecology. J Hosp Infect 1991; 18: 149-154

[23] *Hershman MJ, Swift RI, Reilly DT, Logan WA, Sackier JM, Gompertz H, Horner J, Baker NW, Wood CB.* Prospective comparative study of cefotetan with piperacillin for prophylaxis against infection in elective colorectal surgery. J R Coll Surg Edinb 1990; 35: 29-32

[24] *Jagelmann DG, Fabian TC, Nichols RL.* Single dose cefotetan vs multidose cefoxitin as prophylaxis in colorectal surgery. Am J Surg 1988; 155: 71

[25] *Periti P, Mazzei T, Tonelli F.* Single-dose cefotetan vs. multiple dose cefoxitin – antimicrobial prophylaxis in colorectal surgery. Dis Colon Rectum 1989; 32: 121-127

[26] *Rowe-Jones DC, Peel ALG, Kingston RD, Shaw JF* et al. Single-dose cefotaxim plus metronidazol as prophylaxis against wound infection in colorectal surgery: a multicentre prospective randomized study. BMJ 1990; 300: 18-22

[27] *Matikainen M, Hiltunen KM.* Parenteral single dose ceftriaxone with tinidatsole versus aminoglycoside with tinidatsole in colorectal surgery: a prospective single-blind randomized multicentre study. Int J Colorectal Dis 1993; 8(3): 148-150

[28] *Milson JW, Smith DL, Corman ML, Howerton RA, Yellin AE, Luke DR.* Double-blind comparison of single-dose alatrofloxacin and cefotetan as prophylaxis of infection following elective colorectal surgery. Tropvafloxacin Surgical Group. Am J Surg 1998; 176 (6A Suppl): 46S-52S

[29] *Lumley JW, Siu SK, Pillay SP, Stitz R, Kemp RJ, Faoagali J, Nathanson LK, White S.* Single dose ceftriaxone as prophylaxis for sepsis in colorectal surgery. Aust N Z J Surg 1992; 62 (4): 292-296

[30] *Mosimann F, Cornu P, N'Ziya Z.* Amoxycillin/clavulanic acid prophylaxis in elective colorectal surgery: a prospective randomized trial. J Hosp Infect 1997; 37 (1): 55-64

[31] *The Norwegian Gastro-Intestinal Group (NORGAS).* Infectious problems in elective colorectal surgery: a multi-centre study. Curr Med Res Opin 1988; 11: 149-158

[32] *Skipper D, Karran SJ.* A randomized prospective study to compare cefotetan with cefuroxime plus metronidazole as prophylaxis in elective colorectal surgery. J Hosp Infect 1992; 21: 73-77

[33] *Baughman RP, Tapson V, McIvor A.* The diagnosis and treatment challenges in Nosocomial Pneumonia. Diagn Microbiol Infect Dis 1999; 33: 131-139

[34] *Hong J, Davis JM.* Nosocomial Infections and Nosocomial Pneumonia. Am J Surg 1996; 172 (suppl 6a): 33S-37S

[35] *Iwamoto K, Ichiyama S, Shimokata K, Nakashima N.* Postoperative pneumonia in elderly patients: incidence and mortality in comparison with younger patients. Intern Med 1993; 32: 274-277

[36] *Dilworth JP, White RJ.* Postoperativ chest infection after upper abdominal surgery: an important problem for smokers. Respir Med 1992; 86: 205-210

[37] *McArdle CS, Morran CG, Pettit L, Gemmell CG, Sleigh JD, Tillotson GS.* Value of oral anti-

biotic prophylaxis in colorectal surgery. Br J Surg 1995; 82(8): 1046-48

[38] *Hermanek P jr., Wiebelt H, Riedl St, Staimmer D, Hermanek P.* Langzeitergebnisse der chirurgischen Therapie des Coloncarcinoms. Chirurg 1994; 65: 287-297

[39] *Horan TC, Culver DH, Gaynes RP, Jarvis WR, Edwards JR, Reid CR.* Nosocomial infections in surgical patients in the United States, January 1986-June 1992. National Nosocomial Infections Surveillance (NNIS) System. Infect Control Hosp Epidemiol 1993; 14: 73-80

[40] *Fagon JY, Novara A, Stephan F, Girou E, Safar M.* Mortality attributable to nosocomial infections in the ICU. Infect Control Hosp Epidemiol 1994; 15: 1177-1184

[41] *Taylor EW, Lindsay G.* Selective decontamination of the colon before elective colorectal surgery. West of Scotland Surgical Infection Study Group. World J Surg 1994; 18(6): 926-931

[42] *Kager L, Malmborg AS, Nord CE.* Impact of short term as compared with long-term prophylaxis with Cefoxitin on the colonic microflora in patients undergoing colorectal surgery. Drugs Exptl Clin Res 1983; 9: 387-392

[43] *Kappstein I, Schulgen G, Richtmann R, Farthmann E, Schlosser V, Geiger K, Just H, Schumacher M, Daschner F.* Verlängerung der Krankenhausverweildauer durch nosokomiale Pneumonie und Wundinfektion. Dtsch med Wschr 1991; 116: 281-287

[44] *Perez Ruiz L, Luca F, Gomez L, Vinas J, Torres S, Andreoni B.* Prognostic significance of postoperative septic complications in surgery of rectal carcinoma. Minerva Chir 1996; 51 (6): 447-450

[45] *Cook DJ, Kollef MH.* Risk factors for ICU-acquiered pneumonia. JAMA 1998; 279: 1605-1606

[46] *Ebner W, Forster DH, Rüden H, Daschner F.* Evidenzbasierte Empfehlungen zur perioperativen Antibiotikaprophylaxe. Chirurg 2000; 71: 912-917

[47] *Dellinger EP, Gross PA, Barrett TL, Krause PJ, Martone WJ, McGowan JE Jr, Sweet RL, Wenzel RP.* Quality standard for antimicrobial pro-

phylaxis in surgical procedures. Infect Control Hosp Epidemiol 1994; 15: 182-188

[48] *Gross PA, Barrett TL, Dellinger EP, Krause PJ, Martone WJ, McGowan JE Jr, Sweet RL, Wenzel RP.* Consensus development of quality standards. Infect Control Hosp Epidemiol 1994; 15; 180-181

[49] *Stubbs RS, Griggs NJ, Kelleher JP.* Single dose mezlocillin versus three dose cefuroxime plus metronidazole for the prophylaxis of wound infection after large bowel surgery. J Hosp Infect 1987; 9: 285-290

[50] *Zuber M, Düring M, Neff U, Laffer U.* Antibioticaprophylaxe in der Kolonchirurgie: Cefozolin - Ornidazol versus Cefazolin-Plazebo. Helv Chir Acta. 1989; 56: 211-215

[51] *Arnaud JP, Bellissant E, Boissel P, Carlet J, Chastang C, Lafaix C, Rio Y, Berganeschi R.* Single-dose amoxycillin-clavulanic acid vs. Cefotean for prophylaxis in elective colorectal surgery: a multicentre, prospective, randomized study. The PRODIGE Group. J Hosp Infect 1992; (Supp A) 22: 23-32

[52] *Menzel J, Bauer J, von Pritzbuer E, Klempa I.* Perioperative Anwendung von Ampicillin/Sulbactam, Cefoxitin und Piperacillin/Metronidazol in der elektiven Colon- und Rektumchirurgie. Eine prospektive randomisierte Qualitätssicherungsstudie bei 422 Patienten. Chirurg 1993; 64: 649-652

[53] *Burke F.* The effective period of preventive antibiotic action in experimental incisions and dermal lesions. Surgery 1961; 50: 161-165

[54] *Classen DC, Evans RS, Pestotnik SL, Horn SD, Menlove RL, Burke JP.* The timing of prophylactic administration of antibiotics an the risk of surgical-wound infection. N Engl J Med 1992; 326: 281-286

[55] *Hill C, Flamant R, Mazas F, Evrad J.* Prophylactic cefazolin versus placebo in total hip replacement. Report of a multicenter double-blinded trial. Lancet 1981; 1: 795-796

[56] *Trilla A, Mensa J.* Preoperative antibiotic prophylaxis. In: Wenzel RP (ed) Prevention and control of nosocomial infections. Williams & Wilkins, Baltimore, 1997, p 867

# Chirurgie des kolorektalen Karzinoms – was ist evidenz-basiert?

*I. Gastinger, R. T. Grundmann*

Nur ein geringer Teil der Behandlung des kolorektalen Karzinoms (ca. 10 %) ist durch kontrollierte Studiendaten (RCS) abgesichert [17]. Die Grundlagen der aktuellen stadiengerechten Therapie beruhen in erster Linie auf den Erkenntnissen der Pathohistologie der Tumorausbreitung. Einen ganz entscheidenden Beitrag lieferte in diesem Zusammenhang die Analyse der Ergebnisse des prospektiv erfassten Erlanger Krankengutes durch *P. Hermanek* und *F. P. Gall* ergänzt durch die Daten der 1984/85 durchgeführten SGKRK-Studie [11, 14, 23].

Diese auch in den Leitlinien formulierten Grundlagen stellen allerdings kein Dogma dar und müssen je nach Datenlage aktualisiert werden. So sind die chirurgischen Ergebnisse einer adäquaten onkologischen Resektionstechnik bei kolorektalen Karzinomen zwar international konkurrenzfähig, das Gesamtoutcome hinsichtlich der Überlebensraten kann jedoch nicht befriedigen. Ursache dafür ist die Tatsache, dass in Deutschland zum Zeitpunkt der Operation in fast 50 % der Fälle prognostisch ungünstige T3- und T4-Stadien vorliegen [54, 55]. Mit der Intensivierung der Maßnahmen zur Früherkennung (Koloskopie ab 55 Jahre) werden zunehmend Befunde dedektiert, die eingeschränkten minimal invasiven Verfahren evtl. in Kombination mit adjuvanten Therapien zugeführt werden könnten. Als Hinweis auf eine evtl. Aktualisierung der Standards sind solche Entwicklungen wie beispielsweise die Arbeiten von *Lezoche* et al. [44] zu werten. Diese Arbeitsgruppe stellte kürzlich beachtliche Langzeitergebnisse nach

kombinierter Behandlung von T2-Rektumkarzinomen mit Radiotherapie und TME vor (Rate der Lokalrezidive 2,8 %, Gesamtüberleben 83 %). Sollten diese Resultate durch weitere, vor allem kontrollierte Studien bestätigt werden, ist eine dynamische Aktualisierung der Standards notwendig.

## Kontrollierte Studiendaten zur adäquaten Resektionstechnik

Hinsichtlich des Ausmaßes von Resektion und Lymphknotendissektion wurden klare und verbindliche Standards definiert und in die Leitlinien aufgenommen. Grundlage dafür bildeten in erster Linie die Erkenntnisse der Pathohistologie zur Tumorausbreitung. Die Ergebnisse dieser Verfahren wurden in zahlreichen teils retrospektiven, teils prospektiven Beobachtungsstudien dargestellt [1, 6, 9, 10, 21, 29, 34, 61]. Kontrollierte Studiendaten zu Ausmaß von Resektion und Lymphdissektion liegen dagegen nur vereinzelt vor. Besonders hinsichtlich der Eingriffserweiterung, die beispielsweise bei den Flexurenkarzinomen erfolgt, fehlen diese Daten vollständig. Zum Resektionsausmaß findet sich nur eine kontrollierte randomisierte Studie [62]. Die French Association for Surgical Research untersuchte multizentrisch die Hemikolektomie vs. Segmentresektion beim linksseitigen Kolonkarzinom. Bei den hinsichtlich Risikofaktoren und Tumorstadien vergleichbaren Patientengruppen waren die 10-Jahres-Überlebensraten gleich. Allerdings war in der Hemikolektomiegruppe eine dreifach höhere

Operationsmortalität zu verzeichnen. Ähnliches gilt für die Erweiterung der Lymphknotendissektion. Es existieren keine Daten kontrollierter Studien, die einen Überlebensvorteil erweiterter Lymphknotendissektionen, z.B. die Ausräumung mehrerer Lymphabflussgebiete bei den Transversumkarzinomen, nachweisen [4, 31, 65]. Hinsichtlich der multiviszeralen Resektionen beim T4-Karzinom stützen sich die Erkenntnisse vor allem auf die Daten des Erlanger Krankengutes. Bei Fehlen von Fernmetastasen und erreichter En-bloc-R0-Resektion werden 5-Jahres-Überlebensraten bis 80 % angegeben [13, 20, 22, 30]. Aber auch hier fehlen kontrollierte Studien, die beispielsweise die Anwendung begrenzter Resektionen nach neoadjuvanter Chemotherapie und Down-Staging im Vergleich zu den multiviszeralen Resektionen untersuchen. Gleiches muss für die Chirurgie der Fernmetastasen festgestellt werden. In diesem Fall wären Resektionen vs. alternative, eingeschränkte und vor allem perkutan anwendbare Methoden zu evaluieren.

## Kontrollierte Studiendaten zum operationstaktischen und -technischen Vorgehen

In Tabelle 1 und 2 ist aufgelistet, welche Operationstechniken und perioperativen Maßnahmen evidenzbasiert, also durch Daten RCS abgesichert sind oder nicht.

Bereits 1982 forderte *Sugarbaker*: „Important aspects of the techniques for large-bowel surgery need to be investigated by prospective controlled clinical trials" [67]. Diese Forderung zielte auf diejenigen chirurgischen Techniken, die wahrscheinlich einen Einfluss auf das Überleben der Patienten haben.

Diskutiert wird in diesem Rahmen vor allem die von *Turnbull* et al. erstmals 1967 anhand retrospektiver Analysen empfohlene no-touch isolation technique [69–71]. Zur Evaluierung

**Tab. 1** Operationstechniken, die nicht durch kontrollierte Studiendaten abgesichert sind

- mechanische Blockade proximal und distal des Tumors
- radikuläres Absetzen der Stammgefäße
- Mobilisation und Resektion en bloc
- protektives Stoma bei tiefen Anastomosen
- einzeitiges vs. mehrzeitiges Vorgehen bei Obstruktionsileus
- Technik der totalen mesorektalen Exzision (TME)
- distaler Sicherheitsabstand
- Versorgung der Sakralwunde
- Anastomosentechnik (End-zu-End vs. Seit-zu-Seit, Nahttechniken)

dieser Operationstechnik gibt es eine kontrollierte Studie aus dem Jahre 1988 im British Journal of Surgery [74]. Beim Vergleich der no-touch-Technik mit der konventionellen Resektion konnte hinsichtlich der 5-Jahres-Überlebensrate kein Unterschied festgestellt werden. Postoperative Morbidität und Mortalität waren in beiden Gruppen gleich hoch. Ein Benefit der no-touch-isolation-technique konnte nicht nachgewiesen werden.

Eine sehr interessante, wenn auch nicht prospektiv randomisiert angelegte Studie wurde 1999 von *Konhäuser* et al. vorgelegt [34]. Sie beinhaltet einen Vergleich der Ergebnisse von 2 Chirurgischen Kliniken. Dabei wird insbesondere die Rezidivhäufigkeit in Abhängigkeit von der Resektionstechnik dargestellt. In Klinik **A** erfolgte nur die Entfernung des Tumors mit den tumornahen Lymphknoten, in Klinik

**Tab. 2** Perioperative Maßnahmen, bei denen kontrollierte Studiendaten vorliegen

- perioperative Antibiotikaprophylaxe – Benefit nachgewiesen
- „no-touch-isolation-technique" – kein Benefit
- Drainage der Anastomosen – kein Vorteil
- Stapler vs. Handnaht – Gleichwertigkeit
- Hypothermie und Bluttransfusionen – negativer Einfluss

**B** die En-bloc-Resektion nach den Regeln der standardisierten Tumorchirurgie. Die Lokalrezidivrate am Kolon betrug in Klinik A 25 % gegenüber 10 % in Klinik B. Allerdings hat diese höhere Lokalrezidivrate nicht zu einer schlechteren 5-Jahres-Überlebensrate geführt. Die Autoren schlussfolgern, dass eine adäquate En-bloc-Resektion mit Entfernung des Mesokolons und radikaler Ausräumung des Lymphabflussgebietes unter Einhaltung ausreichender Sicherheitsabstände und der Vermeidung einer intraoperativen Tumorzellverschleppung die Rezidivrate senkt und damit die Prognose entscheidend verbessert. Diese Aussage wird besonders durch umfangreiche Daten aus prospektiven multizentrischen Beobachtungsstudien (PMS) gestützt [23, 25, 28, 41, 43, 57, 60]. Eine weitere Evaluierung durch kontrollierte randomisierte Untersuchungen wäre u. E. weder sinnvoll noch ethisch vertretbar. Ganz anders aber ist die Situation in Hinblick auf einzelne operationstechnische Aspekte. So gibt es zu Fragen, die sich immer wieder in der täglichen Routine stellen, keine kontrollierten Studiendaten (Tab. 1). Dies betrifft beispielsweise die Anastomosierungstechniken am Kolon. Ist in jedem Fall eine End-zu-End-Anastomosierung anzustreben? Es gibt keine kontrollierten Studien zur Evaluierung der termino-terminalen vs. der Seit-zu-Seit- oder End-zu-Seit-Anastomosierungen. Ebenfalls kaum untersucht wurde das Vorgehen bei akuter Obstruktion also im Ileuszustand. Es findet sich nur eine kontrollierte Studie der Scotia Study Group 1995, die beim einzeitigen Vorgehen wegen linksseitiger Obstruktion durch ein Karzinom die subtotale Kolektomie mit der Segmentresektion nach intraoperativer Spülung vergleicht. Die Ergebnisse dieser Studie sprechen eindeutig für die Bevorzugung der eingeschränkten Resektion nach intraoperativer Spülung [64]. Um aber eindeutige evidenz-basierte Aussagen hinsichtlich der Notfalleingriffe, speziell um ein- oder mehrzeitiges Vorgehen treffen zu

können, sind unbedingt weitere kontrollierte Untersuchungen zu fordern.

Ausreichend abgesichert ist dagegen die perioperative Antibiotikaprophylaxe. Diese ist seit Anfang der achtziger Jahre durch kontrollierte Studien nachgewiesener Standard. Bewiesen ist auch die Effektivität einer 24-Stunden-Kurzzeitprophylaxe [2, 26, 27, 36, 46, 76].

Eine Metaanalyse von *Urbach* et al. [72] und eine weitere RCS von *Merad* et al. [56] konnten keinen Vorteil von sog. Zieldrainagen für die Anastomosenheilung nachweisen.

Ebenfalls gesichert ist die Gleichwertigkeit von Hand- und Stapleranastomosen [47, 48]. Unterschiede bestehen zwischen den beiden Methoden nur in einer höheren Rate intraoperativer technischer Probleme und in einer höheren postoperativen Stenoserate bei Verwendung von Staplern.

Zu den evidenz-basierten Maßnahmen, die den intraoperativen Stress reduzieren und die Ergebnisse verbessern, gehören die Vermeidung der Bluttransfusion sowie des Wärmeverlustes [3, 35]. In diesem Zusammenhang muss auf eine wichtige Erkenntnis der letzten Jahre verwiesen werden, dass man durch standardisierte Behandlungsprotokolle, die sich bemühen, die perioperativen Stressfaktoren zu reduzieren und dem postoperativen Ileus entgegenzuwirken, die Ergebnisse erheblich verbessern können. Diese Standardprotokolle, auch „Fast track"-Protokolle genannt [75], beinhalten eine adäquate Schmerztherapie, die bereits im Operationssaal beginnt und auf der Station mit einem Periduralkatheter fortgesetzt wird, eine frühe enterale Ernährung des Patienten und frühe Mobilisation. Der Patient soll „chirurgisch" möglichst wenig belästigt werden, dies schließt die frühe Entfernung des Magenschlauches und der Drainagen, sofern sie überhaupt gelegt werden, ein.

# Laparoskopisch-assistierte kolorektale Chirurgie und kontrollierte Studiendaten

Nach vorliegenden aktuellen Studiendaten werden derzeit nur 3 % der kolorektalen Karzinome in Deutschland laparoskopisch operiert [51, 54, 55].

*Böhm* et al. [5] analysierten kürzlich die vorliegenden RCS hinsichtlich Fallzahl und Qualität (Tab. 3). Drei der Studien kommen von der gleichen spanischen Arbeitsgruppe. Bis auf die von *Lacy* et al. 2002 im Lancet publizierte Studie [37] mit Langzeitergebnissen nach laparokopisch-assistierten Kolonresektionen bei nicht metastasierten Karzinomen, beschäftigen sich die anderen Untersuchungen fast ausschließlich mit den frühpostoperativen Benefits. Die Kernaussagen der *Lacy*-Studie betreffen ein 5-Jahres-Überleben von über 80 % im UICC-Stadium III in der laparoskopischen Gruppe und einer doppelt so hohen Rate an Lokalrezidiven nach offener Operation (7 vs. 14 %). Zwischenzeitlich wurde erhebliche Kritik an dieser Studie laut. So bemängeln *Lehnert* et al. in einem Kommentar [40], dass seit

1995 mehrere Mitteilungen [8, 38, 39] zu dieser Studie erschienen, die sich mit der Publikation von 2002 nicht decken. Das betrifft unterschiedliche Angaben zu Fallzahlen, Studienhypothesen und Stratifikationen. Außerdem liegen keine exakten Angaben zur R-Klassifikation und zur adjuvanten Therapie vor. Da die Mindestzahl von 12 Lymphknoten nicht erreicht wurde, ist auch die richtige Stadienzuordnung fraglich. Eine andere Arbeitsgruppe [18, 19] weist auf fehlende Angaben über Anzahl und Ausbildungsstand der Operateure in den Gruppen hin. Das Qualitätskriterium „Chirurg" wurde nicht in die Randomisierung eingebracht, so dass ein Bias zugunsten erfahrener Operateure in der laparoskopischen Gruppe naheliegt. Indiz dafür sind die hohe Lokalrezidivrate in der offenen Gruppe und das Langzeitüberleben in Stadium III nach laparoskopischem Vorgehen. Damit beweist die *Lacy*-Studie lediglich, dass ein exzellenter laparoskopischer Operateur unizentrisch sehr gute Ergebnisse erreichen kann. Es verbietet sich aber die automatische Reflexion auf die Überlegenheit der Methode. Ein Methodenvergleich wird nur multizentrisch zwischen Operateuren beider Verfahren möglich sein. Die *Lacy*-Studie ist keine Empfehlung für eine breite Anwendung des laparoskopischen Vorgehens.

Abschließend soll zum Thema der laparoskopischen kolorektalen Chirurgie die 2002 im JAMA publizierte COST-Studie von *Weeks* et al. [73] zitiert werden. In einer multizentrischen RCS wurden im Zeitraum 1994–1999 an 37 Kliniken 449 Patienten mit klinisch resektablen Kolonkarzinomen eingeschlossen. Studienziel war die Evaluierung der Benefits be-sonders hinsichtlich der Lebensqualität in der postoperativen Phase. Die im Vergleich mit der offen operierten Gruppe laparoskopisch erzielten Vorteile waren so minimal, dass die Autoren auch unter dem Gesichtspunkt der Kurzzeitergebnisse keine Empfehlung zur breiten Anwendung der laparoskopischen Verfahren für gerechtfertigt erachten.

**Tab. 3** RCS laparoskopische vs. offene kolorektale Chirurgie

| Studie | Fallzahl | Studien-qualität |
|---|---|---|
| *Lacy* et al. (1995) | 51 | mäßig |
| *Ortiz* et al. (1996) | 30 | schlecht |
| *Stage* et al. (1997) | 29 | mäßig |
| *Hewitt* et al. (1998) | 16 | schlecht |
| *Milsom* et al. (1998) | 109 | gut |
| *Schwenk* et al. (1998) | 60 | gut |
| *Leung* et al. (1999) | 34 | gut |
| *Curet* et al. (2000) | 43 | mäßig |
| *Tang* et al. (2001) | 236 | gut |
| *Delgade* et al. (2001) | 97 | gut |
| *Weeks* et al. (2002) | 428 | gut |
| *Lacy* et al. (2002) | 219 | gut |

# Stellenwert der prospektiven Multizenterstudien

Auf die Bedeutung der PMS bei der Erarbeitung der Grundlagen für eine stadiengerechte chirurgische Therapie des kolorektalen Karzinoms wurde bereits hingewiesen. Eine weitere wichtige Option dieser Studienform ist die flächendeckende chirurgische Qualitätssicherung und nicht zuletzt bringt der Datenvergleich mit randomisierten Untersuchungen zusätzliche Erkenntnisse.

Interessant ist beispielsweise der Vergleich der von *Lacy* et al. mitgeteilten Langzeitergebnissen im Stadium III mit den Resultaten der prospektiven Multizenterstudie (LCSSG-Studie) von *Köckerling* et al. [32, 33]:

**Tab. 4** Langzeitergebnisse laparoskopisch operierter Kolonkarzinome UICC-Stad. III (LCSSG-Studie)

| Zeitraum | 1.1.1995–31.12.2002 |
| --- | --- |
| Kolonkarzinome Stad. III | n = 84 |
| Kliniken | n = 51 |
| 5-Jahres-Überlebenszeit | 52,0 % |
| Lokalrezidivrate | 6,6 % |
| Lymphknotenzahl (median) | n = 14 |

Die Daten zeigen ein hochselektiertes Krankengut, dass über einen langen Zeitraum rekrutiert wurde. Die Ergebnisse müssen unter Berücksichtigung dieser beiden Aspekte ebenfalls zunächst zurückhaltend interpretiert werden, allerdings erscheinen sie realistischer und mit den aktuellen Resultaten der offenen Chirurgie besser vereinbar.

Aufgrund hoher Fallzahlen flächendeckender PMS im Rahmen der Qualitätssicherung können unter Nutzung moderner biostatistischer Methoden wichtige Aussagen zur aktuellen Behandlungssituation kolorektaler Karzinome getroffen werden [16, 45, 49, 53, 55]. Exemplarisch lässt sich dies an der Bedeutung der Fallzahl in Zusammenhang mit der Diskussion über „high-volume-hospitals", Mindestzahlen von Eingriffen, Zentralisierung u. ä. nachweisen. Im 1-Jahreszeitraum 2000 wurden in 263 Kliniken bundesweit 3402 Rektumkarzinome erfasst und im An-Institut für Qualitätssicherung der Universität Magdeburg ausgewertet [50]. Eine Gruppierung der Kliniken nach Fallzahlen zeigte, dass die chirurgische Behandlung dieses Karzinoms dezentral erfolgt, wobei der Hauptanteil der Eingriffe in Kliniken mit weniger als 20 Operationen/Jahr festgestellt wurde. Die Auswirkung dieser Situation wird deutlich an der Exstirpationsrate, einem wichtigen Qualitätskriterium der Rektumchirurgie. Diese Rate ist in Kliniken mit weniger als 20 Operationen/Jahr um 8 % höher (28,4 % vs. 20,5 %) als in Kliniken mit der doppelt so hohen Eingriffszahl. Der Unterschied ist signifikant (< 0,001). Es ist mathematisch auch möglich den Cut point, d. h. die Eingriffszahl zu errechnen, ab der die Rate der Exstirpationen sinkt. Dieser Schnittpunkt wurde mit über 20 Eingriffe/Jahr ermittelt.

Es wurde bereits darauf hingewiesen, dass vor allem Operationstechniken und das operationstaktische Vorgehen nicht ausreichend durch kontrollierte Studiendaten abgesichert sind bzw. die Rekrutierung einer entsprechenden Patientenzahl für RCS schwierig ist. Hier können ebenfalls die Daten der PMS unter Nutzung moderner biostatistischer Verfahren einen Erkenntnisgewinn bringen. Beispielhaft hierfür sei der Stellenwert des protektiven Enterostomas im Zusammenhang mit der tiefen anterioren Rektumresektion und der Verhinderung einer operationspflichtigen Anastomoseninsuffizienz genannt. Die eigene Arbeitsgruppe konnte mit Hilfe der logistischen Regression nachweisen, dass neben der Höhe des Rektumkarzinoms und dem männlichen Geschlecht das protektive Enterostoma hochsignifikante unabhängige Variablen für das Auftreten bzw. die Verhinderung von operationspflichtigen Anastomoseninsuffizienzen sind [52].

# Schlussfolgerungen

- Nur ein geringer Teil (ca. 10 %) der Chirurgie des kolorektalen Karzinoms ist durch kontrollierte Studiendaten abgesichert.
- Grundlage der aktuellen Resektionstechnik bilden die pathohistologischen Erkenntnisse über die Tumorausbreitung
- Bei operationstechnischen und -taktischen Aspekten steht die Empirie im Vordergrund. Hier besteht die Notwendigkeit weiterer Studien.
- Die derzeit vorliegenden Daten aus RCS und aus PMS können die Empfehlung zu einer breiten Anwendung der laparoskopischen kolorektalen Chirurgie nicht stützen.
- Sowohl hinsichtlich der Langzeitergebnisse, als auch bezüglich wichtiger Teilaspekte (Sicherheit, eindeutiger Benefit) existiert keine valide Datenlage.
- Die niedrige Frequenz laparoskopischer Eingriffe beim kolorektalen Karzinom (3 %) erschwert die Rekrutierung für RCS.
- Deshalb sind dringend weitere Multizenterstudien erforderlich. Dabei sind RCS und PMS keine konkurrierenden sondern sich ergänzende Methoden,

# Literatur

[1] *Abcarian H*. Operative treatment of colorectal cancer. Cancer 1992; 70: 1350–54
[2] *Anders A, Nordhausen B, Zeuschner Z, Fabrizius K*. Prevention of infections in surgery of the colon. Zbl Chir 1984; 109: 1097–106
[3] *Benoist S, Panis Y, Pannegeon V*. Predective factors for perioperative blood transfusions in rectal resectionfor cancer : A multivariate analysis of a group of 212 patients Surgery 2001; 129: 433–439

[4] *Billingham RP*. Extended lymphadenectomy for rectal cancer: cure vs quality of life. Int Surg 1994; 79: 11–22
[5] *Böhm B, Engelhardt T, Seifert M, Bauer G*. Indikation zur laparoskopischen Resektion beim kolorektalen Karzinom. Zentralbl Chir 2003; 128: 329–332
[6] *Caplin S, Cerottini JP, Bosman FT, Constanda MT, Givel JC*. For patients with Dukes B (TNM Stage II) colorectal carcinoma, examination of six or fewer lymph nodes is related to poor prognosis. Cancer 1998; 83: 666–72
[7] *Curet MJ, Putrakul K, Pitcher DE, Josloff RK, Zucker KA*. Laparoscopically assisted colon resection for colon carcinoma. Surg Endosc 2000; 14: 1062–1066
[8] *Delgado S; Lacy AM, Filella X, Castells A, Garcia-Valdecasa JC, Pique JM, Momblan D, Visa J*. Acute phase response in laparoscopic and open colectomy in colon cance. Dis Colon Rectum 2001; 44: 638–646
[9] *Donati A, Zanghi G, Brancato G, Privitera A, Zanghi A*. The role of lymphadenectomy in colorectal neoplasms. Minerva Chir 1998; 53: 993–9
[10] *Fielding LP, Phillips RK, Fry JS, Hittinger R*. Prediction of outcome after curative resection for large bowel cancer. Lancet 2 (8512) 1986: 904–7
[11] *Gall FP, Zirngibl H, Hermanek P*. Das kolorektale Karzinom. München Bern Wien: Zuckschwerdt 1989
[12] *Gall FP, Hermanek P*. Wandel und derzeitiger Stand der chirurgischen Behandlung des colorectalen Carcinoms. Chirurg 1992; 63: 227–34
[13] *Gall FP, Tonak J, Altendorf A*. Multiviszeral resections in colorectal cancer. Dis Colon Rectum 1987; 30: 337–41
[14] *Gall FP, Tonak J, Altendorf A, Kuruz U*. Operative tactics and results in extensive operations for colorectal cancer. Langenbecks Arch Chir 1985; 366: 445–50
[15] *Grundmann RT*. Maßnahmen zur Vermeidung von Komplikationen in der kolorektalen Chirurgie - was ist evidenzbasiert? Zentralbl Chir 2003; 128: 269–272
[16] *Gastinger I, Koch A, Marusch F, Schmidt U, Köckerling F, Lippert H*. Bedeutung prospektiver multizentrischer Beobachtungsstudien für den Erkenntnisgewinn in der Chirurgie. Chirurg 2002; 73: 161–166

[17] *Gastinger I, Marusch F*. Evidence-based Chirurgie des Kolonkarzinoms. Zentralbl Chir 126 (2001) 283–288

[18] *Gastinger I, Schmidt U*. Kommentar: „Keine generelle Überlegenheit der Methode". CHAZ 2003 Heft 3 124

[19] *Gastinger I*. Kommentar auf Anforderung der Schriftleitung. Zentralbl Chir 2003; 128: 332

[20] *Gebhardt C, Meyer W, Ruckriegel S, Meier U*. Multivisceral resection of advanced colorectal carcinoma. Langenbecks Arch Surg 1999; 384: 194–9

[21] *Herfarth C, Runkel N*. Chirurgische Standards beim primären Coloncarcinom. Chirurg 1994; 65: 514–23

[22] *Hermanek P*. Multiviszerale Resektion beim kolorektalen Karzinom – Erfahrungen der SGKRK-Studie. Langenbecks Arch Chir Suppl (Kongreßbericht): 1992; 95–100

[23] *Hermanek P jr, Wiebelt H, Riedl S, Staimmer D, Hermanek P*, Studiengruppe Kolorektales Karzinom (SGKRK). Langzeitergebnisse der chirurgischen Therapie des Coloncarcinoms. Chirurg 1994; 65: 287–97

[24] *Hewitt PM, Ip SM, Kwok SP, Somers SS, Li K, Lau WY, Li AK*. Laparoscopic-assisted vs. open surgery for colorectal cancer: comparative study of immune effects Dis Colon Rectum 1998; 41: 901–909

[25] *Jatzko G, Lisborg P, Wette V*. Improving survival rates for patients with colorectal cancer. Br J Surg 1992; 79: 588–91

[26] *Jensen LS, Andersen A, Fristrup SC, Holme JB, Hvid HM, Kraglund K, Rasmussen PC, Toftgaard C*. Comparison of one dose versus three doses of prophylactic antibiotics, and the influence of blood transfusion, on infectious complications in acute and elective colorectal surgery. Br J Surg 1990; 77: 513–8

[27] *Juul P, Klaaborg KE, Kronborg O*. Single or multiple doses of metronidazole and ampicillin in elective colorectal surgery. A randomised trial. Dis Colon Rectum 1987; 30: 526–8

[28] *Keller HW, Wolters U, Hülser R, Müller JM*. Die Entwicklung der kolorektalen Tumorchirurgie in den letzten 20 Jahren. Zentralbl Chir 1993; 118: 122–6

[29] *Klein P, Allison D, Khuder S, Walsh A, Khan Z, Smith D, Webb T*. Long-term benefits of aggressive treatment for primary colorectal cancer. J Surg Oncol 1996; 62: 258–66

[30] *Köckerling F, Hermanek P, Thom N, Gall FP*. Abdominale multiviszerale Resektion beim Kolonkarzinom. Langenbecks Arch Chir Suppl (Kongreßbericht) 1992; 79–82

[31] *Köckerling F, Reymond MA, Altendorf-Hofmann A, Dworak O, Hohenberger W*. Influence of surgery on metachronous distant metastases and survival in rectal cancer. J Clin Oncol 1998; 16: 324–9

[32] *Köckerling F, Reymond MA, Schneider C, Wittekind C, Scheidbach H, Konradt J, Köhler L, Bärlehner E, Kuthe A, Bruch HP, Hohenberger W*, Laparoscopic Colorectal Surgery Study Group (LCSSG). Prospective multicenter study of the quality of oncologic resections in patients undergoing laparoscopic colorectal surgery for cancer. Dis Colon Rectum 1998; 41: 963–70

[33] *Köckerling F*. Persönliche Mitteilung 2003

[34] *Konhäuser C, Altendorf-Hofmann A, Stolte M*. Operation technique determines frequency of recurrence of colorectal carcinoma. Chirurg 1999; 70: 1042–9

[35] *Kurz MD, Sessler DI, Lenhardt R*. Perioperative normothermia to reduce the incidence of surgical-wound infection and shorten hospitalization. N Engl J Med 1996; 334: 1209–1215

[36] *Kusche J, Stahlknecht CD*. Antibiotic prophylaxis in colorectal surgery: is there a drug of choise? Chirurg 1981; 52: 577–85

[37] *Lacy AM, Garcia-Valdecasas JC, Delgado S, Castells A, Taura P, Pique JM, Visa J*. Laparoscopic-assisted colectomy versus open colectomy for treatment of non-metastatic colon cancer: a randomised trial. Lancet Vol 359 Juni 29, 2002: 2224–2229

[38] *Lacy AM, Delgado S, Garcia-Valdecasas JC, Castells A, Piqué JM, Grande L, Fuster J, Targarona EM, Pera M, Visa J*. Port site metastases and recurrence after laparoscopic colectomy. A randomised trial. Surg Endosc 1998; 12: 1039–42

[39] *Lacy AM, Garcia-Valdecasas JC, Piqué JM, Delgado S, Campo E, Bordas JM, Taura P, Grande L, Fuster J, Visa J*. Short-term outcome analysis of a randomised study comparing laparoscopic vs open colectomy for colon cancer. Surg Endosc 1995; 9: 110

[40] *Lehnert T, Abel U, Kienle P, Hinz U*. Kommentar. Lancet Vol 361 January 4, 2003: 74

[41] *Lehnert T, Herfarth C.* Grundlagen und Wert der Lymphadenektomie beim colorectalen Carcinom. Chirurg 1996; 67: 889–89

[42] *Leung KL, Yiu RYC, Lai PBS, Lee JFY, Thung KH, Lau WY.* Laparoscopic-assisted resction of colorectal carcinoma Dis Colon Rectum 1999; 42: 327-333

[43] *Lewi HJE, Carter DC, Ratcliffe JG, Mc Ardle CS.* Second laparotomy following curative resection for colorectal cancer. Ann R Coll Surg Engl 1983; 65: 314-5

[44] *Lezoche E, Guerrieri M, Paganini AM, Feliciotti F.* Long-term results of patients with pT2 rectal cancer treated with radiotherapy and transanal endoscopic microsurgical excision. World J Surg 2002; 26 (9): 1170-1174

[45] *Lippert H, Gastinger I.* Die chirurgische Qualitätssicherung am Beispiel der operativen Therapie des colorectalen Carcinoms. Chirurg 1995; 66: 344-9

[46] *Lohr J, Wagner PK, Rothmund M.* Perioperative antibiotic prophylaxis (single or multiple dose) in elective colorectal surgery. A randomised study. Chirurg 1984; 55: 512-4

[47] *Lustosa SAS, Matos D, Atallah AN, Castro AA.* Staled versus handsewn methods for colorectal anastomosis surgery. The Cochrane Library, issue 3, 2002

[48] *MacRae HM, McLeod RS.* Handsewn vs. stapled anastomoses in colon and rectal surgery: a meta-analysis. Dis Colon Rectum 1998; 41: 180-9

[49] *Marusch F, Gastinger I, Schramm H, Lorenz D, Schönfelder M.* Chirurgische Qualitätssicherung am Beispiel der operativen Therapie des kolorektalen Karzinoms. Zentralbl Chir 2000; 125 (Suppl 2): 1–4

[50] *Marusch F, Koch A, Schmidt U,Pross M. Gastinger I, Lippert H.* Hospital caseload and the results achieves in patients with rectal cancer Brit J Surg 2001; 88: 1397-1402

[51] *Marusch F, Gastinger I, Schneider C, Scheidbach H, Konradt J, Bruch HP, Köhler L, Bärlehner E, Köckerling F and the Laparoscopic Colorectal Surgery Study Group (LCSSG).* Experience as a factor influencing the results of laparoscopic colorectal surgery Surgical Endoscopy 2001; 15: 116-120

[52] *Marusch F, Koch A, Schmidt U, Pross M, Gastinger I, Lippert H.* The valueof a protective stoma in low anterior resections of the rectum. Dis Colon & Rectum 2002; 45: 1164-71

[53] *Marusch F, Koch A, Schmidt U, Meyer L Steinert R, Pross M, Köckerling F, Bauer H, Schönlebeben K, Halbfass HJ, Scheele J, Gastinger I, Lippert H.* Stellenwert der Rektumexstirpation im Therapiekonzept des tiefsitzenden Rektumkarzinoms Chirurg; 2003 74: 341-352

[54] *Marusch f, Koch A, Schmidt U, Roessner A, Köckerling F, Gastinger I, Lippert H.* Prospektive Multizenterstudien „Kolon-/Rektumkarzinome" als flächendeckende chirurgische Qualitätssicherung Chirurg 2002; 73: 138–146

[55] *Marusch F, Koch A, Schmidt U, Geissler S, Meyer L, Jost J, Ulrich B, Köckerling F, Gastinger I, Lippert H.* Prospective Multizenterstudien „Kolon-/Rektumkarzinome-Primärtumor"-Überblick über den Jahrgang 2000 Zentralbl Chir 2002; 127: 332-349

[56] *Merad F, Hay JM, Fingerhut A.* Is prophylactic pelvic drainage useful after elective rectal or anal anastomosis? Surgery 1999; 125: 529-535

[57] *Michelassi F, Ayala JJ, Balestracci T, Goldberg R, Chappell R, Block GE.* Verification of a new clinicopathological staging system for colorectal adenocarcinoma. Ann Surg 1991; 214: 11-8

[58] *Milsom JW, Böhm B, Hammerhofer KA, Fazio V, Steiger E, Elson P.* A prospective randomised trial comparing laparoscopic versus conventional techniques in colorectal cancer surgery: A preliminary report. J Am Coll Surg 1998; 187: 46-55

[59] *Ortiz H, Armendariz P, Yarnoz C.* Is early postoperative feeding feasible in elective colon and rectal surgery? Int J Colorectal Dis 1996; 11: 119-121

[60] *Olson RM, Perencevich NP, Malcom AW, Chaffey JT, Wilson RE.* Patterns of recurrence following curative resection of adenocarcinoma of the colon and rectum. Cancer 1980; 45: 2969-74

[61] *Pol B, Brandone JM, Le Treut YP, Bricot R.* Excision of colorectal cancers: what can be expected of lymph node excision. Ann Chir 1989; 43: 68-72

[62] *Rouffet F, Hay JM, Vacher B, Fingerhut A, Elhada A, Flamant Y, Mathon C, Gainant A.* Curative resection for left colonic carcinoma: hemicolectomy vs. segmental colectomy. A prospective, controlled, multicenter trial.

French Association for Surgical Research. Dis Colon Rectum 1994; 37: 651–9

[63] *Schwenk W, Böhm B, Haase O, Junghans T, Müller JM*. Laparoscopic versus conventional colorectal resection: a prospective randomized study of postoperative ileus and early postoperative nutrition. Langenbecks Arch Chir 1998; 383: 49–55

[64] SCOTIA Study Group. Subtotal Colectomy versus On-table Irrigation and Anastomosis. Single-stage treatment for malignant left-sided colonic obstruction: a prospective randomised clinical trial comparing subtotal colectomy with segmental resection following intraoperative irrigation. Br J Surg 1995, 82: 1622–7

[65] *Secco GB, Fardelli R, Rovida S, Ratto GB, Capponi G, Fabiano F, Motta G*. Colorectal cancer: prognosis after curative surgical treatment without extended elective lymphadenectomy in patients in Dukes C stage. G Chir 1989; 10: 557–61

[66] *Song F, Glenny AM*. Antimicrobial prophylaxis in colorectal surgery: a systematic review of randomized controlled trials. Br J Surg 1998; 85: 1232–41

[67] *Sugarbaker PH, Corlew S*. Influence of surgical techniques on survival in patients with colorectal cancer. Dis Colon Rectum 1982; 25: 545–57

[68] *Tang CL, Eu KW, Tai BC, Soh GS, Machin D, Seow-Chen F*. Randomized clinical trial of the effect of open versus laparoscopically assisted colectomy on systemic immunity in patients with colorectal cancer Br J Sur 2001; 88: 801–807

[69] *Turnbull RB Jr*. Cancer of the colon. The five- and ten- year survival rates following resection utilizing the isolation technique. Ann R Coll Surg Engl 1970; 46: 243–50

[70] *Turnbull RB Jr, Kyle K, Watson FR, Spratt J*. Cancer of the colon: the influence of the no-touch isolation technique on survival rates. Ann Surg 1967; 166: 420–7

[71] *Turnbull RB Jr, Kyle K, Watson FR, Spratt J*. Cancer of the colon: the influence of the no-touch isolation technique on survival rates. CA Cancer J Clin 1967;18: 82–7

[72] *Urbach DR, Kennedy ED, Cohen MM*. Colon and rectal anastomosis do not require routine drainage Ann. Surg. 1999; 229 (2): 174–180

[73] *Weeks JC, Nelson H, Gelber S, Sargent D, Schroeder G*, for the COST study group. Short-term Quality-of-Life Outcomes Following Laparoscopic- Assisted Colectomy vs Open Colectomy for Colon Cancer A Randomized Trial JAMA 2002: Vol 287, No. 3 321–328

[74] *Wiggers T, Jeekel J, Arends JW, Brinkhorst AP, Kluck HM, Luyk CI, Munting JD, Povel JA, Rutten AP, Volovics A*. No-touch isolation technique in colon cancer: a controlled prospective trial. Br J Surg 1988; 75: 409–15

[75] *Wilmor DW*. From Cuthbertson to Fast-Track Surgery: 70 years of progress in reducing stress in surgical patients Annals of Surgery 2002; 236: 643–648

[76] *Winker H, Dortenmann J, Wittmann DH*. Infection prevention in elective large intestine surgery. Results of a prospective randomised comparative study. Chirurg 1983; 54: 272–7

# Einfluss der Fallzahl auf die Ergebnisse in der kolorektalen Chirurgie

*I. Gastinger, T. Überrück, L. Meyer*

In zahlreichen Studien wurde eine Korrelation zwischen der Fallzahl einer Klinik („hospital volume") und der Ergebnisqualität („postoperatives outcome") in der gastrointestinalen Karzinomchirurgie nachgewiesen [1–4, 14]. Dies betrifft insbesondere die Chirurgie von Tumoren des Oesophagus, des hepatobiliären Systems und des Pankreas [5, 6, 8, 9].

Die eigene Arbeitsgruppe konnte bereits in früheren Untersuchungen auf einen Einfluss der Fallzahl beim Rektumkarzinom auf die Extirpationsrate und die postoperative Morbidität hinweisen [15, 11, 12]. Dagegen fand sich dieser Zusammenhang nicht in der Chirurgie des Kolonkarzinoms [16]. *Porter* et al. betonten die prognoserelevante Bedeutung des einzelnen Chirurgen in der Behandlung des kolorektalen Karzinoms. In einer multivariaten Analyse eruierten sie ein höheres Lokalrezidiv – und eine niedrigere Überlebensrate bei Operateuren mit weniger als 21 Eingriffen/Jahr [11].

Fasst man die vorliegenden Ergebnisse der Literatur zusammen, dann ist zunächst festzuhalten, dass das postoperative outcome multifaktoriell beeinflusst wird. Neben der Fallzahl und der operativen Erfahrung des Chirurgen kommt den patientenbedingten (z. B. ASA) und den tumorbedingten Faktoren (z. B. Tumorstadium) ein hoher Stellenwert zu. Da die Fallzahl bei vielen Karzinomoperationen entscheidend die Ergebnisqualität beeinflusst, werden besonders im Zusammenhang mit Überlegungen zur Zentralisierung bestimmter Eingriffe Festlegungen von Mindestzahlen gefordert. Diese Forderung ist problematisch und kann ohne Hilfe valider Studiendaten nicht erfüllt werden.

Hier kann die Analyse der Daten flächendeckender prospektiver Multizenterstudien im Rahmen der Qualitätssicherung der operativen Behandlung des kolorektalen Karzinoms einen wichtigen Beitrag leisten. An diesen Studien sind Kliniken jeder Größe und Versorgungsstufe beteiligt, so dass die Daten repräsentativ die aktuelle Behandlungssituation dieses Karzinoms widerspiegeln. Bei der Qualitätserfassung „Kolorektale Karzinome" wurden in einem 1-Jahreszeitraum vom 1.1.–31.12.00 bundesweit in 282 Kliniken 9477 Primärtumoren dokumentiert. 3402 Karzinome waren im Rektum (16 cm ab ACL), 6075 im Kolon lokalisiert. Eingriffe bei Rektumkarzinomen erfolgten in 263 Kliniken. Nach der Höhe der Fallzahl wurden diese Kliniken in 3 Gruppen unterteilt. Wie Tab. 1 zeigt, werden 52,4 % der Rektumkarzinome in Kliniken mit < 20 Fällen/Jahr behandelt.

**Tab. 1** Fallzahl Rektumkarzinom

|        | Anzahl Kliniken | Anzahl Rektum-Ca |
|--------|-----------------|-------------------|
| < 20   | 213             | 1783              |
| 20–40  | 39              | 1059              |
| > 40   | 11              | 560               |
| gesamt | 263             | 3402              |

**Tab. 2** Stadienverteilung – Rektumkarzinom

|  | < 20 | 20–40 | > 40 |
|---|---|---|---|
| I | 430 (26,1) | 282 (29,1) | 158 (31,7) |
| II | 401 (24,3) | 227 (23,4) | 104 (20,9) |
| III | 529 (32,1) | 293 (30,2) | 158 (31,7) |
| IV | 290 (17,6) | 168 (17,3) | 78 (15,7) |

**Tab. 3** Resektionsraten in Abhängigkeit vom Abstand des aboralen Tumorrandes des Rektumkarzinoms von der ACL (%)

|  | < 20 (n = 1760) | 20–40 (n = 1039) | > 40 (n = 546) | p |
|---|---|---|---|---|
| < 4 cm | 93,1 | 93,7 | 93,8 | 0,952 n. s. |
| 4–7,9 cm | 91,3 | 93,6 | 95,0 | 0,263 n s. |
| 8–11,9 cm | 94,4 | 95,8 | 96,6 | 0,370 n s. |

**Tab. 4** Exstirpationsraten in Abhängigkeit vom Abstand des aboralen Tumorrandes des Rektumkarzinoms von der ACL (%)

|  | < 20 (n = 1655) | 20–40 (n = 990) | > 40 (n = 520) | p |
|---|---|---|---|---|
| < 4 cm | 88,7 | 86,5 | 68,1 | < 0,001 s. |
| 4–7,9 cm | 49,5 | 39,4 | 32,6 | 0,001 s. |
| 8–11,9 cm | 5,9 | 6,4 | 3,5 | 0,347 n s. |
| 12–16 cm | 0,5 | 0,9 | – | 0,616 n. s. |
| gesamt | 30,1 | 25,9 | 21,5 | < 0,001 s. |

**Tab. 5** Allgemeine postoperative Komplikationsrate der Patienten mit Rektumkarzinom nach der Höhe des Karzinoms gesamt (%)

|  | < 20 | 20–40 | > 40 | p |
|---|---|---|---|---|
| < 4 cm | 25,4 | 23,4 | 25,8 | 0,875 n s. |
| 4–7,9 cm | 31,3 | 19,1 | 26,1 | 0,001 s. |
| 8–11,9 cm | 23,9 | 22,8 | 20,9 | 0,669 n s. |
| 12–16 cm | 25,1 | 22,2 | 19,2 | 0,398 n. s. |
| gesamt | 26,4 | 21,8 | 22,8 | 0,013 s. |

**Tab. 6** Spezifische postoperative Komplikationsrate der Patienten mit Rektumkarzinom nach der Höhe des Karzinoms gesamt (%)

|  | < 20 | 20–40 | > 40 | p |
|---|---|---|---|---|
| < 4 cm | 31,7 | 27,8 | 38,1 | 0,230 n s. |
| 4–7,9 cm | 23,0 | 24,8 | 31,9 | 0,108 s. |
| 8–11,9 cm | 25,3 | 23,6 | 19,4 | 0,234 n s. |
| 12–16 cm | 24,3 | 18,0 | 19,2 | 0,136 n. s. |
| gesamt | 25,6 | 23,3 | 25,9 | 0,344 s. |

Nur 11 Kliniken operieren mehr als 40 Patienten mit Rektumkarzinomen jährlich. Diese Daten verdeutlichen, dass die Therapie dieses Karzinoms derzeit in Deutschland dezentral erfolgt. Die Verteilung der Tumorstadien zeigte in den Gruppen keine signifikanten Unterschiede (Tab. 2).

Die Resektionsraten waren in den drei Gruppen auch unter Berücksichtigung der Höhenlokalisation nicht unterschiedlich (Tab. 3).

Anders verhielt es sich mit der Rate der Rektumexstirpationen (Tab. 4). Diese war in den beiden Gruppen mit höherer Fallzahl insgesamt niedriger als in der Gruppe mit < 20 Fällen/Jahr. Besonders bei einer Tumorlokalisation < 8 cm ab ACL zeigten sich hochsignifikante Unterschiede.

Hinsichtlich der allgemeinen postoperativen Komplikationen (pulmonal, kardial, renal) ist ebenfalls insgesamt ein Vorteil bei höheren Fallzahlen festzustellen (Tab. 5).

Bei den spezifischen postoperativen Komplikationen (Nachblutung, Wundinfektion, Ileus, Anastomoseninsuffizienz, Abszesse, Peritonitis, Sepsis) zeigte sich interessanterweise eine höhere Rate in der Gruppe mit > 40 Fällen und einer Tumorlokalisation unterhalb von 8 cm. Dies ist mit der größeren Häufigkeit von tiefen Rektumresektionen und den damit zwangsläufig auftretenden Anastomoseninsuffizienzen zu erklären (Tab. 6).

Die postoperative Gesamtmorbidität insgesamt betrug 38,5 %, war aber wiederum in der Gruppe mit < 20 Fällen um fast 5 % höher. Dieser Unterschied erwies sich als signifikant (Tab. 7).

Ein wichtiges Qualitätskriterium stellt die postoperative Letalität dar. Auch diese ist in der Gruppe mit < 20 Fällen/Jahr signifikant höher als in den beiden anderen Gruppen mit entsprechend mehr Behandlungsfällen (Tab. 8).

Des Weiteren wurde eine um 1–2 Tage kürzere Verweildauer in den Kliniken mit mehr als 20 Fällen registriert (Tab. 9).

**Die bisher dargestellten Daten weisen zunächst den Einfluss der höheren Fallzahl auf die Exstirpationsrate, die postoperative Morbidität und Letalität nach. Eine exakte Definition von Mindestzahlen erlaubt jedoch diese Analyse nicht.**

Zur Beantwortung dieser Frage sollen moderne biostatistische Methoden in Form der logistischen Regression und der CUT-POINT-Bestimmung angewendet werden. Nur für die Exstirpationsrate konnte bei dieser multivariaten Analyse die **Fallzahl** als signifikanter Einflussfaktor mathematisch gesichert werden. Neben der Fallzahl fanden sich folgende weitere signifikante Einflussfaktoren auf das untersuchte Zielkriterium „**Exstirpation**":

- Geschlecht
- Höhenlokalisation
- Kurative/palliative Intention
- Neoadjuvante Radio-Chemotherapie
- Tumorstadium

Hinsichtlich der Zielkriterien „Morbidität" und „Letalität" konnte die Fallzahl nicht als signifikanter Einflussfaktor gesichert werden. Die „**Morbidität**" wurde beeinflusst durch:

- Alter
- Geschlecht
- ASA

**Tab. 7** Postoperative Gesamtmorbidität nach Rektumeingriffen wegen Karzinom

| Fallzahl | Postoperative Komplikationen | |
|----------|--------|--------|
| < 20 | 716 | 40,7 % |
| 20–40 | 376 | 36,2 % |
| > 40 | 197 | 36,1 % |
| | gesamt | 38,5 % |
| | | p = 0,028 |

**Tab. 8** Postoperative Letalität nach Eingriffen beim Rektumkarzinom

| Fallzahl | Postoperative Komplikationen | |
|----------|--------|--------|
| < 20 | n = 71 | 4,0 % |
| 20–40 | n = 23 | 2,2 % |
| > 40 | n = 14 | 2,6 % |
| | | (p = 0,020) |

**Tab. 9** Verweildauer nach Rektumeingriffen

| Fallzahl | Mittelwerte p. o. Verweildauer/Tage |
|----------|-------------------------------------|
| < 20 | 20,4 |
| 20–40 | 19,4 |
| > 40 | 18,7 |
| | p = 0,038 |

- Höhenlokalisation
- Tumorstadium

Für die „**Letalität**" konnten in der logistischen Regression als signifikante Einflussfaktoren eruiert werden:

- Alter
- ASA
- Kurative/palliative Intention
- Tumorstadium

Ein sog. **CUT POINT**, d. h. ein mathematisch definierter Schnittpunkt an dem es zur Beeinflussung des Zielkriteriums durch einen der Faktoren kommt, konnte nur für die Beziehung „Fallzahl/Exstirpationsrate" definiert werden. Dieser ließ sich mathematisch bei 20 Rektumkarzinom-Operationen/Jahr festlegen. Bei Unterschreitung dieser Operationszahl erhöht sich die Rate der Exstirpationen. Für die Zielkriterien „Morbidität" und „Letalität" konnte kein „Cut point" ermittelt werden.

Die Analyse der vorliegenden Daten einer repräsentativen, prospektiv angelegten Multicenterstudie und den biostatistischen Modellrechnungen kann u. E. konstatiert werden, dass eine Mindestzahl von 20 Rektumkarzinomen/Jahr für eine Klinik gefordert werden sollte, wenn diese in die operative Therapie dieses Karzinoms einbezogen werden will.

**Diese Forderung impliziert eine fachlich und wirtschaftlich sinnvolle Zentralisierung besonders der tief sitzenden Rektumkarzinome (< 8 cm ab ACL).**

Unterstützt wird diese Forderung durch die Notwendigkeit von Ressourcen für eine multimodale Therapie dieses Tumors, die am effektivsten an interdisziplinären Kompetenzzentren verfügbar sind.

Es erhebt sich nun die Frage, ob diese Überlegungen auch für die operative Therapie des Kolonkarzinoms zutreffen? Zunächst kann festgestellt werden, dass derzeit auch die Be-

handlung dieses Karzinoms dezentralisiert erfolgt (Tab. 10). Fast die Hälfte (47,1 %) der erfassten 6075 Kolonkarzinome wurden in Kliniken mit < 30 Eingriffen/Jahr behandelt.

Anders als bei der Analyse der Rektumkarzinome konnten nach Eingriffen am Kolon keine Unterschiede im frühpostoperativen Outcome bei Kliniken mit unterschiedlicher Fallzahl festgestellt werden. Das betrifft sowohl die Rate der allgemeinen und spezifischen Komplikationen als auch die postoperative Letalität. Bei der multivariaten Analyse in Form der logistischen Regression ließ sich ebenfalls die Fallzahl nicht als signifikanter Einflussfaktor auf Morbidität und Letalität sichern.

Zusätzlich muss in der Diskussion hinsichtlich onkochirurgischer Zentralisierung beim Kolonkarzinom ein weiterer sehr wichtiger Aspekt berücksichtigt werden. 7,6 % der Eingriffe am Kolon erfolgten als Notfall-Operation. Beim Rektumkarzinom musste nur in 1,6 % der Fälle notfallmäßig operiert weden.

**Schlussfolgernd kann aus diesen Daten abgeleitet werden, dass eine Zentralisierung der operativen Behandlung des Kolonkarzinoms nicht sinnvoll erscheint. Zum einen hat die Fallzahl keinen Einfluss auf das postoperative Outcome. Zum anderen ist Kolonkarzinom-Chirurgie Ileuschirurgie, die in jeder chirurgischen Klinik möglich sein muss.**

Abschließend muss aber darauf verwiesen werden, dass die für das kolorektale Karzinom hinsichtlich der Bedeutung der Fallzahl getroffenen Feststellungen auf einer Analyse der Hospitalphase basieren. Weitere Erkenntnisse sind von den follow up-Daten zu erwarten. Dann wird sich beispielsweise zeigen, inwieweit der von *Porter* et al. [11] postulierte Zusammenhang zwischen Fallzahl und Lokalrezidiv- bzw. Überlebensrate reproduziert werden kann.

**Tab. 10**  Fallzahl Kolonkarzinom

|        | Anzahl Kliniken | Anzahl Kolon-Ca |
|--------|-----------------|-----------------|
| < 30   | 207             | 2862            |
| 30–60  | 63              | 2566            |
| > 60   | 9               | 647             |
| gesamt | 279             | 6075            |

# Literatur

[1] *Begg CB, Cramer LD, Hoskins WJ, Brennan MF*. Impact of hospital volume on operative mortality for major cancer surgery. JAMA 1998; 280: 1747–51.

[2] *Gordon TA, Bowmann HM, Bass EB, Lillemoe KD, Yeo CJ, Heitmiller RF, Choti MA, Burleyson GP, Hsieh G, Cameron JL*. Complex gastrointestinal surgery: impact of provider experience on clinical and economic outcomes. J Am Coll Surg 1999; 189: 46–56.

[3] *Hannan EL, O'Donnell JF, Kilburn H Jr, Bernard HR, Yazici A*. Investigation of the relationship between volume and mortality for surgical procedures performed in New York State hospitals. JAMA 1989; 262: 503–10

[4] *Hughes RG, Hunt SS, Luft HS*. Effects of surgeon volume and hospital volume on quality of care in hospitals. Med Care 1987; 25: 489–503.

[5] *Birkmeyer JD, Warshaw AL, Finlayson SR, Grove MR, Tosteson AN*. Relationship between hospital volume and late survival after pancreaticoduodenectomy. Surgery 1999; 126: 178–83.

[6] *Sosa JA, Bowmann HM, Gordon TA, Bass EB, Yeo CJ, Lillemoe KD, Pitt HA, Tielsch JM; Cameron JL*. Importance of hospital volume in the overall managment of pancreatic cancer. Ann Surg 1998; 228: 429–38.

[7] *Choti MA, Bowmann HM, Pitt HA, Sosa JA, Sitzmann JV, Cameron JL, Gordon TA*. Should hepatic resctions be performed at high-volume referral centers? J Gastrointest Surg 1998; 2: 11–20.

[8] *Glasgow RE, Showstack JA, Katz PP, Corvera CU, Warren RS, Mulvihill SJ*. The relationship between hospital volume and outcomes of hepatic resection for hepatocellular carcinoma. Arch Surg 1999; 134: 30–5.

[9] *Lippert H*. Quality control in colorectal carcinoma. Zentralbl Chir 1997; 122 Suppl: 30–1.

[10] *Lippert H, Gastinger I*. Results of a multicenter study in colon surgery for quality assessment. Zentralbl Chir 1997; 122: 18–9.

[11] *Porter GA, Soskolne CL, Yakimets WW, Newman SC*. Surgeon-related factors and outcome in rectal cancer. Ann Surg 1998; 227: 157–67.

[12] *Bokey EL, Chapuis PH, Dent OF, Newland RC, Koorey SG, Zelas PJ, Stewart PJ*. Factors affecting survival after excision of the rectum for cancer: a multivariate analysis. Dis Colon Rectum 1997; 40: 3–10.

[13] *Marusch F, Koch A, Schmidt U, Pross M, Gastinger I, Lippert H*. Hospital caseload and the results achieves in patients with rectal cancer. British Journal of Surgery 2001; 88: 1397–402

[14] *Marusch F, Koch A, Zippel R, Lehmann M, Czarnetzki HD, Knoop M, Schmidt U, Geissler S, Pross M, Gastinger I, Lippert H*. The influence of caseload on the outcome of colon surgery – results of a multicentre study. Int J Colorect Dis 2001; 16: 362–369

# Präoperative Diagnostik bei Tumoren des Rektums – Bedeutung der Endosonographie

*Th. Manger, C. Stroh*

Die differenzierte moderne Therapie des kolorektalen Karzinoms setzt eine gut strukturierte Diagnostik voraus. Sie orientiert sich an Größe, Lage und Ausdehnung des Tumors. Fortschritte in der Diagnostik und die Kenntnis über den erforderlichen Sicherheitsabstand bei Resektion des Tumors haben für > 80 % der Patienten den Erhalt der Kontinenz ermöglicht [13].

Die aktuellen therapeutischen Möglichkeiten zur Therapie des Rektumkarzinoms machen besonders für die Lokalisation in der unteren Rektumetage eine verfeinerte präoperative Diagnostik erforderlich.

Unser derzeitiges evidenz-basiertes Wissen über eine effektive präoperative Diagnostik ist in einer interdisziplinären Leitlinie der Deutschen Krebsgesellschaft und ihrer Arbeitsgemeinschaften, der Deutschen Gesellschaft für Chirurgie und der Deutschen Gesellschaft für Verdauungs- und Stoffwechselerkrankungen zusammengefasst [7]. Sie unterteilt sich in notwendige und im Einzelfall nützliche Untersuchungen.

## Notwendige Diagnostik

Etwa 80 % der zielgerichteten Untersuchung ist einfach und ubiquitär in allen Krankenhäusern der unterschiedlichen Versorgungsstufen durchführbar (Tab. 1). Die Standarddiagnostik dient der direkten Beurteilung des Primärtumors und dem groben Ausschluss von Fernmetastasen. Sie sollte vom Chirurgen selbst

vorgenommen werden. Die Basis einer jeden Diagnostik sind Anamnese und klinische Untersuchung. Ermittelt werden persönliche Risikofaktoren und Begleiterkrankungen unter Berücksichtigung der Amsterdam- und Bethesda-Kriterien [7].

Im Zentrum der klinischen Untersuchung steht die digital-rektale Palpation mit Beurteilung des Sphinkterapparates. Schätzungsweise können ⅔ aller Rektumkarzinome so diagnostiziert werden. Die Beschaffenheit des Schließmuskelsystems, sein Abstand zum Tumor und die Mobilität des Tumors auf seiner Unterlage sind wichtige Untersuchungsparameter. Daraus ergeben sich Indikationen zur Wahl der Therapieform bzw. zur erweiterten Diagnostik bei bestehenden Unklarheiten.

Die starre Rektoskopie ermöglicht eine eindeutige Bestimmung des Tumorbeginns und seiner Ausdehnung. Der Abstand von der Li-

**Tab. 1** Notwendige Diagnostik bei Rektumtumor

- Anamnese und klinische Untersuchung
- Digital-rektale Untersuchung mit Inspektion und Einschätzung der Kontinenz
- Rektoskopie mit Biopsie
- Pankoloskopie; Ersatzweise Doppelkontrasteinlauf oder virtuelle Koloskopie
- Sonographie des Abdomens
- Röntgen-Thorax in 2 Ebenen
- Tumormarker CEA/Ca19-9
- Urinsediment

nea dentata ist für die Möglichkeit des Spinktererhalts entscheidend und sollte deshalb einheitlich vom Operateur erfolgen.

Die histologische Sicherung des Tumors durch mehrere tiefe Biopsien ist obligat. Sie gibt Auskunft zum Tumortyp, Differenzierungsgrad und zur Lymphgefäßinvasion. Die Tumorklassifikation wird nach den Richtlinien der WHO vorgenommen [6].

Die Pankoloskopie dient dem Ausschluss von Adenomen oder synchroner Zweitkarzinome. Als Alternative kann bei lumenstenosierendem Tumor der Kolondoppelkontrasteinlauf durchgeführt werden. Durch diese Untersuchung ist ein exaktes Tumorstaging nicht möglich. Die Spezifität der Koloskopie ist eindeutig höher, da zwischen Verunreinigungen und pathologischen Tumorbefunden unterschieden werden kann. Die derzeit wenig verbreitete virtuelle Endoskopie kann bei ausgewählten Patienten eine Ergänzung darstellen.

Die Sonographie des Abdomens und eine Röntgen-Thoraxuntersuchung in zwei Ebenen sind in der Lage eine Metastasierung, die in 5–15 % vorliegt, auszuschließen.

Die Tumormarker CEA und Ca19-9 stellen eine initiale Bewertungsgrundlage dar. Nach postoperativem Abfall dienen sie der Verlaufskontrolle.

Die Infiltration der Harnwege lässt sich durch die Bestimmung des Urinsediments grob ausschließen.

## Nützliche Diagnostik

Aufwändige Zusatzuntersuchungen (Tab. 2) werden dagegen notwendig, wenn eine möglichst spezialisierte Chirurgengruppe das weit fortgeschrittene Rektumkarzinom, den tiefen Tumorsitz oder das Rezidiv behandeln will. Auch das frühe Tumorstadium benötigt zur lo-

**Tab. 2** Ergänzende Diagnostik

- Endosonographie
- Sphinktermanometrie
- Spiral-CT von Abdomen, Becken und Thorax
- MRT, Endo-MRT
- Zystoskopie
- Gynäkologische Untersuchung

kalen Tumorexstirpation eine spezialisierte Diagnostik. Für effektivere neoadjuvante Therapieoptionen ist besonders die exakte präoperative Einschätzung des bestehenden Tumorstadiums eine nicht zu vernachlässigende Voraussetzung. Sie vermeidet sowohl Über- als auch Untertherapien.

Für die Qualität einer zielgerichteten Diagnostik und Therapie ist klinikintern je nach den Möglichkeiten ein Algorithmus festzulegen. Solch ein Diagnosepfad kann als Entscheidungsbaum dazu beitragen, eine nötige Diagnostik rasch und ohne Zeitverlust vorzunehmen (Abb. 1). Sie tragen gleichermaßen zu einem ökonomisch sinnvollen Einsatz der Ressourcen sowie hohen Patientenkomfort bei. In deren Ergebnis muss eine bestmögliche Aussage zum vorliegenden Tumorsta-

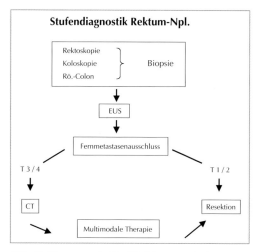

**Abb. 1** Diagnosepfad bei Rektumneoplasie

**Tab. 3** Genauigkeit der präoperativen Untersuchungstechniken zur Bewertung des Tumorstadiums – T

| Verfahren | Sensitivität | Spezifität | Treffsicherheit | Literatur |
|-----------|--------------|------------|-----------------|-----------|
| Endosono | 67–100 % | 50–88 % | 47–97 % | [23, 22, 15, 19, 20, 31, 17, 25, 28] |
| CT | 53–77 % | 55–80 % | 40–80 % | [30, 32, 2, 36, 12, 28] |
| Endo-MRT | 75 % | 56–91 % | 80–85 % | [23, 36, 12, 25, 35] |

Genauigkeit der präoperativen Untersuchungstechniken zur Bewertung des Nodalstatus – N

| Verfahren | Sensitivität | Spezifität | Treffsicherheit | Literatur |
|-----------|--------------|------------|-----------------|-----------|
| Endosono | 50–80 % | 59–88 % | 61–80 % | [19, 20, 23, 26, 31, 34, 17] |
| CT | 27–88 % | 38–85 % | 57–70 % | [2, 36, 26, 1] |
| Endo-MRT | 40–60 % | 90 % | 60–86 % | [23, 36, 12, 31] |

Genauigkeit der präoperativen Untersuchungstechniken zur Bewertung der Fernmetastasierung – M

| Verfahren | Sensitivität | Spezifität | Treffsicherheit | Literatur |
|-----------|--------------|------------|-----------------|-----------|
| Endosono | – | – | – | |
| CT | 70–94 % | 97 % | 90 % | [2, 22, 36, 33] |
| Endo-MRT | 70–78 % | 94 % | 85 % | [36] |

dium, das heißt zur Tumorgröße, dem Nodalstatus und der Metastasierung vorliegen.

Die Endosonographie gilt als zuverlässige Methode, um auf Mukosa und Submukosa beschränkte Tumore zu diagnostizieren. T1-T3 Tumore können durch Darstellung der Darmwandschichten direkt dargestellt werden. Die Endosonographie ist insbesondere bei der Beurteilung früher Tumorstadien im mittleren und oberen Rektumdrittel dem CT überlegen [28], da die Wandschichten im CT nicht einzeln differenziert werden können [10]. Unmittelbar angrenzende Lymphknoten können bei Tumorbefall anhand verminderter Echogenität festgestellt werden. Die Treffsicherheit der Endosonographie ist in spezialisierten Zentren > 90 % (Tab. 3).

Die Sphinktermanometrie objektiviert die Kontinenzleistung. Da sich letztere durch eine Resektion auf keinen Fall verbessern lässt, ist der objektive Parameter ein wich-

tiges Entscheidungskriterium für die zu wählende Operationsstrategie. Für die tiefe anteriore oder intersphinktäre Resektion nicht geeignete Patienten können so selektioniert werden.

Die Computertomographie hat einen festen Stellenwert in der klinischen Routine. Die Tumorausdehnung, eine nodale-, lokale- oder Fernmetastasierung kann direkt mit hoher Genauigkeit nachgewiesen werden. Bei niedrigen Tumorstadien können die Darmwandschichten nicht voneinander unterschieden werden. Die Genauigkeit des Stagings nimmt mit der Größe des Tumors zu. Für die Fernmetastasendetektion ist das CT in der Genauigkeit unübertroffen. So ist das CT für fortgeschrittene Tumorstadien von entscheidender Wichtigkeit. Anhand dieser Diagnostik lassen sich neoadjuvante Therapien planen.

Die MRT hat in neuerer Zeit die Bildgebung insbesondere mittels Endorektalsonde verbessert. Es kann nun mit dieser bisher wenig verbreiteten Technik eine exakte Darstellung der Darmwand erfolgen [25].

Spezifität, Sensitivität und Treffsicherheit dieser anspruchsvollen Untersuchungstechniken sind Tabelle 3 zu entnehmen.

# Stellenwert der Endosonographie

Die transanale Endosonographie des Rektums als nichtinvasives diagnostisches Verfahren ist eine aussagekräftige Methode zur präoperativen Diagnostik, in der stadiengerechten Therapie und der Tumornachsorge des Rektumkarzinoms [8].

Die Endosonographie ist dem clinical Staging aus folgenden Gründen überlegen:
* es werden alle Abschnitte des Rektums erreicht
* eine genaue Beurteilung der Infiltrationstiefe und
* eine Bilddokumentation sind möglich.

Bei der 3-D-Endosonographie stehen dem Untersucher im Gegensatz zur zweidimensionalen Untersuchungsmethode gleichzeitig alle drei Ebenen zur Verfügung, so dass die Aussagekraft deutlich verbessert ist.

Endosonographisch lassen sich an der Rektumwand fünf Schichten differenzieren, die den anatomischen Schichten weitgehend entsprechen (Abb. 2).

1. Mukosaeintrittsecho – echoreich
2. Mukosa – echoarm
3. Submukosa – echoreich
4. Muscularis propria – echoarm
5. Interface – echoreich
   (Muscularis propria und perirektales Fett oder falls vorhanden Serosa).

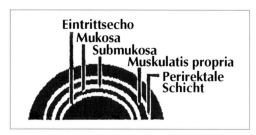

**Abb. 2** Endosonographische Wandschichten des Rektums

Mit hochauflösenden Schallköpfen kann innerhalb der Muscularis propria noch eine weitere echoreiche Schicht differenziert werden, die dem Interface zwischen zirkulärer und longitudinaler Schicht der Muscularis propria entspricht.

Die Beurteilung der perirektalen Strukturen ist bei der 3-D-Endosonographie aufgrund der Differenzierung zwischen Lymphknoten, Gefäßen und Samenblasen beim Mann wesentlich verbessert [19]. Allein die Größe der als echoarm dargestellten Strukturen sagt nichts über den Tumorbefall aus, da auch entzündlich veränderte Lymphknoten vergrößert sein können.

Die endosonographische Beurteilung der Tumorinfiltrationstiefe orientiert sich an der UICC-Klassifikation der Rektumkarzinome. Folgt man einer Empfehlung von *Hermanek* [14] kann bei entsprechender Auflösung eine Unterteilung des Tumorstadiums T2 in die Unterstadien T2a und T2b erfolgen.

| | |
|---|---|
| T1 | – Infiltration bis in die Submukosa |
| T2 | – Lamina muscularis propria infiltriert |
| T2a | – Infiltration der Ringmuskelschicht der Muscularis propria |
| T2b | – Infiltration der Längsmuskelschicht der Muscularis propria |
| T3 | – Infiltration des perirektalen Fettgewebes |
| T4 | – Infiltration der Nachbarorgane |

**Tab. 4** Beurteilung der Tumorinfiltrationstiefe

|  | eigene Ergebnisse | | kolorektale Studie Daten 2000 [21] | | *Garcia-Aguilar* et al. 2002 [9] | |
|---|---|---|---|---|---|---|
|  | [n] | [%] | [n] | [%] | [n] | [%] |
| Patienten | 390 | | 422 | | 545 | |
| uT = pT | 316 | 81,0 | 267 | 63,3 | | 69 |
| overstaging | 30 | 7,7 | | 23,9 | | 18 |
| understaging | 29 | 7,5 | | 12,0 | | 13 |
| keine Aussage | 15 | 3,8 | | 0,8 | | |

Hinsichtlich der Infiltration der Lymphknoten (LK) kann endosonographisch zwischen

N0  - keine perirektalen LK

N1  - 1–3 perirektale LK

N2  - mehr als 3 perirektale LK

unterschieden werden. Die Beurteilung der Lymphknoten ist oft mit Schwierigkeiten verbunden. Verwechslungen mit Gefäßen und Samenblasen sind Ursache für Fehleinschätzungen. Hier ist die 3-D-Endosonographie der zweidimensionalen Technik überlegen.

Bei stenosierenden Tumoren kann meist keine ausreichende Vorlaufstrecke aufgebaut werden, um in allen Bereichen des Tumors die Infiltrationstiefe sicher einschätzen zu können. Auch die Aussagen über perirektale Lymphknoten sind dann eingeschränkt.

Die Wertigkeit der Beurteilung der Tumorinfiltrationstiefe steigt mit der Anzahl von durchgeführten Untersuchungen, was die Daten der Qualitätssicherungsstudie für das Rektumkarzinom zeigen. Eine Übereinstimmung von uT- und pT-Stadium liegt in Einrichtungen mit weniger als 10 Untersuchungen pro Jahr bei 61,8 %, Einrichtungen mit 10–30 Untersuchungen im Jahr bei 60,5 % und in Einrichtungen mit über 30 Patienten bei 67,3 % [21].

Beim Vergleich der Ergebnisse mit den Daten der eigenen Einrichtung, an der die transrektale Endosonographie seit 1994 angewandt

wird (Tab. 4), zeigt sich eine Abhängigkeit von der Erfahrung des Untersuchers. In den letzten 3 Jahren wurden über 200 Untersuchungen/Jahr durch 3 Untersucher durchgeführt, wobei die Endosonographie auch in der Diagnostik benigner Veränderungen (Fisteln, Abszesse) und Tumornachsorge beim Anal- und Rektumkarzinom routinemäßig eingesetzt wird.

Eine hohe endosonographische Übereinstimmung von uT- und pT-Stadium ist eine wesentliche Voraussetzung für die stadiengerechten Therapie des Rektumkarzinoms (Tab. 6). Die Aussagen der transrektalen Endosonographie zur Tumorinfiltrationstiefe sind bei benignen Adenomen und fortgeschrittenen Karzinomen mit Infiltration des perirektalen Fettgewebes exakter als beim T2-Karzinom.

**Tab. 5** Zuordnung von Patienten des uT- zum pT-Stadium (eigene Ergebnisse)

|  | pT0 | pT1 | pT2 | pT3 | pT4 |
|---|---|---|---|---|---|
| uT0 | 59 | 5 | 1 | | |
| uT1 | 3 | 29 | 2 | | |
| uT2 | | 12 | 79 | 19 | |
| uT3 | | | 14 | 134 | 2 |
| uT4 | | | | 1 | 15 |

**Tab. 6**  Vergleich von uT- und pT-Stadium

| | Eigene Ergebnisse | Kolorektale Studie 1999 | Kolorektale Studie 2000 [21] | *Garcia-Aguilar* et al. 2002 [9] |
|---|---|---|---|---|
| uT0 = pT0 | 90,1 % | | | |
| uT1 = pT1 | 85,3 % | 50,8 % | 60,6 % | 68 % |
| uT2 = pT2 | 71,8 % | 58,3 % | 48,2 % | |
| uT3 = pT3 | 89,3 % | 73,5 % | 80,8 % | |
| uT4 = pT4 | 93,8 % | 44,4 % | 41,2 % | |

Die höchste Treffsicherheit der transrektalen Endosonographie fand sich in den eigenen Untersuchungen beim Adenom (90,1 %) und beim T1-Karzinom (85,3 %). Dabei müssen die Infiltrationskriterien der ersten echoarmen Schicht als Mucosa und Muscularis mucosae und der mittleren echoreichen Schicht als Submucosa [3] beachtet werden. Adenome stellen sich echoreich mit Binnenechos dar. Karzinome sind echoarm [4]. Die Mucosa ist sowohl beim Adenom als auch beim Karzinom verdickt (Abb. 3 u. 4). Die exakte Stadienbeurteilung bei breitbasigen Rektumpolypen und kleinen Karzinomen ist Vorraussetzung für die lokale Exzision.

Schlecht ist die Beurteilung des T2-Stadiums in nur 71,8%. Studienergebnisse weisen hierbei ebenfalls die geringste Treffsicherheit auf [9, 29].

Die Aussagen zur Infiltration des perirektalen Fettgewebes waren bei 89,3 % richtig (Abb. 9 u. 10). Das Overstaging des T2- Stadiums (uT3-pT2) resultiert aus der peritumorösen desmoplastisch entzündlichen Begleitreaktion [10, 11, 16]. Eine endosonographisch nicht erkennbare umschriebene Infiltration einzelner Tumorzellen in das perirektale Fettgewebe erklärt das Understaging (uT2-pT3) der pT3 Karzinome. Die Häufigkeit des Overstagings und

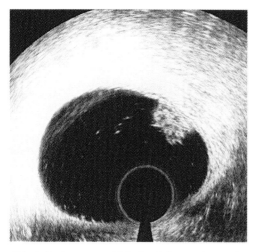

**Abb. 3** Endosonographiebefund bei Rektumadenom

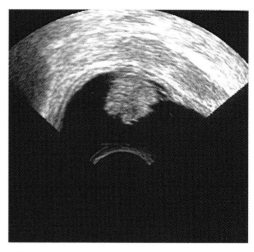

**Abb. 4** Endosonographiebefund bei Rektumadenom

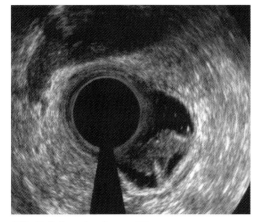

**Abb. 5** Rektumkarzinom uT2a

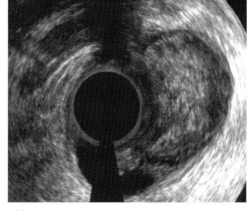

**Abb. 6** Rektumkarzinom uT2a

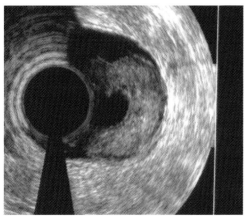

**Abb. 7** Rektumkarzinom uT2b

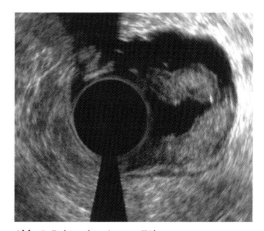

**Abb. 8** Rektumkarzinom uT2b

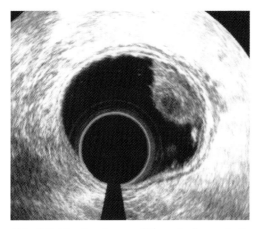

**Abb. 9** Rektumkarzinom uT2b mit desmoplasti-
scher Begleitentzündung

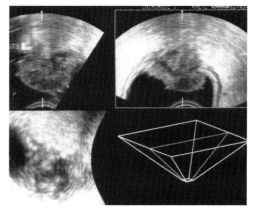

**Abb. 10** Rektumkarzinom uT3 mit Infiltration der
Serosa

**Tab. 7** Ergebnisse der LK-Infiltration resezierter Karzinome

| | eigene Ergebnisse | | kolorektale Studie | *Garcia-Aguilar* et al. 2002 [9] | |
| | [n] | [%] | keine Aussage | [n] | [%] |
|---|---|---|---|---|---|
| Patienten | 287 | | | 238 | |
| N+ | 214 | 74,6 | | | 64 |
| overstaging | 25 | 8,7 | | | 25 |
| understaging | 26 | 9,0 | | | 11 |
| keine Aussage | 22 | 7,7 | | | |

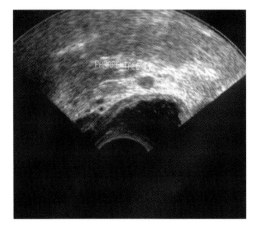

**Abb. 11** Pararektaler Lymphknoten

Understagings der T2-Karzinome lässt sich durch die Erfahrung des Untersucher reduzieren, aber nie völlig vermeiden (Abb. 5–8).

Bei den Auswertungen zum Lymphknotenstadium (Abb. 11) ist eine Genauigkeit der Ergebnisse hinsichtlich einer Veränderung an den Lymphknoten in 74,6 % (Tab. 7) zu verzeichnen. Die Untersuchungsergebnisse beziehen

**Tab. 8** Kostenvergleich von Endosonographie, CT und MRT

| Endosonographie | 30 | – | 60 | USD |
|---|---|---|---|---|
| CT | 360 | – | 480 | USD |
| MRT (4Punkte) | 585 | | | USD |

sich dabei auf Patienten mit resezierenden Eingriffen. In 25 Fällen lag ein Overstaging vor. Endosonographisch veränderte und vergrößerte Lymphknoten weisen nicht immer eine Karzinominfiltration auf. Tumorinfiltrierte Lymphknoten sind inhomogen und echoarm und unabhängig von ihrer Größe scharf gegenüber dem umgebenden Gewebe abgegrenzt [10, 11]. Im Gegensatz dazu kommen entzündlich veränderte Lymphknoten homogen und echoreich mit unscharfer Begrenzung zur Darstellung. Das Understaging resultiert aus dem Vorliegen von Mikrometastasen mit einer Größe unter 2 mm und in der fehlenden Darstellbarkeit tumorferner Lymphknoten.

Im präoperativen Staging und in der Nachsorge des Rektumkarzinoms ist die transanale endoluminale Sonographie ein gut durchzuführendes und kostengünstiges (Tab. 8) Verfahren im Vergleich mit CT und Endo-MRT [20]. Durch die optimierte räumliche Orientierung bei der 3-D-Endosonographie, lassen sich Lagebeziehungen der einzelnen Strukturen deutlicher veranschaulichen.

Die Treffsicherheit der Untersuchungsergebnisse hängt wesentlich von der Erfahrung des Untersuchers ab [5, 21, 24, 27]. Die Tumorhöhe sollte beim erfahrenen Untersucher keinen Einfluss auf die Ergebnisse der Endosonographie haben [9], zweifelsohne lassen sich Tumoren des mittleren Rektums besser beurteilen als im unteren Rektum [29].

# Schlussfolgerungen

Die endoluminale Sonographie ist in Zentren mit über 30–50 Untersuchungen/Jahr eine einfache, kostengünstige und aussagekräftige Methode in der präoperativen Diagnostik und postoperativen Nachsorge des Rektumkarzinoms. Das exakte präoperative Staging ist Voraussetzung für eine stadiengerechte Therapie des Rektumkarzinoms. Die Aussagekraft der Methode ist bei stenosierenden Karzinomen und nach neoadjuvanter Radiochemotherapie jedoch eingeschränkt, insbesondere wenn Vorbefunde fehlen.

In der Tumornachsorge können durch routinemäßigen Einsatz der transrektale Endosonographie extraluminale lokoregionäre Rezidive frühzeitig diagnostiziert und endosonographisch-gestützt punktiert werden.

# Literatur

[1] Angelelli G, Macarinini L, Lupo L, Caputi-Jembrenghi O, Pannarale O, Memeo V. Rectal carcinoma: CT staging with water as contrast medium. Radiology 1990; 177: 511–514

[2] Balthazar EJ, Megibow AJ, Hulnick D, Naidich DP. Carcinoma of the colon: Detection and preoperative staging by CT. Am J Radiol 1988; 150: 301–306

[3] Beynon J, Foy DM, Temple LN, Channer JL, Virjee J, Mortensen NJ. The endoscopic appearances of normal colon and rectum. Dis Colon Rectum 1986; 29: 810–13

[4] Buess G, Heintz A, Frank K, Strunck H, Kuntz Ch, Junginger Th. Neue endosonographische Untersuchungstechnik zur Verbesserung der Beurteilung kleiner Rektumtumoren. Chirurg 1989; 60: 851–5

[5] Burtin P, Rabot AF, Heresbach D. Inetrobserver agreement in the staging of rectal cancer using endoscopic ultrasonography. Endoscopy 1997; 29: 620–5

[6] Dt. Krebsgesellschaft (1995) Diagnostische Standards. Lungen-, Magen-, Pankreas-, und kolorektales Karzinom. Hermanek P (Hrsg). Zuckschwerdt, München Bern Wien New York

[7] Dt. Krebsgesellschaft: Kurzgefasste Interdisziplinäre Leitlinien 2002, 3. Auflage 2002. http://www.uni-duesseldorf.de/WWW/AWMF/11/cho-rekt.htm

[8] Feifel G, Hildebrandt U, Langenscheidt P. Was leistet die Endosonographie in Klinik und Praxis? Bildgebung 1995; 62: 40–6

[9] Garcia-Aguilar J, Pollak J, Lee SH, Hernandez de Anda E, Mellgren A, Wong W, Douglas MD, Finne CO, Rothenberger D, Madoff R. Accuracy of endorectal ultrasonography in preoperative staging of rectal tumors. Dis Colon Rectum 2002 (Jan); 45 (1): 10–15

[10] Glaser F, Kleikamp G, Schlag P, Möller P, Herfarth Ch. Die Endosonographie in der präoperativen Beurteilung rectaler Tumoren. Chirurg 1989; 60: 856–61

[11] Glaser F, Layer G, Zuna I, van Kaick G, Schlag P, Herfarth Ch. Präoperative Beurteilung pararektaler Lymphknoten durch Ultraschall. Chirurg 1990; 61: 587–591

[12] Guinet C, Buy JN, Ghossain MA, Sèzeur A, Mallet A, Bigot JM, Vadrot D, Ecoiffier J. Comparison of magnetic resonance imaging and computed tomography in the preoperative staging of rectal cancer. Arch Surg 1990; 125: 385–388

[13] Heald RJ, Smedh RK, Kald A, Sexton R, Moran BJ. Abdominoperineal excision of the rectum – an endangered operation. Dis Colon Rectum 1997; 40:747–751

[14] Hermanek P, Marzoli GP. Lokale Therapie des Rektumkarzinoms: Verfahren in kurativer Intention. Springer-Verlag 1994

[15] Herzog U. Die endoluminale Sonographie als präoperative Staging-Methode beim Rektumkarzinom. Coloproctology 1991; 6: 356–63

[16] Hildebrandt U, Schüder G, Feifel G. Preoperative staging of rectal and colonic cancer. Endoscopy 1994; 26: 810–2

[17] Holdsworth PJ, Johnston D, Chalmers AG, Chennels P, Dixon MF, Finan PJ, Primrose JN, Quirke P. Endoluminal ultrasound and computed tomography in the staging of rectal cancer. Br J Surg 1998; 75: 1019–1022

[18] Hulsmans FJ, Tio LT, Fockens P, Bosma A, Tytgat GNJ. Assessment of tumor infiltration depth in rectal cancer with transrectal sonography: Caution is necessary. Radiology 1994; 190: 715–720

[19] Hünerbein M, Below C, Schlag PM. Three-dimensional endorectal ultrasonography for

staging of obstructing rectal cancer. Dis Colon Rectum 1996; 39: 636–42

[20] *Hünerbein M, Totkas S, Moesta KT, Ulmer C, Handke T, Schlag PM.* The role of transrectal-guided biopsy in the postoperativ follow-up of patients with rectal cancer. Surgery 2001 (Feb); 129 (2): 164–9

[21] *Marusch F, Koch A, Schmidt U, Zippel R, Kuhn R, Wolff S, Pross M, Wierth A, Gastinger I, Lippert H.* Routine use of transrectal ultrasound in rectal carcinoma: Results of a prospective multicenter study. Endoscopy 2002; 34 (5): 385–90

[22] *Mehta S, Johnson RJ, Schofield PF.* Staging of colorectal cancer. Clin Radiol 1994; 49: 515–523

[23] *Meyenberger C, Wildi S, Külling D, Bertschinger P, Zala GF, Klotz HP, Krestin GP.* Tumorstaging und Nachsorge des rektosigmoidalen Karzinoms: Die koloskopische Endosonographie im Vergleich mit der CT, MRT und endorektaler MRT. Schweiz Rundsch Med Praxis 1996; 85: 622–631

[24] *Orrom WJ, Wong WD, Rothenberger DA, Jensen LL, Golberg SM.* Endorectal ultrasound in the preoperative staging of rectal tumors: a learning experience. Dis Colon Rectum 1990; 33: 654–9

[25] *Pegios W, Vogl TJ, Hünerbein M, Mack MG, Hintze R, Adler A, Söllner O, Lobeck H, Wust P, Schlag P, Felix R.* Hochauflösende Magnetresonanztomographie mittels Endorektalspule - Ergebnisse bei Tumoren des Rektums. Fortschr Röntgenstr 1996; 164: 132–140

[26] *Rifkin MD, Ehrlich SM, Marks G.* Staging of rectal carcinoma: Prospective comparison of endorectal US and CT. Radiology 1989; 170: 319–322

[27] *Roubein LD, Lynch P, Glober G, Sinicrope FA.* Interobserver variability in endoscopic ultrasonography: a prospective evaluation. Gastrointest Endosc 1996; 44: 573–7

[28] *Ruf G, Koblenberger E, Rädecke J, Lausen M, Wimmer B, Kirchner R.* Präoperatives Staging des Rectumkarzinoms: Endosonographie versus Computertomographie. Langenbecks Arch Chir 1989; 374: 164–68

[29] *Sailer M, Leppert R, Bussen D, Fuchs KH, Thiede A.* Influence of tumor position on accuracy of endorectal ultrasound staging. Dis Colon Rectum 1997; 40: 1180–86

[30] *Scharling ES, Wolfman NT, Bechtold RE.* Computed tomography evaluation of colorectal carcinoma. Semin Roentgenol 1996; 31: 142–153

[31] *Thaler W, Martin F, La Guardia G, Marzloli GP.* Die Magnetresonanz im Vergleich mit der endoluminalen Sonographie beim präoperativen Staging des Rektumkarzinoms. Präliminäre Ergebnisse einer prospektiven Studie. Langenbecks Arch Chir 1994; (suppl 20): 293–295

[32] *Thoini RF.* Colorectal cancer: Radiologic staging. Radiol Clin North Am 1997; 35: 457–485

[33] *Vogel SB, Drane WE, Ros PR, Kerns SR, Bland KI.* Prediction of surgical resectability in patients with hepatic colorectal metastases. Ann Surg 1994; 219: 508–516

[34] *Wolfman NT, Ott DJ.* Endoscopic ultrasonography. Semin Roentgenol 1996; 31: 154–161

[35] *Zagoria RJ, Wolfram NT.* Magnetic resonance imaging of colorectal cancer. Semin Roentgenol 1996; 31: 162–165

[36] *Zerhouni EA, Rutter C, Hamilton SR* et al. CT and MR imaging in the staging of colorectal carcinoma: Report of the Radiology Diagnostic Oncology Group II. Radiology 1996; 200: 443–451

# Die intraoperative Darmspülung – On-table-Lavage

*M. Mory, H.-U. Dorn*

1983 hat *Dudley* als Erster die Mitteilung gemacht, den Dickdarm intraoperativ zu spülen und damit dem Prinzip der modernen Dickdarmchirurgie zu entsprechen, den „leeren Darm" zur Anlage einer primären Anastomose zu verwirklichen, natürlich in Kombination mit der heute üblichen Antibiotikaprophylaxe. Dieses Prinzip des „leeren Darms" ist die Voraussetzung, um eine primäre Anastomose in der vom Operateur gewünschten oder durch die Situation des Darmes (prästenotische Erweiterung) bedingten Form durchzuführen (als terminolaterale, lateroterminale oder terminoterminale Anastomosenform). Ausgehend davon, dass auch die intraoperative Situation bei Anwendung der intraoperativen Darmspülung unterschiedlich ist, sind dann auch die unterschiedlichen Anastomosentechniken möglich.

Als Grundlage benutzt wird das von den Pädiatern bei chronisch obstipierten Patienten zuerst angewandte Vorgehen zur Spülung des Dick- und Mastdarms. Dabei wird der Zugang über die in die Haut implantierte Appendix oder eine Zökalfistel gewählt, um eine Spülung des Dick- und Mastdarmbereiches wiederholt durchführen zu können (Malone).

Für die chirurgischen Patienten ist der Zugang mit Einbringen eines Ballon-Katheters über das Zökum nach einer Inzision mit Tabaksbeutelnaht oder häufiger über die Basis der abgetragenen Appendix üblich. Ein prästenotisch eingeknüpfter Ableitungsschlauch oder -beutel zum Auffangen des Darminhaltes garantiert ein geschlossenes System. Beachtet werden muss, dass eine weiche Darmklemme im Bereich des unteren Ileums angelegt wird, da nicht in jedem Fall die Bauhin'sche Klappe einen Rückfluss der Spülflüssigkeit in den unteren Dünndarmabschnitt verhindert. Außerdem ist zu beachten, dass die Kolonflexuren, insbesondere die linke, mobilisiert werden, wenn der Bedarf dazu besteht, da durch das schnelle Einlaufen der Spülflüssigkeit die „Ecke", insbesondere der linken Flexur, einen funktionellen Stopp verursachen kann. Unterstützend wirkt ein Ausstreichen des Darminhaltes durch eine Dickdarmmassage, so dass schließlich, nachdem der feste Anteil der im gestauten Darm befindlichen Faeces ausgestrichen ist, sauberes Spülwasser in dem nachgeschalteten Schlauch- oder Beutelsystem auftritt (Abb. 1, 2, 3).

Zur Zufuhr der Spülflüssigkeit wird an den im Zökum eingebrachten Ballon-Katheter ein Infusionssystem mit einem die Spüllösung enthaltenden Beutel angebracht, die Spülflüssigkeit läuft entweder über eine Pumpe oder über eine zwischengeschaltete Jet-Lavage-Pistole (Flowrate 1l/min. [15]) oder auch als alleinige Schwerkraftspülung. Die durchschnittliche Spülmenge liegt zwischen 7 und 9 Litern [8, 15]. Die OP-Zeit verlängert sich durch diese Maßnahme um 10 bis 15 Minuten.

Als Spüllösungen kommen infrage in erster Linie die in jeder Klinik vorhandene isotonische physiologische Kochsalzlösung sowie Elektrolytlösungen, bekannt als Ringerlösung oder als E153-Lösungen, die ebenfalls isotonischen Charakter haben. Experimentell sind andere Lösungen untersucht worden, so Polyäthylenglykollösung, hyperosmolare Glukose-

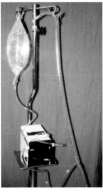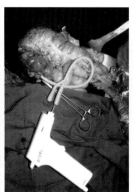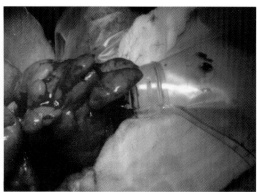

**Abb. 1** Technik I

> Zugang über Caecum mittels Ballonkatheter oder abgetragene Appendix
> Prästenotisch eingeknüpfter Ableitungsschlauch zum Auffangen des Darminhalts (geschlossenes System)
> Weiche Darmklemme an das untere Ileum
> Ausstreichen des Darminhalts durch Dickdarm-massage
> bei Bedarf vorher Colonflexuren mobilisieren

**Abb. 2** Technik II

> Jet-Lavage Pistole                          1 l/min
> Mech. durch Hochhängen oder Pumpe
                                              5l/20 min
> Durchschnittliche Spülmenge =              7–9 l
> OP-Zeit Verlängerung:              10–15 min
> Einsatz bei 3 bis 10 Patienten im Jahr

**Abb. 3** Technik III

> ➤ Patient hämodynamisch stabil
> ➤ Kein dekompensierter Dickdarmileus mit massiv dilatiertem Dickdarm
> ➤ Keine Wandischämie des prästenotischen Kolons
> ➤ Keine kotige Peritonitis (MPI)
> ➤ Bei Peritonitis (Hinchey III-IV) abhängig vom MPI, ob Peritonitisbehandlung vorangig ist

**Abb. 4**
Voraussetzungen

lösung (10 %), kurzkettige Fettsäurenlösung und Jodpovidonlösung sowie Nitro-L-Arginine-Methylesterlösungen [20]. Hier sind tierexperimentell über die Verbesserung der Ernähung durch der Kolonozyten und der Gewebeperfusion durch diese Lösungen höhere Festigkeitswerte des Berstungsdruckes der Anastomosen gefunden worden, begleitet von erhöhten Hydroxyprolin-Spiegeln als Zeichen des verbesserten Kollagenstoffwechsels und damit die Anastomosenheilung begünstigend [2].

Als Komplikationen für die Spülung sind Unterkühlungen (Hypothermie) bei nicht vorgewärmter Lösung beschrieben [8]. Ebenfalls tierexperimentell sind Mukosaschädigungen des Kolorektums bei zu langer Verweildauer von Jodlösungen als lokale Reaktion mitgeteilt worden [22], was aber für die klinisch Praxis keine Bedeutung hat, da hier das Verweilen der Spülflüssigkeit nie von dieser Dauer ist.

Als Voraussetzung für eine intraoperative Darmlavage muss der Patient hämodynamisch stabil sein. Es darf nicht ein dekompensierter Dickdarmileus mit massivem dilatierten Dickdarm oder Wandischämie des prästenotischen Kolons bestehen (Abb. 4).

In der Regel handelt es sich bei den Patienten um Notfallpatienten mit Obstruktion des linken Kolons, meist durch Karzinom oder Sigmadivertikulitistumoren bzw. Sigmavolvulus oder peranalen Blutungen oder in selteneren Fällen um Überraschungsbefunde, z. B. bei gynäkologischen Patientinnen, bei denen sich eine Darmresektion intraoperativ notwendig macht (Abb. 5).

Bei einem bestehenden Perforationsgeschehen sollte keine ausgeprägte kotige Peritonitis (Vierquadrantenperitonitis) bestehen, weil damit das Krankheitsbild der Peritonitis bei der Therapie Vorrang hätte. Eine Entscheidung über das weitere Vorgehen kann in Abhängigkeit vom Mannheimer Peritonitisindex (Abb. 6) getroffen werden. Bei einer Peritonitis bei Sigmadivertikulitis (HINCHEY III oder IV) entscheidet ebenfalls der Peritonitisindex, ob eine primäre Anastomose nach intraoperativer Darmlavage erfolgt oder nicht, bzw. ein Stoma mit Diskontinuitätsresektion oder eine subtotale Kolektomie. Die Alternativen zur Behandlung mit intraoperativer Darmlavage sind die subtotale Kolektomie oder die *Hartmann*'sche Diskontinuitätsresektion (Abb. 7). Die bei der subtotalen Kolektomie mit einhergehender erhöhter Belastung der analen Kontinenz einerseits als auch der später notwendige zweite OP-Schritt nach der Diskontinuitätsresektion zur Wiederherstellung der Passage sind in die Entscheidungsfindung für das jeweilige Vorgehen einzubeziehen.

- Notfallpatienten
- Oder präoperativ keine Darmspülung wegen Stenose möglich
- Intraoperativer Überraschungsbefund (z.B. Gynäkologie, iatrogene Dickdarmläsionen nach lap. OP`s)

- Dickdarmileus
- Obstruktion (meist Ca.) linkes Colon oder Rektum
- Peranale Blutung
- Stenosierende Sigmadivertikulitis
- Sigmadivertikelperf.
- Sigmavolvulus

**Abb. 5** Indikationen

Die Anzahl der ausgeführten intraoperativen Lavagen liegt dennoch nur zwischen 3 und 9 Patienten pro Jahr, pro Klinik, so dass insgesamt eine relativ niedrige Anzahl von Patienten mit der On-table-Lavage versorgt wird. Zunehmend erfolgt die Anwendung der One-table-Lavage auch bei elektiven Eingriffen bei Patienten mit bekannter Stenose im linken Kolon, die deshalb nicht präoperativ gespült werden können.

Die Vorteile der On-table-Lavage (Abb. 8) sind das Vermeiden eines Stomas und eines zweiten Eingriffes für die Patienten mit entsprechend verringerten Kosten sowie gegenüber der subtotalen Kolektomie die Vermeidung einer Analinkontinenz, die bei der Ileorektostomie durch erhöhte Stuhlfrequenz der in der Regel älteren Patienten vorkommt. Bei Anlage einer primären Anastomose bei Peritonitis ist mit der einhergehenden Lavage des Bauchraumes zur Peritonitisbehandlung eine Kontrolle derAnastomose immer mit möglich und bei Insuffizienz auch deren Auflösung.

In der Literatur wird eine postoperative Mortalitätsrate von 0 % (14)–7 % [19]) bei der One-table-Lavage angegeben. Die Insuffizienzrate bei der primären Anastomose liegt zwischen 4 und 7,6 % [11, 14, 13, 19]. Eine Wundinfektionsrate wird zwischen 7 und 16 % angegeben [12, 18] und die Hospitaldauer nach intraoperativer Darmspülung mit 15 bis 19,5 Tagen [11, 13, 14], so dass sich gegenüber den anderen operativen Verfahren keine schlechteren Ergebnisse für diese Methode ergeben.

| Alter > 50 | 5 Pkt. | | |
| Geschlecht weiblich | 5 Pkt. | | |
| Organversagen | 7 Pkt. | | |
| Malignom | 4 Pkt. | Bis 20 Pkt. | Letalität < 30 % |
| Peritonitis > 24 h | 4 Pkt. | 20–30Pkt. | Letalität > 30 % |
| Ausgang nicht Dickdarm | 4 Pkt. | | |
| Ausbreitung diffus (4 Quadr.) | 6 Pkt. | > 30 Pkt. | Letalität – 80 % |
| Exsudat: klar | 0 Pkt. | | |
| trüb/eitrig | 6 Pkt. | | |
| kotig/jauchig | 12 Pkt. | | |

**Abb. 6**
Mannheimer
Peritonitisindex

- Alternativ: subtotale Colektomie vs. Hartmannsche Diskontinuitätsresektion

- Experimentell bei primärer Anastomose: Verbesserung des Kollagenstoffwechsels (Hydroxyprolinspiegel) führt zu höherer Anastomosenfestigkeit. (Duraker 1998)

**Abb. 7**

1. Kein Stoma
2. Kein zweiter Eingriff (weniger Kosten)
3. Keine Analinkontinenz (gegenüber subtotaler Kolektomie)
4. Bei Peritonitis Kontrolle der Anastomose bei Abdominallavage

**Abb. 8** Vorteile

Die OP-Dauer wird in der Regel mit 116 min. (plus/minus 42 min) [12, 16] – angegeben.

Zusammenfassend besteht als Indikation für eine One-table-Lavage eine Obstruktion oder Perforation des linken Kolons einschließlich des oberen Rektums in der Regel bei Notfallpatienten. Weitere Indikationen sind die stenosierende Sigmadivertikulitis, die Sigmadivertikelperforation, ein Sigmavolvulus oder auch eine peranale Blutung. Als zusätzliche Patientengruppe kommen die Patienten infrage, bei denen präoperativ eine Stenosierung bekannt ist, die aber keine präoperative Darmspülung wegen dieser Stenose elektiv vor dem Eingriff erhalten können, oder es besteht ein intraoperativer Überraschungsbefund, wie z. B. bei gynäkologischen Patienten, bei denen eine Darmresektion ausgeführt werden muss

und die eine nicht optimale Darmvorbereitung für eine Resektion erfahren haben. Das Verfahren selbst wird sicher verstärkt Einsatz finden unter Beachtung dieser Indikationen.

## Literatur

[1] *Seiler CA, Brugger L, Maurer Ca, Renzulli P, Buchler MW*. Peritonitis bei Divertikulitis: Das Berner Konzept. Zentralbl Chir. 1998; 123 (12): 1394-9

[2] *Duraker N, Bender O, Memisoglu-Körner, Yalciner A*. Intraoperative bowel irrigation improves anastomotic collagen metabolism in the left-sided colonic obstruction but not covering colostomy. Int J Colorectal Dis. 1998; 13 (5-6): 232-4

[3] *Topuzov EG, Beliakov NA, Solomennikov AV, Kokaia AA, Bondarchuk DM, Shishkana*

*GA.* Intraoperatsionnyi tolstokishechnyi sorbt-sionnyi dializ pri rake tostoi kishki, oslozhnen-nom tolstokishechnoi neprokhodimost'iu, Vopr Onkol. 1998; 44 (6) : 708-10

[4] *Hsu TC.* One-stage resection and anastomosis for acute obstruction of the left colon. Dis Colon Rectum. 1998 Jan; 41 (1): 28–32

[5] *Forloni B, Reduzzi R, Palaudetti A, Colpani L, Cavallari G, Frosali D.* Intraoperative colonic lavage in emergency surgical treatment of left-sided colonic obstruction. Dis Colon Rectum. 1998 Jan; 41 (1): 23–7

[6] *Torralba JA, Robles R, Parrilla P, Lujan JA, Liron R, Pnero A, Fernandez JA.* Subtotal colectomy vs. intraoperative colonic irrigation in the management of obstructed left colon carcinoma. Dis Colon Rectum. 1998 Jan; 41 (1): 18–22

[7] *Kwok SP, Leung KL, Kwong KH, Lau WY, Li AK.* Laparoscopy-assisted sigmoid colectomy for volvulus, Chung-CC. Surg Laparosc Endosc. 1997 Oct; 7 (5): 423–5

[8] *Meyer C, Rohr S, Iderne A, Tiberio G, Bourtoul C.* Interet du lavage colique per-operatoire dans la chirurgie colique d'urgence. A propos de 54 patients. J Chir Paris. 1997 Dec; 134 (7–8): 271-4

[9] *Csiky Dr. med. Mory, Kruppa Z, Nosko-Körner, Gal S, Bakos S.* Primary resection with antegrade colonic irrigation and peritoneal lavage versus subtotal colectomy in the management of obstructed left colon cancer. Acta Chir Hung. 1997; 36 (1–4): 59–60

[10] *Lee EC, Murray JJ, Coller JA, Roberts PL, Schoetz DJ Jr.* Intraoperative colonic lavage in nonelective surgery for diverticular disease. Dis Colon Rectum. 1997 Jun; 40 (6): 669–74

[11] *Biondo S, Jaurrieta E, Jorba R, Moreno P, Farran L, Borobia F, Bettonica C, Pves I, Ramos E, Alcobendas F.* Intraoperative colonic lavage and primary anastomosis in peritonitis and obstruction. Br J Surg. 1997 Feb; 84 (2): 222–5

[12] *Maher M, Caldwell MP, Waldron R, Murchan P, Beesley W, Feeley TM, Tanner WA, Keane FB.* Staged resection O primary anastomosis vor obstructing lesions to the left colon. Ir Med J. 1996 Jul–Aug; 89 (4): 138–9

[13] *Rohr S, Meyer C, Alvarez G, Abram F, Firtion O, de Manzini N.* Resection-anastomose immediate apres lavage colique per-operatoire dans le cancer du colon gauche en occlusion. J Chir Paris. 1996 Jul; 133 (5): 195–200

[14] *Fabiani P, Maghetti F.* Il lavaggio intraoperatorio anterogrado del colon sinistro occluso. Ann Ital Chir. 1996 Mar–Apr; 67 (2): 171–5

[15] *Krawzak HW, Scherf FG, Hohlbach G.* Pumpenassistierte intraoperative Colonlavage. Chirurg. 1995 Dec; 66 (12): 1277–9

[16] *Lengyel L, Szakats T, Koti C.* Elzarodast okozo bal oldali vastag- es vegbeldaganotok primer resectioja belmosas nelkul. [Primary resection of obstructive left-sided colon and rectal tumors without intraoperative lavage]. Orv Hetil. 2001 Dec. 2; 142 (48): 2681–5

[17] *Kutsyk IuB, Kovalyshyn VI, Hordii PD, Terlets'ka OI, Ferents NM, Sohuiko RR, Hrabvyi PV.* Zastosuvannia enteral'noi detoksykatsii ta dekontaminatsii pry hostrii neprokhidnosti kyshechnyka [Application of enteral detoxication and decontamination in acute ileus]. Klin Khir. 2001 Jan; (1): 18–21

[18] *Tsunoda A, Shivusawa M, Kamiyama G, Takata M, Choh H, Kusano M.* Iodine absorption after intraoperative bowel irrigation with povidone-iodine. Dis Colon Rectum. 2000 Aug; 43 (8): 1127–32

[19] *Chiappa A, Zbar A, Biella F, Staudacher C.* One-stage resection and primary anastomosis following acute obstrction of the left colon for cancer. Am Surg. 2000 Jul; 66 (7): 619–22

[20] *Erbil Y, Calis A, Berber E, Mercan S.* The effect of intraoperative colonic lavage with NG-nitro-L-arginine methyl ester (L-NAME) on anastomotic healing in the presence of left-sided colonic obstruction in the rat. Surg Today. 2000; 30 (5): 241–5

[21] *Hildelbrandt U.* Rektumkarzinom. Optimierung des Vorgehens in der Notfallsituation. Zentralbl Chir. 1999; 124 (5): 446–50

[22] *Basha G, Penninckx F, Mebis J, Filez L, Geboes-Körner, Yap P.* Local and systemic effects of intraoperative whole-colon washout with 5 per cent povidone-iodine, Br J Surg. 1999 Feb; 86 (2): 219–26

# Wundretraktoren und selbsthaltende Hakensysteme zur Vermeidung von Komplikationen

*F. Köckerling, C. Schug-Paß*

Der gewählte Zugang zum Abdomen erschwert oder vereinfacht den operativen Eingriff in entscheidendem Maße. Folgende Anforderungen werden an den „optimalen" Zugangsweg gestellt (Eisner, Harder 2002) (Tab. 1):

**Tab. 1** Anforderungen an den optimalen Zugangsweg

- Berücksichtigung der Anatomie der Bauchdecken
- Berücksichtigung der kosmetischen Aspekte
- Möglichkeit der Schnitterweiterung je nach intraoperativem Befund
- Möglichst schonende und atraumatische Behandlung der Gewebe
- Sicherer Verschluss der Bauchdecken
- Vermeidung von Narbenbrüchen
- Ausgezeichnete Exposition des Operationsgebietes
- Guter Zugang zu den entsprechenden Organen bzw. Strukturen

Zu kleine Inzisionen und eine schlecht bzw. ungenügende Exposition des Operationsgebietes bzw. der Zielorgane gefährden den Operationsverlauf und seinen Erfolg und führen zu vermehrten intra- und postoperativen Komplikationen. Deshalb steht an erster Stelle einer erfolgreichen Operation ein übersichtlicher Zugang und die breite Exposition des eigentlichen Operationsgebietes (Schmidt 1988).

Die optimale Ausnutzung der Zugangsmöglichkeiten und Organexpositionsausmaße gelingt jedoch nur durch den Einsatz von modernen Wund-Spreizer-Systemen, die die Vorteile des oberflächlichen Wundretraktors mit selbsthaltenden Hakensystemen vereinen.

Diese modernen Wund-Spreizer-Systeme können die operative Übersicht in idealer Weise verbessern und in vielen Fällen die Aufgabe des 2. Assistenten bzw. des 2. und 3. Assistenten ersetzen oder verbessern, da die Assistenten ihre Hände für andere Aufgaben frei haben. Dadurch entfällt für die Assistenten das ungeliebte und häufig mit stundenlanger Kraftanstrengung verbundene Offenhalten des Bauchraumes.

Mangel an ärztlichen Mitarbeitern, ein rigides Arbeitszeitgesetz, zunehmende Bindung der ärztlichen Arbeitskraft durch administrative Aufgaben und ökonomische Erfordernisse schränken die Zahl der verfügbaren ärztlichen Mitarbeiter derart ein, besonders auch nachts und an den Wochenenden, dass künftig auch für große abdominalchirurgische Eingriffe kein 2. und 3. Assistent zur Verfügung steht. Der Operateur muss zunehmend regelhaft auch größere abdominalchirurgische Operationen nur mit einem Assistenten durchführen. Stehen 2 Assistenten zur Verfügung, können diese durch die Entlastung zur differenzierten Hilfe eingesetzt werden.

Somit können die Vorteile der modernen Wund-Spreizer-Systeme mit einer Vielzahl von ergänzenden Haken-Modellen folgendermaßen zusammengefasst werden (Tab. 2):

**Tab. 2** Vorteile der Verwendung moderner Wund-Spreizer-Systeme

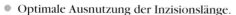

- Ausnutzung der Zugangsmöglichkeiten
- Optimale Organexposition
- Reduktion des Operationstraumas
- Kompensation des Mangels an ärztlichen Mitarbeitern (Ärztemangel, rigides Arbeitszeitgesetz, zunehmende Administration)
- Reduktion von Komplikationen

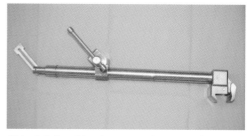

**Abb. 1** Schraubbacken zur Anbringung des Wundretraktors am Operationstisch

- Optimale Ausnutzung der Inzisionslänge.
- Ausgezeichnete Exposition des Operationsgebietes.
- Guter Zugang zu den entsprechenden Organen.
- Der Operateur kann das für ihn optimale Operationsfeld kontinuierlich über einen längeren Zeitraum einstellen.
- Entlastete Assistenten können zur differenzierten Hilfe eingesetzt werden.
- Reduktion von Komplikationen durch optimale Exposition des Operationsgebietes und verbesserter Zugang zu den Organen und Strukturen.
- Bei fehlender Einsatzmöglichkeit von Assistenten (Ärztemangel, Arbeitszeitgesetz, ökonomische Zwänge) kann das Offenhalten des Abdomens und Exposition von Organen durch die modernen Retraktorsysteme übernommen werden.

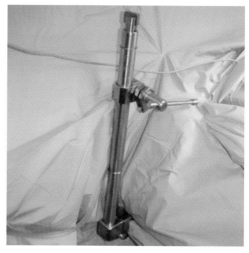

**Abb. 2a** An der Operationstisch-Schiene angeschraubter Backen

# Anforderungen an moderne Wund-Spreizer-Systeme

Das Wund-Spreizer-System muss so variabel gestaltet sein, dass es im Prinzip bei allen operativen Zugängen zum Abdomen (Median-Laparotomie, Quer-Laparotomie, Subcostal-Schnitt, Transrektal-Schnitt, Kombinations-Schnitt usw.) eingesetzt werden kann.

Diese Variabilität erreicht man über eine Anbringung des Retraktors über nur einen Backen am Operationstisch. Die Anbringung erfolgt über einen Schraubbacken (Abb. 1) an

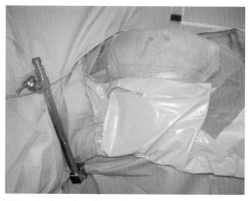

**Abb. 2b** Durch die platzsparende Einbacken-Technik bleibt der Zugang zum Operationsgebiet erhalten

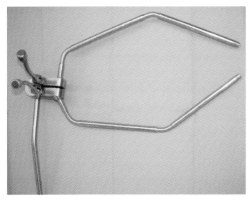

**Abb. 3a** Über eine Stange und ein Gelenk ist das eigentliche Retraktorsystem mit dem Schraubbacken verbunden

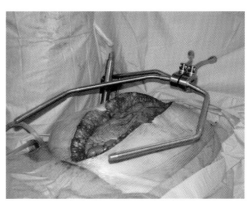

**Abb. 4b** Über Kugelgelenke können die beiden Arme des Retraktors in die optimale Position gebracht werden

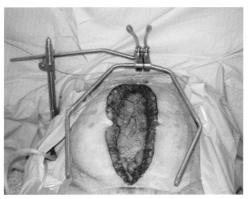

**Abb. 3b** Über eine Stange und ein Gelenk ist das eigentliche Retraktorsystem mit dem Schraubbacken verbunden

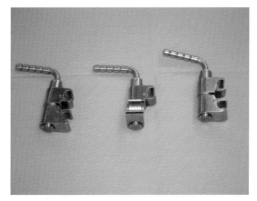

**Abb. 5** Schnappklemmen zum Anbringen der Retraktoren an den Armen des Lobster-Systems

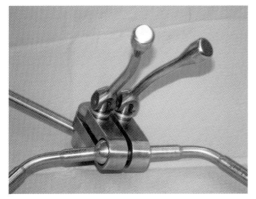

**Abb. 4a** Über Kugelgelenke können die beiden Arme des Retraktors in die optimale Position gebracht werden

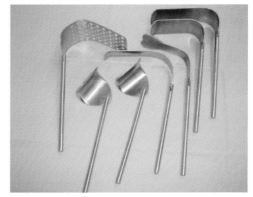

**Abb. 6** Unterschiedliche Haken-Systeme mit gelenkiger Verbindung zu den Valven, die einen optimierten Einsatz erlauben

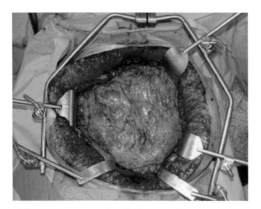

**Abb. 7** Die unterschiedlichen Haken werden je nach Stärke der Bauchdecke eingesetzt

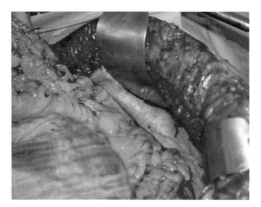

**Abb. 8** Darstellung der linken Kolonflexur durch zusätzlichen Organhaken

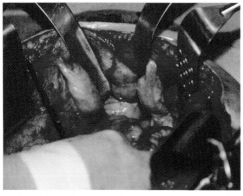

**Abb. 9** Einstellung des kleinen Beckens zur tiefen anterioren Rektumresektion

den OP-Tisch-Schienen (Abb. 2). Über ein Gelenk wird das eigentliche Retraktorsystem in beliebiger Position über dem Abdomen angebracht (Abb. 3). Es ist besonders wichtig, dass die beiden Arme des Retraktors unabhängig von einander über jeweilige Kugelgelenke in die optimale Position gebracht werden können (Abb. 4). Wegen der Ähnlichkeit mit der Schere eines Hummers erhielt das Retraktorsystem den Namen Lobster® (Firma GfE, Nürnberg). Je nach Situation kann die Stellung dieser Arme während der Operation jederzeit verändert werden. Dadurch sind die Voraussetzungen einer maximalen Variabilität in der Seiten- und Höhenverstellung gegeben. Die Arme können so eingestellt werden, dass sie jede Laparotomiewunde in optimaler Weise so umspreizen, dass eine optimale Ausnutzung der Laparotomiewunde zur Darstellung des Operationsgebietes gelingt. Dazu werden an die Arme des Lobster-Systems mit Schnappklemmen (Abb. 5) Retraktoren für die Bauchwunde eingesetzt (Abb. 6). Hierfür stehen unterschiedliche Haken zur Verfügung, die je nach Stärke der Bauchdecke eingesetzt werden (Abb. 7). Ist mit den Bauchdecken-Haken ein optimaler Zugang zum Operationsgebiet erreicht, können zusätzliche Organ-Haken den Zugang und die Exposition von Organen erleichtern (Abb. 8). Durch den Einsatz der Organhaken kann zum Beispiel die Exposition des kleinen Beckens für eine tiefe anteriore Rektumresektion mit totaler mesorektaler Exzision Assistenten-schonend vorgenommen werden (Abb. 9). Dadurch erreicht man eine extrem effektive, ruhige und kontinuierliche Einstellung des Operationsgebietes. Damit wird die ungeliebte Tätigkeit des „Hakenhaltens beim Rektum" ohne Sicht in das Operationsgebiet aufgehoben und der Kollege kann in eine kreative Assistententätigkeit mit Lerneffekt schlüpfen. Die ärztliche Tätigkeit wird heute zunehmend mit stupiden administrativen Tätigkeiten überfrachtet, deshalb sollten wir diese im Operationssaal soweit wir möglich reduzieren. Weiterhin lassen sich durch diesen differenzierten Einsatz von Bauchdecken- und Organretraktoren schwer zugängliche Regionen (gastro-ösophagealer Übergang, supraheptische Vena cava inferior, rechte und linke Colonflexur, Milz, kleines Becken usw.) so einstellen, dass die Komplikationshäufigkeit reduziert wird (Milzverletzungen bei Mobilisation der linken Colonflexur, inkomplette mesorektale Exzision bei der tiefen anterioren Rektumresektion usw.). Unterstützend wirkt auch die Konsequenz eines verbesserten Lichteinfalls in das Operationsgebiet und die Entlastung der Assistenten von Haltefunktionen und dadurch bedingter Konzentrationsmöglichkeit auf operationsassistierende Funktionen.

## Zusammenfassung

Der Einsatz von modernen Wund-Spreizer-Systemen mit der differenzierten Einsatzmöglichkeit von Wund- und Organhaken führt zu sicheren, komplikationsärmeren, effektive-ren, schonenderen, ökonomischeren, entspannenderen, attraktiveren, instruktiveren, radikaleren, nervenschonenderen und ästhetischeren Operationen. Deshalb sollten sie heute zum Standard bei jeder abdominal-chirurgischen Operation gehören. Bei zunehmendem Ärztemangel in den operativen Disziplinen wird man ohne diese modernen Wund-Spreizer-Systeme nicht mehr auskommen.

## Literatur

[1] *Eisner L., Harder F.* Prinzipien der Laparotomie in: Praxis der Viszeralchirurgie – Gastroenterologische Chrirugie. Bandherausgeber F. Harder. Springer-Verlag Berlin Heidelberg (2002)

[2] *Schmidt, E.* Laparotomie, Komplikationen der Laparotomie, Relaparotomie. In: Chrirugische Operationslehre – Chirurgie des Abdomens 1. Herausgeber E. Kern. Urban & Schwarzenberg München Wien Baltimore (1988)

# Komplikationen nach Lagerung

*C. Schug-Paß, F. Köckerling*

## Einleitung

Vorbereitungsmaßnahmen und zu einem geringen Anteil auch die Prädisposition des einzelnen Patienten können zu Komplikationen im Zusammenhang mit der Lagerung des Patienten auf dem Operationstisch führen. Bei kolorektalen Eingriffen gilt dies vor allem für die Lagerung des Patienten in der so genannten Steinschnittlage, die zu einem Zeitpunkt durchgeführt wird, in der bereits eine Vollnarkose besteht, und somit der Gelagerte keinen Einfluß mehr auf die schmerzfreie Positionierung nehmen kann, da verbale Äußerungen nicht möglich und protektive Reflexe ausgeschaltet werden. Die Folgen betreffen in erster Linie lagerungsspezifisch die unteren Extremitäten. Hierzu zählen Neuropathien, venöse Thrombosen und insbesondere auch das Kompartmentsyndrom im Unterschenkelbereich [1, 6–8, 10, 11]. Seltener wird auch von arteriellen thrombotischen Verschlüssen berichtet [4]. Leider machen sich die Folgen einer falschen Lagerung erst postoperativ bemerkbar und sind, wenn überhaupt, dann nur mit aufwendigen Maßnahmen erfolgreich zu behandeln [8, 10]. Unter diesem Aspekt kommt auch hier wieder der Prävention ein großer Stellenwert zu. So bedürfen Karzinompatienten aufgrund ihres erhöhten Risikos einer Thrombose eine perioperative Heparinisierung [7]. Bestimmte Lagerungstechniken tragen ebenfalls zu einer deutlichen Verminderung der postoperativen Schäden bei. Im Folgenden werden die Einzelheiten von Lagerung, auftretenden Komplikationen und deren Präventionsmöglichkeiten, sowie therapeutische Maßnahmen näher beschrieben.

## Vorbereitung des Patienten

Niedermolekulares Heparin hat sich als gute Thromboembolieprophylaxe erwiesen. Mit der Therapie wird je nach Literaturangaben am Abend vor der Operation bis zu zwei Stunden vor der Operation begonnen. Studien, die sich mit dieser Thematik auseinandergesetzt haben, dabei geht es insbesondere um die Verwendung von niedermolekularem Heparin, dessen Anwendungsdauer und -dosis, werden im Kapitel Thromboembolie-Prophylaxe näher erläutert.

Bereits auf der Station sollten präoperativ Stützstrümpfe angezogen werden. Eine Ausnahme bilden Patienten, die eine ausgeprägte arterielle Verschlusskrankheit besitzen und damit ein hohes Risiko der peripheren arteriellen Durchblutungsstörung.

## Lagerung des Patienten

In der kolorektalen Chirurgie wird der Patient am häufigsten auf dem Rektumtisch mit gespreizten Beinen gelagert (Sigma-Rektumresektionen, Hemikolektomie links, Pouch usw.) Da dabei die Beine auf den so genannten Beinstützen gelagert werden und die Operationszeiten häufig länger sind, ist das Risiko für die Entstehung von Thromboembolien, Kompartmentsyndromen bzw. Nervenschädigungen besonders hoch [6]. Deshalb muss der Lagerung eine besondere Aufmerksamkeit geschenkt werden und diese sollte durch den Operateur selbst vorgenommen werden. Da der Patient häufig zusätzlich in

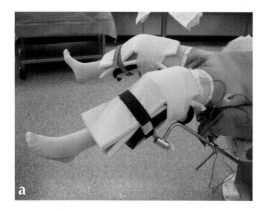

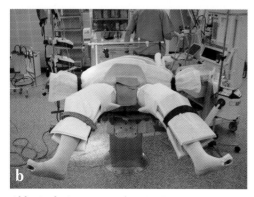

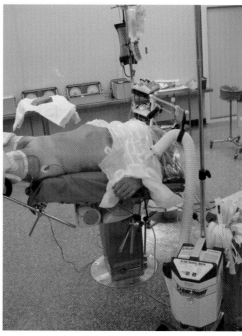

**Abb. 2** Die zusätzlich im Brustbereich angebrachte Wärmematte verhindert das Auskühlen des Patienten.

**Abb. 1a, b** Lagerung des Patienten in Steinschnittlage, dabei muss der Polsterung und Fixierung auf den Beinstützen besondere Aufmerksamkeit gewidmet werden. Die Polsterung des Knie- und Unterschenkelbereiches erfolgt mit Schaumstoff zirkulär.

eine Kopftieflage gebracht werden muss, ist eine sichere Fixierung auf dem Rektumtisch notwendig. Diese erfolgt in der Regel mit Gurten an den Beinstützen. Damit dies gefahrlos erfolgen kann, müssen die unteren Extremitäten im Kniegelenksbereich durch Schaumstoffplatten vorne und hinten sorgfältig gepolstert werden. Die Polster sollten die Extremitäten zirkulär einhüllen und die kritischen Stellen (Kniekehle, Fibulaköpfchen, Wade) ausreichend abpolstern (Abb. 1a,b) [1, 6, 9]. Das Gesäß sollte durch ein Polster erhöht auf dem OP-Tisch gelagert werden,

damit der Zugang zum Anus für den Zirkularstapler bzw. die Rektumexstirpation leichter möglich wird. Die zusätzlich im Brustbereich angebrachte Wärmematte (Abb. 2) verhindert das Auskühlen des Patienten. Der Instrumententisch muss so zum OP-Tisch angebracht werden, dass die Höhenverstellung des Rektumtisches nicht zur Druckstellenbildung der Extremitäten führt (Abb. 3). Für laparoskopische kolorektale Operationen ist die Anbringung von Schulterstützen sinnvoll (Abb. 4) [9], da der Patient zum Fernhalten der Dünndarmschlingen aus dem Operationsgebiet nicht selten in eine extreme Kopftieflage gebracht werden muss. Ebenso hilfreich sind Seitenstützen, die ein Kippen des Patienten zum Operateur ermöglichen (Abb. 4) [9].

Kaum ein anderer abdominalchirurgischer Eingriff erfordert einen größeren Aufwand der sicheren Lagerung des Patienten zur Vermei-

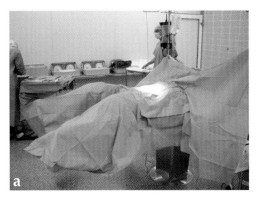

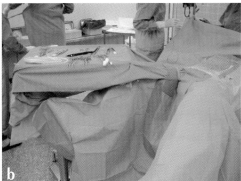

**Abb. 3a, b** Der Instrumententisch muss nach kompletter Abdeckung des Patienten so zum OP-Tisch angebracht werden, dass die Höhenverstellung des Rektumtisches nicht zur Druckstellenbildung der Extremitäten führt.

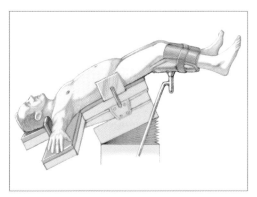

**Abb. 4** Lagerung des Patienten auf einem Rektumtisch mit gespreizten Beinen. Wichtig ist die sichere Fixierung mit Beingurten und Schulterstützen sowie ggf. Seitenstützen, um den Operationstisch komplikationsfrei für den Patienten in alle Richtungen bewegen zu können. Die ist insbesondere für laparoskopische kolorektale Eingriffe erforderlich.

dung der nachfolgend im Einzelnen besprochenen Komplikationen.

# Komplikationen, Ursachen und Vermeidung

## Thromboembolie

Das Risiko, eine thromboembolische Komplikation zu erleiden, ist bei der Operation von kolorektalen Karzinomen durch mehrere Faktoren erhöht. Wird auf eine Thromboembolieprophylaxe verzichtet, so liegen die Schätzungen des Risikos für eine tiefe Beinvenenthrombose bei 29 %, z. T. bis 48 %, für Patienten mit kolorektalen Eingriffen im Vergleich zur chirurgischen Gesamtpopulation mit einem Risiko von 22 %. Die Prophylaxe mit niedermolekularem Heparin kann das Risiko dabei um ca. 50 % reduzieren [7]. Das Risiko einer tödlichen Lungenembolie liegt bei ca. 1 bis 5 %.

Ursachen für das erhöhte Risiko sind unabhängig von der Lagerung des Patienten in einer tumorbedingten Hyperkoaguabilität mit Thromboseneigung zu suchen. Lagerungsbedingte Ursachen sind der erhöhte Druck der Beinstützen insbesondere auf den Unterschenkelbereich und die Hyperflexion des Knies mit einem dadurch ermöglichten Kinking der Poplitealvene [4]. Wie auch für alle folgenden Komplikationen spielt insbesondere die Dauer des operativen Eingriffes eine entscheidende Rolle.

Mehrere Studien haben sich mit der Prophylaxe und Therapie von Thromboembolien, insbesondere auch beim kolorektalen Karzinom auseinander gesetzt [2, 3, 5]. Die Ergebnisse dieser Studien sind in dem separaten Kapitel über Thromboembolieprophylaxe zusammengestellt.

## Kompartmentsyndrom

Das postoperative Kompartmentsyndrom ist ein Reperfusionsschaden. Eine vorübergehende Reduktion des Perfusionsdruckes führt nach Wiederaufnahme des normalen Druckes zu einem Zellödem mit kapillärem Leck und generalisiertem Gewebeödem des betroffenen Kompartments. Drücke von außen, die je nach Autor [8] Werte von 50-55 mmHg bzw. 35-40 mmHg für 4-8 Stunden überschreiten, führen unter Berücksichtigung des mittleren arteriellen Druckes zu einem postoperativen Kompartmentsyndrom. Manche Formen der Beinstützen fördern die Verkleinerung der Kompartimente durch Kompression von außen. Weiter Ursachen können vorübergehende Hypotensionsphasen, Flüssigkeitsdefizit, eine Azidose und die Gabe von vasokonstriktorischen Medikamenten sein [8].

Ein aufgetretenes Kompartmentsyndrom muss umgehend diagnostiziert und therapiert werden, um das Risiko von Dauerschäden zu minimieren. Symptome sind dabei ausgeprägte Schmerzen im Bereich der betroffenen Muskelloge, die bei Bewegung noch weiter zunehmen, Fuß- oder Unterschenkelödeme und Hypästhesien im Bereich des Fußes im frühen Stadium. Spätsymptome sind motorische Verluste und fehlende arterielle Pulse, die immer einen irreparablen Schaden anzeigen.

Eine umgehende Kompartmentspaltung ist die einzige mögliche Therapie. Urinkontrollen auf Myoglobin bestimmen die Hydrierung des Patienten zur Vermeidung einer „Crush-Niere" bis zum Abfallen der Werte in den Normbereich. Mannitoltherapie und Alkalisierung des Harns sollten ebenfalls als zusätzliche Therapieoption bedacht werden [4, 8, 10].

## Neuropathien

Eine andere wichtige Komplikation ist die Verletzung der peripheren Nerven. Besonders häufig betroffen ist dabei der Nervus peroneus. Durch den Verlauf entlang des Fibulaköpfchens ist er durch den Druck von außen stark gefährdet. Dies bedeutet eine gute Polsterung in diesem Bereich. Insbesondere aber auch die Operationsdauer scheint einen entscheidenden Einfluss auf das Auftreten dieser Komplikation zu besitzen [4, 6, 11]. Auch eine optimale Polsterung kann diesen Schaden offensichtlich nicht immer vermeiden. Auch Hyperextension oder -flexion führen zu eventuell bleibenden Nervenschädigungen. Dies gilt insbesondere für den zervikobrachialen Bereich.

Des Weiteren kann zum Beispiel eine Kompression im Bereich des Gesäßes bei falscher Lagerung, insbesondere bei gleichzeitiger Hyperflexion der Hüfte, eine Dauerschädigung des Nervus ischiadicus verursachen.

Schwere motorische Schäden bei Nervenschädigung treten laut Literatur in einem Verhältnis von ca. 1 zu 3500 auf [11]. Angeschuldigt für die Entstehung von postoperativen Neuropathien wird nicht nur die falsche Lagerung. Zahlreiche Prädispositionsfaktoren scheinen eine zusätzliche Rolle zu spielen: ein dünner Habitus, die Anamnese von Nikotinabusus, Diabetes mellitus, familiärer Neuropathien, Alkoholabusus, sowie das Vorhandensein subklinischer Neuropathien und anatomischer Anomalien werden dabei neben den bereits genannten chirurgischen Faktoren aufgeführt [11].

## Arterielle Thrombosen

Arterielle Schäden sind in der Literatur eher selten beschrieben und betreffen insbesondere die zentralen Gefäße [4]. Ob diese tatsächlich als lagerungsbedingt betrachtet werden können, ist sicherlich nicht eindeutig zu klären. Beschrieben werden 3 Fälle einer Iliakalarterienthrombose mit ausgeprägter Muskelischämie, die in 2 Fällen zu einer Amputation der entsprechenden Extremität führte. Eine entsprechende vaskuläre Prädisposition ist zu vermuten.

## Schlussfolgerung

Komplikationen im Bereich der unteren Extremität können zum großen Teil als Folge der Lagerung des Patienten in Steinschnittlage bei Operationen des kolorektalen Karzinoms auftreten. Gewisse Prädispositionsfaktoren spielen meist eine untergeordnete Rolle, sind aber nicht gänzlich zu vernachlässigen. So kann zum Beispiel alleine durch eine Thromboembolieprophylaxe mit niedermolekularem Heparin bei dem bestehenden erhöhten Thromboserisiko eine Reduktion dieser Komplikation um ca. 50 % erreicht werden.

Wesentlich ist vor allem die optimale Lagerung des Patienten, um das Risiko einer Schädigung zu minimieren. Hierzu gehört die sorgfältige Polsterung aller gefährdeten Bereiche wie auch die Vermeidung von extremen Lagerungspositionen. Von zahlreichen Autoren bestätigt [4, 6-8, 10, 11] ist die Dauer der Operation von nicht unerheblicher Wichtigkeit. Dabei wird berichtet, dass bereits ab 2 Stunden Operationszeit das Risiko ansteigt. Deutlich vermehrt treten Schäden ab einer Operationszeit von 5 Stunden auf. Aufgrund der schwerwiegenden Konsequenzen mit zum Teil bleibenden Dauerschäden spielt die Prophylaxe eine wesentliche Rolle.

## Literatur

[1] *Bridgen RJ* (1988). The operation table and positions used for surgery. In: Operating theatre technique, Churchill Livingstone, Chapter 5, 115-131

[2] *Bergqvist D, Agnelli G, Cohen AT, Eldor A, Nilsson PE, Le Moigne-Amrani A, Dietrich-Neto F* (2002). Duration of prophylaxis against venous thromboembolism with enoxaparin after surgery for cancer. N Engl J Med 346: 975-980

[3] Enoxacan Study Group (1997). Efficacay and safety of enoxaparin versus unfractioned heparin for prevention of deep vein thrombosis in elective cancer surgery: a double-blind randomized multicentre trial with venographic assessment. Br J Surg 84: 1099-1103

[4] *Fowl RJ, Akers DL, Kempczinski RF* (1992). Neurovascular lower extremity, complications of the lithotomy position. Ann Vasc Surg 6: 357-361

[5] *Hettiarachchi RJK, Smorenburg SM, Ginsberg J, Levine M, Prins MH, Büller HR* (1999). Do heparins do more than just treat thrombosis? The influence of heparins on cancer spread. Thrombosis Haemostasis 82: 947- 952

[6] *Karulf RE* (1996). Anesthesia and intraoperative positioning. In: Complications in Colon & Rectal Surgery, eds. *Hicks TC, Beck DE, Opelka FG, Timmke AE*; Williams & Wilkins, Chapter 3, 34-49

[7] *McLeod RS* (1996). The risk of thromboembolism in patients undergoing colorectal surgery. Drugs 52 (Suppl. 7): 38-41

[8] *Mulhall JP, Drezner AD* (1993). Postoperative compartment syndrome and the lithotomy position: a report of three cases and analysis of potential risk factors. Conn Med 57: 129-133

[9] *Reck T, Köckerling F* (1998). Lagerung des Patienten und Positionierung des Operationsteams. In: Video-endoskopische Chirurgie, Hrsg. *Köckerling F, Hohenberger W*; Johann Ambrosius Barth Verlag, Kapitel 6, 153-168

[10] *Scott JR, Daneker G, Lumsden AB* (1997). Prevention of compartment syndrome associated with the dorsal lithotomy position. Am Surg 63: 801-806

[11] *Warner MA, Warner DO, Harper CM, Schroeder DR, Maxson PM* (2000) Lower extremity neuropathies associated with lithotomy positions. Anesthesiology 93: 938-942

# Die postoperative Schmerztherapie in der Viszeralchirurgie

*G. Haring*

Der Chirurg *Neugebauer* charakterisierte die Situation der postoperativen Schmerztherapie in Deutschland im Jahr 1998 mit „zu selten, zu spät, zu wenig". Weshalb müssen wir uns diesem Problem so intensiv zuwenden?

Es existiert die rechtliche Verpflichtung zur postoperativen Schmerztherapie. Nach *Ulsenheimer* bedeutet eine nicht suffiziente Schmerztherapie eine unterlassene Hilfeleistung, welche auch einklagbar ist. Weiterhin ist bekannt, dass 60 % der Patienten Angst vor Schmerzen nach Operationen haben, welche eine subjektiv große Belastung für den Patienten sind. Objektiv aber führen postoperative Schmerzen und Stress pathophysiologisch zu einem erhöhten Sympathikotonus, welcher sowohl den $O_2$-Verbrauch des Herzens erhöht und zu einer paradoxen Vasokonstriktion bei stenosierten Koronargefäßen führt. Außerdem sind respiratorische Komplikationen häufig und führen durch Sekretverhalt, Atelektasenbildung zu einer Hypoxie. Für viszeralchirurgische Eingriffe von besonderer Bedeutung ist, dass Stress und Schmerz spinale Reflexe aktivieren und zu einer sympathikusinduzierten Einschränkung der gastrointestinalen Motilität und Durchblutung führen.

Die Ziele der postoperativen Schmerztherapie (nach *Brodner*):

1. Reduktion der subjektiven Belastung durch den Schmerz
2. Reduktion der Stressreaktion und damit des Risikos von Komplikationen
3. Anpassung an Belastungen postoperativer Therapiemaßnahmen, wie z. B. der Frühmobilisation.
4. Verbesserung der Motilität und Durchblutung des Darmes.

Grundsätzlich gilt, dass postoperative Schmerzen einer hohen Variabilität durch individuell unterschiedliche Ansprechbarkeit auf den Schmerzreiz unterworfen sind. Der postoperative Schmerz ist ein subjektives Erlebnis. So benötigen z. B. Patienten nach einer Gastrektomie manchmal sehr wenig Analgetika, andere nach einer Leistenhernie für Tage Opioide.

Wir wissen, dass endoskopische Eingriffe geringer und kürzer anhaltende Beschwerden verursachen als offene Eingriffe, dass Oberbauchchirurgie schmerzhafter als Unterbauchchirurgie ist.

Die Kenntnis dieser Umstände, welche durch die patientenkontrollierte Analgesie ermittelt wurden, verbietet eine standardisierte Schmerztherapie, wie z. B. 3 mal täglich 1 Ampulle Analgetikum i.m.. Mit dieser Art der Therapie werden wir dem Patienten nur in seltensten Fällen gerecht. Schmerzmessungen mittels analoger Scalen zeigen die Unterschiedlichkeit der Schmerzreaktionen (Tab. 1).

Die Auswahl der Anästhesieverfahren ist abhängig vom Eingriff, andererseits aber auch von der Erfahrung und dem Organisationsgrad der Klinik. So hat eine Befragung über die

**Tab. 1**　Verfahren postoperative Schmerztherapie

| Systemische Schmerztherapie | Lokal – oder Regionalanästhesie |
|---|---|
| (i. m. Injektion)<br>subcutan<br>intravenös: Titriert (AWR), kontinuierlich<br>　　　　　　patientenkontrolliert (PCA) | Periduralanästhesie<br>über Periduralkatheter<br>　thorakal, lumbal |

postoperative Schmerztherapie in Deutschland aus dem Jahr 1999 gezeigt, dass die Analgesieverfahren je nach Fachdisziplin unterschiedlich eingesetzt werden, auch die i. m. Injektion noch angewendet wird. Intravenöse Analgetikakombinationen, wie es z. B. der „Würzburger Schmerztropf" in der Kombination von Tramadol/Metamizol und einem Antiemetikum ist, werden auch verwendet. Die Goldstandards der Schmerztherapie, wie die intravenöse patientenkontrollierte Analgesie (PCA) und die Epiduralanalgesie sind regional unterschiedlich die Methoden der Wahl (*Stamer* 2002) (Tab. 2).

Bei großen Eingriffen mit Eröffnung von zwei Höhlen, bei der Ösophagusresektion oder bei ausgedehnten Resektionen im Bauchraum, wie bei einer Gastrektomie, bei einer Pankreasoperation, bei einer Hemikolektomie, Le-

**Tab. 2**　Analgesieverfahren
　　　　　(% der Kliniken n. *Stamer*)

| | nur durch Anästhesie | nur operative Fächer |
|---|---|---|
| im. Injektion Opioide | 4,7 | 54,7 |
| iv. Bolusgabe Opioide | 64,6 | 6,1 |
| iv. Kurzinfusion Opioide | 26,2 | 25,1 |
| sc. Injektion Opioide | 5,6 | 37,0 |
| iv. Analgeticakomb. (WST) | 19,3 | 22,2 |
| iv. PCA | 67,7 | 1,4 |

berteilresektion, Rektumamputationen, führen wir die postoperative Analgesie entweder mit der PCA oder mit der Epiduralanalgesie durch (Tab. 3).

Bei der Behandlung postoperativer Schmerzen kommen in erster Linie potente Substanzen, die Opioide, zum Einsatz, z. B. das Piritramid oder das Morphin, welche die höchste analgetische Potenz besitzen. In diese Reihe gehören auch noch das Buprenorphin und das Tramadol. Wir benutzen das Tramadol in der akuten Schmerztherapie nicht, da es nicht sicher wirkt und häufig Nebenwirkungen, wie Schwindel, Übelkeit, hervorbringt. Auch der sogenannte „Würzburger Schmerztropf" ist bei uns nicht im Einsatz, da hiermit keine differenzierte Schmerztherapie möglich ist. Es ist wenig bekannt, dass in bis zu 10 % der europäischen Bevölkerung ein genetisch bedingter Enzymdefekt für Zytrochrom P450 besteht, welcher verhindert, dass aus dem Tramadol die pharmakologisch aktiven Metaboliten werden (*Paulsen* et. al. 1996).

Neben den Opioiden haben auch die nicht opioiden Analgetika eine herausragende Stellung in der postoperativen Schmerztherapie, da sie wegen der reinen peripheren Wirkung keine zentralen Nebenwirkungen haben. Die wichtigsten Substanzen sind das **Metamizol** und das **Paracetamol**, das neuerdings auch in intravenös injizierbarer Form vorliegt und rektal verabfolgt, vor allen Dingen zur postoperativen Analgesie bei Kindern eingesetzt wird.

Bei Metamizol ist die direkte spasmolytische Wirkung auf die glatte Muskulatur des Darmes besonders hervorzuheben und begründet die

**Tab. 3** Postoperative Schmerztherapie Medikamente

| Systemische Schmerztherapie | Lokalanästhesie (peridural) |
|---|---|
| • antipyretische Analgetika<br>   Metamizol (Novalgin) 6 × 1 g/d i. v.oral<br>   Paracetamol (Ben-u-ron) Supp<br>   Diclofenac<br>   Ibuprofen<br>   ASS (Aspisol)<br>   Cox-2-Hemmer: Celecoxib (Celebrex) oral, i. v. (!)<br>                        Rofecoxib (Vioxx)    oral<br>• Opioide<br>   Piritramid<br>   Morphin<br>   Buprenorphin<br>   Tramadol (Tramal) | Ropivacain (Naropin)   0,2%ig<br>Bupivacain                   0,25%ig<br>Sufentanil 0,1<br>Morphin   3 mg |

herausragende Stellung dieses Präparates in der postoperativen Analgesie auch nach viszeralchirurgischen Eingriffen.

Die COX-2-Hemmer (Celecoxib – auch i. v. einsetzbar, Rofecoxib) werden präoperativ verabreicht, um postoperativ analgetisch zu wirken, wobei sie zur Einsparung, aber nicht zum Ersatz von Opioiden führen.

Die **patientenkontrollierte Analgesie** (PCA) gilt heutzutage als Goldstandard in der postoperativen Schmerztherapie, erlaubt sie doch eine individuelle Titration des Analgetikabedarfs. Nebenwirkungen sind seltener, vor allen Dingen, wenn man keine Basalinfusionen einsetzt. Ca. 70 % der Kliniken in der schon erwähnten Umfrage aus dem Jahr 1999 führen die PCA bei abdominellen Eingriffen durch.

**Indikation:** Alternative zur Regionalanästhesie bei Operationen mit hohem Analgetikabedarf:
- große abdominelle und thorakale Eingriffe.
- postoperativ auch bei kleineren mittleren Eingriffen mit Hinweis auf erhöhten Schmerzmittelbedarf (z. B. Schmerzsyndrom-Patienten, Migräne-Patienten).

Die Sicherheitsphilosophie des Verfahrens liegt in der Patientenkontrolle. Es ist deshalb nicht erlaubt, dass das Personal und die Eltern, z. B. bei Kindern, die Analgesie auslösen, da die kontrollierende Bewusstseinslage des Patienten damit außer Kraft gesetzt wird.

In der Praxis empfiehlt es sich bei dieser Methode entweder ein oder höchstens zwei Medikamente einzusetzen (Tab. 4).

Auch wir verwenden ausschließlich das relativ nebenwirkungsarme Piritramid und infundieren bei nicht ausreichender Analgesie Metamizol (6 g/die), welches die Vigilanz erhält und den Opiatverbrauch mindert. Durch den Infusionsautomaten ist die Bolusgröße, das Sperrintervall und die Dosislimitierung für einen wählbaren Zeitraum zu begrenzen.

**Tab. 4** Zur PCA verwendete Analgetica (*Stamer* 2002)

| Analgetica | Kliniken | % |
|---|---|---|
| Piritramid | 320 | 97,3 |
| Morphin | 73 | 22,2 |
| Fentanyl | 16 | 4,8 |
| Sufentanil | 16 | 4,8 |
| Tramadol | 3 | 1,2 |

Bei uns hat sich folgendes Schema bewährt:

**Tab. 5**

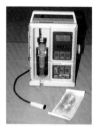

| Dipidolor | 2 mg/ml |
|---|---|
| Einzeldosis | 2 mg |
| Sperrintervall | 15 Minuten |
| Dosislimitie-rung | 20 mg in 4 Stunden |

Sollte diese Dosis nicht ausreichen, kann die Einzeldosis erhöht oder auch das Sperrintervall verkürzt werden.

**Nebenwirkungen**, wie bei allen Opioiden, sind die mögliche Übelkeit und das Erbrechen.

Atemdepression ist seltener als bei anderer Opioidtherapie. Das Frühsymptom ist die Vigilanzstörung. Deshalb müssen Patienten, welche eine PCA erhalten, überwacht werden. Die Inzidenz bedrohlicher Atemdepressionen liegt bei 0,4 %, und das Personal muss entsprechend geschult werden.

Patienten, welche eine respiratorische Insuffizienz oder eine Schlafapnoe oder unklare neurologische Erkrankungen haben, sind von diesem Verfahren auszuschließen.

Die anspruchsvollste und wirkungsvollste Methode der postoperativen Schmerztherapie ist die **Epiduralanästhesie mittels Periduralkatheter (PDK)**.

Diese Methode ist zur Unterdrückung der operativen Stressreaktion bei großen Eingriffen sowohl intraoperativ in Kombination mit einer Narkose, besonders aber postoperativ zur Analgesie geeignet. Die Vorteile gegenüber anderen Verfahren der postoperativen Schmerztherapie liegen in einer Reduktion der postoperativen kardialen Komplikationen und der regionalen Sympathicolyse. Der cardial vorgeschädigte Patient ist besonders durch die Sympathikusaktivierung, welche den myokardialen $O_2$-Verbrauch erhöht und zu einer paradoxen Vasokonstriktion mit Minderperfusion schlecht durchbluteter Myocardbezirke führt, gefährdet. Die Epiduralanästhesie, besonders im thorakalen Bereich mittels Lokalanästhetika, mindert dieses Risiko nachweislich und führt zu einer Abnahme postoperativer Herzinfarkte und trägt dadurch zur Senkung der postoperativen Sterblichkeit bei (*Brodner* et al. 2001). Auch auf die Darmfunktion lässt sich ein positiver Effekt nachweisen. Die Einschränkung der gastrointestinalen Durchblutung durch stressbedingte Aktivierung spinaler Reflexe kann durch Sympathikusblockade gemindert werden. Dies führt zu einer schnelleren Erholung der Darmfunktion, besonders bei thorakaler Epiduralanalgesie mittels Lokalanästhetika.

**Indikation zur Epiduralanalgesie:**
- Thoraxoperationen und Thoraxtraumen
- große Baucheingriffe (z. B. Gastrektomien, Pankreasresektionen, Leberteilresektionen, Zweihöhleneingriffe)
- ausgedehnte darmchirurgische Operationen
- urologische Eingriffe (radikale Prostatektomien, Zystektomien)
  Durchführung mindestens 3 Tage postoperativ (Tab. 6).

Die Nebenwirkungen beim Einsatz von Lokalanästhetika zur Epiduralanästhesie sind vor allen Dingen durch die Sympathikolyse bedingte Hypotension, weshalb eine engmaschige Überwachung und bei Bedarf eine gezielte Volumentherapie zur Kreislaufstabilisierung erfolgen müssen. Häufiger treten Miktionsstörungen und Pruritus, aber seltener eine Atemdepression als beim Einsatz des hydrophilen Opiates Morphin. Die Nebenwirkungen unterscheiden sich aber beim Einsatz von Opioiden und Lokalanästhetika (Tab. 7).

Durch die lumbale peridurale Morphingabe konnte eine suffiziente Analgesie auch bis in den thorakalen Bereich hinein erzielt werden,

**Tab. 6**  Vorteile und Nachteile der Epiduralanästhesie (*Brodner* 1999)

| Vorteile | Nachteile |
| --- | --- |
| • Gute Analgesiequalität | • Punktionsrisiko |
| • Beschleunigte postoperative Erholung | • Risiko von Katheterfehllagen |
| • Verbesserung der Lungenfunktion | • aufwändige Betreuung |
| • Reduktion des kardiovaskulären Risikos | • Einschränkung der Anwendbarkeit |
| • Verbesserung der Darmfunktion | • Gerinnungsstörungen |
| (Motilität, Durchblutung) | • Ablehnung |
| • Reduktion des Thromboserisikos | |
| selten: Übelkeit, Sedierung | häufig: Hypotonie, Miktionsstörungen |

**Tab. 7**  Nebenwirkungen periduraler Opioide und Lokalanästhetika

| | Opioide | Lokalanästheticum |
| --- | --- | --- |
| cardiovasculär | normal | Hypotonie, Bradycardie |
| Ventilation | frühe und späte Atemdepression | keine Veränderung |
| Motorik | keine | Blockierung |
| **ZNS** | | |
| Sedierung | ja/möglich | nein |
| Übelkeit/Erbrechen | ja | nein |
| Harnretention | ja | ja |
| Darm | Motilität vermindert | Motilität erhöht |

*Schmidt, Volk* 1995

so dass dieses Verfahren noch seine Bedeutung hat. Wir konnten in unserem Krankengut, z. B. bei Rektumsigmoidresektionen, Kolektomien, Gastrektomien, Leberteilresektion, die bekannte Tatsache bestätigen, dass durch Epiduralkatheter in Höhe L2 oder L3 plaziert und alleinige Morphingabe (3 mg in 3 ml NaCl 0,9%ig/2 mal täglich) in 90 % eine ausreichende Analgesie erreichbar ist.

Günstiger ist die peridurale Gabe eines Lokalanästhetikum, da es zu einer besseren Sympathikolyse führt. Um Nebenwirkungen, wie Blutdruckabfall oder motorische Blockaden zu vermeiden, sollte der Periduralraum im Zentrum der zu blockierenden Dermatome punktiert werden (*Striebel* 2003) (Tab. 8).

In den letzten Jahren sind wir bei großen abdominellen und thorako-abdominellen Ein-

griffen zum Einsatz des thorakalen Epiduralkatheters übergegangen. Die Vorteile sind bei Katheterlage im betroffenen Segment, dass mit dem Einsatz eines speziellen Lokalanästhetikums die motorische Blockade vermeidbar, die Nebenwirkungen reduziert und eine her-

**Tab. 8**  Funktionshöhe epidural

| Operation | Punktions-höhe | Anästhesie-ausbreitung |
| --- | --- | --- |
| Thorakotomie | Th 6–7 | Th 2–8 |
| Thorakoabdominal | Th 8–9 | Th 4–12 |
| Oberbauch | Th 8–10 | Th 6–12 |
| Unterbauch | Th 10–12 | Th 8–L2 |
| Abdominale Aorta | Th 10–12 | Th 8–L2 |

**Tab. 9** Postoperative Schmerztherapie (*Stamer* 2002) (Umfrage Anästhesisten 436 Kliniken)

| Laparotomie | % |
|---|---|
| Epiduralanalgesie | 61,0 |
| PCA | 14,5 |
| i. v. Analgeticakombination | 13,1 |
| kontinuierliche Infusion (Opioide) | 12,8 |
| Analgetica durch Pflegepersonal | 12,8 |

vorragenden Analgesie und Sympathikusblockade erreicht werden.

Die thorakalen Periduralkatheter werden am wachen Patienten unmittelbar präoperativ angelegt.

Motorische Blockaden können durch Einsatz von Lokalanästhestika mit differentialblockierenden Eigenschaften, d. h. mit bevorzugter Blockierung der schmerzableitenden A-δ und C-Fasern bei geringerer Beeinträchtigung der motorischen Funktion vermieden werden. Dazu hat sich besonders das lange und stark wirkende Ropivacain (Naropin) bewährt, welches die größte Differenz zwischen Erreichen einer suffizienten Analgesie und motorischer Blockade besitzt. Wir verwenden das 0,2%ige Ropivacain und führen dies kontinuierlich zu (6–10 ml/h). Sollte die Analgesie nicht ausreichen, ist der Zusatz von 1 μg Sufentanyl/ml möglich, wir verabreichen zusätzlich das nebenwirkungsarme Metamizol (6 g/die) als Basisanalgetikum intravenös und erreichen immer eine ausreichende Analgesie mit den Vorteilen der lokalen Sympathikolyse und der positiven Wirkung auf die Darmfunktion (Tab. 9).

Diese spezifischen Verfahren, die PCA und die epidurale Analgesie, haben eine große Verbreitung gefunden und sind bei uns die hauptsächlichsten postoperativen Analgesieverfahren.

Mit der Epiduralanalgesie in Segmenthöhe des Eingriffes, also auch den thorakalen Einsatz, haben wir eine hervorragende Methode zur Verfügung, welche die Forderungen, die wir an die postoperative Analgesie stellen, in hohem Maße erfüllt. Dadurch können Patienten sehr schnell mobilisiert werden. Diese Art der Schmerzausschaltung hat eine positive Wirkung auf den Magen-Darm-Trakt und das Herzkreislaufsystem.

Wichtig ist die Zusammenarbeit mit den operativen Kliniken auf dem Gebiet der postoperativen Schmerztherapie als unabdingbare Voraussetzung für die Durchführung einer solchen Konzeption.

# Literatur

[1] *Brodner G.* Indikationen für regionale Anästhesieverfahren in der postoperativen Schmerztherapie. Refresher Course. Aktuelles Wissen für Anästhesisten, Nr. 25; (1999), 249–263

[2] *T. Möllhoff* et al. Effizienz der onkologischen Chirurgie. Hat die Anästhesie einen Einfluß auf das postoperative Ergebnis? Zentralbl. Chir. 126 (2001), 312–317

[3] AINS, Band 4 (2002). Schmerztherapie, Herausgeber *G. Hempelmann, C. Krier, J. Schulte am Esch*, 13–17; 78–85; 103–116; 497–509

[4] *Stamer U., N. Mpasias, F. Stübner, H. Laubenthal, C. Maier.* Postoperative Schmerztherapie in Deutschland. Anästhesist 2002, 51. Jahrg., 248–257

[5] *Brodner G, van Akern H* et al. Multimodal perioperation Management ... Anästh. Analg. 2001, 92, 1594–1600

[6] *Brodner G.* Die thorakale Epiduralanästhesie – mehr als ein Anästhesieverfahren. Anästhesist 1997, 751–762

[7] *Scherer R, R Gebler.* Thorakale Epiduralanästhesie. AINS 2003, 38; 168–190

[8] Akuter Schmerzdienst (ASD). Ein Leitfaden für die postoperative Schmerztherapie, Hrsg. Schmidt, Volk 1995, S. 36

[9] Striebel HW. Die Anästhesie, Schattauer 2003, S. 1193

# Die Bedeutung des Alters für die frühpostoperativen Ergebnisse in der Chirurgie des kolorektalen Karzinoms

*F. Marusch, A. Koch, U. Schmidt, S. Rhode, F. Köckerling, I. Gastinger, H. Lippert*

## Einleitung

Die demographische Entwicklung in den Industrieländern führt zu einem Anstieg der Zahl alter Menschen [1–3]. Das Alter aber ist ein Hauptrisikofaktor für die Entwicklung von Malignomen. Die Häufigkeit der Karzinome steigt mit dem Alter an [1].

Das Karzinom des Dickdarmes hat einen Inzidenzgipfel im siebenten und achten Dezennium. Das Erkrankungsalter scheint insgesamt gesehen in den letzten Jahrzehnten zuzunehmen. Während 1922 noch der Zeitraum zwischen dem 40. und dem 60. Lebensjahr als Haupterkrankungsalter angegeben wurde, zeigen neuere Arbeiten eine Verschiebung des Inzidenzgipfels [4–7]. Der Altersgipfel für kolorektale Karzinome liegt etwa 5 Jahre später als derjenige für adenomatöse kolorektale Polypen [8]. Insgesamt treten nur 5 % aller kolorektalen Karzinome bei Patienten, die jünger als 40 Jahre alt sind, auf [9, 10]. Die jährliche Inzidenz des kolorektalen Karzinoms kann als eine Funktion des Alters dargestellt werden [11].

Ältere Patienten sind eine sehr heterogene Gruppe. Der Allgemeinzustand ist unterschiedlich (biologisches Alter). Häufig findet sich eine große Zahl von Co-Morbiditäten [12]. Daraus resultiert in der Herangehensweise an die chirurgische Therapie des kolorektalen Karzinoms ein differenziertes Konzept. Für ältere Menschen ist die Lebensqualität ent-scheidender als ein tumorfreies Überleben bzw. eine Lebensverlängerung.

Für die Betrachtungsweise der Chirurgie des kolorektalen Karzinoms im Alter ist erschwerend, dass es keine endgültige Definition des „alten" Patienten in den publizierten Studien gibt. Diese Definition ist aber auch auf Grund der angesprochenen Heterogenität des Allgemeinzustandes der Patienten schwierig. Einige Autoren ziehen bei der Betrachtung der Chirurgie des alten Menschen eine Grenze bei 65 Jahren [13], andere bei > 70 Jahren [14–23], andere bei > 75 Jahren [24–30], weitere bei > 80 Jahren [20, 31–41] und ein Großteil bei > 85 Jahren, wie von der Colorectal Cancer Collaborative Group [42] berichtet.

## Material und Methode

Die Untersuchung wurde durchgeführt in Form einer prospektiven multizentrischen Beobachtungsstudie am Institut für Qualitätssicherung in der operativen Medizin an der Otto-von-Guericke-Universität Magdeburg. Die ausgewerteten Daten beinhalten den Zeitraum vom 01.01.2000 bis 31.12.2001. In diesem Einjahreszeitraum nahmen 282 deutsche Kliniken aller Größenordnungen, d.h. vom kleinen Kreiskrankenhaus bis zur Universitätsklinik, teil. Die Studienteilnahme war freiwillig. Es erfolgte kein Ausschluss von Kliniken. Es wurden alle innerhalb dieses einen Jahres aufgenommenen Patienten mit einem kolorektalen Karzinom erfasst d. h. sowohl die operativ als auch die konservativ therapierten Patienten wurden prospektiv dokumentiert. Insgesamt wurden 19080 Patienten mittels eines speziellen standardisierten Fragebogens erfasst. Dieser Fragebogen enthielt 68 Items, sowohl zu den präoperativen Befunden, den präoperativ durchgeführten Maßnahmen, zur Operation selbst, als auch zum postoperativen Verlauf und zur Histologie des Tumors. Das follow up der Patienten wird jährlich durchgeführt.

Um den Einfluss des Alters auf die postoperativen Ergebnisse in der Chirurgie des kolorektalen Karzinoms zu untersuchen, wurden die Patienten unterteilt in < 65 J., 65-79 J. und > = 80 J. Die Auswertung erfolgte gesamt, sowie getrennt für elektive vs. Notfalleingriffe und kurative vs. palliative Eingriffe.

## Ergebnisse

Zwischen dem 01.01.2000 und dem 31.12.2001 wurden 19074 Patienten mit exakten Altersangaben mit einem Kolon- oder Rektumkarzinom prospektiv in eine multizentrische Beobachtungsstudie eingebracht. Es

waren 6884 Patienten mit einem Rektumkarzinom und 12190 mit einem Kolonkarzinom. Die Patienten wurden in insgesamt 282 Kliniken aufgenommen.

Von den 19074 Patienten waren 6575 (34,5 %) < 65 J., 9567 Patienten (50,2 %) waren 65-79 J. und 2932 Pat. (15,4 %) waren > = 80 J. alt. Von 6 Patienten (0,1 %) war das genaue Alter nicht zu ermitteln.

Die Geschlechtsverteilung war signifikant verschieden: < 65 J.: 3954 (60,2 %) Männer zu 2614 (39,8 %) Frauen; 65-79 J.: 5148 (53,8 %) zu 4413 (46,2 %); > = 80J.: 1006 (34,3 %) zu 1923 (65,7 %) (p < 0,001).

Auch der Body Mass Index (BMI) zeigte signifikante Unterschiede: < 65 J.: 26,6 (range 12,5-63,1); 65-79 J.: 26,3 (range 13,1-60,8); > = 80 J.: 24,2 (range 13,3-42,9) (p < 0,001)

Die Anteile der Kolon- und Rektumkarzinome war signifikant verschieden in den Altersstufen: < 65 J.: Rektum n = 2811 (42,8 %) vs. Kolon n = 3764 (57,2 %); 65-79 J.: Rektum n = 3235 (33,8 %) vs. Kolon n = 6332 (66,2 %); > = 80 J.: Rektum n = 838 (28,6 %) vs. Kolon

**Tab. 1** Risikofaktoren n (%)

|  | < 65 | 65–79 | > = 80 | p-Wert |
|---|---|---|---|---|
| keine | 2107 (32,0) | 1181 (12,3) | 140 (4,8) | < 0,001 |
| kardiovaskulär | 2648 (40,3) | 6790 (71,0) | 2482 (84,7) | < 0,001 |
| pulmonal | 574 (8,7) | 1786 (18,7) | 760 (25,9) | < 0,001 |
| renal | 107 (1,6) | 443 (4,6) | 263 (9,0) | < 0,001 |
| hepatogen | 220 (3,3) | 284 (3,0) | 74 (2,5) | 0,086 |
| Adipositas (> 20 % Broca Index) | 1240 (18,9) | 1673 (17,5) | 227 (7,7) | < 0,001 |
| Diabetes mellitus IDDM | 268 (4,1) | 718 (7,5) | 247 (8,4) | < 0,001 |
| Diabetes mellitus NIDDM | 445 (6,8) | 1201 (12,6) | 436 (14,9) | < 0,001 |
| Nikotinabusus | 599 (9,1) | 463 (4,8) | 60 (2,0) | < 0,001 |
| Alkoholabusus | 225 (3,4) | 169 (1,8) | 24 (0,8) | < 0,001 |

**Tab. 2** ASA-Klassifikation n (%) (p < 0,001)

|        | < 65        | 65–79        | > = 80      |
|--------|-------------|--------------|-------------|
| ASA I  | 1203 (18,4) | 533 (5,6)    | 48 (1,7)    |
| ASA II | 3943 (60,4) | 4646 (48,9)  | 858 (29,5)  |
| ASA III| 1316 (20,1) | 4014 (42,2)  | 1742 (59,9) |
| ASA IV | 70 (1,1)    | 311 (3,3)    | 260 (8,9)   |

n = 2094 (71,4 %) (p < 0,001). 73,8 % (n = 4855) der Karzinome im Alter < 65 J. waren distal der Flexura coli sinistra gelegen, 65,9 % (n = 6304) der 65-79 J. und 56,5 % (n = 1657) bei einem Alter > = 80 J. (p < 0,001).

Die Risikofaktoren bzw. ASA-Klassifikation im Vergleich der Gruppen zeigt Tabelle 1 und 2.

Die Stadieneinteilung der resezierten Patienten war signifikant verschieden (p < 0,001) (Tab. 3).

Signifikante Unterschiede gab es ebenfalls bei den OP-Raten. Bei < 65 J. betrug die OP-Rate 99,3 % (n = 6532), 65-79 J. 99,4 % (n = 9506)

und bei den > = 80 J. 98,6 (n = 2892) (p < 0,001).

Insgesamt betrug in dieser Studie die OP-Rate 99,2 %.

Die Resektionsrate lag insgesamt bei 96,2 %. In den Altersstufen fand sich eine Rate von 97,2 % (n = 6350) bei den < 65 J., 96,5 % (n = 9175) bei den 65-79 J. und 92,7 % (n = 2682) bei den > = 80 J. Patienten (p < 0,001). Die Unterteilung in kurative und palliative Resektionen zeigte ebenfalls einen Unterschied (p = 0,003). Betrachtet man die Resektionsraten getrennt nach Kolon und Rektum, so zeigt sich folgendes Bild (Tab. 4).

1067 Operationen (5,6 %) wurden als Notfalleingriff durchgeführt: 4,4% (n = 287) bei < 65 J., 4,9 % (n = 472) bei 65-79 J. und 10,5 % (n = 308) bei > = 80 J. (p < 0,001).

Unter den intraoperativen Komplikationen wurden die iatrogene Tumorperforation, Blutungen (intraoperativer Blutverbrauch > 2 Erythrozytenkonzentrate), Ureterläsion, Urethralläsion, Blasenverletzung, Milzverletzung, Darmperforation, Verletzung des inne-

**Tab. 3** Stadieneinteilung n (%)

|              | < 65        | 65–79        | > = 80      |
|--------------|-------------|--------------|-------------|
| Stadium 0    | 90 (1,5)    | 109 (1,2)    | 20 (0,8)    |
| Stadium I    | 1355 (21,9) | 1991 (22,2)  | 443 (17,0)  |
| Stadium II   | 1622 (26,2) | 2725 (30,4)  | 922 (35,3)  |
| Stadium III  | 1909 (30,8) | 2672 (29,8)  | 847 (32,4)  |
| Stadium IV   | 1224 (19,7) | 1469 (16,4)  | 379 (14,5)  |

**Tab. 4** Resektionsraten getrennt nach Kolon und Rektum n (%)

|        | < 65        | 65 – 79      | > = 80      | p-Wert   |
|--------|-------------|--------------|-------------|----------|
| Rektum | 2674 (96,3) | 3047 (95,4)  | 717 (89,0)  | < 0,001  |
| Kolon  | 3676 (97,9) | 6128 (97,1)  | 1965 (94,2) | < 0,001  |

**Tab. 5** Intraoperative Komplikationsrate gesamt, Rektum und Kolon n (%)

|         | < 65       | 65–79      | > = 80     | p-Wert |
|---------|------------|------------|------------|--------|
| Gesamt  | 348 (5,3)  | 521 (5,5)  | 158 (5,5)  | 0,911  |
| Rektum  | 195 (7,0)  | 242 (7,6)  | 58 (7,2)   | 0,711  |
| Kolon   | 153 (4,1)  | 279 (4,4)  | 100 (4,8)  | 0,424  |

ren Genitale, Verletzung Nachbarorgane und Komplikationen bei der Anlage des Pneumoperitoneums erfasst.

Insgesamt betrug die intraoperative Komplikationsrate 5,4 % (Tab. 5).

Die intraoperativen Komplikationsraten waren sowohl in der Notfallsituation (p = 0,432) bzw. beim elektiven Vorgehen (p = 0,944) zwischen den Gruppen nicht signifikant verschieden. Das Gleiche zeigt die Betrachtung dieser Komplikationen bei kurativer (p = 0,838) und palliativer Chirurgie (p = 0,963).

Durch den standardisierten Fragebogen wurden unter den allgemeinen postoperativen Komplikationen Fieber > 2 Tage, pulmonale Komplikationen (Erguss, Atelektase), Pneu-

monien, kardiale Komplikationen, Thrombosen, Lungenembolien, renale Komplikationen, Harnwegsinfekte und Multiorganversagen erfasst.

In der Gesamtstudie fand sich eine allgemeine postoperative Komplikationsrate von 24,0 % (Tab. 6).

Die allgemeinen postoperativen Komplikationen waren in der Notfallsituation (p < 0,001) wie auch in der elektiven Situation (p < 0,001) signifikant unterschiedlich:

Notfall – < 65 J. 25,8 % (n = 74), 65-79 J. 39,3 % (n = 185), > = 80 J. 50,3 % (n = 155) Elektiv – < 65 J. 18,5 % (n = 1157), 65-79 J. 23,9 % (n = 2155), > = 80 J. 31,9 % (n = 824). Das Gleiche gilt für die Vergleiche kurativ (p < 0,001) und palliativ (p < 0,001). kurativ – < 65 J. 18,0 % (n = 925), 65-79 J. 23,7 % (n = 1803), > = 80 J. 31,9 % (n = 711) palliativ – < 65 J. 22,3 % (n = 270), 65-79 J. 28,8 % (n = 451), > = 80 J. 40,2 % (n = 182).

Unter den speziellen postoperativen Komplikationen wurden operationspflichtige Nachblutungen, mechanischer Ileus, Platzbauch, OP- und nicht OP-pflichtige Anastomosen-

**Tab. 6** Allgemeine postoperative Komplikationsrate für einzelne Komplikationen, gesamt und Rektum, Kolon n (%)

|                          | < 65         | 65–79        | > = 80      | p-Wert   |
|--------------------------|--------------|--------------|-------------|----------|
| pulmonal                 | 170 (2,6)    | 399 (4,2)    | 200 (6,9)   | < 0,001  |
| Pneumonie                | 172 (2,6)    | 430 (4,5)    | 226 (7,8)   | < 0,001  |
| kardiale Komplikationen  | 112 (1,7)    | 486 (5,1)    | 263 (9,1)   | < 0,001  |
| Thrombose                | 34 (0,5)     | 45 (0,5)     | 15 (0,5)    | n. s.    |
| Lungenembolie            | 25 (0,4)     | 50 (0,5)     | 22 (0,8)    | n. s.    |
| Harnwegsinfekt           | 358 (5,5)    | 690 (7,3)    | 279 (9,7)   | < 0,001  |
| gesamt                   | 1231 (18,9)  | 2340 (24,6)  | 979 (33,9)  | < 0,001  |
| Rektum                   | 639 (23,0)   | 890 (27,9)   | 280 (34,8)  | < 0,001  |
| Kolon                    | 592 (15,8)   | 1450 (23,0)  | 699 (33,5)  | < 0,001  |

**Tab. 7** Spezifische postoperative Komplikationsrate für einzelne Komplikationen, gesamt und Rektum, Kolon n (%); Anastomoseninsuffizienzraten bezogen auf die Anzahl der angelegten Anastomosen

| | < 65 | 65–79 | > = 80 | p-Wert |
|---|---|---|---|---|
| OP-pflichtige Nachblutung | 69 (1,1) | 114 (1,2) | 43 (1,5) | 0,207 |
| Wundinfektion Laparatomie | 194 (3,0) | 287 (3,0) | 98 (3,4) | 0,527 |
| Wundinfektion Sakralhöhle | 126 (1,9) | 142 (1,5) | 28 (1,0) | 0,002 |
| Platzbauch | 55 (0,8) | 130 (1,4) | 38 (1,3) | 0,008 |
| mechanischer Ileus | 81 (1,2) | 97 (1,0) | 30 (1,0) | 0,397 |
| Atonie > 3 Tage | 297 (4,6) | 429 (4,5) | 158 (5,5) | 0,089 |
| Anastomoseninsuffizienz (OP-pflichtig) | 191 (3,5) | 254 (3,2) | 65 (2,7) | 0,175 |
| Anastomoseninsuff, (nicht OP-pflichtig) | 150 (2,8) | 153 (1,9) | 18 (0,8) | < 0,001 |
| gesamt | 1345 (20,6) | 1842 (19,4) | 593 (20,5) | 0,119 |
| Rektum | 758 (27,3) | 815 (25,5) | 170 (21,1) | 0,002 |
| Kolon | 587 (15,6) | 1027(16,3) | 423 (20,3) | < 0,001 |

insuffizienzen, aseptische Wundheilungsstörungen, Wundinfektion Laparotomie, Wundinfektion sakral, Atonie > 3 Tage, Stuhlfistel, intraabdominaler/retrorektaler Abszess, Kolostomiekomplikationen, Peritonitis diffusa, Sepsis und Sonstige erfasst. Die Rate lag insgesamt bei insgesamt 20,0 % (Tab. 7).

Die Vergleiche Notfallsituation (p = 0,647), elektive OP (p = 0,076), kurative OP (p = 0,249) und palliativer Eingriff (p = 0,088) zeigten keine signifikanten Unterschiede bei den spezifischen postoperativen Komplikationen zwischen den Gruppen.

Dies ergibt letztendlich eine Morbidität von 35,4 % für die Gesamtstudie (Tab. 8).

Auf Grund der Unterschiede bei den allgemeinen postoperativen Komplikationen zeigten sich auch signifikante Unterschiede beim Vergleich der Morbidität bei Notfall-OP (p < 0,001) und Elektiv-OP (p < 0,001), als auch bei den kurativen OP (p < 0,001) und den palliativen Eingriffen (p < 0,001).

Und letztendlich war auch die postoperative Mortalität signifikant verschieden zwischen den Gruppen: < 65 J. 1,4 % (n = 91), 65–79 J. 3,4 % (n = 322) und > = 80 J. 8,0 % (n = 236) (p < 0,001).

Die Mortalität war in der Notfallsituation (p < 0,001) wie auch in der elektiven Situation (p < 0,001) signifikant unterschiedlich:

**Tab. 8** Morbidität gesamt, Rektum und Kolon n (%)

| | < 65 | 65–79 | > = 80 | p-Wert |
|---|---|---|---|---|
| gesamt | 2065 (31,6) | 3377 (35,5) | 1258 (43,5) | < 0,001 |
| Rektum | 1088 (39,2) | 1344 (42,1) | 359 (44,6) | 0,010 |
| Kolon | 977 (26,0) | 2033 (32,2) | 899 (43,1) | < 0,001 |

Notfall – < 65 J. 5,2 % (n = 15), 65–79 J. 10,4 % (n = 49), > = 80 J. 21,8 % (n = 67)
Elektiv – < 65 J. 1,2 % (n = 73), 65–79 J. 3,0 % (n = 267), > = 80 J. 6,3 % (n = 162).
Das gleiche gilt für die Vergleiche kurativ (p < 0,001) und palliativ (p < 0,001).
kurativ – < 65 J. 0,6 % (n = 31), 65–79 J. 2,2 % (n = 165), > = 80 J. 5,4 % (n = 120)
palliativ – < 65 J. 3,2 % (n = 39), 65–79 J. 6,9 % (n = 108), > = 80 J. 13,7 % (n = 62).

## Diskussion

Das kolorektale Karzinom ist die Krankheit des alten Menschen und ein Hauptgrund der Morbidität/Mortalität in der älteren Population. In dieser Studie fand der Vergleich der Patienten < 65 J. mit den 65–79 J. und den > 80 J. statt. Durch diese Einteilung entstanden 3 große Gruppen, die statistisch relevante Aussagen zuließen.

Die Therapie dieses Karzinoms ist in kurativer Intention immer eine chirurgische, bis auf wenige Ausnahmen (T1 low risk), wo eine endoskopische Therapie ausreichend ist. Aber auch in palliativer Intention ist auf Grund der zu erwartenden Komplikationen (vor allem Ileus) die Operation häufig die beste Palliation. Auf Grund des oft hohen Alters ist die Chirurgie des kolorektalen Karzinoms durch ein schlechteres präoperatives Risikoprofil der Patienten gekennzeichnet [43]. *Wolters* gibt eine Hypertonusrate von 49 %, 18 % koronare Herzkrankheit und 39 % Lungenerkrankungen bei über 70-Jährigen an [19]. *Menke* gibt eine Co-Morbidität von 28,1 % der über 80-Jährigen an [44]. Je älter der Patient zum Zeitpunkt der Operation ist, um so fortgeschrittenere Tumorstadien sind zu erwarten [29]. Häufig ist Inoperabilität zu konstatieren [43].

Überwog in der vorgestellten Studie bei den < 65 J. noch eindeutig das männliche Geschlecht, so wurde bei den > 80 J. die Geschlechtsverteilung im hohen Alter deutlich, durch einen Anteil von ⅔ Frauen. Im hohen Alter waren signifikant mehr Frauen einer OP zu unterziehen, was den unterschiedlichen Lebenserwartungen von Männern und Frauen entsprach. Auf Grund des häufig auch reduzierten Allgemeinzustandes im hohen Alter war der BMI signifikant geringer als in den niedrigeren Altersstufen. Schaute man sich das Risikoprofil der Patienten an, so fand man mit zunehmenden Alter eine signifikante Zunahme der Risikofaktoren. 85 % aller Patienten > = 80 J. hatten einen kardiovaskulären Risikofaktor gegenüber 40 % der < 65 J. Daraus resultierten signifikant höhere ASA-Klassifikationen der Patienten im höheren Alter. 60 % der > = 80 J. hatten eine ASA III gegenüber 42 % der 65–79 J. und 20 % der > 65 J. (p < 0,001).

Die Stadieneinteilung aller resezierten Patienten zeigte, dass im hohen Alter besonders die lokal ausgedehnten Tumoren des UICC-Stadiums II zu operieren waren. 35 % der > = 80 J. wiesen ein Stadium II auf gegenüber 30 % der 65–79 J. und 26 % der < 65 J. (p < 0,001). Dem gegenüber waren die höheren Tumorstadien III und IV nicht häufiger bei den Pat. > = 80 J. Es waren also nur lokal fortgeschrittenere Tumoren nicht aber metastasierte Tumoren häufiger bei den Patienten > = 80 J. zu konstatieren.

Das OP-Verfahren hängt im Wesentlichen von der Lokalisation und der Dringlichkeit der Operation (elektiv/akut) ab. *Arni* gibt an, dass bei > 85-jährigen Frauen 52 % der Tumoren proximal der linken Kolonflexur auftreten und in 37 % der Männern [45]. Eine wesentlich größere Häufung der Tumoren des proximalen Kolons wird auch von anderen Autoren angegeben [29, 42, 46, 47]. *Zhang* findet bei > 75-jährigen Patienten 34,6 % der Karzinome im Rechtskolon gegenüber 20 % bei < 75-jährigen [48]. Des Weiteren ist eine Häufung von Mehrfachkarzinomen im Dickdarmbereich im höheren Alter zu verzeichnen [45].

Die Verteilung der Karzinome (Kolon, Rektum) in der vorliegenden Studie verschob sich mit zunehmenden Alter immer mehr in Richtung Kolonkarzinome. Auch die Verteilung der Karzinome distal der Flexura coli sinistra sprach für eine Rechtsverlagerung der Karzinome im Alter.

Muss die Operation eines kolorektalen Karzinoms unter Notfallbedingungen durchgeführt werden, so ist die postoperative Morbidität und Mortalität im Alter deutlich erhöht gegenüber elektiven Situationen. Die Ursachen der erhöhten Morbidität und Mortalität bei Akutoperationen findet in den häufig fortgeschrittenen Tumorstadien, damit einem schlechteren Status der Patienten und einer ungenügenden Vorbereitung der Patienten auf die Operation seine Begründung. Bei über 70-jährigen wird die Mortalität bei Notfalleingriffen mit 6,1 % bis 38 % angegeben [16, 20] vs. elektiv 0,9 % bis 18 % [16, 19]; bei > 80-Jährigen im Notfall 11,9 % bis 38 % [31, 33] vs. elektiv 7,4 % bis 11,4 % [35, 37, 38]. Die optimale Vorbereitung dieser alten Patienten zur Operation ist aber ein wichtiger Faktor in der Chirurgie des kolorektalen Karzinoms [49]. Eine Operation sollte, wenn immer möglich, in kurativer oder palliativer Intention angestrebt werden, um Spätkomplikationen (Obstruktion, Perforation) zu vermeiden.

Untersucht man die Komplikationsraten der Akutchirurgie in den Altersstufen in der vorliegenden Studie, so zeigte sich nur ein Anstieg der allgemeinen postoperativen Komplikationen, vor allem der Pneumonieraten und der kardiovaskulären Komplikationen mit steigendem Alter, sowie auf dieser Grundlage ein Anstieg der postoperativen Morbidität und Mortalität. Die intraoperativen Komplikationen wie auch die spezifischen postoperativen Komplikationen waren nicht verändert mit steigendem Alter in der Notfallsituation. Die gleichen Aussagen waren bei einem Vergleich der kurativen bzw. der palliativen Eingriffe zwischen den Altersgruppen zu treffen.

Durch Fortschritte in der chirurgischen Technik, der Anästhesie und der postoperativen Pflege ist die Chirurgie weniger gefahrvoll für ältere Patienten geworden [50]. Werden bei älteren Patienten doch häufiger keine Resektionen vorgenommen, so liegt die Ursache in einer zu späten Erkennung, damit häufigen Inoperabilität, im schlechten Status und der großen Co-Morbidität der Patienten begründet [42]. Es werden aber auch Resektionsraten von 95 % angegeben [21].

In der vorliegenden Studie war die OP-Rate signifikant niedriger im hohen Alter, aber sie erreichte immer noch 98,6 % und war damit, betrachtet man den häufig sehr schlechten Allgemeinzustand der Patienten > = 80 J., noch immer sehr hoch.

Bei den Resektionsraten wurde der signifikante Abfall aber deutlich im hohen Alter. Wurden insgesamt 97 % der < 6 J. kurativ oder palliativ reseziert, so waren es noch 93 % der > = 80 J. (p < 0,001).

Ist der Patient in einem akzeptablen Zustand, sollte eine Standardoperation mit Anastomosierung je nach Tumorlokalisation angestrebt werden. Dies ist möglich ohne Anstieg der chirurgischen bzw. Anastomosenkomplikationen. Dabei muss die Entscheidung zur ausgedehnten Chirurgie immer mit Blick auf die eingeschränkte Lebenserwartung erfolgen. Die Chirurgie muss sich messen lassen nach der Sicherheit, mit der es für den alten Patienten möglich wird, in sein normales Leben zurückzukehren. Das Alter per se ist aber keine Indikation für eine eingeschränkte Chirurgie des Karzinoms bzw. zur völligen Ablehnung der Operation [30, 36, 42, 51–53]. Die Ursache einer meist doch höheren Morbidität postoperativ bei alten Menschen ist in respiratorischen und kardiovaskulären Komplikationen sowie in Thromboembolien begründet [29, 37, 38, 42, 54], des Weiteren in einer höheren vorbestehenden Co-Morbidität [37, 38, 55]. Die spezifischen postoperativen Komplikationen, z. B. die Anastomoseninsuffizienzrate, sind im Alter meist nicht erhöht [21, 29, 42]. Arenal gibt eine Anastomoseninsuffizienzrate mit 16 % bei > 70-Jährigen gegenüber 14 % bei < 70-Jährigen an [18]. *Poon* berichtet über eine Anastomoseninsuffizienzrate der > 70-Jährigen mit 6 % bei einer primären Anastomosierungsrate von 84 % [21].

Die intraoperativen Komplikationen unterschieden sich in der vorliegenden Studie nicht zwischen den Altersstufen.

Gravierende Unterschiede gab es aber bei den allgemeinen postoperativen Komplikationen. Die Rate der Pneumonien, der kardiovaskulären Komplikationen u. a. stieg signifikant an mit höherem Alter, so dass die allgemeine postoperative Komplikationsrate sowohl bei den Rektumkarzinom-Patienten als auch bei den Kolonkarzinom-Patienten und auch insgesamt signifikant höher war mit höherem Alter. Für die spezifischen postoperativen Komplikationen wiederum fanden sich keine Unterschiede zwischen den Altersstufen weder für das Rektum noch für das Kolon noch insgesamt. Dies zeigte, dass die Chirurgie im hohen Alter nicht zu einem Anstieg der OP-spezifischen Komplikationen führen muss, d. h. die Anastomoseninsuffizienzraten und auch die Wundinfektionsraten waren nicht signifikant verschieden zwischen den Altersstufen. Letztendlich war der Anstieg der postoperativen Morbidität insgesamt im hohen Alter > = 80 J. auf die signifikant erhöhten allgemeinen postoperativen Komplikationen zurückzuführen. Gleiches gilt für die postoperative Mortalität.

Wenn die initiale postoperative Phase durch den alten Menschen überlebt wurde, scheint die Fünfjahresüberlebensrate nicht signifikant schlechter zu sein als bei jüngeren Menschen [56]. In der Studie wurden keine Langzeitergebnisse der Chirurgie des kolorektalen Karzinoms in den Altersstufen berichtet. Diese stehen erst nach Durchführung des follow up zur Verfügung. Gerade aber beim Patienten

> 80 J. ist das kurzfristige Outcome von entscheidender Bedeutung. Für jüngere Patienten sind selbstverständlich die Langzeitergebnisse der entscheidende Faktor in der Chirurgie des kolorektalen Karzinoms.

Avital sieht keinen signifikanten Unterschied der Fünfjahresüberlebensraten bei über bzw. unter 70-Jährigen und schlussfolgert, dass das Patientenüberleben eher durch das Stadium der Erkrankung und den Typ der Operation (Notfall – elektiv) beeinflusst wird [52]. *Arnaud* gibt eine Fünfjahresüberlebensrate von 41,2 % bei > 80-Jährigen an vs. 49,5 % bei < 80-Jährigen [37].

Die laparoskopische Chirurgie hat in der Chirurgie des kolorektalen Karzinoms im hohen Alter einen untergeordneten Stellenwert. Von einigen Autoren wird über gute Ergebnisse berichtet [35, 57, 58]. In der vorliegenden Studie ist die laparoskopische Chirurgie von geringer Bedeutung. Nur 3 % aller Patienten wurden laparoskopisch operiert.

Letztendlich ist das Risiko und der Benefit der Chirurgie des kolorektalen Karzinoms im hohen Alter nicht klar definiert, vor allem durch die nicht einheitliche Definition des hohen Alters. Gerade für alte Menschen ist die postoperative Lebensqualität entscheidend. Die Länge des Lebens ohne Operation kann nicht vorhergesagt werden, aber Schmerz, schlechter Allgemeinzustand, Komplikationen durch Obstruktion des Tumors, all dies vermindert die Lebensqualität des alten Menschen wenn der Tumor nicht reseziert wird. Deshalb ist nach Minimierung des Operationsrisikos durch sorgfältige präoperative Vorbereitung, Verbesserung der kardialen und pulmonalen Ausgangssituation sowie Ausgleich des Ernährungsdefizites unter sorgfältigem intra- und postoperativen Monitoring die Operation des kolorektalen Karzinoms auch für alte Menschen anzustreben.

# Literatur

[1] *de Rijke JM, Schouten LJ, Hillen HF, Kiemeney LA, Coebergh JW, van den Brandt PA* (2000). Cancer in the very elderly Dutch population. Cancer 89: 1121–33

[2] *Parker SL, Tong T, Bolden S, Wingo PA*. Cancer statistics (1997). CA Cancer J Clin 47: 5–27

[3] *Gordon PH* (1999). Malignant Neoplasm of the Colon. Adenocarcinoma. Incidence and prevalence. In: P.H. Gordon and Nivatvongs S.: Principles and Practise of Surgery for the Colon, Rectum and Anus. pp. 576–8. Quality Medical Publishing Inc. St. Louis, Missouri

[4] *Baron JA* (1994). Gerhardsson de Verdier M, Ekbom A. Coffee, tea, tobacco, and cancer of the large bowel. Cancer Epidemiol Biomarkers Prev 3: 565–70

[5] *Chu KC, Tarone RE, Chow WH* (1994). Temporal patterns in colorectal cancer incidence, survival, and mortality from 1950 through 1990. J Natl Cancer Inst. 86: 997–1006

[6] *Crucitti F, Sofo L, Ratto C, Merico M, Ippoliti M, Crucitti P, Foglietto GB* (1995). Colorectal cancer. Epidemiology, etiology, pathogenesis and prevention. Rays 20: 121–31

[7] *Höpker WW, Bohrer MH, Storch B* (1979). Colon carcinoma pathogenesis. An epidemiological study. Z Gastroenterol 17: 162–70

[8] *Hermanek P* (1992). The dyplasia-carcinoma sequenze in the colorectum. Zentralbl Chir 117: 476–82

[9] *Corman ML, Veidenheimer MC, Coller JA* (1979). Colorectal carcinoma: A decade of experience at the Lahey Clinic. Dis Colon Rectum 22 : 477–9

[10] *Axtell LM, Cutler SJ, Myers MH*, eds (1972). End results in cancer, report no. 4. National Institutes of Health pub. No. 73–272. Bethesda, Md.: US Department of Health. Education and Welfare p 217

[11] *Horm JW, Asire AJ, Young Jl Jr*, et al. (1984). SEER Program. Cancer incidence and mortality in the United States, 1973-1981. National Institutes of Health pub. No. 85-1837. Bethesda, Md.: United States Department of Health & Human Services, Public Health Services, National Institutes of Health, National Cancer Institute

[12] *Wedding U, Hoffken K* (2000). Geriatric oncology. Z Arztl Fortbild Qualitatssich 94: 107–12

[13] *Paksoy M, Ipek T, Colak T, Cebeci H* (1999). Influence of age on prognosis and management of patients with colorectal carcinoma. Eur J Surg. 165 : 55–9

[14] *Mulcahy HE, Patchett SE, Daly L, O'Donoghue DP* (1994). Prognosis of elderly patients with large bowel cancer. Br J Surg 81: 736–8

[15] *Fitzgerald SD, Longo WE, Daniel GL, Vernava AM* (1993). Advanced colorectal neoplasia in the high-risk elderly patient: is surgical resection justified? Dis Colon Rectum 36: 161–6

[16] *Waldron RP, Donovan IA, Drumm J, Mottram SN, Tedman S* (1986). Emergency presentation and mortality from colorectal cancer in the elderly. Br J Surg 73: 214–6

[17] *Irvin TT* (1988). Prognosis of colorectal cancer in the elderly. Br J Surg 75: 419–21

[18] *Arenal JJ, Benito C, Concejo MP, Ortega E* (1999). Colorectal resection and primary anastomosis in patients aged 70 and older: prospective study. Eur J Surg 165: 593–7

[19] *Wolters U, Isenberg J, Stutzer H* (1997). Colorectal carcinoma – aspects of surgery in the elderly. Anticancer Res 17: 1273–6

[20] *Kashtan H, Werbin N, Wasserman I, Stadler Y, Wiznitzer T* (1992). Colorectal cancer in patients over 70 years old. A prospective study of operative results. Isr J Med Sci 28: 861–4

[21] *Poon RT, Law WL, Chu KW, Wong J* (1998). Emergency resection and primary anastomosis for left-sided obstructing colorectal carcinoma in the elderly. Br J Surg 85: 1539–42

[22] *Cohen JR, Theile DE, Holt J, Davis NC* (1978). Carcinoma of the large bowel in patients aged 70 years and older. Aust N Z J Surg 48: 405–8

[23] *Probst M, Ungeheuer E* (1985). Cancer surgery in advanced age. Z Gerontol 18: 149–53

[24] *Tomoda H, Tsujitani S, Furusawa M* (1988). Surgery for colorectal cancer in elderly patients – a comparison with younger adult patients. Jpn J Surg 18: 397–402

[25] *Makela JT, Kiviniemi H, Laitinen S* (2000). Survival after operations for colorectal cancer in patients aged 75 years or over. Eur J Surg; 166: 473–9

[26] *Bader TF* (1986). Colorectal cancer in patients older than 75 years of age. Dis Colon Rectum 29: 728–32

[27] *Uccheddu A, Cois A, Dessena M, Gromo C, Cagetti M* (1994). Colorectal cancer in old age. Our experience. Minerva Chir 49: 1215–20

[28] *Fabre JM, Rouanet P, Ele N, Fagot H, Guillon F, Deixonne B, Balmes M, Domergue J, Baumel H* (1993). Colorectal carcinoma in patients aged 75 years and more: factors influencing short and long-term operative mortality. Int Surg 78: 200-3

[29] *Payne JE, Chapuis PH, Pheils MT* (1986). Surgery for large bowel cancer in people aged 75 years and older. Dis Colon Rectum 29: 733-7

[30] *Hessman O, Bergkvist L, Strom S* (1997). Colorectal cancer in patients over 75 years of age – determinants of outcome. Eur J Surg Oncol 23: 13-9

[31] *Lindmark G, Pahlman L, Enblad P, Glimelius B* (1988). Surgery for colorectal cancer in elderly patients. Acta Chir Scand 154: 659-63

[32] *Hernanz de la Fuente F, Revuelta Alvarez S, Del Castillo Diego J, Ortiz de Diego R, Gomez Fleitas M* (1993). Colorectal cancer in elderly patients: postoperative mortality and survival. Rev Esp Enferm Dig 84: 17-21

[33] *Isbister WH* (1997). Colorectal surgery in the elderly: an audit of surgery in octogenarians. Aust N Z J Surg 67: 557-61

[34] *Braun L* (1986). Prognosis of colorectal cancer in patients over 80. Dtsch Med Wochenschr. 111:1869-73

[35] *Steward BT, Stitz RW, Lumley JW* (1999). Laparoscopically assisted colorectal surgery in the elderly. Br J Surg 86: 938-41

[36] *Edna TH, Bjerkeset T* (1998). Colorectal cancer in patients over 80 years of age. Hepatogastroenterology 45: 2142-5

[37] *Arnaud JP, Schloegel M, Ollier JC, Adloff M* (1991). Colorectal cancer in patients over 80 years of age. Dis Colon Rectum 34: 896-8

[38] *Adloff M, Ollier JC, Schloegel M, Arnaud JP, Serrat M* (1993). Colorectal cancer in patients over the age of 80 years. Ann Chir 47: 492-6

[39] *Lewis AA, Khoury GA* (1988). Resection for colorectal cancer in the very old: are the risks too high? Br Med J (Clin Res Ed) 296: 459-61

[40] *Wagner HE, Aebi U, Barbier PA* (1987). Colorectal carcinoma in old age. Schweiz Med Wochenschr 117: 1571-6

[41] *Ozoux JP, de Calan L, Perrier M, Berton C, Favre JP, Brizon J* (1990). Surgery for carcinoma of the colon in people aged 75 years and older. Int J Colorectal Dis 5: 25-30

[42] *Colorectal Cancer Collaborative Group* (2000). Surgery for colorectal cancer in elderly patients: a systematic review. Colorectal Cancer Collaborative Group. Lancet 356: 968-74

[43] *Kingston RD, Jeacock J, Walsh S, Keeling F* (1995). The outcome of surgery for colorectal cancer in the elderly: a 12-year review from the Trafford Database. Eur J Surg Oncol 21: 514-6

[44] *Menke H, Graf JM, Heintz A, Klein A, Junginger T* (1993). Risk factors of perioperative morbidity and mortality in colorectal cancer with special reference to tumor stage, site and age. Zentralbl Chir 118: 40-6

[45] *Arni T, Takubo K, Sawabe M* (2000). Esaki Y. Pathologic characteristics of colorectal cancer in the elderly a retrospective study of 947 surgical cases. J Clin Gastroenterol 31: 67-72

[46] *Kashtan H, Papa MZ, Stern HS* (1991). Is age an independent variable in the morbidity and mortality of patients with colorectal cancer? A prospective study. Can J Surg 34: 374-6

[47] *Ikeda Y, Koyanagi N, Mori M, Ezaki T, Toyomasu T, Minagawa S, Tateishi H, Sugimachi K* (1996). Increased incidence of proximal colon cancer in the elderly. J Clin Gastoenterol 23: 105-8

[48] *Zhang B, Fattah A, Nakama H* (2000). Characteristics and survival rate of elderly patients with colorectal cancer detected by immunochemical occult blood screening. Hepatogastroenterology 47: 414-8

[49] *Audisio RA, Veronesi P, Ferrario L, Cipolla C, Andreoni B, Aapro M* (1997). Elective surgery for gastrointestinal tumours in the elderly. Ann Oncol 8: 317-26

[50] *Bailes BK* (2000). Perioperative care of the elderly surgical patient. AORN J 72: 186-98, 200, 202-7

[51] *Kemeny MM, Busch-Devereaux E, Merriam LT, O'Hea BJ* (2000). Cancer surgery in the elderly. Hematol Oncol Clin North Am 14: 169-92

[52] *Avital S, Kashtan H, Hadad R, Werbin N* (1997). Survival of colorectal carcinoma in the elderly. A prospective study of colorectal carcinoma and a five-year follow-up. Dis Colon Rectum 40: 523-9

[53] *Damhuis RA, Wereldsma JC, Wiggers T* (1996). The influence of age on resection rates and postoperative mortality in 6457 patients with colorectal cancer. Int J Colorectal Dis 11: 45-48

[54] *Roseano M, Eramo R, Tonello C* (1997). Evaluation of the surgical risk and preparation to major surgical intervention in geriatric surgery. Ann Ital Chir 68: 67–72

[55] *Houry S, Amenabar J, Rezvani A, Huguier M* (1994). Should patients over 80 years old be operated on for colorectal or gastric cancer? Hepatogastroenterology 41: 521–5

[56] *Agarwal N, Leighton L, Mandile MA, Cayten CG* (1990). Outcomes of surgery for colorectal cancer in patients age 80 years and older. Am J Gastroenterol 85: 1096–101

[57] *Delgado S, Lacy AM, Garcia Valdecasas JC, Balague C, Pera M, Salvador L, Momblan D, Visa J* (2000). Could age be an indication for laparoscopic colectomy in colorectal cancer? Surg Endosc 14: 22–6

[58] *Schwandner O, Schiedeck TH, Bruch HP* (1999). Advanced age – indication or contraindication for laparoscopic colorectal surgery? Dis Colon Rectum 42: 356–62

# Komplikationen bei multiviszeralen Resektionen des organüberschreitenden kolorektalen Karzinoms

*C. Schug-Paß, F. Marusch, F. Köckerling*

## Einleitung

Durch die Anwendung multiviszeraler Resektionstechniken ist es möglich, auch bei organüberschreitenden kolorektalen Karzinomen eine Kuration zu erreichen. Die Indikationsstellung und Durchführung erfordert eine gewisse chirurgische Erfahrung. Je nach Zentrum wird die Indikation zur multiviszeralen Resektion in 6–18 % der Fälle gestellt [2, 4, 5, 8, 13, 17–19, 21, 22, 24, 25]. Dabei gelingt es nicht immer, eine R0-Resektion zu erreichen. Auch dies ist deutlich vom Erfahrungsstand der einzelnen Klinik abhängig.

Wünschenswert und erreichbar ist eine Kuration in ca. 80 % der resezierten Fälle [7, 8, 17]. Die Indikationsstellung und erfolgreiche Kuration sind dabei abhängig von der Erfahrung der jeweiligen Klinik [8]. Wichtig ist auch, dass die 5-Jahres-Überlebensrate unabhängig von der Anzahl der mitresezierten Organe bleibt [24]. Sie beträgt in einzelnen Kollektiven [15] 70–80 % nach kurativer Resektion.

Im Rahmen der Qualitätssicherungsstudie Kolorektale Karzinome wurde in 15,9 % (1430) eine multiviszerale Resektion durchgeführt. In 17,9 % (1046) waren dies fortgeschrittene

**Tab. 1** Anteil der mitresezierten Organe – Ergebnisse der Qualitätssicherungsstudie 2000 [26]

| | Kolon | | Rektum | | gesamt | |
|---|---|---|---|---|---|---|
| Dünndarm | 229 | 3,9 % | 47 | 1,5 % | 276 | 3,1 % |
| Harnblase | 107 | 1,8 % | 32 | 1,0 % | 139 | 1,5 % |
| Scheide | 6 | 0,1 % | 45 | 1,4 % | 51 | 0,6 % |
| Uterus | 42 | 0,7 % | 52 | 1,6 % | 94 | 1,0 % |
| Adnexen | 92 | 1,6 % | 39 | 1,2 % | 131 | 1,5 % |
| Prostata | 3 | 0,1 % | 18 | 0,6 % | 21 | 0,2 % |
| Samenbläschen | 3 | 0,1 % | 11 | 0,3 % | 14 | 0,2 % |
| Bauchwand | 137 | 2,3 % | 6 | 0,2 % | 143 | 1,6 % |
| Magen | 31 | 0,5 % | 2 | 0,1 % | 33 | 0,4 % |
| Leber | 134 | 2,3 % | 66 | 2,1 % | 201 | 2,2 % |
| Gallenblase | 130 | 2,2 % | 23 | 0,7 % | 153 | 1,7 % |
| Pankreas | 14 | 0,2 % | 1 | 0,0 % | 15 | 0,2 % |
| Milz | 59 | 1,0 % | 1 | 0,0 % | 60 | 0,7 % |

**Tab. 2**  Intraoperative Komplikationen

- Tumorperforation
- Blutung
- Ureter-, Urethra-, Blasenverletzung
- Milzverletzung
- Darmperforation
- Verletzung von Nachbarorganen

Kolonkarzinome, in 12,1 % (384) Rektumkarzinome [26]. Der Anteil der mitresezierten Organe ist in Tabelle 1 zusammengestellt.

## Intraoperative Komplikationen

Die intraoperativen Komplikationen unterscheiden sich nicht von den Komplikationen der kolorektalen Resektionen beim nicht fortgeschrittenen Karzinom. Hierzu gehören die Verletzung von Nachbarorganen, Blutung, Milzverletzung, Darmperforationen, Urethra-, Ureter- und Blasenverletzungen (Tab. 2). Sie treten, bezieht man sich auf die Ergebnisse der Qualitätssicherungsstudie, in ca. 11 % der Fälle auf. Blutungen gehören mit ca. 4 % neben den Milzverletzungen, die in ca. 4 % v. a. beim Kolonkarzinom vorkommen, zu den häufigsten Komplikationen intraoperativ. Mit

ca. 6 % treten sie beim Rektumkarzinom häufiger auf als beim Kolonkarzinom (ca. 4 %) [26]. Der Blutverlust, so konnte *Lehnert* 2002 [17] nachweisen, ist beim Rektumkarzinom durchschnittlich deutlich höher als beim Kolonkarzinom (1500 ml vs. 600 ml) und ist bei Resektion von mehr als einem Organ ebenfalls deutlich erhöht (1200 ml vs. 600 ml).

Mit etwas mehr als einem Prozent liegen die Verletzungen des Darmes an 3. Stelle in der Reihe der möglichen intraoperativen Komplikationen [26]. Alle anderen Komplikationen treten in weniger als einem Prozent auf (Tab. 3).

Davon abzugrenzen ist das Risiko der Tumorperforation, welches bei lokal fortgeschrittenen Karzinomen eine wesentliche Relevanz besitzt. Sie tritt in ca. 2 % der Fälle, d. h. am zweithäufigsten auf, wobei dies aufgrund der anatomischen Verhältnisse häufiger beim Rektumkarzinom (2,6 %) als beim Kolonkarzinom (1,7 %) der Fall ist [26]. Wird der Tumor während der Operation eröffnet, so bestimmt dies entscheidend die Überlebensrate der Patienten. *Hermanek* konnte dies im Rahmen der SGKRK-Studie 1992 [8] nachweisen. Während die 5-Jahres-Überlebensrate zwischen durch-

**Tab. 3**  Ergebnisse der Qualitätssicherungsstudie 2000 [26] – intraoperative Komplikationen

|  | **Kolon** | | **Rektum** | | **gesamt** | |
|---|---|---|---|---|---|---|
| **Gesamt** | **102** | **0,6 %** | **38** | **11,1 %** | **140** | **10,7 %** |
| Tumorperforation | 16 | 1,7 % | 9 | 2,6 % | 25 | 1,9 % |
| Blutung | 38 | 3,9 % | 20 | 5,8 % | 58 | 4,4 % |
| Ureterläsionen | 2 | 0,2 % | 4 | 1,2 % | 6 | 0,5 % |
| Urethraläsionen | 1 | 0,1 % | 0 | 0 % | 1 | 0,1 % |
| Blase | 3 | 0,3 % | 2 | 0,6 % | 5 | 0,4 % |
| Milz | 39 | 4,0 % | 1 | 0,3 % | 40 | 3,1 % |
| Darm | 12 | 1,2 % | 5 | 1,5 % | 17 | 1,3 % |
| Genitale | 1 | 0,1 % | 4 | 1,2 % | 5 | 0,4 % |
| Nachbarorgane | 2 | 0,2 % | 2 | 0,6 % | 4 | 0,3 % |

**Tab. 4** Auswirkung der Tumorzelldissemination auf die Überlebensrate [8].

| | 5-Jahresüberlebensrate | |
|---|---|---|
| | keine Dissemination | Dissemination |
| Rektum (n = 78) | 53 ± 19 % (n = 34) | 21 ± 13 % (n = 44) |
| Kolon (n = 117) | 49 ± 11 % (n = 84) | 19 ± 15 % (n = 33) |

*Hermanek* (SGKRK) '92

**Tab. 5** Morbidität der multiviszeralen Resektion beim kolorektalen Karzinom [1–3, 6–8, 13, 17, 21, 24, 26].

| | | Patienten | Morbidität |
|---|---|---|---|
| *Helfritzsch* | '02 | 76 | 37 % |
| *Lehnert* | '02 | 201 | 33 % |
| Studie | '00 | 1430 | 39,9 % |
| *Hagmüller* | '95 | 178 | 26,2 % |
| *Izbicki* | '95 | 83 | 44 % |
| *Poeze* | '95 | 144 | 17 % |
| *Schultheis* | '94 | 82 | 26,7 % |
| *Hermanek* | '92 | 197 | 29 % |
| *Eisenberg* | '90 | 58 | 31 % |
| *Eldar* | '85 | 84 | 28 % |
| *Bonfanti* | '82 | 66 | 30 % |

schnittlich 49 % beim Rektum- und 53 % beim Kolonkarzinom nach multiviszeraler Resektion ohne Tumorperforation lag, konnte diese nach Dissemination nur noch 19 %, respektive 21 % erreichen (Tab. 4).

Nicht immer lassen sich intraoperativ benigne Adhäsionen vom invasiven Wachstum des Tumors unterscheiden. Je nach Literaturangaben bestätigt sich die Vermutung des invasiven Wachstum in 39–84 % der Fälle [2, 4, 5, 7, 10, 12, 14, 17]. Daraus folgt, dass die operative Strategie darauf ausgerichtet sein muss, einen ausreichenden Sicherheitsabstand zur Vermeidung der Tumoreröffnung einzuhalten. Dies bedeutet eine En-bloc-Resektion des Tumors mit den angrenzenden Organen, falls intraoperativ zwischen einer entzündlichen oder infiltrativen Adhäsion nicht unterschieden werden kann. Folglich muss auch ein Biopsieren im Bereich des Resektionsrandes immer vermieden oder ein „Anoperieren" bei möglicher kurativer Therapie unterlassen werden, wenn die operative Erfahrung zur multiviszeralen Resektion nicht ausreicht.

# Postoperative Komplikationen

Chirurgische und allgemeine Komplikationen spielen bei der postoperativen Morbidität der Patienten ungefähr je zur Hälfte eine Rolle. Eine Erweiterung des Eingriffes muss nicht mit einer Erhöhung der Morbidität einhergehen. Die in der Literatur beschriebenen Komplikationsraten liegen bei durchschnittlich 30 % bis 40 %, variieren jedoch von 17 % bis 44 %, und sind damit denen der radikalen Resektion ohne Erweiterung vergleichbar [8, 17, 24] (Tab. 5). Wenige Autoren widersprechen dieser Aussage. So zeigt *Hagmüller* [6] in seiner Veröffentlichung eine nur etwa halb so hohe Morbidität bei nicht erweiterten Resektionen im Vergleich zu multiviszeralen Eingriffen (13,1 % vs. 26,2 %). Tendenziell lassen sich mit zunehmender medizinischer Erfahrung und verbesserten technischen Möglichkeiten die Morbiditätsraten senken. In Erlangen konnte so die Komplikationsrate im Zeitraum von 1969–1977 im Vergleich zu 1984–1988 von 42 % auf 17 % signifikant verringert werden [15].

Abhängig von der Lokalisation des Karzinoms treten unterschiedliche Komplikationsraten auf. Dabei erreichen die Raten für das Rektumkarzinom durchschnittlich 10 % mehr als für das Kolonkarzinom, dies gilt sowohl für veröffentlichte Daten als auch für die Ergebnisse der Qualitätssicherungsstudie (Tab. 6, 7). Die Zahlen liegen zwischen 20 % und 48 % beim

**Tab. 6** Morbidität der multiviszeralen Resektion beim Kolonkarzinom [8, 15–17, 26].

|  |  | Patienten | Morbidität |
|---|---|---|---|
| *Lehnert* | '02 | 139 | 28 % |
| Studie | '00 | 1046 | 36,9 % |
| *Köckerling* | '92 | 132 | 17 % |
| *Hermanek* | '92 | 119 | 26 % |
| *Kronemann* | '91 | 33 | 6 % |

**Tab. 7** Morbidität der multiviszeralen Resektion beim Rektumkarzinom [4, 8, 10, 11, 14, 17, 20, 26].

|  |  | Patienten | Morbidität |
|---|---|---|---|
| *Lehnert* | '02 | 62 | 45 % |
| Studie | '00 | 384 | 48,1% |
| *Kasperk* | '99 | 103 | 32 % |
| *Hida* | '98 | 50 | 27 % |
| *Hermanek* | '92 | 78 | 42 % |
| *Hohenberger* | '92 | 97 | 32 % |
| *Fedorov* | '89 | 313 | 30 % |
| *Orkin* | '86 | 65 | 20 % |

Rektumkarzinom und zwischen 6 % und 37 % beim Kolonkarzinom. In der Qualitätssicherungsstudie ergeben sich Raten von 48,1 % beim Rektumkarzinom versus 36,9 % beim Kolonkarzinom [26].

Unterschieden werden müssen postoperative spezifische und unspezifische Komplikationen [Tab. 8–10]. Diese treten in etwa je zur Hälfte bei Kolon- und Rektumkarzinomen auf. Anastomoseninsuffizienzen, die v. a. beim Rektumkarzinom zu erwarten sind (7,6 % vs. 2,6 %), müssen in mehr als der Hälfte der Fälle einer operativen Revision zugeführt werden (2,7 % vs. 1,2 %). Wundinfektionen treten in über 7 % der Fälle auf. Auch diese finden sich v. a. beim Rektumkarzinom im Sakralbereich (Sakralwunde 8,5 %, Laparotomiewunde 5,2 % vs. 4,7 %). Abszesse treten ebenfalls in erster Linie bei Rektumeingriffen auf. Darmatonien spielen mit ca. 7 % auch keine unwesentliche Rolle, doch nur in ca. 1 % kommt es zu einem Ileus.

**Tab. 8** Nicht-chirurgische postoperative Komplikationen.

- Kardial
- Vaskulär (Thrombose, Embolie, Apoplex)
- Pulmonal (Erguss, Atelektasen, Pneumonie)
- Renal
- Urologisch (Harnwegsinfektion, Blasenentleerungsstörung)
- Multiorganversagen

Nachblutungen erfordern in ca. 1 % eine erneute Therapie. Die weiteren spezifischen und allgemeinen postoperativen Komplikationen sind im einzelnen der Tabelle der Qualitätssicherungsstudie zu entnehmen [Tab. 9/10].

Eine deutlich höhere Morbidität wie auch Mortalität findet sich im Fall von Notfalleingriffen im Gegensatz zu elektiven Operationen, wie *Lehnert* nachweisen konnte [17].

Eine signifikant erhöhte Mortalitätsrate der multiviszeralen Resektion ist im Vergleich zur radikalen Resektion nicht gegeben. Sie liegt durchschnittlich in der Literatur bei 3 % [8] und schwankt je nach Literaturangaben zwischen 1 % und 8 % [Tab. 11]. In der Qualitätssicherungsstudie beträgt sie 3,8 % bei Kolonkarzinomen und 2,9 % bei Rektumkarzinomen. Die Ursachen für ein postoperatives Versterben liegen etwa je zur Hälfte im internistischen und chirurgischen Bereich (septische Komplikationen, Blutungen) [17].

Ein signifikanter Unterschied im Bezug auf die Anzahl der mitresezierten Organe findet sich dabei nicht [8, 23]. Einige Autoren sehen das Alter des Patienten nicht als negativen

**Tab. 9** Ergebnisse der Qualitätssicherungsstudie 2000 [26] – postoperative spezifische Komplikationen.

| Gesamt | Kolon | | Rektum | | gesamt | |
|---|---|---|---|---|---|---|
| | 194 | 20,1 % | 106 | 30,9 % | 300 | 23,0 % |
| Nachblutung | 9 | 0,9 % | 6 | 1,7 % | 15 | 1,1 % |
| Operat. Anast.-Insuff. | 20 | 2,1 % | 15 | 4,4 % | 35 | 2,7 % |
| Kons. Anast.-Insuff. | 5 | 0,5 % | 11 | 3,2 % | 16 | 1,2 % |
| Ileus | 7 | 0,7 % | 7 | 2,0 % | 14 | 1,1 % |
| Darmatonie | 73 | 7,6 % | 23 | 6,7 % | 96 | 7,3 % |
| Wundinfekt Lap. | 45 | 4,7 % | 18 | 5,2 % | 63 | 4,8 % |
| Wundinfekt Sakral. | 1 | 0,1 % | 29 | 8,5 % | 30 | 2,3 % |
| Abszess | 5 | 0,5 % | 11 | 3,2 % | 16 | 1,2 % |

**Tab. 10** Ergebnisse der Qualitätssicherungsstudie 2000 [26] – postoperative spezifische Komplikationen.

| Gesamt | Kolon | | Rektum | | gesamt | |
|---|---|---|---|---|---|---|
| | 194 | 20,1 % | 106 | 30,9 % | 300 | 23,0 % |
| Stuhlfistel | 7 | 0,7% | 5 | 1,5% | 12 | 0,9% |
| Peritonitis | 8 | 0,8% | 5 | 1,5% | 13 | 1,0% |
| Stoma | 7 | 0,7% | 2 | 0,6% | 9 | 0,7% |
| Platzbauch | 6 | 0,6% | 4 | 1,2% | 10 | 0,8% |
| Septisch | 11 | 1,1% | 5 | 1,5% | 16 | 1,2% |
| Aseptisch | 26 | 2,7% | 13 | 3,8% | 39 | 3,0% |
| Multipel | 6 | 0,6% | 2 | 0,6% | 8 | 0,6% |

Faktor im Bezug auf die Mortalität und Morbidität, Voraussetzung ist allerdings eine entsprechend präoperative Risikoabschätzung [8, 24].

## Schlussfolgerung

In ca. 10 % des fortgeschrittenen kolorektalen Karzinoms ist unter kurativen Gesichtspunkten die Entscheidung zu einer multiviszeralen Resektion erforderlich. Die Angaben der Literatur und der Qualitätssicherungsstudie über Morbiditäts- und Mortalitätsraten, unter Berücksichtigung des präoperativen Risikos und der Erfahrung des operativen Zentrums, zeigen der radikalen Resektion vergleichbare Ergebnisse, auch im Bezug auf das Langzeitüberleben. Deshalb sollte allen Patienten mit einem fortgeschrittenen kolorektalen Karzinom nach entsprechender Risikoabwägung die Möglichkeit einer multiviszeralen Resektion eröffnet werden. Auch Patienten, die älter als 70 Jahre sind, können hiervon profitieren.

Entscheidend für die Prognose des postoperativen Verlaufs ist ein sorgfältiges chirurgisches Vorgehen, um die spezifischen intra- und

**Tab. 11** Mortalität der multiviszeralen Resektion beim kolorektalen Karzinom.

| | | Patienten | Mortalität |
|---|---|---|---|
| Helfritzsch | '02 | 62 | 8 % |
| Lehnert | '02 | 201 | 7,5 % |
| Studie | '00 | 1430 | 3,6 % |
| Kasperk | '99 | 103 | 3,9 % |
| Hida | '98 | 50 | 6,0 % |
| Poeze | '95 | 144 | 5 % |
| Hagmüller | '95 | 187 | 4,8 % |
| Izbicki | '95 | 83 | 1,3 % |
| Schultheis | '94 | 82 | 3,4 % |
| Hermanek | '92 | 197 | 3 % |
| Eisenberg | '90 | 58 | 1,7 % |
| Heslov | '88 | 58 | 5 % |
| Gall | '87 | 121 | 12 % |

postoperativen Komplikationen zu minimieren. Die En-Bloc-Resektion zur Vermeidung der Tumorzelldissemination ist dabei entscheidend für die Langzeitprognose. Eine kurative Resektion ist die Grundlage für das Langzeitüberleben. R 1/2-Resektionen müssen vermieden werden.

# Literatur

[1] Bonfanti G, Bozetti F, Doci R, Baticci F, Marolda R, Bignami P, Gennari L (1982). Results of extended surgery for cancer of the rectum and sigmoid. Br J Surg 69: 305–307

[2] Eisenberg SB, Kraybill WG, Lopez MJ (1990). Long-term results of surgical resection of locally advanced colorectal carcinoma. Surgery 108: 779–786

[3] Eldar S, Kemeny MM, Terz JJ (1985). Extended resection for carcinoma of the colon and rectum. Surg Gynecol Obstet 161: 319–322

[4] Fedorov VD, Odarryuk TS, Shelygin YA (1989). Results of radical surgery for advanced rectal cancer. Dis Colon Rectum 32 (7): 567–71

[5] Gall FP, Tonak J, Altendorf A (1987). Multivisceral resections in colorectal cancer. Dis Colon Rectum 30 (5): 337–41

[6] Hagmüller E, Lorenz D, Sturm J, Richter A, Trede M (1995). Langzeitüberleben nach chirurgischer Therapie von kolorektalen T4-Karzinomen. Zentralbl Chir 120 (10): 815–20

[7] Helfritzsch H, Böhm B, Thiele M, Altendorf-Hoffmann A, Scheele J (2002). Ergebnisse der chirurgischen Therapie des lokal fortgeschrittenen kolorektalen Karzinoms. Zentralbl Chir 127: 302–306

[8] Hermanek P (1992). Multiviszerale Resektion beim kolorektalen Karzinom – Erfahrungen der SGKRK-Studie. Langenbecks Arch Chir Suppl Kongressbd 1992: 95–100

[9] Heslov SF, Frost DB (1988). Extended resections for primary colorectal carcinoma involving adjacent organs or structures. Cancer 62 (8): 1637–1640

[10] Hida J, Yasutomi M, Takamasa M, Nakajima A, Uchida T, Wakano T, Tokoro T, Fujimoto K (1998). Results from pelvic exenteration for locally advanced colorectal cancer with lymph node metastases. Dis Colon Rectum 41: 165–168

[11] Hohenberger W, Thom N, Hermanek P, Gall FP (1992). Pelvine multiviszerale Resektion aus der Sicht der Chirurgie. Langenbecks Arch Chir Suppl Kongressbd 1992: 83–88

[12] Hunter JA, Ryan JA, Schultz P (1987). En bloc resection of colon cancer adherent to other organs. Am J Surg 154: 67–71

[13] Izbicki JR, Hosch SB, Knoefel WT, Passlick B, Bloechle C, Broelsch CE (1995). Extended resections are beneficial for patients with locally advanced colorectal cancer. Dis Colon Rectum 38: 1251–1256

[14] Kasperk R, Riesener KP, Klink A, Schumpelick V (1999). Multiviszerale Chirurgie des Rektumkarzinoms – Therapieerweiterung oder auch Prognoseverbesserung? Zentralbl Chir 124: 1074–1078

[15] Köckerling F, Hermanek P, Thom N, Gall FP (1992). Abdominale multiviszerale Resektion beim Kolonkarzinom. Langenbecks Arch Chir Suppl Kongressbd 1992: 79–82

[16] Kroneman H, Castelein A, Jeekel J (1991). En bloc resection of colon carcinoma adherent to other organs: an efficacious treatment? Dis Colon Rectum 34 (9): 780–783

[17] *Lehnert T, Methner M, Pollok A, Schaible A, Hinz U, Herfarth C* (2002). Multivisceral resection for locally advanced primary colon and rectal cancer. Ann Surg 235 (2): 217–225

[18] *Lopez MJ, Monafo WW* (1993). Role of extended resection in the initial treatment of locally advanced colorectal carcinoma. Surgery 113 (4): 365–72

[19] *Montesani C, Ribotta G, De Milito R, Pronio A, D'Amato A, Narilli P, Jaus M* (1991). Extended resection in the treatment of colorectal cancer. Int J Colorectal Dis 6 (3): 161–164

[20] *Orkin BA, Dozois RR, Beart RW, Patterson DE, Gunderson LL, Ilstrup DM* (1989) Extended resection for locally advanced primary adenocarcinoma of the rectum. Dis Colon Rectum 32 (4): 286–292

[21] *Poeze M, Houbiers JG, van de Velde CJ, von Meyenfeldt MF* (1995). Radical resection of locally advanced colorectal cancer. Br J Surg 82 (10): 1386–1390

[22] *Reiner G, Teleky B, Wunderlich M, Schiessel R* (1987). Die Organerweiterung bei der Resektion colorectaler Carcinome. Langenbecks Arch Chir 371 :281–290

[23] *Rowe VL, Frost DB, Huang S* (1997). Extended resection for locally advanced colorectal carcinoma. Ann Surg Oncol 4 (2): 131–36

[24] *Schultheis KH, Ruckriegel S, Gebhardt C* (1994). Multiviszerale Resektion des fortgeschrittenen kolorektalen Karzinoms. Langenbecks Arch Chir 379 (1): 20–5

[25] *Staib L, Link KH, Blatz A, Beger HG* (2002). Surgery of colorectal cancer: Surgical morbidity and five- and ten-year results in 2400 patients – monoinstitutional experience. World J Surg 26: 59–66

[26] Ergebnisse der Qualitätssicherungsstudie Kolon/Rektum – Karzinome (Primärtumor) 2000. An-Institut für Qualitätssicherung in der operativen Medizin gGmbH, Otto-von Guericke-Universität Magdeburg.

# Prognosefaktoren – Der Chirurg als Risikofaktor – Optimale Radikalität – Stellenwert der Strahlentherapie – Rolle der Laparoskopie

*F. Köckerling, C. Schug-Paß*

Nach *Hermanek* (2001) ist die Kenntnis von Prognosefaktoren für die klinische Praxis und für klinische Studien erforderlich. Dabei wird zwischen tumor-, patienten- und therapiebezogenen Prognosefaktoren unterschieden. Bei der Identifikation von Prognosefaktoren sind bestimmte Grundsätze und methodische Verfahrensregeln zu beachten. Im Mittelpunkt der Weiterentwicklung der Tumorklassifikation steht die Erarbeitung sogenannter prognostischer Systeme. Diese geben für jeden Patienten je nach Ausgangssituation und Therapie die individuelle Chance für Überleben und tumorfreies Überleben und das individuelle Risiko für lokoregionäre Rezidive und Fernmetastasen an. In der Onkologie sind Prognosefaktoren definiert als Faktoren mit unabhängigem Einfluss auf den Krankheitsverlauf, wobei die Komplikationen und Nebenwirkungen der Therapie nicht berücksichtigt werden.

Tumorbezogene Prognosefaktoren (Abb. 1) sind bisher am besten untersucht. Sie umfassen traditionelle Faktoren wie Lokalisation, histologischen Typ, histologischen Differenzierungsgrad (Malignitätsgrad) und anatomische Ausbreitung des Tumors vor Therapie (TNM/pTNM). Dazu kommen zunehmend biologische Faktoren wie Differenzierungsmarker, Rezeptoren, Proliferationsmarker und Ploidie sowie molekulare und zytogenetische Marker.

Zu den patientenbezogenen Prognosefaktoren gehören Alter, Geschlecht, Rasse, sozio-ökonomischer Status, genetischer Hintergrund, Immunstatus, Allgemeinzustand, tumorbezogene Begleiterkrankungen sowie lokale und systemische Komplikationen der Tumorkrankheit z. B. Gewichtsverlust, Anämie oder Hypalbuminämie.

Zu den behandlungsbedingten Prognosefaktoren gehören der Residualtumorstatus sowie weitere therapeutische Prognosefaktoren. Der wichtigste behandlungsbezogene Prognosefaktor ist der Residualtumorstatus, wie er in der Residualtumor- R-Klassifikation erfasst wird. Während TNM und pTNM die anatomische Ausbreitung des Tumors vor Behandlung beschreiben, erfasst die R-Klassifikation den Tumorstatus nach Behandlung. Sie spiegelt die Effekte der Therapie wieder und liefert die zuverlässigste Aussage zur Prognose. Die R-Klassifikation zeigt auch bis zu einem gewissen Grad die Qualität der Therapie an. Zum Beispiel wird in bestimmten Erkrankungssta-

---

**Tumorbezogen – Gesicherte Prognosefaktoren**

➢  Anatomische Ausbreitung  ( pTNM, Stadium )

➢  Histologischer Differenzierungsgrad

➢  Veneninvasion  ( insbesondere extramural )

Hermanek 2001

**Abb. 1** Prognosefaktoren nach R0-Resektion eines Rektumkarzinoms

dien eine R0-Situation nur durch sehr erfahrene Chirurgen erreicht, während andere Operateure solche Patienten als nicht oder nicht komplett resektabel ansehen. In den meisten Fällen ist jedoch die Unmöglichkeit des Erreichens eines R0-Status in erster Linie eine Folge des weit fortgeschrittenen Tumorleidens (*Hermanek* 2001).

Weitere therapeutische Prognosefaktoren sind die Art und Durchführung der Therapie unter Einsatz multimodaler Therapieverfahren, die die Prognose sowohl innerhalb der R0-Patienten als auch bei R1- und R2-Patienten beeinflussen können.

Bei Patienten, die nach Ersttherapie Tumorfreiheit erreichen (R0-Resektion), können Rückfallraten errechnet werden. Dabei wird unterschieden zwischen lokoregionären Rückfallraten, Fernmetastasierungsraten und Gesamtrückfallraten (hierbei werden sowohl lokoregionäre Rezidive als auch Fernmetastasen erfasst).

Auf die Prognose maligner Tumoren wirken eine Vielzahl von Faktoren ein, die jeweils Einfluss auf den Krankenheitsverlauf nehmen (*Jatzko* 1999, *Stocchi* 2000). Zwischen diesen Faktoren bestehen aber vielfach Wechselwirkungen. Es gilt daher, jene Faktoren zu identifizieren, die unabhängig von anderen Einfluss auf die Prognose nehmen. Hierzu stehen verschiedene multivariate statistische Techniken zur Verfügung. Grundsätzlich gilt, dass die Signifikanz und Unabhängigkeit eines möglichen Prognosefaktors stets durch multivariate Analysen bewiesen werden muss. Univariate Analysen sind hierzu unzureichend (*Hermanek* 2001).

## Gesicherte Prognosefaktoren

Zu den gesicherten Prognosefaktoren nach R0-Resektion eines Rektumkarzinoms gehören die anatomische Ausbreitung (pTNM, Stadium), der histologische Differenzierungsgrad

**Tumorbezogen – Wahrscheinliche Prognosefaktoren**

> Tumorlokalisation  (ungünstiger: unteres Rektum)
> Tumorperforation und – obstruktion
> Lymphgefäßinvasion
> Perineurale Invasion
> Typ des Tumorrandes  ( ungünstiger: infiltrativer Typ )
> peritumoröse Lymphozyteninfiltration und Lymphozytenaggregate  (ungünstiger, wenn fehlend oder nicht auffällig )

Hermanek 2001

**Abb. 2** Prognosefaktoren nach R0-Resektion eines Rektumkarzinoms

und die Veneninvasion (insbesondere extramural) (*Hermanek* 2001) (Abb. 1).

Wahrscheinliche tumorbezogene Prognosefaktoren sind die Tumorlokalisation (ungünstiger: unteres Rektum), die Tumorperforation und -obstruktion, die Lymphgefäßinvasion, die perineurale Invasion, der Typ des Tumorrandes (ungünstiger: infiltrativer Typ) und peritumoröse Lymphozyteninfiltration und Lymphozytenaggregate (ungünstiger: wenn fehlend oder nicht auffällig) (Abb. 2).

Als gesicherter therapiebezogener Prognosefaktor nach R0-Resektion eines Rektumkarzinoms wird heute der Chirurg angesehen (*Hermanek* 1992, 2001, *Kapiteijn* et al. 2002, *Schwenk* et al. 1995, *Mörschel* et al. 1996, *Kapiteijn* et al. 2002, *Köckerling* et al. 1998, *Landheer* et al. 2001, *Martling* et al. 2002, *Wexner* et al. 2000).

**Therapiebezogen – Gesicherte Prognosefaktoren**

> **Chirurg**

Hermanek 2001

**Abb. 3** Prognosefaktoren nach R0-Resektion eines Rektumkarzinoms

| Tumorstadium | Patienten-anzahl | 5 – Jahresüberlebensrate (%) | |
|---|---|---|---|
| | | gesamt[a] | für die einzelnen Kliniken[b] |
| Stadium I | 193 (26%) | 78.7 (72.6 – 84.8) | 91 – 79 – 77 – 76 - 75 |
| Stadium II | 234 (31%) | 64.1 (57.6 – 70.6) | 79 – 58 – 55 - 44 |
| Stadium III | 317 (43%) | 40.9 (35.3 – 46.5) | 57 – 54 – 50 – 46 – 44 – 31 – 10 |
| Gesamt: | 744 | 58.3 (54.6 – 62.0) | 69 – 61 – 61 – 54 – 54 – 45 – 45 |

(a) In Klammern: 95% - Konfidenzintervall
(b) Nur Kliniken mit mehr als 10 Patienten in der entsprechenden Gruppe (aus 3)

**Abb. 4**
Beobachtete 5-Jahres-überlebensrate für Patienten mit Rektum-karzinom ohne Fern-metastasen und nach kurativer Resektion (M0, R0) in Beziehung zum Tumorstadium (UICC)

## Stellenwert der einzelnen prognostischen Faktoren

Der wichtigste prognostische Faktor ist sicherlich die R-Klassifikation. Gelingt keine kurative Entfernung des Primärtumors, ist die Langzeitprognose des Patienten äußerst ungünstig. In der Deutschen Multizenterstudie aus den Jahren 1984 bis 1992 lag die 5-Jahres-Überlebensrate nach R0-Resektion in den einzelnen Institutionen zwischen 37 und 64 % und nach R1-/R2-Resektionen zwischen 0 und 13 % (*Hohenberger* 1997).

Der nächst wichtigste prognostische Faktor nach kurativer Resektion (R0) eines Rektumkarzinoms ist das Tumorstadium. Trotz Unterschieden in den 5-Jahres-Überlebensraten zwischen den einzelnen Instutionen kommt es im Konfidenzintervall nicht zu Überschneidungen zwischen den einzelnen Stadien (Abb. 4). Das heißt, nach kurativer Resektion eines Rektumkarzinoms hat das Tumorstadium eine hö-

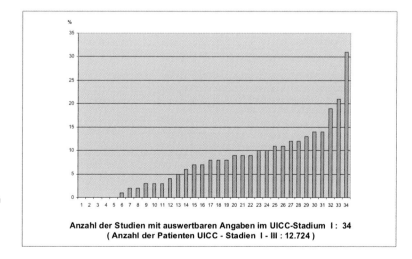

**Abb. 5**
Lokalrezidivrate nach Rektumresektion/-exstirpation (R0, UICC-Stadium I)

**Anzahl der Studien mit auswertbaren Angaben im UICC-Stadium I: 34**
**( Anzahl der Patienten UICC - Stadien I - III : 12.724 )**

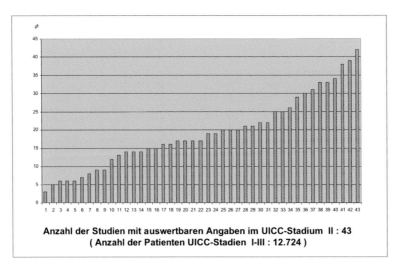

**Anzahl der Studien mit auswertbaren Angaben im UICC-Stadium II : 43**
**( Anzahl der Patienten UICC-Stadien I-III : 12.724 )**

**Abb. 6**
Lokalrezidivrate nach
Rektumresektion/
-exstirpation (R0,
UICC-Stadium II)

here prognostische Bedeutung als die individuelle Therapie in den Institutionen (*Hohenberger* 1997).

Patienten in einem bestimmten Tumorstadium weisen somit ein einheitliches onkologisches Risikoprofil für die Entwicklung von Tumorrückfällen (lokoregionäre Rezidive, Fernmetastasen) auf. Werden Unterschiede in den Lokalrezidivraten nach kurativer Resektion bzw. Exstirpation eines Rektumkarzinoms stadienbezogen angegeben, können

diese somit nur durch Unterschiede in der chirurgischen Technik, das heißt, Unterschiede in der chirurgischen Vorgehensweise zwischen den Chirurgen und den Chirurgischen Institutionen entstehen (Abb. 5-7). Das es sich hierbei um zum Teil erhebliche Unterschiede handelt, zeigt, welchen immensen Einfluss der Chirurg auf das Therapieergebnis hat.

Am Erlanger Krankengut konnten wir zeigen, dass durch Verbesserung der Chirurgischen

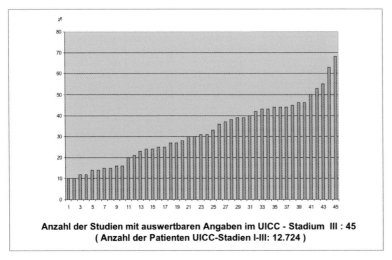

**Anzahl der Studien mit auswertbaren Angaben im UICC - Stadium III : 45**
**( Anzahl der Patienten UICC-Stadien I-III: 12.724 )**

**Abb. 7**
Lokalrezidivrate nach
Rektumresektion/
-exstirpation (R0,
UICC-Stadium III)

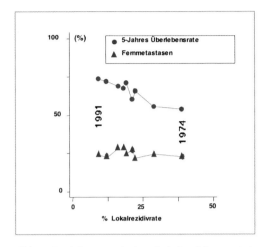

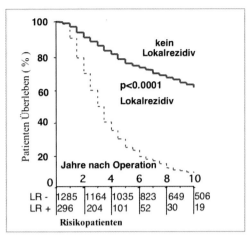

**Abb. 8** Beziehung zwischen Lokalrezidivrate, initialen Fernmetastasen und 5-Jahresüberlebensrate im Erlanger Krankengut

**Abb. 10** Beziehung zwischen Lokalrezidivrate und Langzeitüberleben

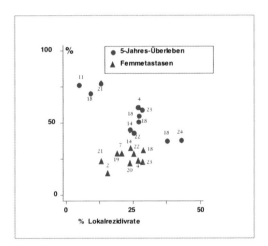

**Abb. 9** Beziehung zwischen Lokalrezidivrate, initialen Fernmetastasen und 5-Jahresüberlebensrate in der Literatur

Technik (Beachtung des distalen Sicherheitsabstandes, routinemäßiges Absetzen der Arteria mesenterica inferior, Lymphknotenzahl über 12, Beurteilung des lateralen Resektionsrandes, Einführung der TME) ein Absenken der Lokalrezidivrate von 38 % im Jahr 1974 auf 9 % im Jahr 1991 erreicht werden konnte. Im gleichen Zeitraum blieb die Rate an initialen metachronen Fernmetastasen jedoch konstant (*Köckerling* et al. 1998) (Abb. 8, 19). Da es im gleichen Zeitraum jedoch zu einer Verbesserung der 5-Jahres-Überlebensrate kam, kann dies nur auf die Reduktion der Lokalrezidivrate zurückgeführt werden. Damit wird jedoch auch klar, dass der Einfluss des Chirurgen auf das Therapieergebnis in der Verhinderung des Lokalrezidivs liegt. Die Fernmetastasierung ist offensichtlich als Minimal Residual Disease bereits zum Zeitpunkt der Primärtumoroperation vorhanden, entgeht der Diagnostik und manifestiert sich später im Auftreten von metachronen Fernmetastasen. Diese Zusammenhänge lassen sich auch in den Literaturdaten nachweisen (Abb. 9). Mit der Verhinderung der Entwicklung von Lokalrezidiven nimmt der Chirurg einen signifikanten Einfluss auf das Langzeitüberleben des Patienten (Abb. 10). Auftrag des Chirurgen in der Behandlung des Rektumkarzinoms ist somit, durch subtile chirurgische Technik all die technischen Erfordernisse und onkologischen Maßnahmen umzusetzen, die geeignet sind, das Auftreten von Lokalrezidiven zu minimieren.

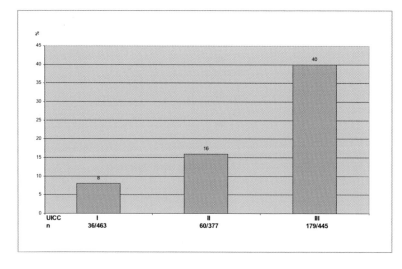

**Abb. 11**
Inzidenz von Fern-
metastasen bei Patien-
ten ohne Lokalrezidiv
nach UICC-Stadien
(n = 1285)

Die Bildung von Fernmetastasen hingegen bleibt selbst bei einer optimalen chirurgischen Therapie weitestgehend vom Chirurgen unbeeinflusst (*Köckerling* et al. 1998), da diese offensichtlich mehr von dem biologischen Verhalten des Tumors abhängig sind. Im Erlanger Krankengut traten nach kurativer Resektion eines Rektumkarzinoms bei Patienten, die in einem fast 10-jährigen Follow-up nie ein Lokalrezidiv entwickelten, Fernmetastasen im Stadium I in 8 %, im Stadium II in 16 % und im Stadium III in 40 % auf (Abb. 11).

Im Nachfolgenden sollen die chirurgisch-technischen Faktoren sowie die adjuvanten strahlentherapeutischen Maßnahmen diskutiert werden, die Einfluss auf das Entstehen von Lokalrezidiven haben

## Tumorzelldissemination oder iatrogene Tumorperforation

Die unbeabsichtige Eröffnung des Tumors, sei es durch stumpfe Präparation oder Schnitt in den Tumor, führt zu einer massiven Streuung von Tumorzellen in das Operationsgebiet. *Zirngibl* (1990) berichtet über eine Tumorzelldissemination in 8,7 % bei 1360 durchgeführten kurativen Rektumresektionen. Damit

nimmt die Wahrscheinlichkeit des Auftretens mit zunehmender Tumorgröße zu, insbesondere bei Invasion der Nachbarorgane. Jedoch konnte auch gezeigt werden, dass mit zunehmender Erfahrung des Operateurs bzw. der Klinik dies wiederum seltener der Fall ist (*Hermanek* 1992). Nachgewiesenermaßen liegt die Lokalrezidivrate bei Tumorzelldissemination deutlich höher und die Überlebensrate deutlich geringer als bei intakt geborgenem Präparat. Hermanek konnte dies im Rahmen der SGKRK-Studie (*Hermanek* et al. 1992) nachweisen. Während die 5-Jahres-Überlebensrate zwischen durchschnittlich 49 % beim Rektum- und 53 % beim Kolonkarzinom nach multiviszeraler Resektion ohne Tumorperforation lag, konnte diese nach Dissemination nur noch in 19 %, respektive 21 % erreicht werden. Neuere Daten (*Hermanek* 2001) bestätigen die früheren Ergebnisse. Dabei kam es in 9 % der Rektumresektionen und in 3,9 % der Kolonresektionen zur Tumorzellverschleppung. Die 5-Jahres-Überlebensrate lag beim Rektumkarzinom bei 35,4 % vs 72,1 % und beim Kolonkarzinom bei 52,9 % vs 77,5 %. Dieses bedeutet für den Operateur in aller Konsequenz die Vermeidung der Tumorzelldissemination und im Zweifel gegebenenfalls eine multiviszerale Resektion, auch wenn nicht in allen Fällen eine histologisch bestätigte Infiltration der Nachbarorgane vorliegt. Je nach Literaturangaben bestätigt sich die Vermutung des invasiven Wachstums in 39–84 % der Fälle (*Eisenberg* (1990), *Fedorov* (1989), *Gall* (1987), *Helfritzsch* (2002), *Hermanek* (1992), *Hida* (1998), *Hunter* (1987), *Kasperk* (1999), *Köckerling* (1992), *Kroneman* (1991), *Lehnert* (2002)).

## Resektionsgrenzen, distaler Resektionsrand

Die Festlegung der distalen Resektionsgrenze beim kolorektalen Karzinom erfolgt aufgrund histo-pathologischer Ergebnisse und Veröffentlichungen von *Quirke* (1997). Es konnte nachgewiesen werden, dass sich außerhalb von 12 mm im distalen Bereich des Tumors praktisch nie eine intramurale Tumorzellinfiltration befand. Des Weiteren konnten *Andreola* (1997) und *Wexner* (2000) zeigen, dass die Häufigkeit und das distale Ausmaß der intramuralen Tumorzellinfiltration von Größe und Stadium des Karzinoms abhängig sind. Die ursprüngliche Forderung von 5–10 cm distalen Abstand zum Tumor wurde dadurch revidiert und es erfolgte die Festlegung auf 2 cm. Auch distale Sicherheitsabstände von ca. 1 cm unter der Voraussetzung einer korrekt durchgeführten TME sind in der Literatur beschrieben und akzeptiert (*Wexner* 2000). Aus diesem Grund kann in zahlreichen Fällen sicherlich auf eine abdomino-perineale Rektumamputation bei gleichem onkologischem Ergebnis verzichtet werden. Bei Beachtung der onkologischen Kriterien können heute 80–85 % der tiefsitzenden Rektumkarzinome sphinktererhaltend reseziert werden (Abb. 12). Bei der Beurteilung eines tumorfreien Resektionsrandes kommt neben dem Chirurgen insbesondere auch dem Pathologen eine entscheidende Position zu. Gemessen werden sollte der Abstand am unfixierten, nicht aufgespannten Präparat, um vergleichbare Ergebnisse zu erhalten (*Wexner* 2000). Neben der Beurteilung des Resektionsrandes darf heutzutage eigentlich auch nicht mehr eine konkrete Aus-

| Literaturübersicht | 19-27-33-45-51-72-79-80 | |
|---|---|---|
| Qualitätssicherungsstudie | 2001 | 27,4 % |
| Kirwan et al. | 1989 | 17,0 % |
| Herzog et al. | 1990 | 18,0 % |
| Tagliacozzo et al. | 1992 | 16,0 % |
| Renner et al. | 1999 | 7,6 % |
| Gamagami et al. | 1999 | 17,9 % |
| Fleck et al. | 2000 | 9,6 % |
| Fürst et al. | 2000 | 15,2 % |
| Siloah | 2000 | 16,7 % |
| Bärlehner et al. | 2001 | 13,0 % |

**Abb. 12** Einfluss der Chirurgie auf die Exstirpationsraten

### n = 17.966 Resektionen

| | n | % |
|---|---|---|
| Adeno-Ca | 16.367 | ( 91,0 % ) |
| mucinöses Adeno | 1.405 | ( 7,8 % ) |
| Siegelringzell-Ca | 72 | ( 0,4 % ) |
| Plattenepithel-Ca | 37 | ( 0,2 % ) |
| adenosquamöses Ca | 11 | ( 0,06 % ) |
| kleinzelliges Ca | 6 | ( 0,03 % ) |
| Undifferenziertes Ca | 68 | ( 0,4 % ) |

**Abb. 13** Qualitätssicherungsstudie Kolorektales Karzinom 2000/2001

### Grading   n = 18.213

| | n | % |
|---|---|---|
| GX | 28 | ( 0,15 % ) |
| G1 | 985 | ( 5,4 % ) |
| G2 | 13.016 | ( 71,5 % ) |
| G3 | 3585 | ( 19,7 % ) |
| G4 | 72 | ( 0,4 % ) |
| Kein | 527 | ( 2,9 % ) |

**Abb. 14** Qualitätssicherungsstudie Kolorektales Karzinom 2000/2001

**n = 17.402  Resektionen**

|                | n          |
| -------------- | ---------- |
| Anzahl         | 17.402     |
| Mittelwert     | 16         |
| Minimum        | 0          |
| 25. Perzentil  | 11         |
| Median         | 15         |
| 75. Perzentil  | 20         |
| Maximum        | 150        |
| Ohne Angabe    | 811 (4,7 %)|

**Abb. 15**  Qualitätssicherungsstudie Kolorektales
Karzinom 2000/2001
Anzahl der untersuchten Lymphknoten

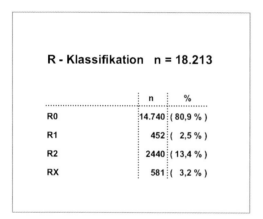

**R - Klassifikation   n = 18.213**

|     | n       | %          |
| --- | ------- | ---------- |
| R0  | 14.740  | ( 80,9 % ) |
| R1  | 452     | ( 2,5 % )  |
| R2  | 2440    | ( 13,4 % ) |
| RX  | 581     | ( 3,2 % )  |

**Abb. 16**  Qualitätssicherungsstudie Kolorektales
Karzinom 2000/2001

**L - Klassifikation   n = 18.213**

|                 | n    | %          |
| --------------- | ---- | ---------- |
| Nicht untersucht| 6207 | ( 34,1 % ) |
| keine           | 7266 | ( 39,9 % ) |
| ja              | 4740 | ( 26,0 % ) |

**Abb. 17**  Qualitätssicherungsstudie Kolorektales
Karzinom 2000/2001

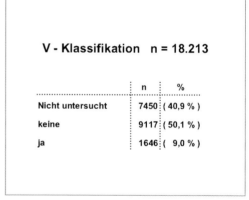

**V - Klassifikation   n = 18.213**

|                 | n    | %          |
| --------------- | ---- | ---------- |
| Nicht untersucht| 7450 | ( 40,9 % ) |
| keine           | 9117 | ( 50,1 % ) |
| ja              | 1646 | ( 9,0 % )  |

**Abb. 18**  Qualitätssicherungsstudie Kolorektales
Karzinom 2000/2001

sage zum Grading und zur Tumorinvasion entlang der Lymphbahn und Gefäße fehlen, welche weitere Schlüsse auf den tatsächlichen Sicherheitsabstand und damit auch auf die Prognose des Karzinoms zulassen. Wie dies flächendeckend aussieht, zeigen die Daten der „Qualitätssicherungsstudie Kolorektales Karzinom" aus den Jahren 2000 und 2001 (Abb. 13–18).

# Lymphknotendissektion

Unter der Vorstellung, durch eine radikalere Lymphknotendissektion eine weitere Reduktion der Lokalrezidivraten herbeizuführen, wurden zahlreiche, insbesondere retrospektive Studien durchgeführt. Nur wenige (*Hojo* 1989 und *Kapiteijn* 2002) dieser Studien zeigen einen Vorteil der pelvinen Lymphknotendissektion gegenüber der standardisierten radikalen Lymphknotendissektion bezüglich der Lokalrezidivrate. Hingegen geht die weitere Lymphknotendissektion mit einer deutlich erhöhten postoperativen Morbidität einher. Dies mag an der verlängerten Operationszeit und dem höheren Blutverlust einerseits und der hohen Rate an Störungen der Blasen- und Sexualfunktion trotz nervenschonender Operationsverfahren andererseits liegen. Aus diesen Gründen hat sich die radikale pelvine Lymphknotendissektion beim Rektumkarzinom in den westlichen Ländern nicht durchgesetzt. Hingegen hat sie sich seit vielen Jahren als Standardverfahren in Japan etabliert. Dies mag auf eine deutlich niedrige allgemeine Morbidität und Mortalität zurückzuführen sein (*Kapiteijn* 2002).

Im Rahmen der Qualitätssicherungsstudie zeigte sich eine hohe Variationsbreite bezüglich der mitresezierten bzw. untersuchten Lymphknoten (Abb. 15). Im Mittelwert lagen sie jedoch bei 16 und sind damit ausreichend. Nach der UICC werden mindestens 12 Lymphknoten gefordert. *Prandi* et al. (2002) konnten zeigen, dass die Dukes-B-Patienten mit weniger als 7 untersuchten Lymphknoten ein signifikant kürzeres Überleben und ein geringeres rezidivfreies Intervall aufwiesen. Die allgemeinen Empfehlungen liegen zwischen 7 und 14 Lymphknoten (*Maughan* 2003, *Bruch* 1999, *Nagtegaal* 2002). *Goldstein* (1996) wies in seiner Arbeit die meisten Lymphknotenmetastasen bei 17–20 untersuchten Lymphknoten nach, bei über 20 untersuchten Lymphknoten fanden sich nicht mehr Metastasen. Er propagierte damit ein Mindestmaß von 17 zu untersuchenden Lymphknoten (*Bruch* 1999). Bis zur absoluten Klarheit sollte der Pathologe so viele Lymphknoten wie eben möglich aus einem Präparat beurteilen, auch wenn Vorbestrahlung, ein dünnes Mesorektum oder das Präparat eines älteren Patienten dies nicht unbedingt erleichtern (*Maughan* 2003).

# Hohe Ligatur der Arteria mesenterica inferior beim Rektumkarzinom

Mehrere retrospektive Studien haben sich mit der Fragestellung des Vorteils der hohen Ligatur im Vergleich zur intermediären oder tiefen Ligatur beschäftigt. Ein generell signifikanter Vorteil der hohen Ligatur konnte in keiner der Studien nachgewiesen werden (*Surtees* 1990, *Köhler* 1997, *Slanetz* 1997). *Slanetz* (1997) zeigt in seiner retrospektiven Studie einen Vorteil insbesondere für das Tumorstadium Dukes C bezüglich der Lokalrezidivraten mit 20,8 % vs. 30,7 %, der Fernmetastasenbildung und damit dem Langzeitüberleben und der 5-Jahres-Überlebensrate mit 52,9 % vs. 45,2 % im Falle eines Befalls von weniger als 5 Lymphknoten (*Slanetz* 1997). Unter dem Aspekt der möglichst vollständigen Lymphknotendissektion, die durch eine hohe Ligatur erreicht wird und damit auch eventuell zentral befallene Lymphknoten mitentfernt, wird im Allgemeinen die hohe Ligatur favorisiert. *Surtees* (1990) warnt bei diesem Verfahren angesichts fehlender Signifikanz jedoch vor einer daraus entstehenden Mangelversorgung des Colon descendens mit der möglicherweise damit verbundenen notwendigen Erweiterung des Resektionsausmaßes. Dies lässt sich jedoch durch die eigene Erfahrung nicht bestätigen. Trotz routinemäßiger Absetzung der Arteria mesenterica inferior am Stamm und damit Absetzen der Arteria colica sinistra kommt es nur in Einzelfällen zu Durchblutungsstörungen des Colon descendens.

# Totale mesorektale Exzision (TME)

Im Erlanger Krankengut konnte durch die Einführung der oben genannten onkologisch-technischen Standards ein Absinken der Lokalrezidivrate von 38 % im Jahr 1970 auf 18 % im Jahr 1985 erreicht werden. Durch die Einführung der totalen mesorektalen Exzision in

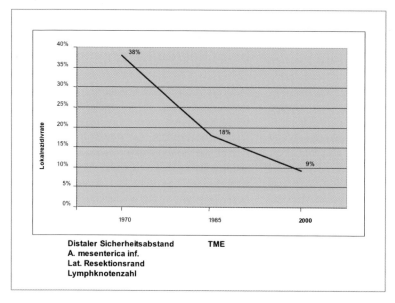

Distaler Sicherheitsabstand      TME
A. mesenterica inf.
Lat. Resektionsrand
Lymphknotenzahl

**Abb. 19**
Einfluss der Chirurgie
auf die Lokalrezidiv-
rate

| Heald | 1986 | 2,7 % | | Aitken | 1996 | 1,6 % |
|---|---|---|---|---|---|---|
| Belli | 1988 | 4,2 % | | Carvalho | 1997 | 1,9 % |
| Kirwan | 1989 | 4,5 % | | Eu | 1998 | 9,4 % |
| Karanjia | 1990 | 2,6 % | | Köckerling | 1998 | 9,0 % |
| Cawthorn | 1990 | 7,3 % | | Arenas | 1998 | 3,1 % |
| Dixon | 1991 | 4,0 % | | Maas | 2000 | 7,1 % |
| Moran | 1992 | 7,3 % | | Martling | 2000 | 5,5 % |
| Mac Farlane | 1993 | 5,2 % | | Kapiteijn | 2001 | 8,6 % |
| Enker | 1995 | 7,3 % | | | | |

**Abb. 20**
Lokalrezidivraten nach
TME (R0)

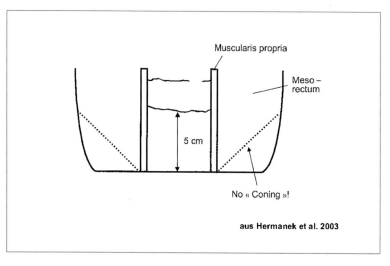

Muscularis propria

Meso –
rectum

5 cm

No « Coning »!

aus Hermanek et al. 2003

**Abb. 21**
Schematische Dar-
stellung der Konisation

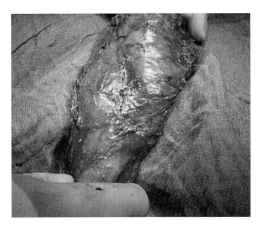

**Abb. 22** Makroskopisches Erscheinungsbild eines totalen mesorektalen Rektumexzidates mit unverletzter Hüllfaszie

die klinische Routine im Jahr 1985 kam es zu einem weiteren Absinken der Lokalrezidivrate auf 9 % (Abb. 19). Der Stellenwert der totalen mesorektalen Exzision für die Reduktion der Lokalrezidivrate nach kurativer Resektion von Rektumkarzinomen im mittleren und unteren Drittel lässt sich durch zahlreiche Publikationen mit Lokalrezidivraten unter 10 % bestätigen (Abb. 20). Deshalb ist die Notwendigkeit der von *Heald* (1992) propagierten totalen

mesorektalen Exzision beim Rektumkarzinom des mittleren und unteren Drittels heute in der Literatur inzwischen aufgrund der deutlich besseren onkologischen Ergebnisse im Vergleich zum konventionellen Vorgehen unumstritten. Dennoch entspricht nicht jede als solche bezeichnete Operation tatsächlich den onkologisch geforderten Kriterien. Bei nicht komplett durchgeführter totaler mesorektaler Exzision durch das so genannte Coning (Abb. 21) kommt es unter Umständen zum Belassen von Satellitenmetastasen im zurückgebliebenen Fettgewebe des Mesorektums nach Verletzung der Hüllfaszie und Einbrechen in das mesorektale Fettgewebe. Bisher findet keine routinemäßige Qualitätssicherung der Komplettheit der totalen mesorektalen Exzision statt. Dieses wird zunehmend gefordert (*Hermanek* et al. 2003, *Landheer* 2001, *Maughan* 2003, *Nagtegaal* 2002, *Quirke* 1997, *Wiggers* 2002). Dabei muss am Ende der Operation durch den Chirurgen bzw. Pathologen das makroskopische Erscheinungsbild eines totalen mesorektalen Rektumexzidates auf die Unverletztheit der Hüllfaszie hin überprüft werden (Abb. 22). Inzwischen liegen auch mehrere qualitative Beurteilungskriterien für die Komplettheit der mesorektalen Exzision vor (Abb. 23). Auch die Arbeitsgemeinschaft Deutscher

| Grade of quality | CLASSICC study of Medical Research Council (22) | M.E.R.C.U.R.Y Project (43) |
|---|---|---|
| „optimal" | Score 3: Good bulk of mesorectum, smooth surface, good clearance anteriorly, no defects in mesorectum | Grade 1 (good): Intact mesorectum with only minor irregularities of a smooth mesorectal surface. No defects greater than 5 mm. No coning on specimen. Smooth CRM on slicing |
| „sub-optimal" | Score 2: Moderate bulk of mesorectum, but some irregularity. Moderate coning distally may be present | Grade 2 (moderate): Moderate bulk to mesorectum but irregularity of the mesorectal surface. Moderate coning of the specimen towards the distal margin. At no site is the muscularis propria visible with the exception of the area of insertion of levator muscles. Moderate irregularity of the CRM |
| „poor" | Score 3: Irregular mesorectum with defects > 1 cm² or incision down to muscularis propria. Irregular CRM with little bulk and little clearance anteriorly | Grade 3 (poor): Little bulk of mesorectum with defects down into muscularis and/or very irregular CRM |

CRM = Circumferential resection margin

**aus Hermanek et al. 2003**

**Abb. 23** Qualitative Beurteilung der Mesorektalen Exzision

Macroscopic assessment of specimen surface

    o Intact, smooth (lipoma-like appearance)

    o Circumscribed defect(s) (not greater than 5 mm)

    o Extensive defect(s), muscular layer of the rectum not visible

    o Extensive defect(s), muscular layer of the rectum visible

    o Incision of the tumor or tearing the tumor open

Photodocumentation of specimen

    o Yes    o No

In case of TME    Optional stain marking

    o Class 1    No leakage

    o Class 2    Punctate leakage(s)

    o Class 3    Extensive leakage(s)

**aus Hermanek et al. 2003**

**Abb. 24**
Qualitative Beurteilung der TME nach ADT

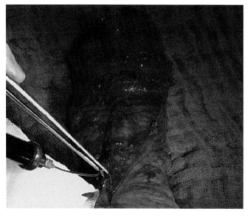

**Abb. 25** Methylenblau-Test zur Vollständigkeit der TME
Einspritzen von 10 ml Methylenblau-Lösung über die Arteria rectalis superior

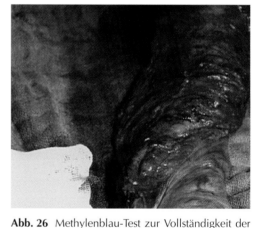

**Abb. 26** Methylenblau-Test zur Vollständigkeit der TME
Bei unverletzter Hüllfaszie tritt keine Blau-Lösung aus dem Mesorectum aus

Tumorzentren hat inzwischen unter Federführung von Professor *Hermanek* qualitative Beurteilungskriterien für die Komplettheit der totalen mesorektalen Exzision formuliert. Die qualitative Beurteilung erfolgt aufgrund der makroskopischen Beurteilung des totalen mesorektalen Exzidates mit einer Festlegung von nachgewiesenen Defektgrößen der Hüllfaszie und dem Nachweis des mesorektalen Fettkörpers. Zusätzlich wird eine Fotodokumentation gefordert (Abb. 24). Als weiteres Verfahren

zur Überprüfung der Vollständigkeit der totalen mesorektalen Exzision bietet sich das Einspritzen von 10 ml Methylenblau-Lösung über die Arteria rectalis superior in das Mesorektum an (Abb. 25). Ist das Mesorektum komplett entfernt und die Hüllfaszie unverletzt, kommt es nicht zum Austritt von Blau-Lösung aus dem Mesorektum (Abb. 26). Nur wenn die oben dargestellten Kriterien voll erfüllt sind, kann man von einer vollständigen totalen mesorektalen Exzision ohne Konisation und ohne Belassung von Satellitenmetastasen im Fettgewebe ausgehen. In Zukunft sind wissenschaftliche Therapievergleiche beim Rektumkarzinom mit totaler mesorektaler Exzision ohne diese qualitätssichernden Maßnahmen der Beurteilung der Qualität der totalen mesorektalen Exzision nur mit Einschränkung zu bewerten. Für alle zukünftigen Studien ist somit die Qualitätssicherung der chirurgischen Therapie in der oben dargestellten Art und Weise mit Fotodokumentation und Methylenblau-Probe zu fordern.

# Bedeutung der (neo)-adjuvanten Strahlentherapie

Die Metaanalyse der randomisierten Studien an hohen Patientenzahlen kann eindeutig zeigen, dass sowohl die postoperative als auch die präoperative Bestrahlung einen hochsignifikanten Einfluss auf die Lokalrezidivrate hat (Colorectal Cancer Collaborative Group 2001). Für die meisten dieser Studien muss jedoch gesagt werden, dass in der Vergleichsgruppe mit Chirurgie allein relativ zu hohe Lokalrezidivraten festzustellen sind (Abb. 27). Offensichtlich erfolgte in diesen Studien die chirurgische Behandlung des Rektumkarzinoms nicht durch eine standardisierte totale mesorektale Exzision. Die Risikoreduktion zur

**Abb. 27**
Einfluss der Bestrahlung auf die Lokalrezidivrate

Präoperative Bestrahlung vs keine Bestrahlung vs postoperative Bestrahlung

| | | | |
|---|---|---|---|
| 5 Jahre | 12,5 % | 22,2 % | |
| | | 22,9 % | 15,3 % |
| 10 Jahre | 16,7 % | 25,9 % | |
| | p = 0,00001 | | p = 0,002 |
| | (Risikoreduktion 46 %) | | (Risikoreduktion 37 %) |

Metaanalyse, 22 randomisierte Studien, 8507 Patienten
Colorectal Cancer Collaborative Group, Lancet 2001

**Abb. 28**
Qualitätskontrollierte TME + praeoperative Kurzzeitbestrahlung

| | Radiatio + | | Radiatio − |
|---|---|---|---|
| Stadium I | 0,5 % | p = 0,15 | 0,7 % |
| Stadium II | 1,0 % | p = 0,01 | 5,7 % |
| Stadium III | 4,3 % | p < 0,001 | 15,0 % |
| Alle | 2,4 % | p < 0,001 | 8,2 % |

Kapiteijn et al. 2001; N Engl J Med.

Entwicklung eines Tumorrezidivs durch die Bestrahlung fiel in der präoperativen Bestrahlungsgruppe deutlicher aus als in der postoperativen. Die Autoren schließen daraus, dass den präoperativen neoadjuvanten Bestrahlungskonzepten der Vorzug zu geben ist.

Die besten Ergebnisse werden offensichtlich durch eine qualitätskontrollierte totale mesorektale Exzision in Kombination mit einer präoperativen Kurzzeitbestrahlung erreicht, wie eine Holländische Multizenterstudie (*Kapiteijn* 2001) aufzeigen konnte (Abb. 28). Diese Studie konnte zeigen, dass durch qualitätskontrollierte totale mesorektale Exzisionen auch in einer Multizenterstudie Lokalrezidivraten ohne Bestrahlung von unter 10 % zu erreichen sind. Darüber hinaus konnte durch die präoperative Kurzzeitbestrahlung in den Stadien II und III eine signifikante Absenkung der Lokalrezidivraten erreicht werden. Für alle Stadien sank dadurch die Lokalrezidivrate auf 2,4 %. Sieht man von den unizentrischen Ergebnissen von Heald ab, sind das die besten Langzeitergebnisse bezüglich der Lokalrezidivrate für eine multizentrische Untersuchung. Diese Studie kann somit eindrucksvoll zeigen, dass auch bei optimaler chirurgischer Behandlung des Rektumkarzinoms durch eine komplette totale mesorektale Exzision noch ein Absinken der Lokalrezidivrate durch präoperative Kurzzeitbestrahlung in den Stadien II und III erreicht werden kann. Hier finden also die Bemühungen der optimalen chirurgischen Therapie Unterstützung durch die präoperative Vorbestrahlung.

## Stellenwert der Laparoskopie

In der klinischen Routine ist der Stellenwert der Laparoskopie im Rahmen der kurativen kolorektalen Karzinomchirurgie bisher von untergeordneter Bedeutung. In der Qualitätssicherungsstudie kolorektales Karzinom liegt die Rate an laparoskopischen Operationen in der Karzinomchirurgie bei unter 3 %. Dennoch beschäftigen sich zahlreiche wissenschaftliche Untersuchungen mit der Gleichwertigkeit bzw. Überlegenheit des laparoskopischen Zugangs verglichen mit der offenen Chirurgie. Erst kürzlich hat *Lacy* (2002) eine prospektiv randomisierte Studie zur laparoskopisch assistierten Kolektomie vs offene Kolektomie des nicht metastasierten Kolonkarzinoms im Lancet publiziert (Abb. 29). Es wurden 219 Patienten mit einem Adenokarzinom des Kolons bis 15 cm oral des anorektalen Überganges operiert, davon 111 Patienten laparoskopisch, 12 Patienten konvertiert und 108 offen. Die Anzahl der Lymphknoten im Präparat betrug 7,9 nach laparoskopischer Operation und 7,4 nach offener (Abb. 30). Die mediane Nachbeobachtungszeit beträgt 43 Monate. Es ergaben sich keine signifikanten Unterschiede im Gesamtüberleben. In der multivariaten Analyse bezüglich Gesamtüberleben zeigte nur der Lymphknotenstatus (N0 vs N+) einen signifikanten Unterschied. Der

---

➢ **219 Patienten mit Adenokarzinom des Kolons bis 15 cm oral des anorektalen Übergangs**

➢ **111 Patienten laparoskopisch, 12 Patienten konvertiert**

➢ **108 Patienten offen**

➢ **Adjuvante Therapiemaßnahmen (Fluorouracil und Levamisol bzw. Calciumfolinat im Stadium II und III)**

Lacy et al. Lancet 2002; 359: 2224 - 9

**Abb. 29**
Laparoskopisch assistierte Kolektomie vs offene Kolektomie des nicht metastasierten Kolonkarzinoms

**Abb. 30**
Laparoskopisch
assistierte Kolektomie
vs offene Kolektomie
des nicht metastasier-
ten Kolonkarzinoms

> ➢ **Anzahl der Lymphknoten im Präparat :**
> **7,9 Laparoskopisch**
> **7,4 Offen**
> ➢ **Mediane Nachbeobachtungszeit : 43 Monate ( 27–85 )**
> ➢ **Keine signifikanten Unterschiede im Gesamtüberleben**
> **Lacy et al. Lancet 2002; 359: 2224 - 9**

Vorteil der laparoskopischen Chirurgie betreffend rezidivfreies Überleben wurde bei Karzinomen im Stadium III besonders signifikant (p = 0,0006) (Abb. 31). Die Autoren schließen daraus eine Überlegenheit der laparoskopischen Technik gegenüber der konventionellen in der kurativen Behandlung des Kolonkarzinoms, besonders im Stadium III, das heißt im Lymphknoten-positiven Status. Sie erklären diesen Sachverhalt damit, dass die laparoskopische Vorgehensweise zu einem besseren Erhalt der Immunfunktion des Körpers im Vergleich zum offenen Vorgehen führt. Deshalb soll daraus eine geringere Tumorrückfallrate resultieren (Abb. 32). Gestützt werden diese Äußerungen von experimentellen Untersuchungen zahlreicher Art in der Literatur, die die verschiedenen Marker für die systemische Immunantwort nach laparoskopischen bzw. offenen Operationen untersucht haben (Abb. 33). Diese Untersuchungen zeigen vorwiegend, dass es sowohl nach offener, als auch nach laparoskopischer Operation zu einer Beeinträchtigung der systemischen Immunantwort kommt, dass jedoch nach laparoskopischer Operation das Immunsystem besser erhalten bleibt als nach konventioneller Operation (Abb. 34). Dieses konnte auch in einer Vergleichsuntersuchung zwischen laparoskopischen und konventionellen Sigmaresektionen bezüglich der Monozyten-vermittelten Zytotoxizität an Patienten gezeigt werden. Auch in dieser Untersuchung fand sich ein signifikanter Unterschied in der Monozyten-vermittelten Zytotoxizität zwischen den laparoskopischen und den konventionellen Sigmaresektionen. Dieses wird als Erklärungsgrundlage dafür genommen, dass eine bessere Kontrolle des Minimal Residual Disease im Patienten durch die Monozyten-vermittelten Zytotoxizität nach laparoskopischen Operationen erhalten bleibt (Abb. 35).

**Abb. 31**
Laparoskopisch
assistierte Kolektomie
vs offene Kolektomie
des nicht metastasier-
ten Kolonkarzinoms

> ➢ **In der multivariaten Analyse bezüglich Gesamtüberleben zeigte nur der Lymphknotenstatus ( N0 vs. N+ ) einen signifikanten Unterschied**
> ➢ **Die tumorassoziierte Mortalität war mit 10/106 in der laparoskopischen Gruppe signifikant besser als in der offenen Gruppe (21/102)**
> ➢ **Der Vorteil der laparoskopischen Chirurgie betreffend rezidivfreies Überleben wurde durch Karzinome im Stadium III besonders signifikant (p = 0,0006)**
> **Lacy et al., Lancet 2002; 359: 2224 - 9**

**There is evidence that surgical stress impairs immunity and that this feature is more intense in open surgery than in laparoscopic surgery. Immunity has a critical role in tumour progression and metastatic spread.**

**This association could explain our findings.**

Lacy et al., Lancet 2002; 359: 2224 - 9

**Abb. 32**
Laparoskopisch assistierte Kolektomie vs offene Kolektomie des nicht metastasierten Kolonkarzinoms

---

➢ Akut – Phase – Antwort und Zytokine

   Die Zytokine – Spiegel sind ein Indikator für die Aktivierung des Immunsystems.

➢ Periphere Leukozytenpopulation und -funktion

   Polymorphkernige Leukozyten spielen eine Schlüsselrolle in der Abwehrreaktion gegen eingedrungene Mikroorganismen.

➢ Verzögerte Hypersensitivität und T – Zellfunktion zeigt die

   Veränderung der T – Lymphozytenpopulation an.

➢ Lymphozyten – Subpopulationen

   Die peripheren Lymphozyten sind die Effektoren der zellulären Immunität.

➢ Monozyten – Funktion

   Monozyten – Makrophagen sind die Quelle von TNF und IL – 1 nach T – Zellstimulation. Sie präsentieren die Antigene den Leukozyten

**Abb. 33**
Marker für die systemische Immunantwort

---

| Marker der system. Immunantwort | Offene Chir. | Laparoskopie |
|---|---|---|
| CRP | ↑↑↑ | ↑ |
| IL-1 | ↑↑ | ↑ |
| IL-6 | ↑↑↑ | ↑ |
| IL-8 | ↑↑ | ↑ |
| IL-10 | Daten unklar | Daten unklar |
| TNF | Daten unklar | Daten unklar |
| Fibrinogen,Transferrin | Daten unklar | Daten unklar |
| Elastase | ↑ | ↑ |
| Albumin | Daten unklar | Daten unklar |
| Polymorphkernige Neutrophile (Zahl) | ↑↑ | ↑ |
| Polymorphkernige Neutrophile (Funktion) | ↓↓↓ | ↓ |
| Verzögerte Hypersensitivität | ↓↓↓ | ↓ |
| Th1, Th2 | ↓↓ | ↓ |
| CD4+, CD8+ | ↓↓ | ↓ |
| Monozyten HLA-DR Expression | ↓↓↓ | ↓ |
| Monozyten-vermittelte Zytotoxizität | ↓↓ | ↓ |
| Kupffer Zell Activität | Daten unklar | Daten unklar |
| Killer Zellen (Zahl,Funktion) | ↓ | ↓ |

Gupta,Watson Brit J of Surg, 2001

**Abb. 34**
Effekt des Zugangstrauma auf die systemische Immunantwort

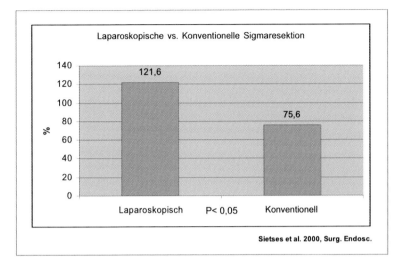

**Abb. 35**
Monozyten – vermit-
telte Zytotoxizität

Ist es tatsächlich so, dass die laparoskopische Chirurgie zu besseren Ergebnissen nach kolorektalen Karzinomoperationen führt? Analysiert man die Arbeit von *Lacy* (2002) nach den oben dargestellten Kriterien und schaut sich getrennt die lokoregionären Rezidive und die Fernmetastasen nach laparoskopischer und konventioneller Kolonkarzinomoperation an, so fällt auf, dass sich die Rate an Fernmetastasen nicht erheblich unterscheidet, jedoch die Rate an Lokalrezidiven nach offener Chirurgie doppelt so hoch ist, wie nach laparoskopischer Chirurgie (Abb. 36). Dieses spricht eindeutig dafür, dass die Unterschiede in den Überlebensraten nicht durch Unterschiede in den Fernmetastasenraten, sondern durch Unterschiede in den Lokalrezidivraten verursacht sind. Dass eine erhöhte Lokalrezidivrate

zu einemverschlechterten Langzeitüberleben und eine erniedrigte Lokalrezidivrate zu einem verbesserten Langzeitüberleben führt, konnten wir am Erlanger Krankengut zeigen (*Köckerling* et al. 1998). Die Ergebnisse von *Lacy* (2002) zeigen somit, dass die Unterschiede in den beiden Gruppen durch Unterschiede in den Lokalrezidivraten verursacht sind und damit durch Unterschiede in der chirurgischen Technik bedingt sind. Man muss also davon ausgehen, dass die offene Chirurgie chirurgisch-onkologisch schlechter durchgeführt wurde, als die laparoskopische. Anders sind die Unterschiede in den Lokalrezidivraten nicht zu erklären. Die Tumorstadien waren in den beiden Gruppen etwa gleich verteilt, so dass also Kollektive vergleichbaren onkologischen Risikoprofils operiert wurden. Nach

|  | LAC n = 106 | OC n = 102 | Hazard ratio (95 %) | p |
|---|---|---|---|---|
| Tumour recurrence | 18 (17 %) | 28 (27 %) | 0.72 (0.49–1.06) | 0.07 |
| Type of recurrence |  |  |  |  |
| Distant metastasis | 7 | 9 | - - - | 0.57 |
| Locoregional relapse | 7 | 14 | - - - | - - - |
| Peritoneal seeding | 3 | 5 | - - - | - - - |
| Port – side metastasis | 1 | 0 | - - - | - - - |

Lacy et al., Lancet 2002; 359: 2224 - 9

**Abb. 36**
Laparoskopisch
assistierte Kolektomie
vs offene Kolektomie
des nicht metastasier-
ten Kolonkarzinoms

den oben genannten Feststellungen muss somit gesagt werden, dass die Interpretation von *Lacy* (2002) mit einem verschlechterten Immunsystem in der offenen Kolongruppe so nicht unterstützt werden kann. Hier wurde schlechte offene Chirurgie mit besserer laparoskopischer Chirurgie verglichen. Dementsprechend musste es zu besseren Ergebnissen in der laparoskopischen Gruppe kommen.

Die Analyse der vorliegenden Lancet-Studie zeigt aber auch, wie wichtig es ist, die oben angegebenen Sachverhalte für die Planung, Durchführung und Interpretation von Therapievergleichsstudien zu berücksichtigen. Wir haben also inzwischen Kriterien an der Hand, um eine genaue Analyse von solchen Vergleichsstudien vorzunehmen und damit auch die Qualität dieser Studien zu überprüfen. Die einzelnen Einflussfaktoren auf die Ergebnisse lassen sich klar analysieren und bewerten. Auch diese Studie zeigt wieder einmal mehr, wie schwierig es ist, chirurgische Vergleichsstudien zumal bei onkologischen Patienten vorzunehmen. Diese werden nur zu schlüssigen Therapieeentscheidungen im Sinne der Evidence based Medicine führen, wenn all die oben angegebenen Kriterien und Vorgaben in die zukünftige Studienplanung Eingang finden.

## Zusammenfassung

Neben den tumorbezogenen stellen die Chirurgen und die operativen Techniken die entscheidenden Prognosefaktoren dar. Die tumorbezogenen Prognosefaktoren, die Sicherheitsabstände, die Zahl der mitentfernten Lymphknoten etc. sind keine vollständigen Vorhersageparameter für das Outcome. Speziell beim Rektumkarzinom kommt der qualitativen Beurteilung der Vollständigkeit der TME ein hoher Stellenwert zu. Für die Outcome-Analyse ist zur Standardisierung der chirurgischen Therapie eine Qualitätsbeurteilung der TME unverzichtbar und sollte von einem unabhängigen Pathologen bzw. Chirurgen vorgenom-

men werden. Auch bei optimaler chirurgischer Technik kann eine weitere Reduktion der Lokalrezidivrate durch präoperative Strahlentherapie erreicht werden. In experimentellen Untersuchungen wurde eine geringere Einschränkung der Immunabwehr nach laparoskopischer im Vergleich zur offenen Operation gezeigt. Bisher kann keine klinische Untersuchung diese Daten untermauern. Das Tumorstadium und die chirurgische Technik bzw. der Chirurg sind die herausragenden Einflussfaktoren für das Outcome nach kurativen kolorektalen Karzinomoperationen. Der Einfluss des Zugangstraumas besteht eher im post-operativen Kurzzeit- (Schmerz, Darmtätigkeit) und Langzeitverlauf (Adhäsionen, Narbenbruch usw.) Die laufenden prospektiven Multizenterstudien müssen die Gleichwertigkeit der laparoskopischen mit der offenen kolorektalen Karzinomchirurgie noch belegen. Die tumorbezogenen und die therapiebezogenen Prognosefaktoren und Qualitätskriterien müssen in die Planung, Durchführung und Beurteilung von Therapievergleichsstudien adäquat Eingang finden.

## Literatur

[1] *Andreola S, Leo E, Belli F* (1997). Distal intramural spread in adenocarcinoma of the lower third of rectum treated with total recta resection and coloanal anastomosis. Dis Colon Rectum 40: 25–29

[2] *Bruch HP, Schwandner O, Schiedeck THK, Roblick UJ* (1999). Actual standards and controversies on operative technique and lymphnode 's Arch Surg 384: 167–175

[3] *Bruch HP, Roblick UJ, Schwandner O* (1999). Rektumkarzinom – Optimierung durch tiefe Resektion oder Exstirpation. Zentralbl Chir 124: 422–427

[4] Colorectal Cancer Collaborative Group. Adjuvant radiotherapy for rectal cancer: a systematic overview of 8507 patients from 22 randomised trials. The Lancet (2001) 358: 1291–1304

[5] *Eisenberg SB, Kraybill WG, Lopez MJ* (1990). Long-term results of surgical resection of local-

ly advanced colorectal carcinoma. Surgery 108: 779–786

[6] *Fedorov VD, Odarryuk TS, Shelygin YA* (1989). Results of radical surgery for advanced rectal cancer. Dis Colon Rectum 32 (7): 67–71

[7] *Gall FP, Tonak J, Altendorf A* (1987). Multivisceral resections in colorectal cancer. Dis Colon Rectum 30 (5): 337–41

[8] *Goldstein NS, Sanford W, Coffey M, Layfield LJ* (1996). Lymph node recovery from colorectal resection specimens removed for adenocarcinoma. Trends over time and a recommendation for a minimum number of lymph nodes to be recovered. Am J Clin Pathol 106: 209–216

[9] *Helfritzsch H, Böhm B, Thiele M, Altendorf-Hoffmann A, Scheele J* (2002). Ergebnisse der chirurgischen Therapie des lokal fortgeschrittenen kolorektalen Karzinoms. Zentralbl Chir 127: 302–306

[10] *Hermanek P* (1992). Multiviszerale Resektion beim kolorektalen Karzinom – Erfahrungen der SGKRK-Studie. Langenbeck's Arch Chir Suppl Kongressbd: 95–100

[11] *Hermanek P Sr., Hermanek P Jr., Hohenberger W, Klimpfinger M, Köckerling F, Papadopoulos T* (2003). The pathological assessment of mesorectal excision: implications for further treatment and quality management. Int J Colorectal Dis 18: 335–341, Epub Febr 14

[12] *Hermanek P, Mansmann U* (2001). Prognosefaktoren. In: *J. R. Siewert, F. Harder M. Rothmund.* Praxis der Viszeralchirurgie – Onkologische Chirurgie Springer-Verlag Berlin Heidelberg

[13] *Hida J, Yasutomi M, Takamasa M, Nakajiama A, Uchida T, Wakano T, Tokoro T, Fujimoto K* (1998). Results from pelvic exenteration for locally advanced colorectal cancer with lymph node metastases. Dis Colon Rectum 41:1 65–168

[14] *Hohenberger W* (1997). The Effect of Specialization or Organization of Rectal Cancer Surgery. In: O. Søreide, J. Norstein. Rectal Cancer Surgery. Springer-Verlag Berlin Heidelberg

[15] *Hojo K, Sawada T, Moriya Y* (1989). An analysis of survival and voiding, sexual fuction after wide iliopelvic lymphadenectomy in patients with carcinoma of the rectum, compared with conventional lymphadenectomy. Dis Colon Rectum 32: 128–133

[16] *Hunter JA, Ryan JA, Schultz P* (1987). En bloc resection of colon cancer adherent to other organs. Am J Surg 154: 67–71

[17] *Jatzko GR, Jagoditsch M, Lisborg PH, Denk H, Klimpfinger M, Stettner HM* (1999). Long-term results of radical surgery for rectal cancer: multivariate analysis of prognostic factors influencing survival and local recurrence. Eur J Surg Oncol 25: 284–291

[18] *Kasperk R, Riesener KP, Klink A, Schumpelick V* (1999). Multiviszerale Chirurgie des Rektumkarzinoms – Therapieerweiterung oder auch Prognoseverbesserung? Zentralbl Chir 124: 1074–1078

[19] *Kapiteijn E, Marijnen CAM, Nagtegaal ID, Putter H, Streup WH, Wiggers T, Rutten HJT, Pahlman L, Glimelius B, Krieken van HJM, Leer JWH* and *Velde van de CJH* for the Dutch Colorectal Cancer Group (2001). Preoperative Radiotherapy Combined With Total mesorectal Excision for Resectable Rectal Cancer. N Engl J Med 345: 638–646

[20] *Kapiteijn E, van de Velde CJH* (2002). Developments and quality assurance in rectal cancer surgery. Eur J Cancer 38: 919–936

[21] *Kapiteijn E, Putter H, van de Velde CJH* (2002). Impact on the introduction and training of total mesorectal excision on recurrence and survival in rectal cancer in the Netherlands. Br J Surg 89: 1142–1149

[22] *Köckerling F, Hermanek P, Thom N, Gall FP* (1992). Abdominale multiviszerale Resektion beim Kolonkarzinom. Langenbeck's Arch Chir Suppl Kongressbd 1992: 79–82

[23] *Köckerling F, Reymond MA, Altendorf-Hofmann A, Dworak O, Hohenberger W* (1998). Influence of surgery on metachronous distant metastases and survival in rectal cancer. J Clin Oncol 16: 324–327

[24] *Köckerling F, Reymond MA, Scheuerlein H, Hohenberger W* (2002). Die Bedeutung der Chirurgie und des Chirurgen in der Behandlung des Rektum-Karzinoms. In: F. Köckerling, H. Lippert, I. Gastinger. Fortschritte in der Kolorektalen Chirurgie. Science Med Hannover

[25] *Köhler L, Eypasch E, Paul A, Troidl H* (1997). Myths in the management of colorectal malignancy. Br J Surg 84: 248–251

[26] *Kroneman H, Castelein A, Jeekel J* (1991). En bloc resection of colon carcinoma adherent to

other organs: an efficacious treatment? Dis Colon Rectum 34 (9): 780-783

[27] Lacy AM, Garcia-Valdecasas JC, Delgado S, Castells A, Taurá P, Piqué JM, Visa J (2002). Laparoscopy-assisted colectomy versus open colectomy for treatment of non-metastatic colon cancer: a randomised trial. The Lancet 359: 2224-2229

[28] Landheer MLEA, Therasse P, van de Velde CJH (2001). The importance of quality assurance in surgical oncology in the treatment of colorectal cancer. Surg Oncol Clin North Am 10: 885-914

[29] Lehnert T, Methner M, Pollok A, Schaible A, Hinz U, Herfarth C (2002). Multivisceral resection for locally advanced primary colon and rectal cancer. Ann Surg 235 (2): 217-225

[30] Martling A, Cedermark B, Johansson H, Ritqvist LE, Holm T (2002). The surgeon as a prognostic factor after the introduction of total mesorectal excision in the treatment of rectal cancer. Br J Surg 89: 1008-1013

[31] Maughan NJ, Quirke P (2003). Modern management of colorectal cancer - a pathologist's view. Scand J Surg 92: 11-19

[32] Mörschel M, Heintz A, Böttger Th. Junginger Th (1996). Beeinflußt der Chirurg das Lokalrezidivrisiko beim Rektumkarzinom? Langenbeck's Arch Chir Suppl II (Kongreßbericht)

[33] Nagtegaal ID, van Krieken JHJM (2002). The role of pathologists in the quality control of diagnosis and treatment of rectal cancer - and overview. Eur J Cancer 38: 964-972

[34] Nagtegaal ID, van de Velde CJH, van der Worp E, Kapiteijn E, Quirke P, van Krieken HJM (2002). Macroscopic evaluation of rectal cancer resection specimen: clinical significance of the pathologist in quality control. J Clin Oncol 20: 1729-1734

[35] Quirke, P (1997). Limitations of Existing Systems of Staging for Rectal Cancer: The Forgotten Margin. In: O. Søreide, J. Norstein. Rectal Cancer Surgery. Springer-Verlag Berlin Heidelberg

[36] Prandi M, Lionetto R, Bini A, Francioni G, Accarpio G, Anfossi A, Ballario E, Becchi G, Bonilauri S, Carobbi A, Caraliere P, Garcea D, Guiliani L, Morziani E, Mosca F, Mussa A, Pasqualini M, Poddie D, Tonetti F, Zardo L, Rosso R (2002). Prognostic evaluation of stage B colon cancer patients is improved by an adequate lymphadenectomy: results of a secondary analysis of a large scale adjuvant trial. Ann Surg 235: 458-463

[37] Slanetz CA, Grimson R (1997). Effect of high and intermediate ligation on survival and recurrence rates following curative resection of colorectal cancer. Dis Colon Rectum 40: 1205-1219

[38] Stocchi L, Wolff BG (2000). Operative techniques for radical surgery for rectal carcinoma. Surg Oncol Clin North Am 9:785-798

[39] Surtees P, Ritchie JK, Phillips RKS (1990). High versus low ligation of the inferior mesenteric artery in rectal cancer. Br J Surg 77: 618-621

[40] Schwenk W, Hucke HP, Graupe F, Stock W (1995). Ist der Chirurg ein prognostisch relevanter Faktor nach R0-Resektion colorektaler Carcinome? Chirurg 66:334-343

[41] Wexner SD, Rotholtz NA (2000). Surgeon influenced variables in resectional rectal cancer surgery. Dis Colon Rectum 43:1606-1627

[42] Wiggers T, van de Velde CJH (2002). The circumferential margin in rectal cancer: recommendations based on the dutch total mesorectal excision study. Eur J Cancer 38: 973-976

[43] Zirngibl H, Husemann B, Hermanek P (1990). Intraoperative spillage of tumor cells in surgery for rectal cancer. Dis Colon Rectum 33: 610-614

[44] Ergebnisse der Qualitätssicherungsstudie Kolon/Rektum - Karzinome (Primärtumor) 2000/2001. An-Institut für Qualitätssicherung in der operativen Medizin gGmbH, Otto-von Guericke-Universität Magdeburg.

# Komplikationen nach präoperativer Radio-Chemo-Therapie – Erfahrungen aus der M.E.R.C.U.R.Y.*-Studie

*J. Straßburg*

Die **präoperative Radio-Chemo-Therapie** gewinnt zur Ergänzung der operativen Therapie zunehmende Akzeptanz [1].

Die potenziellen Vorteile werden gesehen in der Chance eines echten down staging von klinischen $T_4$-Stadien

- der höheren Strahlenempfindlichkeit in Folge der präoperativ stärker oxygenierten Zellen
- der möglicher Weise größeren Chancen für die kontinenzerhaltende Operation
- der Verminderung von Tumorzellaussaat bei der Operation durch Gewebskonsolidierung
- der Vergleich zur alleinigen Strahlentherapie geringeren Akuttoxizität.

Nachteile können definiert werden als Overtreatment-Situationen bei $pT_{1-2}N_0$-Stadien.

Es wächst daher das Bedürfnis nach einem **präoperativen** Staging-Verfahren, welches zuverlässig $T_4$-Situationen vorhersagt.

In den AWMF-Leitlinien zum Rektumkarzinom wird eine präoperative Radio-Chemo-Therapie empfohlen, „ ... wenn auf Grund des **präoperativen Staging** oder durch eine explorative Laparotomie ein $T_4$-Tumor angenommen werden muss" [2].

## Patienten/Methoden

In der M.E.R.C.U.R.Y.-Studie wird auf Grund guter Ergebnisse eine Einzel-Zenter-Studie in Cardiff/England [3] nun in 10 europäischen Zentren die Magnetresonanztomographie als präoperativ einsetzbares Imagingverfahren bei Rektumkarcinomen getestet. In einer prospektiven klinischen Beobachtungsstudie soll die MRT-Aussage über die extramurale Tumorausbreitung geprüft werden (primärer Endpunkt). Hypothese ist, dass das MRT-Schnittbild und das histopathologische Korrelat übereinstimmen (Äquivalenz). Unter Studienbedingungen wird die Magnetresonanztomographie insbesondere eingesetzt für die Identifizierung solcher Patienten, die von einer präoperativen Radio-Chemo-Therapie im Sinne der Leitlinien (s. oben) wegen drohender $T_4$-Situation am meisten profitieren können. Hierbei gilt, dass einer neoadjuvanten RT solche Patienten zugeführt werden, deren Tumoren im MRT weniger als 1 mm Abstand zur Grenzstruktur des Mesorectums oder benachbarter Organe aufweisen. Diese **Grenzstrukturen** entsprechen der von *Heald* in dem von ihm inaugurierten Konzept der totalen Mesorectumexcision (TME) beschriebenen „holy plane". Auch die bei Ro-Resektionen relevanten Grenzstrukturen bei Tumoren im unteren Rectumdrittel sind in der *Heald'schen* Operationslehre eindeutig anatomisch beschrieben. In enger Anlehnung an diese chirurgische Anatomie hat *G. Brown* ihre MRT-Technik ausgearbeitet und an die in der Studie teilnehmenden Radiologen weiter vermittelt. So sind die Beckenbodenmuskulatur, Samenbläschen und Prostata respektive vaginale Hinterwand im MRT erkennbar und können in Beziehung zur Außenkontur des Tumors gesetzt werden. Wenn im initialen MRT der Tumor weniger als 1 mm von diesen Grenzstrukturen entfernt ist oder sich davon abgrenzen lässt, wird dem Patienten eine neoadjuvante RCT empfohlen. Eine Selektionierung besonderer Patientengruppen findet in der Studie in keiner Weise statt. Das heißt, jeder Patient mit Rektumkarcinom wird – Operabilität und individuelle Studieneinverständnisse vorausgesetzt – in die Studie aufgenommen.

In diesen Fällen wird zunächst laparoskopisch ein prätherapeutisches Staging des Abdomens vorgenommen und in gleicher Sitzung ein doppelläufiges protektives Ileostoma angelegt. Zusätzlich wird ein intravenöses Portsystem implantiert. Es folgt dann über einen Zeitraum von 5 Wochen die Verabreichung von insgesamt 50,4 gray Bestrahlung in 1,8 gray Einzeldosen. In der ersten, dritten und fünften Woche wird per 24 Stunden-Infusionen 5-FU zusätzlich verabreicht.

Im Anschluss an eine dann folgende 6-wöchige Pause wird in einem Kontroll-MRT die therapeutische Auswirkung beurteilt (Restaging). Der Patient wird konsekutiv in der *Heald*schen Technik mit einer TME oder einer APR operiert oder einer Palliativtherapie zugeführt. Im Anschluss daran wird das Präparat in vorher festgelegter Technik in der Pathologie so aufgearbeitet, dass am Ende die histologischen Schnittbilder entstehen, die einen Vergleich mit den MRT-Schnittbildern ermöglichen.

Intra- und postoperative Komplikationen nach neoadjuvanter Radio-Chemo-Therapie: Bei laufender Studie kann eine umfassende und detaillierte Bewertung erst nach dem für den Herbst 2003 erwarteten Studienabschluss erfolgen. In die sofern vorläufige Wertung unserer Erfahrungen gehen 16 Patienten ein, davon 9 aus der Studie und 7 aus der Zeit vor der Studie. Allgemein kann hinsichtlich der Operabilität gesagt werden, dass sich die neoadjuvante Radio-Chemo-Therapie nicht negativ auswirkt. Das heißt, die schichtgerechte Präparation – wesentliche Voraussetzung zur Durchführung

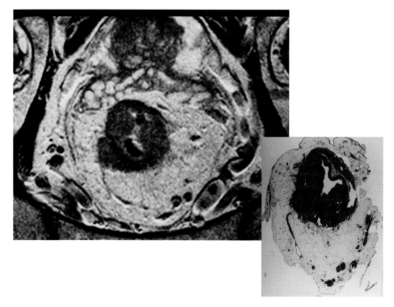

**Abb. 1**
Vergleich der MRT –
mit den Histologie-
Schnittbildern

einer TME – ist möglich. Dies gilt mit der Einschränkung solcher Regionen, in denen vermutliches tumorerfasstes oder tumornahes Gewebe durch die RCT fibrotisch umgewandelt wurde und diese Fibrose an die Resektionsgrenzen heranreicht. In solchen Bereichen ist die anatomische Schicht aufgehoben und man präpariert meist unter Hinterlassen von ebenso fibrotisch umgewandeltem Grenzgewebe, z. B. dorsal an der parietalen Beckenfaszie. In solchen Fällen wird am fotodokumentierten Präparat gut erkennbar, dass hier der glatt spiegelnde Fazienaspekt aufgehoben und eine mehr oder weniger höckrige stumpfe Oberfläche makroskopisch erkennbar wird. Im Falle des Verlassens der anatomisch richtigen Schicht ist mit entsprechenden Problemen, z. B. heftigen Blutungen aus den Ovarialgefäßen zu rechnen.

Ein weiteres spezielles Problem neoadjuvant therapierter Patienten bringt die vermehrte Brüchigkeit des geschrumpften Gewebes mit sich. Die operationstechnisch unvermeidliche Anspannung des Gewebes zur Gewinnung von Einsicht in die Dissektionsräume führt bei solchen Patienten nicht selten zum Tumoraufbruch.

Wir streben an, das präoperative Restaging – MRT gesondert zu prüfen auf Hinweise für solche Situationen. Wir werden uns nach dem Gebot der multiviszeralen Resektion in Zukunft auf Grund des MRT's *präoperativ* entscheiden zur Mitnahme von solchen den tumofibrotischen Regionen benachbart gelegenen Strukturen. Dies betrifft die vaginale Hinterwand, Prostata oder Samenbläschen.

Nicht selten treten unvermittelt nach glattem Präparieren in anatomisch korrekten Schichten **Tumorzerfallshöhlen** auf. Gerade wegen solcher zu erwartenden Situationen ist die prätherapeutische Anlage eines blockierenden Deviationsstomas unerlässlich. Im Falle einer erhaltenden Stuhlpassage würden sich hier Abszesse bilden, die onkologisch und klinisch den weiteren Verlauf stark belasten würden.

Im Extremfall führen diese großen Tumorzerfallshöhlen bis hin zum kompletten Durchriss des Rektumrohres in Höhe des Tumors.

## Diskussion

Auch wenn eine abschließende Bewertung der Komplikationen nach neoadjuvanter Radio-Chemo-Therapie vor Abschluss der Studie nicht möglich ist, lassen unsere Erfahrungen folgende Schlussfolgerungen aber zu:

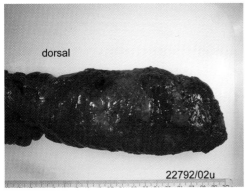
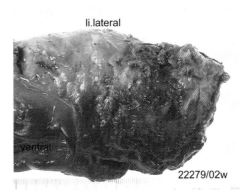

**Abb. 2** Resektionspräparat nach neoadjuvanter Radio-Chemo-Therapie. Teilweise Aufhebung der anatomischen Schicht

Das in der M.E.R.C.U.R.Y.-Studie angewendete MRT-Verfahren zeichnet sich dadurch aus, dass es die für den Chirurgen wichtigen Grenzstrukturen des Mesorectums darstellen kann. Es bietet daher in hohem Maße die Gewähr, dass tatsächlich $T_4$-Stadien präoperativ erkannt werden können.

Es muss daher betont werden, dass gerade die MRT-gestützte Indikation zur neoadjuvanten RCT zu einer Negativauswahl im Sinne tatsächlich fortgeschrittener Tumorstadien führt. Dies bedeutet möglicher Weise, dass das erstrebte Ziel einer größeren Zahl von R0-Resektionen auch im fortgeschrittenen Tumorstadium erreicht werden kann, unter Umständen durch Inkaufnahme von erschwerten Operationsbedingungen, erweiterten Resektionsausmaßen und möglicher Weise damit verbundenen erschwerten Wundheilungsbedingungen.

Die M.E.R.C.U.R.Y.-Studie und ihr Design sind besonders gut geeignet zur überprüfbaren Bewertung von neoadjuvant behandelter versus gleich operierter Patienten:

- zum einen wird überhaupt keine Patientenselektion bei der Rekrutierung zur Studie vorgenommen
- zum anderen sind alle 4 beteiligten Disziplinen einem standardisierten, vorher festgelegten Procedere unterworfen:
die Radio-Chemo-Therapie selber sowie die Indikation dazu, das Operationsverfahren im Sinne der überprüfbar totalen Mesorektumexcision und das histopathologische Verfahren zur Präparatebeurteilung auf onkologische Qualität.

## Literatur

[1]  *Minsky, B.D.* Memorial Sloan-Cattering-Cancer-Center auf dem Astrorefresher-Kurs zum Rektumkarcinom 2002

[2]  A.W.M.F.-Leitlinien zum Rektumkarcinom in der aktuellen Fassung von 2002

[3]  *Gina Brown.* Persönliche Mitteilung 2002

# Komplikationen in der laparoskopischen kolorektalen Chirurgie – Ergebnisse der Studiengruppe laparoskopische kolorektale Chirurgie

*C. Schneider, H. Scheidbach, H. Lippert, F. Köckerling*

Nach gut 10 Jahren laparoskopischer Kolorektalchirurgie sind beim Vergleich der intra- und postoperativen Morbidität mit dem offenen Vorgehen auch in prospektiv randomisierten Studien (*Lezoche* 2002, *Braga* 2002, *Milsom* 2001) keine Nachteile für den endoskopischen Eingriff auszumachen. Dennoch besteht die grundsätzliche Frage, ob das Spektrum der Komplikationen beim laparoskopischen und beim offenen Eingriff identisch sind oder ob sich zugangsspezifische Unterschiede ausmachen lassen. Deswegen soll im Rahmen dieser Arbeit anhand einer prospektiven multizentrischen Erhebungsstudie das gesamte Spektrum der anfallenden Komplikationen analysiert und dabei besonders auf die für die Laparoskopie spezifischen Komplikationen geachtet werden. Die dabei dargestellten Daten entstammen aus der Datenbank der prospektiven multizentrischen Erhebungsstudie „Laparoskopische Kolorektale Chirurgie".

## Allgemeines

In die Multizenterstudie „Laparoskopische Kolorektale Chirurgie" bringen seit 1995 insgesamt 63 Kliniken aus Deutschland, Österreich, der Schweiz und Italien alle Patienten ein, bei denen ein laparoskopischer kolorektaler Eingriff geplant ist (intent to treat). Die zentrale Datenerfassung erfolgt dabei nach Plausibilitätskontrolle am An-Institut für Qualitätssicherung in der Operativen Medizin der Medizinischen Fakultät der Otto-von-Guericke-Universität Magdeburg über das Datenbankprogramm SPSS. Auf diese Weise konnten bis zum 1.1.2003 3867 Patienten mit kompletten Unterlagen erfasst, in die Datenbank eingebracht und statistisch untersucht werden.

## Patientengut

Bei Untersuchung der Indikationsstellung für die einzelnen durchgeführten Eingriffe lässt sich feststellen, dass die Mehrzahl der Patienten wegen eines gutartigen Leidens operiert wurden. Bei 2487 Patienten (64,3 %) war eine benigne Erkrankung der Grund für den Eingriff, 394 Patienten (10,2 %) wurden bei Tumorleiden palliativ operiert und bei 987 Patienten (25,6 %) erfolgte eine kurative Karzinomoperation (Abb. 1).

Die Sigmadivertikulitis war dabei mit 1544 Fällen (39,9 %) die häufigste Einzelindikation der eingebrachten Patienten. Danach folgen jedoch schon mit den Rektumkarzinomen mit 571 Fällen (14,7 %) und den Sigma-Descendens-Karzinomen mit 536 Fällen (13,9 %) Patienten mit einer onkologischen Erkrankung (Abb. 2).

Bei Untersuchung der durchgeführten Operationen ergibt sich erwartetermaßen ein analoges Bild. Die Eingriffe im Bereich des Rektosigmoids überwiegen deutlich. So wurde

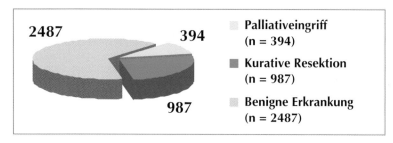

Abb. 1
Spektrum der Operationsindikationen nach onkologischem Status

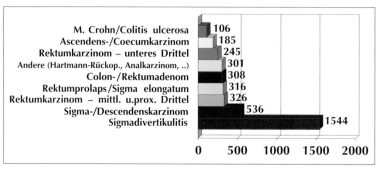

Abb. 2
Spektrum der einzelnen Operationsindikationen

bei 2175 (56,2 %) Patienten eine Sigmaresektion und bei weiteren 397 (10,3 %) eine anteriore Rektumresektion mit Anastomosierung durchgeführt. Die nächst häufigsten durchgeführten Eingriffe waren mit 221 (5,7 %) Fällen eine Rektumexstirpation und mit 167 (4,3 %) eine Rektopexie mit Resektion und Anastomosierung. Alle anderen durchgeführten Operationen erfolgten wesentlich seltener (Abb. 3).

## Intraoperative Komplikationen

Intraoperativ ergab sich bei insgesamt durchgeführten 3867 Eingriffen bei 3651 Eingriffen keine Komplikation (94,4 %). Bei 216 Patienten (5,6 %) trat zumindest eine Komplikation auf (220 Komplikationen). 75 Blutungen (Lokalisation: Mesokolon: 26, kleines Becken: 13, Bauchdecke: 12, Retroperitoneum: 11, Omentum und Milz je 4, Anastomose: 3, Aorta 1),

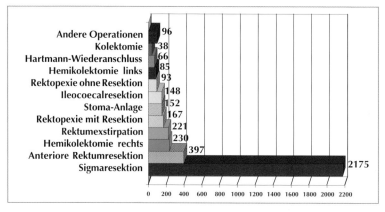

Abb. 3
Spektrum der einzelnen durchgeführten Operationen

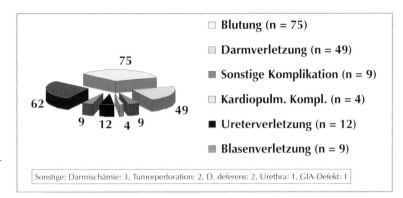

Blutung (n = 75)

Darmverletzung (n = 49)

Sonstige Komplikation (n = 9)

Kardiopulm. Kompl. (n = 4)

Ureterverletzung (n = 12)

Blasenverletzung (n = 9)

Sonstige: Darmischämie: 3, Tumorperforation: 2, D. deferens: 2, Urethra: 1, GIA-Defekt: 1

**Abb. 4**
Intraoperative Komplikationen (n = 220 bei 216 Patienten; 5,6 %)

49 Darmverletzungen und 62 Probleme bei der Anastomosierung stellen dabei unter den intraoperativen Komplikationen die zahlenmäßig häufigsten Ereignisse dar. Weiterhin wurden erfasst 12 Ureterläsionen, 9 Blasenläsionen, 3 Darmischämien, 2 intraoperative Tumorperforationen, 2 Verletzungen des D. deferens, eine Urethraläsion beim perinealen Akt einer Rektumexstirpation und ein Fall eines GIA-Defektes (Schneiden ohne zu Klammern) (Abb. 4).

Bei 223 der 3867 Patienten (5,8 %) konnte der Eingriff nicht endoskopisch beendet werden. Aufgrund einer intraoperativen Komplikation musste bei 78 dieser Patienten (34,9 %) bei Vorliegen von insgesamt 79 Komplikationen eine Konversion zum offenen Eingriff durchgeführt werden. Dabei stellen Anastomosierungsprobleme mit 29 Fällen, Blutungen mit 23 Fällen und Darmverletzungen mit 15 Fällen

die häufigsten Gründe für die komplikationsbedingte Konversion dar. Weitere Gründe für die Konversion bei Vorliegen einer intraoperativen Komplikation waren 3 Ureterläsionen 3 Fälle cardiopulmonaler Schwierigkeiten, 3 Blasenläsionen sowie je eine Tumorperforation, eine Darmischämie und eine Verletzung des D.deferens. Bei 137 Patienten (63,4 %) konnten die aufgetretenen intraoperativen Komplikationen jedoch ohne Konversion endoskopisch beherrscht werden. Somit konnten 52 Blutungen, 34 Darmverletzungen, 33 Anastomosierungsprobleme, 9 Ureterläsionen, 6 Blasenläsionen, 2 Darmischämien und je eine Tumorperforation, eine Urethraläsion und der Defekt des Endo-GIA auf endoskopischem Wege beherrscht werden.

In weiteren 145 Fällen (65,1 %) war die durchgeführte Konversion nicht durch eine angegebene Komplikation begründet. In diesen

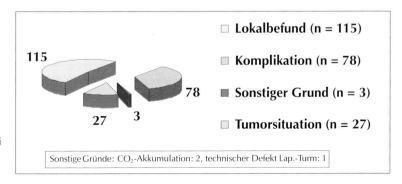

Lokalbefund (n = 115)

Komplikation (n = 78)

Sonstiger Grund (n = 3)

Tumorsituation (n = 27)

Sonstige Gründe: $CO_2$-Akkumulation: 2, technischer Defekt Lap.-Turm: 1

**Abb. 5**
Konversionsgründe bei 223 Konversionen (233/3867; 5,8 %)

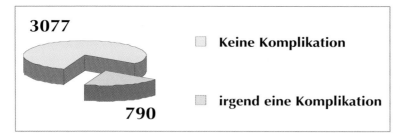

**Keine Komplikation**

**irgend eine Komplikation**

**Abb. 6**
Postoperative Kompli-
kationen – Morbidität
(790/3867; 20,4 %)

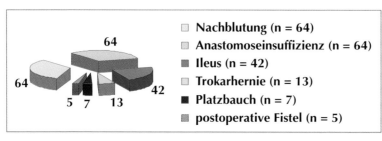

☐ **Nachblutung (n = 64)**
☐ **Anastomoseinsuffizienz (n = 64)**
■ **Ileus (n = 42)**
☐ **Trokarhernie (n = 13)**
■ **Platzbauch (n = 7)**
☐ **postoperative Fistel (n = 5)**

**Abb. 7**
Chirurgische Kompli-
kationen mit Reopera-
tion (195/3867; 5,0 %)

Fällen waren Verwachsungen oder anatomische Unklarheiten überwiegend der Grund
für das Umsteigen (n = 115, 79,3 %). Bei weiteren 27 Patienten (18,6 %) war die Konversion bei einem onkologischen Eingriff durch
Tumorgröße, -lokalisation oder -ausdehnung
begründet (Abb. 5). Bei weiteren 2 Patienten
war es zu einer Akkumulation des $CO_2$ gekommen, bei einem Patienten musste wegen Aus-
falls des Laparoskopieturmes zum offenen
Vorgehen umgestiegen werden.

## Postoperative Komplikationen

Postoperativ gestaltete sich der weitere Verlauf bei 3077 Patienten (79,6 %) unauffällig
und ohne jede Komplikation. Bei den übrigen
790 Patienten (20,4 %) trat zumindest eine
Komplikation auf (Abb. 6).

195 Patienten (5,0 %) mussten wegen einer
Komplikation reoperiert werden (64 Anastomoseninsuffizienzen, 64 Nachblutungen, 42
mal bei postoperativem Ileus, 13 Trokarher-
nien, 7 Platzbäuche, 5 enterovaginale oder -ve-
sicale Fisteln bzw. Hautfisteln) (Abb. 7). Bei
den Nachblutungen war in der Regel keine
eindeutige Blutungsquelle auszumachen (39
diffuse Blutungen). In 7 Fällen fand sich die
Blutungsquelle in der Bauchdecke, in 5 an der
Anastomose, je viermal im Bereich der Milz
und des Mesokolon und je 2 mal im Retroperitoneum und im kleinen Becken.

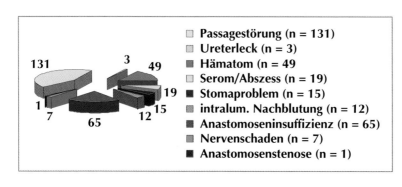

☐ **Passagestörung (n = 131)**
☐ **Ureterleck (n = 3)**
■ **Hämatom (n = 49**
☐ **Serom/Abszess (n = 19)**
■ **Stomaproblem (n = 15)**
■ **intralum. Nachblutung (n = 12)**
■ **Anastomoseninsuffizienz (n = 65)**
■ **Nervenschaden (n = 7)**
■ **Anastomosenstenose (n = 1)**

**Abb. 8**
Chirurgische Kompli-
kationen ohne Reope-
ration (253/3867;
6,5 %)

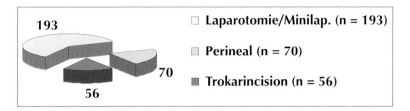

☐ **Laparotomie/Minilap. (n = 193)**

▨ **Perineal (n = 70)**

▧ **Trokarincision (n = 56)**

**Abb. 9**
Postoperative Wund-
heilungsstörungen
(253/3867; 6,5 %)

Bei 253 Patienten (6,5 %) traten konservativ zu beherrschende chirurgische Komplikationen auf (131 Passagestörungen/Motilitätsstörungen, 65 weitere Anastomoseninsuffizienzen, 49 Hämatome in Bauchdecke (25) und Bauchhöhle (24), 19 intraabdominelle Serome/Abszesse, 15 Patienten mit Problemen am neuangelegten Stoma, 12 intraluminale Nachblutungen, 7 postoperative Nervenschäden, 3 sekundär diagnostizierte Ureterleckagen und eine Anastomosenstenose) (Abb. 8).

Wundheilungsstörungen entwickelten sich bei 319 Patienten (8,2 %). Dabei standen die Laparotomien/Minilaparotomien (n = 193) und die perinealen Wunden nach Rektumexstirpation (n = 70) im Vordergrund, Wundheilungsstörungen an Trokareinstichstellen waren selten (n = 56) (Abb. 9).

An nicht direkt durch den Eingriff bedingten allgemeinen Komplikationen waren 458 (11,8 %) zu verzeichnen. Dabei traten bei 201 Patienten Harnwegsinfekte, in 86 Fällen kardiale Probleme, 81 Pneumonien, 13 Fälle einer Kathetersepsis bei ZVK, 12 Durchgangssyndrome, 11 Beinvenenthrombosen, 10 Fälle von Schlaganfall/TIA/Krampfanfall, 7 Lungenembolien, 5 Abszesse/Thrombosen nach ZVK, 5 Kolpitiden/Prostatitiden/Epididymitiden, 5 postoperative Pankreatitiden, 4 Blutungen eines Magenulcus/Ulcus duodeni, 4-mal eine postoperative Kolitis, 3 Fälle einer postoperativen Cholezystitis, 2 grippale Infekte und je einmal eine Lumbago, eine Nierenkolik, ein Dekubitalulcus, eine Exazerbation eines M.Parkinson, eine Parotitis, ein Intubationsschaden, ein Alkoholdelir, eine Addisonkrise und ein allergischer Schock auf (Tab. 1).

## Postoperative Letalität

Postoperativ verstarben 54 Patienten (1,4 %) nach 1–72 Tagen (Mittelwert 18,4, Median 9,0). Der Tod war in 18 Fällen kardial bedingt aufgetreten, in je 8 Fällen war eine Anastomoseninsuffizienz, eine protrahierte Pneumonie

**Tab. 1** Postoperative allgemeine Komplikationen (458/3867; 11,8 %)

| | |
|---|---|
| Harnwegsinfekte | n = 201 |
| kardiale Probleme | n = 86 |
| Pneumonien | n = 81 |
| Kathetersepsis bei ZVK | n = 13 |
| Durchgangssyndrom | n = 12 |
| Beinvenenthrombose | n = 11 |
| Schlaganfall/TIA/Krampfanfall | n = 10 |
| Lungenembolien | n = 7 |
| Abszesse/Thrombosen nach ZVK | n = 5 |
| Kolpitiden/Prostatitiden/Epididymitiden | n = 5 |
| postoperative Pankreatitiden | n = 5 |
| Ulcusblutungen | n = 4 |
| postoperative Kolitis | n = 4 |
| postoperative Cholezystitis | n = 3 |
| grippale Infekte | n = 2 |
| Lumbago, Nierenkolik, Dekubitalulcus, Intubationsschaden, Exazerbation eines M.Parkinson, Parotitis, Alkoholdelir, Addisonkrise, allergischer Schock | je n = 1 |

**Tab. 2** Postoperative Letalität (54/3867; 1,4 %), Ursachen

| | |
|---|---|
| Kardial bedingter Tod | n =18 |
| Anastomoseninsuffizienz | n = 8 |
| protrahierte Pneumonie | n = 8 |
| fortgeschrittenes Tumorleiden | n = 8 |
| Kolonperforation/ischämische Kolitis | n = 3 |
| Apoplex | n = 3 |
| operativ behandelter postoperativer Ileus | n = 3 |
| Fournier-Gangrän | n = 2 |
| fulminante Lungenembolie | n = 1 |

und ein fortgeschrittenes Tumorleiden die Todesursache. Je 3 Patienten starben an den Folgen einer ischämischen Kolitis/Kolonperforation, an den Folgen eines Apoplex und den Folgen eines operativ behandelten postoperativen Ileus, 2 an den Folgen einer Fournier-Gangrän und ein Patient an den Folgen einer fulminanten Lungenembolie (Tab. 2).

## Schlussfolgerungen

Von Seiten der intraoperativen Komplikationen ergibt sich nur eine Vergleichsmöglichkeit mit anderen Studien laparoskopischer Eingriffe. Dabei werden in aller Regel nur qualitative Angaben ohne Nennung der Häufigkeit gemacht. Nur wenige Studien quantifizieren intraoperative Komplikationen. Die zur Verfügung stehenden Angaben liegen dabei zwischen 0–1 % (*Lacy* 1997, *Bärlehner* 1998, *Köhler* 1999) und 7–11 % (*Regadas* 1996, *Sher* 1997, *Bruch* 1999, *Fleshman* 1999). Dabei variieren diese Angaben stark bezüglich der Anzahl operierter Patienten und bezüglich der Operationsindikationen. Im Vergleich zu diesen Zahlen scheint unsere Rate intraoperativer Komplikationen mit 5,6 % in Anbetracht des heterogenen Patientengutes eine – wohl repräsentative – Mittelstellung einzunehmen.

Aus der offenen Chirurgie stehen keine aussagekräftigen Daten zur Verfügung.

Bei den Konversionen gelten momentan mehrere Thesen:

Zum einen besteht allgemeiner Konsens, dass eine Konversion zur offenen Operation **keine** Komplikation darstellt (*Köckerling* 1999, *Schneider* 2000, *Hildebrandt* 2001, *Marusch* 2001, *Braga* 2002). Dies lässt sich auch mit den hier vorgestellten Daten unterstützen, die belegen, dass nur bei 34,9 % (n = 78) der 223 offen zu Ende operierten Patienten wegen einer Komplikation die Indikation zur Konversion gestellt werden musste. Dennoch besteht ebenfalls allgemeiner Konsens, dass die Tatsache, dass eine Konversion zum offenen Operieren notwendig wurde, die Prognose in Bezug auf Morbidität und Mortalität wesentlich verschlechtert (*Falk* 1993, *Slim* 1995, *Köckerling* 1998,1999, *Schneider* 2000, *Marusch* 2001, *Hildebrandt* 2001). Dabei ist die allgemein verwendete Erklärung, warum nach Konversion der postoperative Verlauf so deutlich schlechter ist, dass die Patienten, bei denen eine Konversion notwendig wird, a priori eine Negativselektion darstellen, bei denen auch das offene Vorgehen ohne intraoperative Komplikation durch die Verhältnisse (Komorbidität, Adipositas, Verwachsungen, Abszesse) deutlich erschwert ist (*Köckerling* 1999, *Hildebrandt* 2001).

Bezüglich der postoperativen Morbidität stellt die ermittelte Rate von 20,4 % (790/3867 Patienten) einen mittleren Wert dar. Nach laparoskopischen kolorektalen Eingriffen reichen die Angaben von unter 10 % (*Sher* 1997, *Bärlehner* 1998, *Berthou* 1999) bis zu Angaben von über 25 % (*Regadas* 1996, *Sher* 1997, *Baca* 1997, *Wu* 1997, *Schiedeck* 2000). Dabei muss insbesondere darauf geachtet werden, dass unterschiedliche Eingriffe auch eine unterschiedlich hohe postoperative Morbidität aufweisen (*Schneider* 2000, *Hildebrandt* 2001). Dabei weisen Operationen beim Rektum mit bis zu 44 % (*Schiedeck* 2000), Hartmann-Wiederanschlussoperationen mit bis zu

41 % (*Regadas* 1996) und Operationen beim M. Crohn mit bis zu 39 % (*Wu* 1997) die höchsten Komplikationsraten auf.

Diese absoluten Werte muss man jedoch in den Vergleich mit Ergebnissen von konventionellen Eingriffen stellen. *Lezoche* (2002) sieht im prospektiven Vergleich keinen Unterschied in der postoperativen Morbidität zwischen laparoskopischen und offenen Koloresektionen. *Winslow* (2002) sieht im randomisierten Vergleich einen statistisch signifikanten Unterschied in der postoperativen Motilitätsstörung des Darmes, jedoch keinen Unterschied bei allgemeinen postoperativen Komplikationen wie Pneumonien oder Harnwegsinfekten. Auch *Schwenk* (1998) sieht im randomisierten Vergleich Vorteile für den laparoskopischen Eingriff in Bezug auf die postoperative Lungenfunktion, den Schmerzmittelbedarf und den postoperativen Ileus. Auch er kann keine Unterschiede in Beziehung auf die allgemeinen Komplikationen festmachen. *Braga* (2002) kann randomisiert ebenfalls deutliche Unterschiede zwischen laparoskopisch und offen operierten Patienten vor allem bei den Wundkomplikationen ausmachen, während die allgemeinen Komplikationen (Herz, Lunge, Blase etc.) wie auch die intraabdominellen Komplikationen (Nachblutung, Abszess, Anastomoseninsuffizienz) keine signifikanten Unterschiede aufweisen. Diesen Vorteil bezüglich der Wundkomplikationsrate bestätigt auch *Chapman* (2001). Gleichzeitig finden sich Zahlenangaben konventionell operierter Patienten mit einer Morbidität nach elektivem Koloneingriff von bis zu 37 % (*Bokey* 1995). Somit sehen verschiedene Arbeitsgruppen durchgehend aufgrund der Vorteile bei einzelnen Teilaspekten (postoperativer Ileus, Wundheilung, Lungenfunktion, Schmerz) der postoperativen Morbidität im randomisierten Vergleich einen signifikan-

ten Vorteil für die laparoskopisch operierten Patienten (*Schwenk1998*, *Milsom* 2001, *Chapman* 2001, *Liang* 2002, *Braga* 2002).

Beim Vergleich der postoperativen Mortalität zeigt sich bei den rein laparoskopischen Studien eine Rate zwischen 0 und 1 % (*Köckerling* 1998, 1999, *Bärlehner* 1998, *Fleshman* 1999, *Schiedeck* 2000, *Milsom* 2001) und 2–3,3 % (*Monson* 1992, *Croce* 1997, *Stevenson* 1998, *Schiedeck* 2000). Die Werte unserer Studie liegen hier mit einer Gesamtletalität von 1,4 % im mittleren Bereich. Dabei bleibt der Vergleich zu konventionell operierten Patienten: hier sind Zahlenangaben von teils ebenfalls gemischten Kollektiven mit und ohne Notfalloperationen zu erhalten. Dabei schwanken die Werte nach Elektiveingriffen um 3–4 % (*Hermanek* 1994, *Bokey* 1995, *Prystowski* 2002, *Staib* 2002).

Zusammenfassend bleibt zu folgern, dass man bei den intraoperativen Komplikationen das gesamte Spektrum denkbarer Verletzungen und Ereignisse sowohl in der Literatur wie auch in unserem Krankengut nachvollziehen kann. Dabei ist die Rate intraoperativer Komplikationen gering. Die Konversion stellt a priori keine Komplikation dar, doch die Tatsache einer stattgehabten Konversion bedeutet für den betroffenen Patienten eine wesentliche Verschlechterung der Prognose des postoperativen Verlaufs (deutlich höhere Morbidität). Die postoperative Morbidität nach laparoskopischem Eingriff zeigt statistisch signifikante Vorteile bei einzelnen Teilaspekten (postoperativer Ileus, Wundheilung, Lungenfunktion, Schmerz) und dadurch einen globalen Vorteil für den laparoskopisch operierten Patient. Auch von Seiten der Mortalität meint man Vorteile für den laparoskopischen Eingriff zu erkennen. Ein prospektiver (ev. randomisierter) Gruppenvergleich steht jedoch aus.

# Literatur

[1] *Baca I, Schultz C, Götzen V, Grzybowski L.* laparoskopsiche-assistierte kolorektale Chirurgie, Frühergebnisse bei gut- und bösartigen Erkrankungen – eine prospektive Untersuchung von 120 Patienten. Zentralbl Chir 1997; 122: 569–77

[2] *Bärlehner E, Heukrodt B, Schwetling R.* laparoskopische Chirurgie der Sigmadivertikulitis. Zentralbl Chir 1998; 123 (Suppl), 13–16

[3] *Bärlehner E, Heukrodt B, Anders S.* Laparoskopische Rektumchirurgie beim Karzinom. Zentralbl Chir 1998; 123:1164–68

[4] *Berthou JC, Charbonneau P.* Elective laparoscopic management of sigmoid diverticulitis. Results in a series of 110 patients. Surg Endosc 1999; 13: 457–60

[5] *Bokey EL, Chapuis PH, Fung C, Hughes WJ, Koorey SG, Brewer D, Newland RC.* Postoperative Morbidity and mortality following resection of the colon and rectum. Dis Colon Rectum 1995; 38: 480–7

[6] *Braga M, Vignali A, Gianotti L, Zuliani W, Radaelli G, Gruarin P, Dellabona P, Di Carlo V.* Laparoscopic versus open colorectal surgery Ann Surg 2002; 236: 759–67

[7] *Bruch HP, Herold A, Schiedeck T, Schwandner O.* Laparoscopic surgery for rectal prolapse and outlet obstruction. Dis Col Rectum 1999; 42: 1189–95

[8] *Chapman AE, Levitt MD, Hewett P.* Laparoscopic-assisted resection of colorectal malignancies. A systematic review. Ann Surg 2001; 234: 590–606

[9] *Croce E, Azzola M, Russo R, Golia M, Olmi S.* Laparoscopic colectomy: the absolute need for a standard operative technique. J Soc Laparoendosc Surg 1997; 1: 217–224

[10] *Falk PM, Beart RW Jr, Wexner SD, Thorson AG, Jagelman DG, Lavery IC, Johansen OB, Fitzgibbons RJ Jr.* Laparoscopic colectomy: a critical appraisal. Dis Colon Rectum 1993; 36: 28–34

[11] *Fleshman JW, Wexner SD, Anvari M, LaTulippe JF, Birnbaum EH, Kodner IJ, Read TE, Nogueras JJ, Weiss EG.* Laparoscopic vs. Open abdominoperineal resection for cancer. Dis Col Rectum 1999; 42: 930–9

[12] *Hermanek P, Wiebelt H, Riedl S, Staimmer D.* Langzeitergebnisse der chirurgischen Therapie des Kolonkarzinoms (Ergebnisse der Studiengruppe Kolorektales Karzinom). Chirurg 1994; 65: 287–96

[13] *Hildebrandt U, Kreissler-Haag D, Lindmann W.* Laparoskopisch assistierte kolorektale resektionen; Morbidität, Konversionen, komplikationen – Ergebnisse eines Jahrzehnts. Zentralbl Chir 2001; 126: 323–32

[14] *Köhler L, Lempa M, Troidl H.* Laparoskopisch assistierter Wiederanschluss nach Hartmann-Operation. Chirurg 1999; 70: 1139–34

[15] *Köckerling F, Schneider C, Reymond MA, Scheidbach H, Konradt J, Köhler L, Bärlehner E, Kuthe A, Troidl H, Hohenberger W* and the Laparoscopic Colorectal Surgery Study Group. Early results of a prospective multicenter study on 500 consecutive cases of laparoscopic colorectal surgery. Surg Endosc 1998; 12: 37–41

[16] *Köckerling F, Schneider C, Reymond MA, Wittekind C, Scheidbach H, Konradt J, Köhler L, Bärlehner E, Kuthe A, Bruch HP, Hohenberger W* and the Laparoscopic Colorectal Surgery Study Group. Laparoscopic Resection of Sigmoid Diverticulitis – Results of a Multicenter Study. Surg Endosc 1999; 13: 567–71

[17] *Köckerling F, Rose J, Schneider C, Scheidbach H, Scheuerlein H, Reymond MA, Reck T, Konradt J, Bruch HP, Zornig C, Bährlehner E, Kuthe A, Szinicz G, Richter HA, Hohenberger W* and the Laparoscopic Colorectal Surgery Study Group (LCSSG). Laparoscopic colorectal anastomosis – risk of postoperative leakage : Results of a Multicenter Study. Surg Endosc 1999; 13: 639–44

[18] *Lacy AM, Garcia-Valdecasas JC, Delgado S, Grande L, Fuster J, Tabet J, Ramos J, Pique JM, Cifuentes A, Visa J.* Postoperative complications of laparoscopic assisted colectomy. Surg Endosc 1997; 12: 1039–42

[19] *Lezoche E, Feliciotti F, Paganini AM, Guerrieri M, De Sanctis A, Minervini S, Campanacci R.* Laparoscopic vs open hemicolectomy for colon cancer. Surg Endosc 2002; 16: 596–602

[20] *Liang JT, Shieh MJ, Chen CN.* Prospective evaluation of laparoscopy-assisted colectomy versus laparotomy with resection for management of complex polyps of the sigmoid colon. World J Surg 2002; 26: 377–83

[21] *Marusch F, Gastinger I, Schneider C, Scheidbach H, Konradt J, Bruch HP, Kohler L, Barlehner E, Köckerling F* and the Laparoscopic Colorectal Surgery Study Group (LCSSG). Im-

portance of conversion for results obtained with laparoscopic colorectal surgery. Dis Colon Rectum 2001; 44: 207–14

[22] *Milsom JW, Hammerhofer KA, Böhm B*. Prospective, randomised trial comparing laparoscopic vs. conventional surgery for refractory ileocolic Crohn's disease. Dis Col Rectum 2001; 44: 1–9

[23] *Monson JRT, Darzi A, Declan Carey P, Guillou PJ*. Prospective evaluation of laparoscopic-assisted colectomy in an unselected group of patients. Lancet 1992; 340: 831–33

[24] *Prystowski JB, Bordage G, Feinglass JM*. Patient outcomes for segmental colon resection according to surgeon's training, certification, and experience. Surgery 2002; 132: 663–72

[25] *Regadas FS, Siebra JA, Rodrigues LV, Nicodemo AS, Reis-Neto JA*. Laparoscopically assisted colorectal anasomoses post Hartmann's procedure. Surg Endosc 1996; 6: 1–4

[26] *Schiedeck THK, Schwandner O, Bruch HP*. Laparoscopic surgery for the cure of colorectal cancer. Dis Col Rectum 2000; 43: 1–8

[27] *Schneider C, Scheidbach H, Scheuerlein H, Köckerling F*. Prospektive multizentrische Erhebungsstudie laparoskopische kolorektale Chirurgie – Qualitätssicherung bei der Einführung neuer Methoden. 2000; Zbl. Chir. (Suppl.), 324–8

[28] *Schwenk W, Böhm B, Müller JM*. laparoskopische oder konventionelle kolorektale Resektionen – beeinflusst die Operationstechnik die postoperative Lebensqualität? Zentralbl Chir 1998, 123: 483–90

[29] *Sher ME, Agachan F, Bortul M, Nogueras JJ, Weiss EG, Wexner SD*. laparoscopic surgery for diverticulitis. Surg Endosc 1997; 11: 264–67

[30] *Slim K, Pezet D, Riff Y, Clark E, Chipponi J*. High morbidity rate after converted laparoscopic colorectal surgery. Br J Surg 1995; 82: 1406–8

[31] *Staib L, Link KH, Blatz A, Beger HG*. Surgery of colorectal cancer : surgical morbidity and five- and ten-year results in 2.400 patients – monoinstitutional experience. World J Surg 2002; 26: 59–66

[32] *Stevenson AR, Stitz RW, Lumley JW*. Laparoscopic-assisted resection-rectopexy for rectal prolapse: early and medium follow-up. Dis Colon Rectum 1998; 41: 46–54

[33] *Winslow ER, Fleshman JW, Birnbaum EH, Brunt LM*. Wound complications of laparoscopic vs. open colectomy. Surg Endosc 2002; 16: 1420–5

[34] *Wu JS, Birnbaum EH, Kodner IJ, Fry RD, Read TE, Fleshman JW*. Laparoscopic-assisted ileocolic resections in patients with Crohn's disease: are abscesses, phlegmons, or recurrent disease contraindications ? Surgery 1997; 122: 682–9

# Komplikationen nach laparoskopischer kolorektaler Chirurgie – Unizentrische Erfahrungen

*I. Baca, F. Templin*

Die laparoskopische kolorektale Chirurgie ist eine operative Disziplin, die sich in Zukunft unter den Prämissen einer ausreichend hohen technischen Qualifikation bei ausgereifter Lernkurve, spezifischer Indikation und einer validen Datenlage als Standardverfahren in der kolorektalen Chirurgie etablieren könnte. Die technische Machbarkeit der minimalinvasiven Operationstechnik aller konventionellen Operationen am Kolorektum ist ausreichend belegt. Gerade kolorektale Resektionen, die sich konventionell durch eine große Laparotomie und längerfristige Retraktion von Bauchdecke und Intestinum auszeichnen, weisen die bekannten Vorteile durch die laparoskopische Technik aus: Geringere Beeinträchtigung der postoperativen Lungenfunktion, rasche Normalisierung der gastrointestinalen Funktion, frühzeitige Mobilisierung, reduzierter postoperativer Schmerz trotz niedrigerem Analgetikaverbrauch, kürzeres Fatigue-Syndrom und damit insgesamt eine verbesserte postoperative Lebensqualität [19].

Dass Heilung, Langzeiterfolg und Sicherheit des Patienten signifikant mit der Qualität des chirurgischen Eingriffs – Stichwort Prognosefaktor Operateur – korrelieren, ist hinreichend belegt. Insbesondere die operative Disziplin der laparoskopischen kolorektalen Chirurgie zeichnet sich aufgrund des hohen technischen Schwierigkeitsgrades durch einen Lernprozess aus, der individuell als äußerst langwierig eingestuft wird. Mehrere Publikationen zeigten, dass es in der minimalinvasiven Technik der kolorektalen Chirurgie mit zunehmender Erfahrung zu einer signifikanten Reduktion der Morbidität, der Konversionsrate und der OP-Dauer kommt [1]. Mit wachsender Routine des Chirurgen und Integration des Verfahrens in den klinischen Alltag kommt es zu einer Nivellierung der Kontraindikationen von „absolut" zu „relativ". Die steigende Qualität des technischen Equipments, wie der Ultraschalldissektor, Gefäßversiegelung mit Liga-Sure oder Ringfolien haben die operationstechnischen Konditionen deutlich verbessert.

Was für jede operative Disziplin Gültigkeit besitzt, ist insbesondere für innovative Verfahren wie der laparoskopische Technik mit Nachdruck einzufordern: die systematische Fehleranalyse. Dazu gehören prospektive Erfassungen und Auswertungen der postoperativen Verläufe, um Fehlerquellen, Risiken und Gefahrenpunkte der laparoskopischen Chirurgie akzentuiert herauszustellen.

## Eigene Ergebnisse

Seit 1993 wurden an unserer Klinik 421 laparoskopische kolorektale Eingriffe durchgeführt. Die laparoskopischen kolorektalen Eingriffe sind an unserer Klinik etablierte Verfahren. Lagerung, Instrumentarium und Zugangswege sind dabei standardisiert. Nach prospektiver Erfassung werteten wir diese Operationen hinsichtlich ihrer frühpostoperativen Komplikationen aus. Bei 20 entsprechend 4,5 % der Patienten der primär laparoskopisch begonnenen Operationen musste konvertiert werden. Hauptgründe für eine Konversion

**Tab. 1** Laparoskopische Eingriffe bei benignen Erkrankungen

| Erkrankung | Operation | Anzahl |
| --- | --- | --- |
| Zökumpolyp | Ileozoekalresektion | 8 |
| Kolon aszendens | Hemikolektomie rechts | 2 |
| M. Crohn | Ileozoekal- o.Segmentresektion | |
| | Strikturoplastik | 12 |
| Sigmadivertikulitis | Sigmaresektion | 116 |
| | Hemikolektomie li. | 9 |
| | Segmentresektion, OP n.Hartmann | 7 |
| Sigmapolyp | Sigmaresektion | 19 |
| Rektumprolaps | OP nach Goldberg | 16 |
| | Rektopexie | 3 |
| Verschiedene | Subtotale Kolektomie | 2 |
| | Kolostomie | 5 |
| Gesamt | | 218 |

waren Tumorinfiltrationen in Nachbarorgane, eitrig-fäkale Peritonitis und nichtstillbare Blutungen. Bei den benignen Erkrankungen, die zu einer laparoskopischen Operation führten, wurde bei insgesamt 218 Operationen die Sigmaresektion (n = 135) am häufigsten durchgeführt. Die meist erfassten Indikationen

waren die Sigmadivertikulitis mit 132 Operationen sowie der Rektumprolaps und der benigne Sigmatumor mit je 19 Eingriffen (Tab. 1).

Insgesamt wurden wegen einer malignen Erkrankung 203 laparoskopische kolorektale Operationen durchgeführt. Häufigste Ein-

**Tab. 2** Laparoskopische Eingriffe bei malignen Erkrankungen

| Tumorlokalisation | Operation | Anzahl |
| --- | --- | --- |
| Zoekum | Hemikolektomie rechts | 23 |
| Kolon aszendens | Hemikolektomie rechts | 19 |
| Rechte Kolonflexur | Hemikolektomie rechts | 7 |
| Kolon transversum | Transversumresektion | 4 |
| Linke Kolonflexur | Hemikolektomie links | 1 |
| Kolon deszendens | Hemikolektomie links | 13 |
| Sigma | Sigmaresektion | 66 |
| Rektum | Tiefe anteriore Resektion | 35 |
| | Rektumamputation | 29 |
| Transversum u. Rektum | Subtotale Kolektomie | 1 |
| | Kolostomie | 5 |
| Gesamt | | 203 |

**Tab. 3** Erfassung von laparoskopischen Operationen nach Alter, OP-Dauer und Hospitalisation

| Operationen | n | Alter | OP-Dauer (Minuten) | Liegedauer (Tage) |
|---|---|---|---|---|
| Hemikolektomie rechts | 52 | 71 | 116 | 13 |
| Transversumresektion | 4 | 67 | 120 | 10 |
| Hemikolektomie links | 12 | 65 | 158 | 11 |
| Sigmaresektion | 66 | 70 | 133 | 15 |
| Tiefe anteriore Resektion | 35 | 65 | 160 | 18 |
| Rektumamputation | 29 | 73 | 155 | 19 |
| Kolostomie | 5 | 77 | 90 | 13 |
| Maligne Eingriffe | 203 | 70+/–11 | 141+/–48 | 14+/–6 |
| Benigne Eingriffe | 218 | 61+/–13 | 135+/–40 | 13+/–3 |

griffe waren dabei die Sigmaresektion (n = 66), die anteriore Rektumresektion (n = 35) und die abdominoperineale Rektumamputation (n = 29) (Tab. 2).

Bei den Patienten mit maligner Erkrankung zeigte sich ein erhöhtes Durchschnittsalter von 70 gegenüber 61 bei benigner Erkran-

kung. Die OP-Dauer als auch die stationäre Verweildauer, bedingt durch eine höhere Komplikationsrate, waren bei den Operationen wegen einer malignen Erkrankung ebenfalls gering erhöht (Tab. 3).

Bei der Auswertung der peri- und frühpostoperativen Komplikationen fanden wir eine

**Tab. 4** Peri- und postoperative Komplikationen bei 421 laparoskopischen kolorektalen Eingriffen 1993–2002

| Komplikation | Nr. | % | Operative Revision Nr. | % |
|---|---|---|---|---|
| Anastomoseninsuffizienz | 23 | 5,4 | 12 | 2,7 |
| Wundinfekt | 21 | 4,9 | | |
| Nachblutung | 7 | 1,6 | 4 | 1,0 |
| Ileus | 4 | 1,0 | 4 | 1,0 |
| Blasenentleerungsstörung | 3 | 0,7 | | |
| Herzinsuffizienz | 3 | 0,7 | | |
| Hirninsult | 3 | 0,7 | | |
| Anastomosenstenose (frühpostop.) | 1 | 0,23 | 1 | 0,23 |
| Ureterverletzung | 1 | 0,23 | 1 | 0,23 |
| Dünndarmverletzung | 1 | 0,23 | 1 | 0,23 |
| Blasenverletzung | 1 | 0,23 | | |
| Lungenembolie | 1 | 0,23 | | |
| Respiratorische Insuffizienz | 1 | 0,23 | | |
| Rektovaginalfistel | 1 | 0,23 | 1 | 0,23 |
| Komplikation am Ileostoma | 1 | 0,23 | 1 | 0,23 |
| Pneumothorax | 1 | 0,23 | 1 | 0,23 |
| Trokarhernie | 1 | 0,23 | 1 | 0,23 |
| Gesamt | 73 | 17,5 | 27 | 6,4 |
| Gestorben | 11 | 2,6 | | |

**Tab. 5** Peri- und postoperative Komplikationen bei 218 laparoskopischen kolorektalen Eingriffen wegen benigner Erkrankung

|  | Nr. | % | Operative Revision Nr. | % |
|---|---|---|---|---|
| Nachblutung | 2 | 0,9 | 2 | 0,9 |
| Ileus | 3 | 1,3 | 2 | 0,9 |
| Nahtinsuffizienz | 6 | 2,7 | 3 | 1,6 |
| Wundinfekt | 5 | 2,3 | | |
| Ureterverletzung | 1 | 0,4 | 1 | 0,4 |
| Blasenverletzung | 1 | 0,4 | | |
| Dünndarmverletzung | 1 | 0,4 | 1 | 0,4 |
| Herzinsuffizienz | 2 | 0,9 | | |
| Hirninsult | 1 | 0,4 | | |
| Pneumothorax | 1 | 0,4 | 1 | 0,4 |
| Gesamt | 23 | 10,5 | 10 | 4,5 |
| Gestorben | 2 | 0,9 | | |

Gesamtkomplikationsrate von 17,5 % (n = 73). Dabei betrug die Re-Operationsrate 6,4 % (n = 27) wegen einer Komplikation. Die Mortalitätsrate betrug 2,6 % (n = 11). Häufigste Komplikation war die Anastomoseninsuffizienz mit 5,4 % (n = 23), hier war in 12 Fällen ein Re-Eingriff notwendig (n = 2,7 %). Weitere häufige Komplikationen waren der Wundinfekt (4,9 %) und die Nachblutung (n = 1,6 %). Einen postoperativen Ileus sahen wir in 1 % der operierten Fälle (Tab. 4).

Nach den 218 Eingriffen wegen einer benignen Erkrankung sahen wir eine Gesamtkom-

**Tab. 6** Peri- und postoperative Komplikationen bei 203 laparoskopischen kolorektalen Eingriffen mit maligner Erkrankung

| Komplikation | Nr. | % | Operative Revision Nr. | % |
|---|---|---|---|---|
| Nahtinsuffizienz | 16 | 7,8 | 11 | 5,4 |
| Wundinfekt | 15 | 7,3 | | |
| Nachblutung | 5 | 2,4 | 3 | 1,4 |
| Blasenentleerungsstörung | 3 | 1,5 | | |
| Hirninsult | 2 | 1,0 | | |
| Ileus | 1 | 0,5 | 1 | 0,5 |
| Anastomosenstenose | 1 | 0,5 | 1 | 0,5 |
| Herzinsuffizienz | 1 | 0,5 | | |
| Lungenembolie | 1 | 0,5 | | |
| Respiratorische Insuffizienz | 1 | 0,5 | | |
| Rektovaginalfistel | 1 | 0,5 | 1 | 0,5 |
| Komplikation Ileostoma | 1 | 0,5 | 1 | 0,5 |
| Trokarhernie | 1 | 0,5 | 1 | 0,5 |
| Gesamt | 49 | 24,1 | 19 | 9,3 |
| Gestorben | 9 | 4,4 | | |

**Tab. 7**  Ergebnisse der Eingriffe bei Patienten über 75 Jahre

| Komplikation | Maligne 66 | | Benigne 29 | | Gesamt 95 |
| | Nr. | % | Nr. | % | Nr. |
| --- | --- | --- | --- | --- | --- |
| Wundinfekt | 5 | 7,6 | | | 5 |
| Nahtinsuffizienz | 3 | 4,5 | 1 | 3,4 | 4 |
| Nachblutung | 1 | 1,5 | | | 1 |
| Herzinsuffizienz | 1 | 1,5 | 1 | 3,4 | 1 |
| Lungenembolie | 1 | 1,5 | | | 1 |
| Hirninsult | 1 | 1,5 | | | 1 |
| Ileus | 1 | 1,5 | 1 | 3,4 | 1 |
| Gesamt | 14 | 21 | 3 | 10,3 | 17 (17 %) |
| Gestorben | | | | | 3 (3,1 %) |

plikationsrate von 10,5 % mit einer notwendigen operativen Revision in 10 Fällen (n = 4,5 %). Demgegenüber sahen wir nach Operationen wegen einer malignen Erkrankung eine Gesamtkomplikationsrate von 24,1 %, in 19 Fällen (n = 9,3 %) musste operativ revidiert werden. Häufigste Komplikationen waren die Anastomoseninsuffizienz in 2,7 % bzw. 7,8 % der Fälle, die Mortalität betrug 0,9 % bzw. 4,4 % (Tab. 5 u. 6).

Gesondert werteten wir die 95 Patienten mit einem Alter über 75 Jahre aus. Es zeigte sich dabei eine relativ geringe Gesamtkomplikationsrate von 17 % bei einer Letalität von 3,1 % (Tab. 7).

Die laparoskopische rechtsseitige Hemikolektomie führten wir bei 58 Patienten mit einer Komplikationsrate von 17,2 % bei einer Letalität von 1,7 % durch (Tab. 8).

Die Auswertung der linksseitigen Hemikolektomie mit 23 Eingriffen ergab eine Komplikationsrate von 26,1 %, unter anderem bedingt durch 3 Anastomoseninsuffizienzen (Tab. 9).

Der häufigste Eingriff war die Laparoskopische Sigmaresektion mit 198 Operationen. Bei einer Gesamtkomplikationsrate von 12,1 % sahen wir in je 8 Fällen eine Anastomoseninsuffizienz und einen Wundinfekt, 4 Nachblutungen traten auf. Die Mortalität betrug 2 % (Tab. 10).

**Tab. 8**  Komplikationen nach laparoskopischer Hemikolektomie rechts n = 58

| Komplikation | Maligne 48 | Benigne 10 | Gesamt 58 |
| --- | --- | --- | --- |
| Nachblutung | 3 | | 3 |
| Wundinfekt | 3 | 1 | 4 |
| Ileus | 2 | 1 | 3 |
| Gesamt | | 2 | 10 (17,2 %) |
| Gestorben | 1 (1,7 %) | | |

**Tab. 9**  Komplikationen nach laparoskopischer Hemikolektomie links n = 23

| Komplikation | Maligne 14 | Benigne 9 | Gesamt 23 |
| --- | --- | --- | --- |
| Wundinfekt | 1 | | 1 |
| Blasenverletzung | 1 | | 1 |
| Nahtinsuffizienz | 2 | 1 | 3 |
| Ileus | | 1 | 1 |
| Gesamt | 4 | 2 | |
| Gestorben | 3 (13 %) | | 6 (26,1%) |

**Tab. 10** Komplikationen nach laparoskopischer Sigmaresektion n = 198

| Komplikation | Maligne 66 | Benigne 132 | Gesamt 198 |
|---|---|---|---|
| Nahtinsuffizienz | 4 | 4 | 8 (4,0 %) |
| Wundinfekt | 3 | 5 | 8 (4,0 %) |
| Nachblutung | 2 | 2 | 4 (2,0 %) |
| Ureterverletzung | | 1 | 1 (0,5 %) |
| Dünndarmverletzung | | 1 | 1 (0,5 %) |
| Herzinsuffiziens | 1 | | 1 (0,5 %) |
| Pneumothorax | | 1 | 1 (0,5 %) |
| Gesamt | 10 | 14 | 24 (12,1 %) |
| Gestorben | 3 | 1 | 4 (2,0 %) |

**Tab. 11** Komplikationen nach laparoskopischer Rektumresektion und -amputation n = 64 (35/29)

| Komplikation | Nr. | % |
|---|---|---|
| Anastomoseninsuffizienz | 10 | 28,5 |
| Wundinfekt | 5 | 7,8 |
| Hirninsult | 2 | 3,1 |
| Blasenentleerung | 1 | 1,5 |
| Herzinsuffizienz | 1 | 1,5 |
| Komplikation mit Ileostoma | 1 | 1,5 |
| Peritonitis unklarer Ursache | 1 | 1,5 |
| Lungenembolie | 1 | 1,5 |
| Rektovaginalfistel | 1 | 1,5 |
| Respiratorische Insuffizienz | 1 | 1,5 |
| Gesamt | 24 | 37,5 |

64 laparoskopische Rektumeingriffe mit 35 Resektionen und 29 abdominoperinealen Amputationen führten wir durch. Die Gesamtkomplikationsrate betrug 37,5 %, bedingt durch eine relativ hohe Zahl an Anastomoseninsuffizienzen in 10 entsprechend 28,5 % der Fälle. Die Mortalität betrug 4,5 %. (Tab. 11).

# Diskussion

Die Ergebnisse der Auswertungen der frühpostoperativen Komplikationen mit einer Gesamtkomplikationsrate von 17,5 % belegt einen hohen Behandlungsstandard und entspricht den Ergebnissen der Publikationen der laparoskopischen kolorektalen Chirurgie [4, 8, 14, 16]. Wie auch in vielen Studien nachgewiesen, führt das laparoskopische Prozedere zu einer signifikanten und klinisch relevanten Verbesserung hinsichtlich der operativen und postoperativen Morbidität, insbesondere durch beschleunigte Rekonvaleszenz, Reduktion postoperativer Komplikationen, z. B. postoperativer Ileus oder Wundinfekt, und kürzere Hospitalisation [9]. *Schiedeck* et al. beschreiben in den Ergebnissen der German 5-Center-Studie eine Gesamtkomplikationsrate von 36,6 % bei 399 laparoskopischen kolorektalen Eingriffen [21]. Dabei sind Mortalität, Komplikations- und Revisionsrate vergleichbar dem „Goldstandard" der konventionellen offenen Chirurgie [10]. Dieses trifft auch auf die höhere Komplikationsrate bei Eingriffen wegen maligner gegenüber benigner Erkrankung zu. Unsere Konversionsrate von 4,5 % liegt allgemein unter der in der Literatur angegeben Rate [14, 18, 21].

Nach *Jacobs* et al. lassen sich laparoskopieassoziierte Komplikationen klassifizieren als Operateur-, Instrumentations-, Eingriffs- und Krankheitsspezifische Komplikation.

Operateurspezifische Komplikationen korrelieren direkt mit der Erfahrung in der laparoskopischen wie konventionellen Technik. Kolorektale laparoskopische Eingriffe, insbesondere onkologische Operationen, sind daher kompetenten Operateuren vorbehalten, die die Besonderheiten der laparoskopischen Organexposition kennen und Lagebeziehungen neuralgischer Strukturen beherrschen. Einen entscheidenden Parameter stellt der „Risikofaktor Operateur" dar: Treffen der richtigen Entscheidung bezüglich Indikation, OP-Technik und ggf. zur Konversion. Zur Gewährung eines komplikationsfreien OP-Ablaufs gehören auch neben den adäquat vorbereiteten und ausgebildeten Kamera-Assistenten und Instrumentisten ein fachkundiges Anästhesie-Team.

Instrumentations-spezifische Komplikationen sind ursächlich mit der laparoskopischen Technik vergesellschaftet. Dazu gehören neben möglichen Organ- oder Gefäßverletzungen beim Einführen der Trokare, Fehler bei der Darmresektion und der Bergung. Durch Auslösen des Klammernahtmagazins ohne Kontrolle auf rückwärtig mitgefasstes Gewebe kann es zu Verletzung von Ureter oder Gonadengefäßen kommen. Durch Verwenden eines falschen Klammernahtmagazins oder Fehlapplikation kommt es zur Insuffizienz. Zur Darmpräparatbergung sollte eine ausreichende Erweiterung der Trokarinzision erfolgen, ansonsten besteht die Gefahr des Mesenterialeinrisses bei Extraktion des Präparates. Durch ungeschützte Präparatbergung (Ringfolie) ist eine Kontamination bzw. Tumorzellimplantation möglich.

Mehrere Fehlerquellen sind bei der Herstellung der Anastomose bekannt. Insbesondere bei der Sigma- und Rektumresektion ist eine ausreichende Mobilisierung des oralen Kolonstumpfes für eine spannungsfreie Anastomose elementar wichtig. Durch fehlerhafte Lokalisation der Dornaustrittsstelle kann es zur Klammernahtüberschneidung außerhalb der zirkulären Anastomose mit möglicher Insuffizienz kommen. Wie bei allen laparoskopischen Eingriffen sollten die Arbeitstrokare unter Sicht entfernt werden, um okkulte Blutungen aus einer zuvor trokartamponierten Gefäßläsion zu verhindern.

Bei der laparoskopischen Hemikolektomie rechts bestehen mehrere neuralgische Punkte der Präparation. Der rechte Ureter kann bei der Resektion der A. ileocolica verletzt werden. Bei unübersichtlicher Anatomie und nicht adäquater Blutstillung können bei der Resektion des Lig. gastrocolicums der Pankreaskopf und bei Mobilisierung der rechten Flexur das Duodenum verletzt werden.

Bei der Transversumresektion kann es bei der Unterbindung der A. colica media zur Verwechslungsgefahr mit der A. mesenterica superior kommen. Die A. colica media sollte abgangsnah präpariert werden.

Neuralgische Punkte der Präparation bei der Hemikolektomie links sind die Mobilisation von Querkolon und linker Flexur. Bei zu tiefer Präparation besteht Gefahr, in die retroperitoneale Nierenloge zu geraten und ev. den linken Ureter mit dem Präparat anzuheben. Zu starke Traktion am Kolon können beim Absetzen der Flexurenligamente zu Milzkapselläsionen führen.

Bei der laparoskopischen Sigmaresektion besteht die Gefahr der Verletzung von Ureter und der nach medial ziehenden Gonadengefäße. Bei korrekter Präparation werden die von der parietalen Beckenfaszie eingehüllten Nervengeflechte des präaortalen Plexus hypogastricus superior und die teilweise auf der Faszie nach lateral ziehenden Nn. hypogastrici nach dorsal und lateral abgedrängt und geschont. Hauptindikation war in unserer Auswertung die Divertikulitis, hier sehen wir die Domäne der elektiven Sigmaresektion. Etliche Studien zeigten, dass die Divertikulitis laparoskopisch mit geringerer Morbidität bei kürzerer Hospitalisierung, kürzerer postoperativer Darmatonie durchgeführt werden kann [3, 7, 12, 20]. Unsere Ergebnisse entsprechen dabei den Angaben in der Literatur.

Die Durchführung der laparoskopischen Rektumresektion erfordert eine hohe Qualifikation des Operateurs in der konventionellen Rektumchirurgie und ausreichende Erfahrung, Übung und umfassende Kenntnisse der laparoskopischen Technik. Wir empfehlen Beschränkung auf die Elektiveingriffe sowie Palliativeingriffe zur Prophylaxe lokaler Tumorkomplikationen. Eingriffe in kurativer Intervention sollten derzeit nur im Rahmen klinischer Langzeitstudien erfolgen. Bei der tiefen laparoskopischen Rektumresektion genügen die technischen Voraussetzungen derzeit nicht optimal den Anforderungen, die hohe intersphinctäre Kontinenzresektion ist zur Zeit laparoskopisch in der Mehrzahl nur im transanalen Resektions- und Durchzugverfahren zu realisieren. Gefahrenpunkte bei der laparoskopischen Rektumresektion entsprechen denen der Sigmaresektion. Hauptaugenmerk kommt neben der laparoskopisch sicher durchführbaren Resektion nach onkologischen Gesichtspunkten einschließlich der totalen Mesorektumexcision der Anfertigen einer sicheren Anastomose zu. Unsere Ergebnisse zeigen bei den minimal-invasiven Rektumeingriffen eine hohe Gesamtkomplikationsrate bedingt durch eine Anastomoseninsuffizienzrate von 28,5 %. Diese erhöhte Rate gegenüber der konventionellen Rektumchirurgie deckt sich mit vielen Literaturangaben. Wichtig erscheint uns das Achten auf eine sicher torsions- und spannungsfreie Anastomose und das Konnektieren zwischen oraler Gegendruckplatte und rektoanalem Stumpf unter optimalen laparoskopischen Sichtbedingungen. Entscheidend ist die suffiziente Durchblutung des oralen Darmanteils. Empfohlen wird das Ausfahren des zentralen Führungsdornes dorsalseitig wegen der dort nachgewiesenen besseren Durchblutung. Bei der tiefen laparoskopischen Rektumresektion ist die Anlage eines protektiven Ileostomas indiziert, welcher die Anastomoseninsuffizienz nicht verhindert, aber die Folgen deutlich minimiert.

Die laparoskopisch assistierte abdominoperineale Rektumamputation gilt heute als ein sicheres Verfahren mit hohem Benefit für den Patienten bei onkologisch gerechtem Vorgehen. Unsere Ergebnisse mit geringer postoperativer Komplikationsrate decken sich mit den Angaben in der Literatur [13, 22]. *Köckerling* et al. untersuchten frühpostoperative Ergebnisse bei 116 laparoskopischen abdominoperinealen Rektumamputationen in einer Multicenterstudie: Es fanden sich eine Konversionsrate von 3,4 %, Morbiditätsrate von 34,4 % und eine postoperative Mortalität von 1,7 % [13].

Die Auswertung der postoperativen Verläufe der Patienten älter als 75 Jahre ergab eine relativ geringe Gesamtkomplikationsrate, bedingt durch eine geringe kardiopulmonale Komplikationsrate gegenüber den Ergebnissen der konventionellen Chirurgie. Wir meinen, bestätigt durch verschiedene Studien, dass insbesondere die älteren Patienten, vorausgesetzt einer sorgfältigen Patientenselektion, vom laparoskopischen Vorgehen profitieren [20]. Dieses trifft insbesondere für die Indikation Rektumprolaps, einer typischen Erkrankung des älteren Patienten, zu. Neben der von verschiedenen Autoren berichteten geringen Rezidivrate und besseren funktionellen Ergebnissen sahen wir bei diesen Patienten eine geringe frühpostoperative Komplikationsrate [5, 20].

Die laparoskopische kolorektale Chirurgie befindet sich in einem Balanceakt zwischen Schubkraft und Bremswirkung: Erstens ist die kolorektale Chirurgie eine Domane der Karzinomchirurgie und Langzeitergebnisse zur onkologischen Validität des Verfahrens stehen derzeit noch aus. Zweitens ist das laparoskopische kolorektale Verfahren technisch schwierig und weist eine entsprechende Lernkurve auf. Die phasenweise wissenschaftliche Evaluation der laparoskopischen Chirurgie bewegt sich derzeit im Prüfungsfeld von Phase IIIb-Studien (Rezidive, Langzeitüberleben). Unsere Erfassung bezog sich nur auf die frühpostoperativen Komplikationen. Dass sich die Einhaltung onkologischer Radikalitätsprinzipien auch laparoskopisch realisieren lässt, ist ausreichend belegt, der Vorwurf der zu hohen Inzidienz von Port-Site-Metastasen widerlegt. Champault et al beobachteten in einer prospektiven Studie 157 Patienten mit einem kolorektalen Karzinom, 74 laparoskopisch und 83 konventionell operiert. In den laparoskopischen Fällen zeigte sich eine kürzere postoperative Darmatonie, schnellere Oralisierung, kürzere Hospitalisierung, eine geringere Morbidität und bei einer Beobachtungszeit von 10–125 Monaten keine signifikante Differenz in der Rezidivhäufigkeit [6]. Zu ähnlichen Ergebnisse kamen *Lacy* et al bei einer randomisierten Studie von 219 operierten Patienten mit kolorektalem Karzinom (111 laparoskopisch, 108 konventionell) [15]. Bei den laparoskopisch operierten Patienten zeigte sich eine geringere postoperative Morbidität und sogar eine niedrigere Rezidivrate. *Lezoche* et al. untersuchten in einer Studie 247 Patienten mit offener und laparoskopischer Hemikolektomie rechts und links. Sie fanden bei den laparoskopischen Fällen eine kürzere Hospitalisierung bei gleicher Morbidität, jedoch signifikant geringere Rezidivraten bei einer Follow-up-Zeit von 12–92 Monaten [17].

## Zusammenfassung

Die Ergebnisse der an unserer Klinik durchgeführten und prospektiv erfassten laparoskopischen kolorektalen Eingriffe zeigt, dass diese Operationen mit Ausnahme der anterioren Rektumresektion bei allen Vorteilen der minimal-invasiven Chirurgie mit einer geringen Komplikationsrate und hohem Benefit für den Patienten im Vergleich zur konventionellen Technik durchgeführt werden können.

Bis zur vollständigen Integration der laparoskopischen kolorektalenTechnik in die klinische Routine bleiben eine Menge Probleme zu bewältigen und Fragen zu klären, die sich ganz aktuell auf die Qualität der chirurgisch-therapeutischen Leistung wie auch auf die daraus abgeleiteten Studienergebnisse auswirken. Exemplarisch sei die laparoskopische Kontinenzresektion im mittleren und unteren Rektumdrittel angeführt, die sich mit der derzeit zur Verfügung stehenden Staplertechnik nicht zufriedenstellend bewältigen lässt. Es ist zu wünschen, dass die laparoskopische Technik auf absehbarer Zeit Therapieoption spezialisierter Zentren bleibt. Mit den in den nächsten Jahren zu erwartenden Langzeitergebnissen der kurativ intendierten laparoskopischen Resektion des kolorektalen Karzinoms dürfte sich ein positiver Impuls mit neuem Entwicklungsschub einstellen.

## Literatur

[1] *Agachan F, Joo JS, Sher M* et al. Laparoscopic colorectal surgery. Do we get faster? Surg Endosc 1997;11: 331–5

[2] *Baca I, Amend G*. Laparoskopische Kolorektale Chirurgie. Multimediale Operationslehre. Pabst Science Publishers 2002

[3] *Baca I, Götzen V, Schultz Ch*. Laparoskopische Eingriffe bei akuter und chronischer Divertikulitis. Zentralbl Chir 1995; 120: 396–399

[4] *Baca I, Schultz Ch, Götzen V* et al : Laparoskopisch-assistierte kolorektale Chirurgie. Frühergebnisse bei gut- und bösartigen Erkrankungen – eine prospektive Untersuchung von 120 Patienten. Zentralbl Chir 1997; 122: 569–577

[5] *Bruch HP, Herold A, Schiedeck T* et al. Laparoscopic surgery for rectal prolapse and outlet obstruction. Dis Colon Rectum 1999; 42: 1189–94

[6] *Champault GG, Barrat C, Raselli R* et al. Laparoscopic Versus Open Surgery For Colorectal Carcinoma. A Prospective Clinical Trial Involving 157 Cases With a Mean Follow-Up of 5 Years. Surg Laparosc Endosc 2002; 12: 88–95

[7] *Faynsod M, Stamos MJ, Arnell T* et al. A case-control study of laparoscopic versus open sigmoid colectomy for diverticulitis. Am Surg. 2000; 66: 841–3

[8] *Franklin ME, Diaz JA, Abredo D* et al. Laparoscopic colon surgery and benign colon disease. Surg Endosc 2000; 14: 184

[9] *Gibson M, Byrd C, Pierce C* et al. Laparoscopic colon resections: a five-year retrospective review. Am Surg. 2000; 66: 245–8

[10] *Hermanek P Jr, Wiebelt H, Riedl S* et al. Langzeitergebnisse der chirurgischen Therapie eines Coloncarcinoms. Ergebnisse der Studiengruppe Kolorektales Karzinom (SGKRK). Chirurg 1994; 65: 287–297

[11] *Jacobs M, Plasencia G, Caushaj P*. Atlas of laparoscopic colon surgery. Baltimore, Williams & Williams 1996

[12] *Köckerling F, Schneider C, Reymond MA* et al. Laparoscopic resection of sigmoid diverticulitis. Results of a multicenter study. Laparoscopic Colorectal Surgery Study Group. Surg Endosc 1999; 13: 567–71

[13] *Köckerling F, Scheidbach H, Schneider C* et al. Laparoscopic abdominoperineal resection: early postoperative results of a prospective study involving 116 patients. The Laparoscopic Colorectal Surgery Study Group. Dis Colon Rectum 2000; 43: 1503–11

[14] *Lacy AM, Garcia-Valödecasas JC, Delgado S* et al. Postoperative complications of laparoscopic-assisted colectomy. Surg Endosc 1997; 11: 119-22

[15] *Lacy AM, Garcia-Valdecasas JC, Delgado S* et al. Laparoscopy-assisted colectomy versus open colectomy for treatment of nonmetzastatic colon cancer: a randomised trial. Lancet 2002; 359: 2224–9

[16] *Lezoche E, Feliciotti F, Paganini AM* et al. Laparoscopic colonic resection. J Laparoendosc Adv Surg Tech A 2001; 11: 401–8

[17] *Lezoche E, Feliciotti F, Paganini AM.* Laparoscopic vs open henicolectomy for colon cancer. Surg Endosc 2002; 16: 596–602

[18] *Marusch F, Gastinger I, Schneider C* et al. Importance of conversion for results obtained with laparoscopic colorectal surgery. Dis Colon Rectum 2000; 44: 207–14

[19] *Müller JM.* Videoendoskopische Chirurgie. Eine Standortbestimmung. Dt Ärztebl 1999; 96: 1779–1785

[20] *Scheuerlein H, Scheidbach H, Schneider C* et al. Ergebnisse der laparoskopischen kolorektalen Chirurgie. Chir Gastroenterol 2000; 16: 161–170

[21] *Schiedeck THK, Schwandner, O, Baca, I* et al. Laparascopic Surgery for the Cure of Colorectal Cancer. Results of a German Five-Center Study. Dis Colon Rectum 2000; 43: 1–8

[22] *Wu JS, Birnbaum EH, Fleshman JW.* Early experience with laparoscopic abdominoperineal resection. Surg Endosc. 1997; 11: 449–55

# Anastomoseninsuffizienzen nach laparoskopischen kolorektalen Resektionen – Multizentrische Ergebnisse

*J. Rose, C. Schneider, H. Scheidbach, F. Köckerling*

Seit der Veröffentlichung der ersten laparoskopisch durchgeführten kolorektalen Eingriffe im Jahre 1990 durch *Jacobs* [17] aus den USA haben sich enorme Entwicklungen auf diesem Gebiet der minimal invasiven Chirurgie ergeben. Zahlreiche Studien haben die technische Durchführbarkeit dieser Verfahren bestätigt, so dass eine weitestgehende Standardisierung in der chirurgischen Technik erreicht wurde. Auch konnten die bereits aus der laparoskopischen Gallenchirurgie bekannten Vorteile (z. B. geringeres Operationstrauma, reduzierte inflammatorische Reaktion, geringerer postoperativer Schmerz, schnellere Rekonvaleszenz, kürzerer Krankenhausaufenthalt) in gleicher Weise für die laparoskopische kolorektale Chirurgie dokumentiert werden. Trotzdem hat die laparoskopische kolorektale Chirurgie insbesondere in Deutschland nicht den erhofften Stellenwert erreicht. Dies spiegelt sich auch in der Literatur wieder. Neben zahlreichen Arbeiten zu technischen Fragen und prospektiven Beobachtungsstudien mit relativ geringen Fallzahlen finden sich kaum prospektiv randomisierte Studien, die valide Daten liefern könnten. Die zum Teil kontrovers geführten Diskussionen zeigen, dass eine definitive Beurteilung der laparoskopischen kolorektalen Chirurgie zum jetzigen Zeitpunkt noch nicht möglich ist. Mit dem Ziel, wissenschaftlich evaluierbare Daten zu erhalten, wurde die Arbeitsgruppe Laparoskopische Kolorektale Chirurgie (LCSSG) 1995 mit Mitgliedern aus Deutschland, Österreich und der Schweiz gegründet. Seitdem wurden die Daten von mittlerweile fast 4000 Patienten, welche einer laparoskopischen kolorektalen Operation unterzogen wurden, prospektiv erfasst.

Nach wie vor ist die kolorektale Chirurgie von einer seit Jahren unveränderten Rate an Anastomoseninsuffizienzen als eine der schwerwiegendsten Komplikationen begleitet. Die Fortschritte auf dem Gebiet der maschinellen Anastomosierungstechnik haben zwar die Herstellung einer Anastomose insbesondere am tiefen Rektum vereinfacht, die Insuffizienzrate konnte jedoch nicht gesenkt werden. Daher wurde auch von Anfang an die technisch anspruchsvolle laparoskopische kolorektale Chirurgie durch eine Betrachtung der Komplikationen sowohl von den Gegnern aber auch von den Befürwortern kritisch begleitet. Insbesondere die Sicherheit der Anastomosen ist ein wesentlicher Bestandteil der Diskussionen.

Daher ist es unter anderem ein erklärtes Ziel der Studiengruppe, die Sicherheit der laparoskopischen kolorektalen Chirurgie auf der Basis der Rate an Anastomoseninsuffizienzen in den verschiedenen Darmabschnitten zu untersuchen. Hierdurch kann ein Beitrag zur Standortbestimmung der laparoskopischen kolorektalen Chirurgie geleistet werden.

## Material und Methode

Die Datenerhebung fand im Rahmen einer prospektiven multizentrischen Beobachtungsstudie statt, welche von der Arbeitsgruppe für Laparoskopische Kolorektale Chirurgie initiiert wurde. Die im August 1995 begonnene Studie bindet 63 Zentren aus Deutschland, Österreich und der Schweiz ein.

Alle Patienten, die an den beteiligten Zentren einer laparoskopischen kolorektalen Operation unterzogen wurden, fanden Eingang in die Studie. Ausschlusskriterien wurden nicht festgelegt.

Die Daten wurden bezüglich Demographie, Diagnose, Operationsverfahren und -technik, Morbidität und Mortalität ausgewertet.

Es wurden sowohl benigne als auch maligne Erkrankungen des Kolorektums erfasst. Als eine Konversion wurde jede ungeplante Eröffnung des Abdomens gewertet, unabhängig davon, zu welchem Zeitpunkt der Operation dies erfolgte. Anastomosen wurden komplett laparoskopisch intrakorporal oder laparoskopisch assistiert extrakorporal, per Handnaht oder in Staplertechnik ausgeführt. Die Patientenvorbereitung, Antibiotikagaben und postoperatives Management orientierten sich an den allgemeingültigen Standards aus der konventionellen kolorektalen Chirurgie. Die Daten wurden in einer SPSS- Datenbank erfasst, die statistische Auswertung erfolgte mittels Chi-Quadrat und Pearson Test.

# Ergebnisse

## Patienten

Bis Januar 2003 wurden Daten von 3867 Patienten prospektiv erfasst und ausgewertet. Das mittlere Alter der Patienten betrug 62,7 Jahre (Spannbreite 16–96 Jahre). 1681 Frauen standen 2177 Männern gegenüber (Geschlechtsverteilung 1:1,29). Die demographischen Daten der Patienten sind in Tabelle 1 aufgeführt. Der Indikation zur Operation lag bei 2487 Patienten (64,3 %) eine benigne und bei 1381 Patienten (35,7 %) eine maligne Erkrankung zugrunde (Tab. 2).

## Operationen

Tabelle 3 zeigt eine Auflistung der einzelnen Operationsverfahren, unterteilt nach benigner und maligner Grunderkrankung. Bei 3535 Patienten (91,4 %) wurde ein resezierendes Verfahren durchgeführt. Hierbei wurden 3395 Anastomosen (76,9 %) mittels Staplertechnik, 528 Anastomosen (16,9 %) in Handnahttechnik und 193 Anastomosen (6,2 %) in sonstiger Technik hergestellt. Lediglich in 80 Fällen (2,6 %) erfolgte die Anastomosierung komplett laparoskopisch (Zirkularstapler 41, Hernienstapler 14, Valtrac-Ring 7, Handnaht

**Tab. 1** Patienten

| Patienten | männlich | weiblich | gesamt |
|---|---|---|---|
| Anzahl | 1681 | 2177 | 3867 |
| Geschlechtsverteilung | 1 : 1,29 | | |
| Mittleres Alter | 61,2 | 63,7 | 62,7 |
| Mittlere Größe | 175 | 164 | 168 |
| Mittleres Gewicht | 77 | 64 | 70 |
| Voroperationen in Prozent | | | |
| Appendektomie | 26,2 % | 37,5 % | 32,7 % |
| Cholezystektomie | 6,2 % | 15,6 % | 11,6 % |
| Kaiserschnitt | 18,2 % | 4,1 % | 2,4 % |
| Andere abdominale OP | | 46,1 % | 34,3 % |

**Tab. 2** OP-Indikation

| Maligne Erkrankung | n | Benigne Erkrankung | n |
|---|---|---|---|
| Adenokarzinom | | Divertikulitis | 1545 |
| | | Adenom | 309 |
| Rektum | 579 | Mb. Crohn | 93 |
| Kolon sigmoideum | 500 | Colitis ulzerosa | 15 |
| Kolon descendens | 45 | Hartmann-Wiederanschluss | 65 |
| Kolon ascendens | 110 | Sigma elongatum | 40 |
| Zökum | 78 | Rektumprolaps | 285 |
| | | andere | 133 |
| Analkarzinom | 25 | | |
| andere maligne Tumore | 45 | | |
| Gesamt | 1382 (35,7 %) | gesamt | 2485 (64,3 %) |

18). Alle anderen Anastomosen (97,4 %) wurden laparoskopisch assistiert durchgeführt. Anastomosen welche das linke Hemikolon einbeziehen (anteriore Rektumresektion, Rektosigmoidresektion, Hemikolektomie links, Hartmann-Wiederanschluss und Rektopexie mit Resektion), wurden in der Regel als Stapleranastomose ausgeführt (2537/2836; 89,4 %). Die Staplertechnik wurde am häufigsten laparoskopisch assistiert durchgeführt, das heißt, die Andruckplatte wurde nach Minilaparotomie extrakorporal in den oralen Anastomosenschenkel eingebracht und anschließend mit dem transanal eingeführten Stapler

konnektiert (2491/2537; 98,2 %). Die bevorzugte Anastomosierungstechnik im Bereich des rechten Hemikolons war die extrakorporale Handnaht (282/370; 76,2 %). Die extrakorporale Staplertechnik kam in diesem Bereich bei 59 Patienten zur Anwendung (59/370; 15,9 %). Nach Ausschluss der Konversionen wurde an 3116 Patienten eine laparoskopische oder laparoskopisch assistiert gefertigte Anastomose hergestellt.

Die durchschnittliche Operationszeit betrug 171,4 min. Das im Mittel längste operative Verfahren war die anteriore Rektumresektion

**Tab. 3** Operationsverfahren

| Operation | benigne Erkrankung | maligne Erkrankung |
|---|---|---|
| Rektumamputation | 4 (0,2 %) | 215 (15,6 %) |
| Anteriore Rektumresektion | 72 (2,9 %) | 323 (23,4 %) |
| Sigmaresektion | 1683 (67,7 %) | 477 (34,5 %) |
| Hemikolektomie links | 34 (1,4 %) | 51 (3,7 %) |
| Hemikolektomie rechts | 56 (2,3 %) | 171 (12,4 %) |
| Ileozökalresektion | 125 (5,0 %) | 22 (1,6 %) |
| Kolostomaanlage | 55 (2,2 %) | 97 (7,0 %) |
| Erweiterte Kolonresektion | 28 (1,1 %) | 14 (1,0 %) |
| Rektopexie mit Resektion | 194 (7,8 %) | – |
| Rektopexie ohne Resektion | 93 (3,7 %) | – |
| Hartmann-Wiederanschluss | 66 (2,7 %) | – |
| Andere | 75 (3,0 %) | 12 (0,9 %) |
| Gesamt | 2485 (64,3 %) | 1382 (35,7 %) |

mit 214,5 min (Spannbreite 55–520 min). Das im Mittel kürzeste operative Verfahren war die Kolostomaanlage mit 76,8 min (Spannbreite 20–246 min). Im Verlauf dieser Studie war ein kontinuierlicher Rückgang der Operationszeiten als Ausdruck des Durchlaufens einer Lernkurve zu verzeichnen.

## Konversion

Die Konversionsrate beträgt 5,8 % (223/3867). Die Gründe für eine Konversion sind in Tabelle 4 aufgeführt. Am häufigsten wurde bei der Rektopexie ohne Resektion konvertiert (13,6 %), gefolgt von der anterioren Rektumresektion (9,4 %), der Rektosigmoidresektion (6,4 %) und dem Hartmannwiederanschluss (6,4 %). Die Konversionsraten bei der Kolostomaanlage, Ileozökalresektion, Hemikolektomie rechts und Rektumamputation reichen von 1,7 % bis 3,1 %. Keine Konversionen waren bei der Hemikolektomie links und der Rektumamputation zu verzeichnen. Die Gesamtmorbiditätsrate der offen operierten Patienten betrug 36,3 %, die Mortalitätsrate 3,6 % (8/223). Klinisch relevante Anastomoseninsuffizienzen traten bei 15 Patienten auf (8,5 %): Rektum 8/34 (23,5 %) und Kolon 7/127 (5,5 %).

## Intaoperative Komplikationen

Intraoperative Komplikationen traten bei 257 Patienten auf (6,6 %).

Dies waren 55 Blutungen und 65 Darmverletzungen. Zusätzlich wurden 12 Ureterläsionen, zwei Gallenblasenverletzungen, eine kardiopulmonale Komplikation und 83 sonstige Komplikationen dokumentiert. Am häufigsten traten intraoperative Komplikationen im Verlaufe einer Rektumexstirpation auf (6,4 %), gefolgt von der anterioren Rektumresektion (6,1 %), der Sigmaresektion (5,6 %), der Ileozökalresektion, der Hemikolektomie links (4,8 %) und der Hemikolektomie rechts (2,0 %).

## Postoperative Komplikationen

Insgesamt traten 1065 postoperative Komplikationen bei 822 Patienten auf (21,3 %). Am häufigsten waren Harnwegsinfektionen, Wundheilungsstörungen, Anastomoseninsuffizienzen, Ileus und kardiopulmonale Störungen. Tabelle 5 zeigt hiervon eine Auflistung.

**Tab. 5** Postoperative Komplikationen

| Chirurgische Komplikation* | n |
|---|---|
| Blutung (mit operativer Revision) | 61 (1,6 %) |
| Ileus | |
| operative Revision | 64 (1,7 %) |
| konservative Behandlung | 131 (3,7 %) |
| Anastomoseninsuffizienz | |
| operative Revision | 64 (1,7 %) |
| konservative Behandlung | 61 (1,6 %) |
| Wundheilungsstörung | 100 (2,6 %) |
| Allgemeine Komplikationen* | |
| kardial | 86 (2,2 %) |
| Pneumonie | 76 (2,0 %) |
| Nierenfunktionsstörung | 15 (0,4 %) |
| Beinvenenthrombose | 10 (0,1 %) |
| Harnwegsinfektion | 199 (5,1 %) |
| andere | 225 (5,8 %) |
| | **Patienten** |
| Morbidität gesamt | 822 (21,3 %) |
| Mortalität gesamt | 54 (1,4 %) |

*mehr als eine Komplikation pro Patient möglich

**Tab. 4** Konversion (n = 223, 5,8 %)

| Grund für Konversion | n | % |
|---|---|---|
| Lokalbefund | 149 | 66,8 |
| Anastomosenprobleme | 26 | 11,7 |
| Iatrogene Darmverletzung | 19 | 8,5 |
| Blutung | 16 | 7,2 |
| Kardiopulmonale Probleme | 5 | 2,2 |
| Andere | 8 | 3,6 |
| Gesamt | 223 | 100 |

Eine Reoperation war bei 167 Patienten notwendig (4,3 %). Die Gründe hierfür waren Nachblutungen bei 61 Patienten (1,6 %), Anastomoseninsuffizienzen bei 61 Patienten (1,6 %) und Ileus bei 42 Patienten (1,1 %). Die 30-Tages Mortalität betrug 1,4 % (54 Patienten). Die Haupttodesursache waren kardiale Erkrankungen (19 Patienten), septische Komplikationen nach Anastomoseninsuffizienz (10 Patienten), postoperative Pneumonie (8 Patienten) und die Progression der malignen Grunderkrankung (6 Patienten). Bei drei Patienten führte ein apoplektischer Insult zum Tode, ein Patient starb infolge einer fulminanten Lungenembolie und 7 Patienten infolge sonstiger Komplikationen (Ileus, Darmgangrän, Addison-Krise). Bei 3045 Patienten (78,7 %) war der postoperative Verlauf komplikationslos.

## Anastomoseninsuffizienzen

Bei insgesamt 3300 hergestellten Anastomosen traten 125 klinisch relevante Anastomoseninsuffizienzen auf (3,8 %). Ohne Berücksichtigung der Patienten mit Konversion, wurden 3116 Anastomosen laparoskopisch oder laparoskopisch assistiert angelegt. Von diesen Patienten entwickelten 110 eine Anastomoseninsuffizienz (3,6 %). In etwa der Hälfte der Fälle (56; 50,9 %) fand eine konservative Behandlung der Anastomoseninsuffizienz statt. In 54 Fällen (49,1 %) war eine operative Revision notwendig. Stapleranastomosen hatten

hierbei in etwa die gleiche Insuffizienzrate (3,7 %; 87/2377) wie die Anastomosen per Handnaht (3,6 %; 19/528). Die in sonstiger Technik (Valtrac-Ring, Hernienstapler usw.) hergestellten Anastomosen wiesen eine Insuffizienzrate von 1,9 % auf (4/211). Die höchste Insuffizienzrate trat nach anteriorer Rektumresektion auf (11,3 %), gefolgt von der Hemikolektomie links (4,0 %), der Rektopexie mit Resektion (3,3 %) der Sigmaresektion (2,6 %) und der Hemikolektomie rechts (2,3 %) (p = 0,001). Operationen infolge einer benignen Erkrankung waren mit einer signifikant niedrigeren Insuffizienzrate (2,6 %; 14/539) belastet, als onkologische Operationen (6,7 %; 24/355) (p = 0,002).

Die einzelnen Operationsverfahren und die zugehörigen Raten an Anastomoseninsuffizienzen werden in Tabelle 6 dargestellt.

Die Lokalisation einer Anastomose war der signifikanteste Faktor für die Häufigkeit von Anastomoseninsuffizienzen. Mit 11,3 % war die Insuffizienzrate für Anastomosen im Rektum am höchsten. Die Insuffizienzrate für Rektumanastomosen zeigte zudem eine direkte Korrelation zur Höhenlokalisation. Anastomosen bis 10 cm oralwärts der Linea anokutanea waren mit einer Insuffizienzrate von 16,8 % signifikant höher belastet als Rektumanastomosen oberhalb dieser Grenze (8,2 %) (p = 0,038). Die Gesamtinsuffizienzrate für Anastomosen nach Sigmaresektion betrug 2,6 % und

**Tab. 6** Anastomoseninsuffizienzen*

| Operation | n | Anastomosen-insuffizienzen | % |
|---|---|---|---|
| anteriore Rektumresektion | 355 | 40 | 11,3 |
| Hemikolektomie links | 75 | 3 | 4,0 |
| Rektopexie mit Resektion | 183 | 6 | 3,3 |
| Sigmaresektion | 2012 | 52 | 2,6 |
| Hemikolektomie rechts | 216 | 5 | 2,3 |
| Ileozökalresektion | 141 | 3 | 2,1 |
| Gesamt | 3116 | 110 | 3,6 |

* ohne Konversion

**Tab. 7**  Anastomoseninsuffizienzen nach Lokalisation*

| Anastomose | n | Insuffizienzrate | Behandlung konservativ | operativ |
|---|---|---|---|---|
| Rektumresektion bei Karzinom gesamt | 355 | 40 (11,3 %) | 22 (6,2 %) | 18 (5,1 %) |
| Rektum ≤ 10 cm | 137 | 23 (16,8 %) | 11 (8,0 %) | 12 (8,8 %) |
| Rektum > 10 cm | 170 | 14  (8,2 %) | 9 (5,3 %) | 5 (2,9 %) |
| Sigmaresektion gesamt | 2012 | 52  (2,6 %) | 29 (1,4 %) | 23 (1,2 %) |
| Sigmakarzinom | 441 | 13  (2,9 %) | 8 (1,8 %) | 5 (1,1 %) |
| Sigmadivertikulitis | 1387 | 35  (2,5 %) | 20 (1,4 %) | 15 (1,1 %) |
| sonstiges Kolon gesamt | 432 | 12  (2,8 %) | 7 (1,6 %) | 5 (1,2 %) |

* ohne Konversionen

differierte zwischen den Operationen wegen benigner und maligner Erkrankung. Anastomosen nach Sigmaresektion wegen einer Divertikulitis hatten eine Insuffizienzrate von 2,5 % gegenüber einer Insuffizienzrate nach Sigmaresektion wegen eines Karzinoms von 2,9 % (p= 0,41, n. s.). Anastomosen nach R2-Sigmaresektion zeigten mit 1,1 % eine geringere Insuffizienzrate als R0-Resektionen mit 3,4 % (p= 0,315, n. s.).

Auch die Anastomosierungstechnik nach Sigmaresektion (Stapler versus Handnaht) hatte einen Einfluss auf die Anastomosensicherheit. Stapleranastomosen waren hier mit einer Insuffizienzrate von 2,3 % signifikant niedriger belastet als Anastomosen, welche per Handnaht hergestellt wurden (6,6 %) (p= 0,008). Mit der niedrigsten Insuffizienzrate waren oralwärts des Kolon sigmoideum gelegene Anastomosen belastet (2,3 %). Die verschiede-

nen Insuffizienzraten im Bezug auf die Anastomosenlokalisation und Operationsindikation zeigt Tabelle 7.

# Diskussion

Die laparoskopische kolorektale Chirurgie hat bis heute nicht annähernd den Stellenwert der laparoskopischen Cholezystektomie, bei der dieses Verfahren als Goldstandard gilt, erreicht. Nach der anfänglichen teilweise rasanten Verbreitung der verschiedensten minimal invasiven Techniken zur Behandlung kolorektaler Erkrankungen werden heute nur ca. 1 % aller kolorektalen Eingriffe in Deutschland laparoskopisch oder laparoskopisch assistiert durchgeführt [19].

Zur Evaluierung, welchen Beitrag die laparoskopischen Operationsverfahren in der Be-

**Tab. 8**  Insuffizienzen und Anastomosentechnik*

| | gesamt | | Sigmaresektion | |
|---|---|---|---|---|
| | Anastomosen | Insuffizienzen | Anastomosen | Insuffizienzen |
| Handnaht | 528 | 19 (3,6 %) | 136 | 9 (6,6 %) |
| transanaler Stapler | 2308 | 87 (3,6 %) | 1799 | 42 (2,3 %) |

* ohne Konversion

handlung von Erkrankungen des Kolorektums leisten können, sind neben prospektiv randomisierten Studien auch Daten aus prospektiven Langzeitbeobachtungsstudien von hohem Aussagegehalt. Solche breit angelegte Studien haben den Vorteil, nicht nur Ergebnisse hochspezialisierter Zentren zu repräsentieren, sondern sie zeigen, welche Ergebnisse die Methode in der breiten Basisversorgung zu leisten im Stande ist. Die Arbeitsgruppe für Laparoskopische Kolorektale Chirurgie zählt mittlerweile 63 Zentren aus Deutschland, Österreich und der Schweiz, welche fortlaufend Patientendaten an eine zentrale Datenbank weiterleiten. In den letzten zwei bis drei Jahren hat das Indikationsspektrum einen Wandel erfahren. Waren anfänglich maligne und benigne Erkrankungen noch in etwa gleichverteilt, so hat sich das Verhältnis der laparoskopischen kolorektalen Operationen eindeutig zu Gunsten der gutartigen Erkrankungen verschoben. Dieser Wandel hat sich nicht zuletzt aufgrund des kritischen Umganges der Meinungsführer der Laparoskopie vollzogen, was deren verantwortungsvollen Umgang mit den gewonnenen Daten unterstreicht. Trotz des Nachweises, dass die onkologischen Kriterien auch mit den laparoskopischen Techniken eingehalten werden können, wurde in zahlreichen Publikationen und in Diskussionen bisher noch keine allgemeine Empfehlung ausgesprochen, da bis heute noch valide Langzeitdaten aus prospektiv randomisierten Studien fehlen. Vielmehr konnte aufgezeigt werden, dass die Vorteile der Laparoskopie in der Behandlung benigner Erkrankungen bei entsprechender Erfahrung des Operateurs zum Tragen kommen, und die Behandlung von Tumorerkrankungen zur Zeit noch spezialisierten Zentren im Rahmen von Studien vorbehalten sein sollte.

Dies spiegelt sich auch im Wandel des Indikationsspektrums der vorliegenden Studie wider. Nachdem noch 1999 die malignen Erkrankungen einen Anteil von 45,2 % am Indikationsspektrum aufwiesen, ist deren Anteil auf 35,7 % zurückgegangen [19]. Insbesondere der Anteil der laparoskopisch behandelten Rektumkarzinome ist deutlich zurückgedrängt worden, was nicht zuletzt auf eine Offensive in der Diskussion um die Verantwortung des Operateurs als wichtigsten Prognosefaktor zurückzuführen ist. *Heald* hat an seinem Patientengut gezeigt, dass hervorragende Ergebnisse durch eine saubere Operationstechnik bei der totalen mesorektalen Exzision erreicht werden können [14]. Auch die laparoskopische Behandlung des Kolonkarzinoms beschränkt sich momentan weitestgehend auf Tumore im Anfangsstadium oder palliative Operationen. Dahingegen ist der Anteil gutartiger Erkrankungen von anfänglich 54,8 % auf jetzt 64,3 % gestiegen. In diesem Indikationsspektrum ist insbesondere die Sigmadivertikulitis mit einem Anstieg von anfänglich 27,3 % auf aktuell 40,0 % hervorzuheben. Weitere mit jeweils ca. 10 % Anteil am Gesamtpatientengut häufig vertretene Indikationen sind gutartige Tumore des Kolorektums und der Rektumprolaps. Bei der Einschätzung des Stellenwertes der laparoskopischen Chirurgie in der Behandlung dieses Erkrankungsspektrums spielen onkologische Kriterien keine Rolle. Vielmehr muss hier eine Beurteilung anhand des perioperativen Outcome der Patienten vorgenommen werden. Es muss untersucht werden, ob die postulierten Vorzüge der minimal invasiven Techniken auch für die kolorektale Chirurgie Gültigkeit haben.

Der Prozess der Übertragung konventioneller Techniken bei kolorektalen Operationen auf die laparoskopischen Verfahren ist weitestgehend abgeschlossen [5, 6, 23, 30]. Wichtig ist die richtige Indikationsstellung zur Laparoskopie, um die Konversionsrate auf einem niedrigen Niveau halten zu können. Dies erscheint uns von Bedeutung, da die Gesamtmorbidität bei Patienten nach Konversion mit 36,3 % signifikant höher liegt, als bei Patienten, bei denen ein laparoskopisch begonnener Eingriff erfolgreich beendet wurde (21,3 %) (p = 0,001). Auch die Mortalitätsrate liegt mit 3,6 % bei Patienten mit Konversion signifikant höher als bei Patienten ohne Konversion (1,3 %) (p= 0,011). Laparoskopisch begonnene Eingriffe konnten in 94,2 % erfolgreich beendet werden. Die Konversionsrate lag somit bei 5,8 % und entspricht damit internationalem Standard. In der Literatur werden abhängig von der Erfahrung des Operateurs Konversionsraten von 2,0 % bis 17,5 % angegeben [13, 28]. Die Gründe zur Konversion sind zu ⅔ auf technische Schwierigkeiten bei ungünstigem Lokalbefund zurückzuführen. Insbesondere gilt dies für ausgedehnte Verwachsungen nach abdominellen Voroperationen oder für Patienten mit ausgeprägter Adipositas. Der Anteil intraoperativer Probleme an der Konversionsrate – wie z. B. laparoskopisch nicht beherrschbare Blutungen oder Hohlorganverletzungen – lag zusammen bei 15,7 %. Probleme bei der Anastomosierung waren bei 11,7 % der Konversionen der Grund zum Umsteigen. Am häufigsten wurde bei Eingriffen im Bereich des Rektums auf ein offenes Verfahren umgestiegen, was sich auch mit den Berichten anderer Arbeitsgruppen deckt, und in der Regel mit den anatomischen Gegebenheiten und damit verbundenen technischen Schwierigkeiten insbesondere bei der Anastomosierung erklären lässt.

Die Ergebnisse der vorliegenden Studie zeigen, dass die laparoskopische kolorektale Chirurgie trotz der anspruchsvolleren Technik nicht mit einer höheren Rate an intra- und postoperativen Komplikationen verbunden ist. Die Gesamtmorbidität in unserem Patientengut lag bei 21,3 %. Intraoperative Komplikationen traten bei 257 Patienten auf (6,6 %), wobei im wesentlichen iatrogene Darmverletzungen und Blutungen mit einem Anteil von zusammen 46,7 % zu verzeichnen waren. Nur ca. 30 % dieser Komplikationen konnten laparoskopisch nicht beherrscht werden und zwangen zur Konversion. Insgesamt 12 Ureterverletzungen (0,3 %) im Gesamtpatientengut entsprechen höchstem Standard in der kolorektalen Chirurgie und sind Ausdruck für die sichere Handhabung der Technik. Die postoperativen Komplikationen entsprachen im wesentlichen in Art und Häufigkeit denen aus der konventionellen Chirurgie. So sahen wir ebenfalls als die häufigste Hospitalinfektion den Harnwegsinfekt bei 5,1 % unserer Patienten und die postoperative Pneumonie bei 2,0 %. Auch die chirurgischen Komplikationen mit 1,6 % revisionspflichtiger Nachblutungen und 1,7 % revisionsbedürftiger postoperativer Ileuszustände entsprechen den

**Tab. 9** Morbidität und Mortalität in der laparoskopischen kolorektalen Chirurgie

| Studie | Jahr | Patienten | Morbidität % | Mortalität % |
|---|---|---|---|---|
| *Phillips* [30] | 1992 | 51 | 8,0 | 2,0 |
| *Scoggin* [31] | 1993 | 20 | 20,0 | 0 |
| *Tucker* [33] | 1995 | 114 | 6,0 | 0 |
| *Wexner* [36] | 1996 | 140 | 22,0 | 0 |
| *Fielding* [10] | 1996 | 359 | 17,8 | 1,7 |
| *Lumley* [24] | 1996 | 240 | 9,5 | 1,6 |
| *Bokey* [5] | 1997 | 66 | 25,0 | 4,5 |
| *Lacy* [21] | 1997 | 118 | 6,8 | 0 |
| *Bergamaschi* [4] | 1997 | 95 | 7,4 | 0 |
| *Agachan* [1] | 1997 | 175 | 31,0 | 0 |
| Eigene Studie | 2003 | 3867 | 21,3 | 1,4 |

**Tab. 10** Morbidität und Mortalität in der konventionellen kolorektalen Chirurgie

| Studie | Jahr | Patienten | Morbidität % | Mortalität % |
|---|---|---|---|---|
| Kennedy [18] | 1983 | 265 | 10,0 | 1,5 |
| Antonson [2] | 1987 | 178 | 16,8 | 2,8 |
| Wehrli [34] | 1988 | 169 | 31,3 | 2,5 |
| West of Scotland Study Group [35] | 1991 | 1104 | 19,0 | 5,5 |
| Kessler [19] | 1993 | 1115 | k. A. | 2,8 |
| Detry [7] | 1994 | 1000 | 19,9 | 2,2 |
| Fingerhut [5] | 1995 | 159 | 17,0 | 1,3 |
| Marusch [25] | 2002 | 482 | 43,3 | 4,4 |

Zahlen aus der konventionellen Chirurgie. Die Gesamtmorbidität in unserem Patientengut lag bei 21,3 %. In der Literatur werden Morbiditätsraten für die laparoskopische kolorektale Chirurgie von 6 % bis 31 % angegeben. Daten aus der konventionellen Chirurgie zeigen vergleichbare Morbiditätsraten (10 %–31 %). Eine Übersicht geben die Tabellen 9 und 10.

Die Anastomoseninsuffizienz ist eine der schwerwiegendsten Komplikation in der kolorektalen Chirurgie. Die Rate an Anastomoseninsuffizienzen ist daher einer der wichtigsten Gradmesser bei der Einführung einer neuen Technik. Die bisher erzielten Ergebnisse aus der konventionellen Chirurgie zeigen insbesondere bei tiefen Rektumanastomosen noch teilweise unbefriedigende Ergebnisse, müssen aber als Maßstab für die Qualität der laparoskopischen kolorektalen Operationsverfahren herangezogen werden. In der konventionellen Chirurgie werden Insuffizienz-raten für kolorektale Anastomosen von 3,6 % bis 10,3 % angegeben, wobei Kolonanastomosen mit durchschnittlich 3 % und Rektumanastomosen in Abhängigkeit von der Hö-henlokalisation mit 8 % bis 21 % Insuffizienzen belastet sind [9, 14, 15, 22, 23, 26, 29]. Eine Literaturübersicht laparoskopisch tätiger kolorektaler Arbeitsgruppen zeigt hinsichtlich der Anastomoseninsuffizienzen vergleichbare und zum Teil auch bessere Ergebnisse. Die angegebenen Insuffizienzraten im Gesamtpatientengut liegen im Mittel bei 2 %, wobei für Kolonanastomosen 1,7 % bis 6,2 % und für Rektumanastomosen 12,7 % bis 20,0 % angegeben werden. Eine Übersicht zeigt Tabelle 11. Im Patientengut unserer Studie wurden für insgesamt 3300 Anastomosen 125 klinisch relevante Insuffizienzen dokumentiert, was einer Rate von 3,8 % entspricht. Ohne Berücksichtigung der Konversionen, wo die Anastomosierung letztendlich in konventioneller Technik erfolgte, verbleiben 3116 Anastomosen mit 110 Insuffizienzen, was einer Rate von 3,6 % entspricht. Erwartungsgemäß war auch in unserem Patientengut die Rektumanastomose mit 11,3 % Insuffizienzen am höchsten belastet. Kolonanastomosen zeigten eine Insuffizienzrate von 2,6 %. Auch in unserem Patientengut bestätigte sich die Abhängigkeit der Insuffizienzrate für Rektumanastomosen von der Höhenlokalisation. So hatten Anastomosen bis 10 cm oralwärts der Linea anokutanea mit 16,8 % eine signifikant höhere Insuffizienzrate als Anastomosen oberhalb dieser Grenze mit 8,2 % (p= 0,038). Neben allgemeinen Faktoren, welche die Anastomosenheilung negativ beeinflussen können, wie z. B. eine chronisch obstruktive Lungenerkrankung, perioperative Transfusionen, niedrige Serumalbuminspiegel, Kortikosteroidtherapie, müssen auch lokale Faktoren diskutiert

**Tab. 11**   Anastomoseninsuffizienzen

| Studie | Jahr | Patienten | Anastomosen-insuffizienzen % |
|---|---|---|---|
| **laparoskopische Chirurgie** | | | |
| kolorektal gesamt | | | |
| Monson [28] | 1992 | 40 | 7,5 |
| Hildebrandt [16] | 1995 | 73 | 1,4 |
| Gellman [13] | 1996 | 102 | 2,0 |
| Franklin [12] | 1996 | 118 | 0,8 |
| Lacy [21] | 1997 | 191 | 0,0 |
| Milsom [27] | 1998 | 55 | 0,0 |
| eigenen Studie | 2003 | 3116 | 3,6 |
| Kolon (ohne Sigma) | | | |
| Monson [28] | 1992 | 171 | 1,8 |
| Tucker [33] | 1995 | 114 | 1,7 |
| Gellman [13] | 1996 | 56 | 3,6 |
| eigene Studie | 2003 | 432 | 2,5 |
| Sigmaresektion | | | |
| Baca [3] | 1995 | 16 | 6,2 |
| Burgel [6] | 1997 | 35 | 2,8 |
| Eijsbouts [8] | 1997 | 41 | 2,4 |
| eigene Studie | 2003 | 2012 | 2,6 |
| anteriore Rektumresektion | | | |
| Monson [28] | 1992 | 6 | 20,0 |
| Lacy [21] | 1997 | 6 | 16,7 |
| eigene Studie | 2003 | 355 | 11,3 |
| **konventionelle Chirurgie** | | | |
| kolorektal gesamt | | | |
| Pemperton [29] | 1982 | 78 | 10,2 |
| Lazorthes [23] | 1986 | 82 | 3,6 |
| Laxamana [22] | 1993 | 186 | 7,3 |
| Testini [32] | 2000 | 200 | 6,0 |
| Kolon (ohne Sigma) | | | |
| Merkle [26] | 1984 | 313 | 1,9 |
| Sigmaresektion | | | |
| Griffen [14] | 1989 | 75 | 2,2 |
| anteriore Rektumresektion | | | |
| Heald [15] | 1981 | 100 | 13,0 |
| Feinberg [9] | 1986 | 79 | 8,0 |
| Antonson [2] | 1987 | 117 | 21,4 |
| Laxamana [22] | 1993 | 115 | 20,0 |
| Detry [7] | 1994 | 140 | 11,4 |
| Marusch [25] | 2002 | 482 | 10,6 |

werden. So können sich lokale Entzündungsreaktionen, latente und manifeste Passagestörungen insbesondere im linken Kolonschenkel und Rektum, lokale Minderdurchblutung der Anastomosenschenkel und Zugkräfte auf die Anastomosenheilung negativ auswirken. Hierbei scheinen sich einige Faktoren mit absteigender Höhe der Anastomose im Rektum zu potenzieren. Keinen Einfluss auf die Insuffizienzrate hatte hingegen die Operationsindikation. Am Beispiel der Sigmaresektion mit vergleichbarem Resektionsausmaß und Anastomosierungsverhältnissen waren die Anastomoseninsuffizienzen für die Divertikulitis und das Karzinom mit 2,5 % und 2,9 % in etwa gleich häufig. Der Einsatz von maschinellen Klammernahtgeräten zur Anastomosierung, insbesondere der transanale Stapler in einfacher oder double stapling Technik, hat zwar die Anastomosierung im mittleren und tiefen Rektum vereinfacht, die Sicherheit der Anastomosen wurde dadurch jedoch nicht wesentlich erhöht [32]. Die Rate der Insuffizienzen nach maschineller Anastomosierung im tiefen Rektum wird nach wie vor auf ca. 20 % beziffert [2, 22, 28]. In unserem Patientengut wurde jedoch zumindest bei der Sigmaresektion eine signifikant höhere Insuffizienzrate für die Handnahtanastomosierung gegenüber der Stapleranastomose beobachtet (6,6 % versus 2,3 %) (p= 0,008). Die Anlage eines protektiven Kolostoma nach tiefer anteriorer Rektumresektion kann zwar die Rate der Anastomoseninsuffizienzen nicht senken, wohl aber können septische Komplikationen in einer Vielzahl der Fälle vermieden werden, wodurch die Zahl der notwendigen operativen Revisionen merklich gesenkt werden kann [25]. In unserer Klinik ist es daher üblich, bei jeder tiefen Rektumanastomose ein protektives Stoma anzulegen, wobei wir das doppelläufige Transversostoma favorisieren. Die Vorzüge einer sicheren Stuhlableitung vor der Anastomose im Falle einer Insuffizienz rechtfertigen unserer Meinung nach deutlich den Nachteil einer später notwendigen Stomarückverlagerung.

Die Resultate der vorliegenden Studie und der Vergleich sowohl mit den Ergebnissen anderer laparoskopisch tätiger Arbeitsgruppen als auch mit den Ergebnissen aus der konventionellen kolorektalen Chirurgie zeigen, dass die laparoskopischen Verfahren eine Alternative für die Behandlung kolorektaler Erkrankungen darstellen. Letztendlich bestimmen aber die Erfahrung des Operateurs und eines funktionierenden Teams das Ergebnis. Sehr gute und gute Ergebnisse werden nur von in der laparoskopischen Technik versierten Chirurgen erreicht. Auf der Grundlage der eigenen Ergebnisse und der Datenlage in der Literatur können bei Vorliegen zuvor genannter Voraussetzungen die laparoskopischen Techniken als weitestgehend standardisierte und sichere Option zur Behandlung kolorektaler Erkrankungen empfohlen werden. Eine Einschränkung muss jedoch hinsichtlich der Therapie kolorektaler Karzinome vorgenommen werden. Die derzeitige Datenlage lässt eine valide Aussage weder bezüglich lokaler Tumorkontrolle noch zum Langzeitüberleben zu. Auch wenn die Fragestellungen bezüglich onkologischer Radikalität von technischer Seite geklärt scheinen, sollte dieses Patientengut nur im Rahmen von Studien in spezialisierten Zentren mit überdurchschnittlicher Erfahrung operiert werden. Nur so kann in absehbarer Zeit auch zu dieser Fragestellung eine definitive Aussage getroffen werden.

## Literatur

[1] *Agachan F, Joo JS, Sher M, Weiss EG, Nogueras JJ, Wexner SD* (1997). Laparoscopic colorectal surgery – Do we get faster? Surg Endosc 11: 331–335

[2] *Antonson HK, Kronborg O* (1987). Early Complications After Low Anterior Resection for Rectal Cancer Using the EEA Stapling Device – A Prospective Trial. Dis Colon Rectum 30: 579–583

[3] *Baca I, Götzen V, Schultz C* (1995). Laparoscopische Eingriffe bei akuter und chronischer Divertikulitis. Zentralbl Chir 120: 396–399

[4] *Bergamaschi R, Arnaud JP* (1997). Intracorporeal colorectal anastomosis following laparoscopic left colon resection. Surg Endosc 11: 800-801

[5] *Bokey EL, Moore JWE, Keating JP, Zelas P, Chapuis PH, Newland RC* (1997). Laparoscopic resection of the colon and rectum for cancer. Br J Surg 84: 822-825

[6] *Burgel JS, Navarro F, Duchenne D, Lemoine MC, Fabre JM, Domergue J* (1997). Advantages of laparoscopic-assisted segmental colectomy over open surgery in diverticular disease. Br J Surg 84, Suppl. 2: 55-56

[7] *Detry RJ, Kartheuser A, Delriviere L, Saba J, Kestens PJ* (1995). Use of the circular stapler in 1000 consecutive colorectal anastomoses: Experience of one surgical team. Surgery 117: 140-145

[8] *Eijsbouts QAJ, Cuesta MA, de Brauw LM, Sietses C* (1997). Elective laparoscopic-assisted sigmoid resection for diverticular disease. Surg Endosc 11: 750-753

[9] *Feinberg SM, Parker F, Cohen Z, Jamieson CG, Myers ED, Railton RH, Langer B, Stern HS, Mc Leod RS* (1986). The Double Stapling Technique for Low Anterior Resection of Rectal Carcinoma. Dis Colon Rectum 29: 885-890

[10] *Fielding GA, Lumley J, Nathanson L, Hewitt P, Rhodes M, Stitz R* (1997). Laparoscopic colectomy. Surg Endosc 11: 745-749

[11] *Fingerhut A, Hay JM, Elhadad A, Lacaine F, Flamant Y* (1995). Supraperitoneal colorectal anastomosis: Hand-sewn versus circular staples - a controlled clinical trial. Surgery 118: 479-485

[12] *Gellman L, Salky B, Edye M* (1996). Laparoscopic assisted colectomy. Surg Endosc 10: 1041-1044

[13] *Griffen FD, Knight Sr CD, Whitaker JM, Knight Jr CD* (1990). The Double Stapling Technique for Low Anterior Resection - Results, Modifications and Observations. Ann Surg 221: 745-751

[14] *Heald RJ, Leicester RJ* (1981). The Low Stapled Anastomosis. Dis Colon Rectum 24: 437-444

[15] *Hildebrandt U, Feifel G* (1995). Laparoskopische Dickdarmresektion: Indikationen - Patientenselektion - bisherige Ergebnisse. Chir Gastroenterol 11: 252-257

[16] *Jacobs M, Verdaja JC, Goldstein HS* (1991). Minimally invasive colon resection (laparoscopic colostomy). Surg Laparosc Endosc 1: 144-50

[17] *Kennedy HL, Rothenberger DA, Goldberg SM, Nivatvongs S, Balcos EG, Christenson CE, Nemer FD, Schottler JL* (1983). Colocolostomy and Coloproctostomy Utilizing the Circular Intraluminal Stapling Devices. Dis Colon Rectum 26: 145-148

[18] *Kessler H, Hermanek Jr P, Wiebelt H* (1993). Operative mortality in carcinoma of the rectum. Int J Colorect Dis 8: 158-166

[19] *Köckerling F, Rose J, Schneider C, Scheidbach H, Scheuerlein H* and Laparoscopic Colorectal Surgery Study Group - LCSSG (1999). Laparoscopic colorectal anastomosis: risk of postoperative leakage. Results of a multicenter study. Surg Endosc 12: 37-41

[20] *Lacy AM, Garcia-Valdecasas JC, Delgado S, Grande L, Fuster J, Tabet J, Ramo C, Pique JM, Cifuentes A, Visa J* (1997). Postoperative complications of laparoscopic-assisted colectomy. Surg endosc 13: 639-644

[21] *Laxamana A, Salomon MJ, Cohen Z, Feinberg SM, Stern HS, Mc Leod RS* (1995). Long-Term Results of Anterior Resection Using the Double- tapling Technique. Dis Colon Rectum 38: 1246-1250

[22] *Lazorthes F, Chiotassol P* (1986). Stapled colorectal anastomoses: perioperative integrity of the anastomosis and risk of postoperative leakage. Int J Colorect Dis 1: 96-98

[23] *Lumley JW, Fielding GA, Rhodes M, Nathanson LK, Siu S, Stitz RW* (1996). Laparoscopic - Assisted Colorectal Surgery. Dis Colon Rectum 39: 155-159

[24] *Lünstedt B, Debus S, Thiede A* (1993). Anastomosenheilung bei verschiedenen Nahtverfahren im Gastrointestinaltrakt - Physiologie, experimentelle und klinische Ergebnisse. Zentralbl Chir 118: 1-7

[25] *Marusch F, Koch A, Schmidt U,Geibetaler S, Dralle H, Saeger HD, Wolff S, Nestler G, Pross M, Gastinger I, Lippert H* (2002). Value of a protective stoma in low anterior resections for rectal cancer. Dis Colon Rectum 45: 1164-1171

[26] *Merkle P* (1984). Entero-enterale Anastomosen. Chirurg 55: 632-637

[27] *Monson JRT, Darzi A, Declan Carey P, Guillou PJ* (1992). Prospective evaluation of laparoscopic-assisted colectomy in an unselected group of patients. Lancet 340: 831-833

[28] *Pemberton BL, Murphy JP, Snider WR* (1982). Early postoperative results with EEA stapler. Surgery 92: 69–71

[29] *Phillips EH, Franklin M, Carroll BJ, Fallas MJ, Ramos R, Rosenthal D* (1992). Laparoscopic Colectomy. Ann Surg 216: 703–707

[30] *Scoggin SD, Frazee RC, Snyder SK, Hendricks JC, Roberts JW, Symmonds RE, Smith RW* (1993). Laparoscopic-assisted Bowel Surgery. Dis Colon Rectum 36, No. 8: 747–750

[31] *Stage JG, Schulze S, Möller P, Overgaard H, Andersen M, Rebsdorf-Pedersen VB, Nielsen HJ* (1997). Prospective randomized study of laparoscopic versus open colonic resection for adenocarcinoma. Br J Surg 84: 391–396

[32] *Testini M, Margari A, Amoruso M, Lissidini G, Bonomo GM* (2000). The dehiscence of colorectal anastomoses: the risk factors. Ann Ital Chir 71: 433–440

[33] *Tucker JG, Ambroze WL, Orangio GR, Duncan TD, Mason EM, Lucas GW* (1995). Laparoscopic assisted bowel surgery – Analysis of 114 cases. Surg Endosc 9: 297–300

[34] *Wehrli H, Koch R, Akovbiantz A* (1988). Erfahrung mit 169 maschinellen kolorektalen Anastomosen (1981–1984). Helv chir Acta 55: 649–654

[35] *West of Scotland and Highland Anastomosis Study Group* (1991). Suturing or stapling in gastrointestinal surgery: a prospective randomized study. Br J Surg 78: 337–341

[36] *Wexner SD, Cohen SM, Johansen OB, Nogueras JJ, Jagelman DG* (1993). Laparoscopic colorectal surgery: a prospective assessment and current perspective. Br J Surg 80: 1602–1605

[37] *Wexner SD, Reissman P, Pfeifer J, Bernstein M, Geron N* (1996). Laparoscopic colorectal surgery – Analysis of 140 cases. Surg Endosc 10: 133–136

# Nahtinsuffizienz nach laparoskopischen kolorektalen Resektionen – unizentrische Ergebnisse

*R. Bittner*

Die laparoskopisch assistierte Hemikolektomie rechts sowie die Sigmaresektion können bereits heute als Standardoperationen in der laparoskopischen kolorektalen Chirurgie bezeichnet werden. Über ihre Machbarkeit wurde erstmals vor 12 Jahren von *Cooperman* [1] sowie *Jacobs* [2]. berichtet.

Während in der Regel bei der laparoskopisch assistierten Hemikolektomie rechts die Anastomosierung per Hand außerhalb der Bauchhöhle erfolgt, so dass hier kein Unterschied zur konventionellen Operation besteht, wird bei der laparoskopisch assistierten Sigmaresektion die Anastomosierung intraabdominell durchgeführt. Allerdings wird hier von nahezu allen Autoren aufgrund der technischen Problematik die Handnaht vermieden

und eine maschinelle Anastomosierung in der Double-Stapling-Technik bevorzugt. Die Double-Stapling-Technik wurde erstmals von *Julian* und *Ravitch* 1984 eingeführt [3]. Das Problem ist hierbei, dass über eine bereits angelegte lineare Klammernahtreihe eine zweite Rundklammernahtreihe gesetzt wird. Dadurch können, wie *Julian* und *Ravitch* in ihren experimentellen Studien am Hund nachweisen konnten, Klammern deformiert, gequetscht und entfernt werden, dies im Besonderen an den Kreuzungspunkten der beiden maschinellen Nahtreihen mit der potenziellen Gefahr einer sofortigen oder im weiteren Verlauf sich entwickelnden Nahtinsuffizienz. Während *Julian* und *Ravitch* in ihren Tierversuchen keine Nahtinsuffizienz beobachteten, so kam es doch in einer Vielzahl von klini-

**Tab. 1**
Literaturübersicht Anastomoseninsuffizienz

| | Jahr | Anzahl [n] | Morbidität [%] | Anastomosen-insuff. [%] |
|---|---|---|---|---|
| Franklin, M (4) | 1997 | 164 | k.A. | 0 |
| Bärlehner, E (6) | 1998 | 59 | 8,7 | 3,3 |
| Köhler, L (7) | 1998 | 27 | 13,8 | 8,0 |
| Petropoulos, P (8) | 1998 | 171 | 13,5 | 4,1 |
| Berthou, J (10) | 1999 | 110 | 7,3 | 1,0 |
| Bruch, H (11) | 1999 | 99 | k. A. | 0,9 |
| Eijsbouts, Q (5) | 1997 | 41 | 17,5 | 2,4 |
| Köckerling, F,*M (12) | 1999 | 782 | 22,3 | 4,7 |
| Schlachta, C (13) | 1999 | 92 | 19,7 | 1,0 |
| Smadja, C (14) | 1999 | 54 | 12,2 | 0 |
| Stevenson, A (9) | 1998 | 100 | 21,0 | 4,0 |
| Tuech, J (15) | 2001 | 77 | 16,8 | 2,6 |

*M = Multicenterstudie. LCSSG 1995 – 1998. 24 Zentren

schen Studien zu einer signifikanten Leckage-Rate von bis zu 8 % (Tab. 1), so dass die Double-Stapling-Technik als ein Morbiditätsfaktor und Schwachpunkt der laparoskopisch assistierten Sigmaresektion anzusehen ist.

Wir sind daher der Frage nachgegangen, wie häufig ist es im eigenen Krankengut zur Nahtinsuffizienz gekommen und welche mögliche Ursachen sind zu diskutieren.

## Operationstechnik

Nach dem stammnahen Absetzen von Arteria und Vena mesenterica inferior und einer vollständigen Mobilisierung von Colon descendens, Sigma und oberem Rektum, wobei dorsalwärts das Mesorektum in der holy plane nach Heald bis in den unmittelbaren prälevatorischen Bereich mobilisiert wird, erfolgt die Durchtrennung des Mesorektums etwa 1–2 QF oberhalb der Umschlagsfalte, in der Regel mit Hilfe eines Ultraschalldissektors. Vena und Arteria rectalis superior werden gesondert zwischen Titanclip durchtrennt. Das Vorgehen ist standardisiert und stets in gleicher Weise, unabhängig von der Art der Grundkrankheit. Ist die Darmwand zirkulär frei, wird sie mit Hilfe von 1 bis maximal 3 linearen Klammernahtgeräten (60 mm bzw. 45 mm oder 30 mm) durchtrennt. Dann wird über eine 4–6 cm lange Minilaparotomie im Bereich der linken Leistenregion bzw. suprasymphysär das Kolon außerhalb der Bauchhöhle transponiert, die Skelettierung vervollständigt und der entsprechende Darmabschnitt nach Setzen einer Tabaksbeutelnahtklemme reseziert. Nach Entfernen der Tabaksbeutelnahtklemme wird geprüft, mit welcher Kopfstärke des Rundklammernahtgerätes die Anastomosierung erfolgen kann. In der Regel ist dies mit dem 33 mm Kopf möglich. Dieser wird dann in den Kolonstumpf eingeführt und die Tabaksbeutelnaht darüber verknüpft. Die maschinelle Anastomosierung wird dann laparoskopisch durchgeführt, wobei darauf geachtet wird, dass der Dorn der Andruckplatte

unterhalb der linearen Klammernahtreihe die Rektumwand durchspießen kann. Außerdem wird darauf geachtet, dass nach Möglichkeit die lineare Klammernahtreihe nur einmal gekreuzt wird. Beim Adaptieren von Kopf und Andruckplatte ist wichtig, dass sich die Markierung im grünen Bereich findet, jedoch zu starker Druck ebenso vermieden wird, wie eine nur sehr lockere Adaptation. Dies ist einer der wichtigsten Schritte der Operation und sollte von einem Erfahrenen oder vom Operateur selbst durchgeführt werden. Nach erfolgter Anastomosierung und Entfernen des Staplers werden die Ringe auf Vollständigkeit überprüft, danach wird die Dichtigkeit der Anastomose mit Hilfe des Bubble-Testes geprüft. Entgegen einigen Angaben der Literatur sollte dieser Test immer durchgeführt werden. Auch die eigenen Erfahrungen haben gezeigt, dass trotz vollständiger und kräftiger Ringe die Dichtigkeit der Anastomose nicht immer gewährleistet ist. Sollten sich Probleme mit der Anastomosierung ergeben oder der Dichtigkeitstest eine Leckage nachweist, die unsicher zu übernähen ist, sollte nicht gezögert werden, ein protektives Ileostoma anzulegen. Dies gilt im Besonderen für eine Anastomose mit den tiefer gelegenen Rektumabschnitten. Bei der tiefen anterioren Resektion mit TME ist ohnehin im Besonderen beim Mann die routinemäßige Anlage eines protektiven Ileostoma zu empfehlen.

Im postoperativen Verlauf wird routinemäßig am 7. postoperativen Tag ein Röntgen-Kolon-Kontrast-Einlauf mit einem wasserlöslichen Kontrastmittel durchgeführt, ebenso wie bei jeglichem klinischen Verdacht auf eine Nahtinsuffizienz.

## Ergebnisse

Zwischen Dezember '97 und März '03 wurden insgesamt 400 laparoskopisch assistierte kolorektale Resektionen durchgeführt (Tab. 2), 76 % erfolgten wegen einer benignen und 24 % wegen einer malignen Grunderkrankung. Die

**Tab. 2**
Laparoskopisch
assistierte kolorektale
Resektion

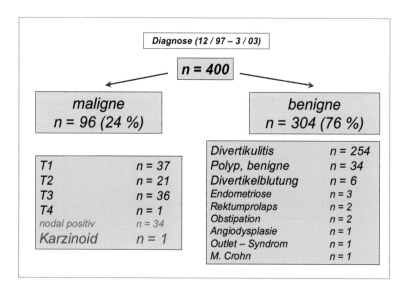

| Diagnose (12 / 97 – 3 / 03) | | |
|---|---|---|
| **n = 400** | | |
| **maligne** n = 96 (24 %) | | **benigne** n = 304 (76 %) |
| T1 | n = 37 | Divertikulitis | n = 254 |
| T2 | n = 21 | Polyp, benigne | n = 34 |
| T3 | n = 36 | Divertikelblutung | n = 6 |
| T4 | n = 1 | Endometriose | n = 3 |
| nodal positiv | n = 34 | Rektumprolaps | n = 2 |
| Karzinoid | n = 1 | Obstipation | n = 2 |
| | | Angiodysplasie | n = 1 |
| | | Outlet – Syndrom | n = 1 |
| | | M. Crohn | n = 1 |

durchschnittliche Operationsdauer betrug 173 Minuten, wobei bei den ersten 100 Resektionen noch nahezu 200 Minuten, bei den letzten 100 nur noch etwa 150 Minuten benötigt wurden (Tab. 3). Die Morbidität betrug im Mittel 13,5 %, wobei auch hier eine deutliche Reduktion von anfänglich über 20 % auf aktuell unter 10 % zu beobachten ist (Tab. 4). Keiner der Patienten verstarb an den Folgen der Operation. In Tabelle 5 sind die Komplikationen detail-liert aufgelistet. Bei insgesamt 12 Patienten kam es zu einer Anastomoseninsuffzienz. Alle Anastomoseninsuffizienzen traten nach der Double-Stapling-Anastomosierung bei der laparoskopischen Sigma-/Rektumresektion auf (Tab. 6). Tabelle 7 zeigt, dass die Patienten mit einer Insuffizienz einen höheren BMI hatten und außerdem war häufiger das männliche Geschlecht betroffen. Unverhältnismäßig hoch war der Anteil der Insuffizienzen bei den neun

**Tab. 3** Operationsdauer

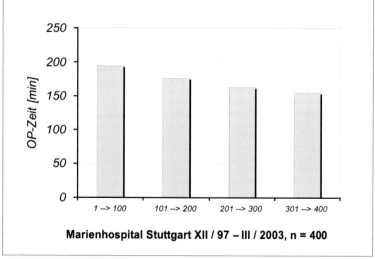

Marienhospital Stuttgart XII / 97 – III / 2003, n = 400

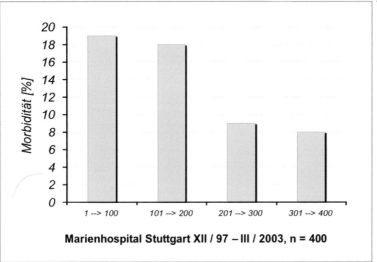

**Tab. 4** Morbidität

**Marienhospital Stuttgart XII / 97 – III / 2003, n = 400**

Patienten mit tiefer anteriorer Resektion und totale Mesorektumexcision mit 33 %.

War die Insuffizienz klinisch und radiologisch manifest, so wurde bei sechs Patienten laparoskopisch ein Ileostoma angelegt mit entsprechender Spül- und Drainagetherapie, bei zwei Patienten erfolgte zunächst die laparoskopische Ileostomaanlage, dann sekundär aufgrund von anhaltender Fistelung bzw. Steno-

sierung die Nachresektion. Bei einem weiteren Patienten wurde primär ein Kolostoma angelegt und im späteren Verlauf aufgrund anhaltender Stenosierung und Fistelung ebenfalls eine Nachresektion durchgeführt, bei einem Patienten erfolgte die primäre Laparotomie mit Ileostoma-Anlage, bei einem Patienten die Operation nach Hartmann. Eine Patientin wurde konservativ behandelt.

**Tab. 5** Laparoskopisch assistierte kolorektale Resektion – Morbidität

| | | |
|---|---|---|
| Wundinfektion | 16 | (4,0 %) |
| Anastomoseninsuffizienz | 12 | (3,0 %) |
| Harnwegsinfekt | 8 | (2,1 %) |
| Anastomosenblutung | 5 | (1,4 %) |
| Ileus / Atonie | 2 | (0,5 %) |
| Peritonitis bei Kolonperf. li. Flexur | 2 | (0,5 %) |
| ZVK Kathetersepsis | 2 | (0,5 %) |
| Nachblutung (konservativ) | 2 | (0,5 %) |
| Ureterläsion | 2 | (0,5 %) |
| Pneumonie | 2 | (0,5 %) |
| Hämatoserom kleines Becken | 1 | (0,25 %) |
| | | |
| Reoperation | 13 | (3,5 %) |

**Marienhospital Stuttgart XII / 97 – III / 2003, n = 400**

**Tab. 6**
Laparoskopische
assistierte Kolonresektion – Morbidität und
Insuffizienzrate

*Linksseitige Kolon / Rektumresektion*
*Morbidität*        52 / 352    *14.7 %*
*Anastomoseninsuffizienz*    12 / 352    *3.4 %*

*Hemikolektomie rechts*
*Morbidität*        2 / 48    *4.1 %*
*Anastomoseninsuffizienz*    0 / 48    *0 %*

*Konventionelle Resektion \** (Handnaht)
*Anastomoseninsuffizienz*        *0.97 %*

<sub>* Marienhospital Stuttgart, C. G. Schmedt et al. Chirurg 2000</sub>

Als Ursache für die Nahtinsuffizienz muss bei fünf Patienten eine mangelhafte Durchblutung des Kolonstumpfes angenommen werden. Hier war bei einem Patienten bereits im frühpostoperativen Verlauf nach primärer Ileostomaanlage aufgrund einer breiten Nekrosezone eine Nachresektion mit Schaffung einer Hartmannsituation notwendig, bei zwei weiteren dieser Patienten mit primärer Ileostoma- bzw. Kolostomaanlage musste ebenfalls aufgrund anhaltender Stenosierung trotz ausgeschöpfter konservativer Therapie einschließlich Bougierung im späteren Verlauf (im Mittel acht Monaten postoperativ) eine offene Nachresektion mit primärer Anastomosierung durchgeführt werden. Bei dem vierten Patienten kam es ebenfalls zu einer Stenosierung, die allerdings durch Bougierbehandlung beherrscht werden konnte. Bei dem fünften Patienten (tiefe anteriore Rektumresektion) erfolgte aufgrund einer Ischämie des linken Kolons wegen insuffizienter Riolan-Arkade die Hartmann-Operation. Bei vier Patienten mit der Nahtinsuffizienz war die Durchblutung intakt. Hier ist möglichweiser das Double-Stapling als Ursache anzuschuldigen. Nur bei einem dieser Patienten war intraoperativ ein Bubble-Test durchgeführt worden, der allerdings eine primär dichte Anastomose angezeigt hatte. Bei diesem Patienten kam es rasch zur Abheilung der Insuffizienz, so dass das Stoma bereits nach zwei Monaten zurückgelegt werden konnte. Zwischenzeitlich bei routinemäßigem Einsatz des Bubble-

**Tab. 7**
Anastomoseninsuffizienz nach linksseitiger
kolorektaler Resektion
– Insuffizienz vs
Normalverlauf

| | *Insuffizienz* | *Normalverlauf* |
|---|---|---|
| *BMI* | 28,3 | 25,4 |
| *Geschlecht (m:w)* | **2:1** | **1:2** |
| *Divertikulitis* | 9 / 254 (3.54 %) | |
| *Karzinom, TME* | 3 / 9 (33 %) | |

test's konnten intraoperativ zwei Undichtigkeiten festgestellt werden im Bereich der Kreuzungsstellen der beiden Nähte. Hier erfolgte die sofortige Übernähung; der weitere Verlauf war dann völlig komplikationslos. Bei den zwei weiteren Insuffizienzen war eine tiefe anteriore Rektumresektion mit TME vorausgegangen. Hier ist die Ursache der Insuffizienz ebenfalls in der Double-Stapling-Technik zu sehen. Auch hier kam es nach Anlage des Ileostomas rasch zu einer Ausheilung der Insuffizienz, so dass das Stoma bereits nach einem Monat zurückgelegt werden konnte.

## Diskussion

Die Anastomosierung in der Double-Stapling-Technik ist nach unseren Erfahrungen ein Schwachpunkt der laparoskopisch assistierten kolorektalen Resektion. Im Besonderen die tiefe anteriore Rektumresektion mit TME birgt vergleichbar mit der offenen Chirurgie in sich ein nicht unerhebliches Gefahrenpotenzial. Hier sollte auch ebenso wie in der konventionellen Chirurgie, vor allem bei adipösen Männern mit engem Becken, die Indikation zu einem protektiven Ileostoma großzügig gestellt werden. Bei der klassischen Sigmaresektion mit Anastomosierung im oberen Rektumbereich ist die Insuffizienzgefahr wesentlich geringer. Um Probleme mit der Double-Staple-Technik zu minimieren, sollte hier intraoperativ unbedingt eine Dichtigkeitsprüfung, entweder mit einem Farbstoff oder als Bubble-Test durchgeführt werden. Sollten im postoperativen Verlauf trotz unauffälliger Resektionsringe und Dichtigkeitstests Probleme auftreten, so sollte zügig die Indikation zur Relaparoskopie mit ggfs. Anlage eines Ileostomas erfolgen. Hierdurch kann ein komplizierter Verlauf mit unter Umständen Sepsis und den entsprechenden Folgen vermieden werden. Das Stoma kann in der Regel nach ein bis drei Monaten zurückverlegt werden. Hauptproblem ist unseres Erachtens die Insuffizienz aufgrund einer Durchblutungsstörung. Hier ist in der Regel trotz Stomaanlage ein

langwieriger Verlauf zu erwarten. Dieser ist durch anhaltende Fistelung und Stenosierung gekennzeichnet. Um unnötige Krankenhausaufenthalte und Morbidität zu vermeiden, sollte in diesen Fällen frühestens nach drei und spätestens nach sechs Monaten die Indikation zur Reoperation mit Nachresektion gestellt werden. Um derart komplizierte Verläufe zu vermeiden, ist bei der offenen Resektion bei der Minilaparotomie auf eine abudante Durchblutung des Kolonstumpfes zu achten. Nur so können wir sicher sein, dass der Patient über eine intakte Riolan'sche Anastomose verfügt. Aufgrund der videoendoskopischen Farbwiedergabe ist laparoskopisch die Qualität der Durchblutung nur unzulänglich zu beurteilen. Im Zweifelsfalls sollte immer die Nachresektion erfolgen.

## Schlussfolgerungen

Die Anastomosierung bei laparoskopisch assistierter kolorektaler Resektion folgt den selben Kriterien wie in der konventionellen Chirurgie. Absolute Vorbedingungen für eine komplikationslose Heilung sind Spannungsfreiheit und eine uneingeschränkte Durchblutung der Resektionsenden. Die Double-Stapling-Technik scheint anfälliger für eine Insuffizienzbildung als die konventionelle EEA-Technik mit Einsatz von Tabaksbeutelnähten oder die Handnaht zu sein. Deshalb sollte die Dichtigkeit der Anastomose intraoperativ verifiziert werden. Bei Verdacht auf eine Insuffizienz im postoperativen Verlauf sollte unverzüglich die radiologische Kontrolle und ggfs. die laparoskopische Revision mit Anlage eines Ileostomas erfolgen. Insuffizienzen aufgrund von Undichtigkeiten der Klammernahtreihe bei der Double-Stapling-Technik heilen nach Anlage eines Ileostoma schnell aus. Hauptproblem nach unseren Erfahrungen ist die laparoskopische Beurteilung der Durchblutung. Durchblutungsstörungen führen in der Regel nicht nur zur Insuffizienz, sondern auch zur Stenosierung mit lang anhaltender Fistelung der Anastomosenregion. Ist die Insuffizienz mit einer Stenosierung verbunden, so ist eine konservative Therapie problematisch. In der Regel ist hier eine Nachresektion der Anastomosenregion unumgänglich.

# Literatur

[1] *Cooperman AM, Katz V, Zimmon D, Botero G*. Laparoscopic colon resection: a case report. J Laparoendosc Surg 1991, 1: 221–224

[2] *Jacobs M, Verfeija JC, Goldstein HS*. Minimally invasive colectomy (laparoscopic colectomy). Surg Laparosc Endosc Percutan Tech. 1991, 1: 144–150

[3] *Julian TB, Ravitch MM*. Evaluation of the safety of end-to-end (EEA) stapling anastomoses across linear stapled closures. Surg Clin North Am 1984, 64: 567–577

[4] *Franklin ME jr, Dorman JP, Jacobs M, Plasencia G*. Is laparoscopic surgery applicable to complicated colonic diverticular disease? Surg Endosc 1997, 11 (10): 1021–5

[5] *Eijsbouts QA, Cuesta MA, de Brauw LM, Sietses C*. Elective laparoscopic-assisted sigmoid resection for diverticular disease. Surg Endosc 1997, 11: 750–753

[6] *Bärlehner E, Heukrodt B, Schwetling R*. Laparoskopische Chirurgie der Sigmadivertikulitis Zentralbl Chir 1998, 123 (Suppl 1): 13–16

[7] *Köhler L, Rixen D, Troidl H*. Laparscopic colorectal resection for diverticulitis. Int J Colorect Dis 1998, 13: 43–47

[8] *Petropoulos P, Nassiopoulos K, Chanson C*. Laparoscopic therapy of diverticulitis. Zentralbl Chir 1998, 123 (12): 1390–3

[9] *Stevenson AR, Stitz RW*. Laparoscopic assisted anterior resection for diverticular disease: follow-up of 100 consecutive patients. Ann Surg 1998, 227: 335–342

[10] *Berthou JC, Charbonneau P*. Elective laparoscopic management of sigmoid diverticulitis; Results in an series of 110 patients. Surg Endosc 1999, 13: 457–460

[11] *Bruch HP, Schiedeck TH, Schwandner O*. Laparoscopic colorectal surgery: a five year experience Dig Surg 1999, 16: 45–54

[12] *Köckerling F, Rose J, Schneider C, Scheidbach H, Scheuerlein H, Reymond MA, Reck Th, Konradt J, Bruch HP, Zornig C, Bärlehner E, Kuthe A, Szinicz G, Richter HA, Hohenberger W* and the Laparoscopic Colorectal Surgery Study Group. Laparoscopic colorectal anastomosis – risk of postoperative leakage – Results of a multicenter study. Surg Endosc 1999, 13: 639–644

[13] *Schlachta CM, Mamazza J, Poulin EC*. Laparoscopic sigmoid resection for acute and chronic diverticulitis. An outcomes comparison with laparoscopic resection for nondiverticular disease. Surg Endosc 1999, 13: 649–653

[14] *Smadja C, Sbai Idrissi M, Tahrat M, Vons C, Bobocescu E, Baillet P, Franco D*. Elective laparoscopic sigmoid colectomy for diverticulitis. Results of a prospective study. Surg Endosc 1999, 13: 645–648

[15] *Tuech JJ, Regenet N, Hennekinne S, Pessaux P, Bergamaschi R, Arnaud JP*. Laparoscopic colectomy for sigmoid diverticulitis in obese and non-obese patients. A prospective comparative study Surg Endosc 2001, 15: 1427–1430

# Komplikationen nach Prolaps-Operationen

*J. Rose, F. Köckerling*

## Einleitung

In der Therapie des Rektumprolaps konkurrieren zahlreiche chirurgische Strategien miteinander. Aufgrund der epidemiologischen Faktoren des Krankengutes, wonach vornehmlich ältere Patienten (7. Lebensdekade) mit oft bestehender Komorbidität betroffen sind, wurden über viele Jahre die extraabdominellen Verfahren aufgrund ihres geringeren Operationstraumas bevorzugt. Aufgrund der unbefriedigenden Ergebnisse, insbesondere im Hinblick auf die primär teilweise weiterhin schlechte Kontinenzleistung und die später hohen Rezidivraten, wurden diese Operationsmethoden zugunsten der abdominellen Verfahren immer mehr in den Hintergrund gedrängt und finden heute in der Regel nur noch eine Berechtigung bei Patienten, die aufgrund ihres Allgemeinzustandes erheblich gefährdet sind. Die abdominellen Techniken zeichnen sich durch gute funktionelle Ergebnisse (Verbesserung der Kontinenzleistung) und eine geringe Rezidivrate aus. Bei den abdominellen Operationsverfahren hat sich die Resektion des Kolon sigmoideum in Verbindung mit einer Pexie als das Verfahren mit den besten funktionellen Ergebnissen weitestgehend etabliert (OP nach *Frykman-Goldberg*) [2]. Die guten funktionellen Ergebnisse dieser Methode finden ihre Erklärung in den Ergebnissen zur Ursache des Rektumprolaps. Nach Stelzner liegt die Ursache des Rektumprolaps in dem Organ selbst und nicht in einem gelähmten Beckenbodensphinkterkomplex oder etwa in einer Lockerung der oft von

Chirurgen erwähnten aber in situ (bei exakter TME) nie nachgewiesenen lateralen Haltebänder. Entscheidend für das Entstehen des Rektumprolaps ist der Kalibersprung zwischen dem engen Kolon pelvinum und der weiten Rektumampulle, was *Stelzner* radiologisch als Ort der Prolapsentwicklung nachweisen konnte [35]. Durch die Rektosigmoidresektion wird somit die Ursache des Prolaps unmittelbar beseitigt. Die Technik der konventionellen Prolapschirurgie konte in analoger Weise auf die laparoskopische Technik übertragen werden. Das mittlerweile weitestgehend standardisierte laparoskopische Verfahren ist in der Literatur ausreichend dokumentiert [5, 8, 9, 11, 24, 25]. Hinsichtlich der funktionellen Ergebnisse war aufgrund analoger Operationstechnik kein Unterschied zu den Ergebnissen der konventionellen Operationsverfahren zu erwarten, was auch anhand prospektiver Studien nachgewiesen werden konnte [4, 17, 34, 44].

Die Evaluation der laparoskopischen Operationsverfahren beim Rektumprolaps muss daher anhand der Morbiditäts- und Mortalitätsraten vorgenommen werden. Hierzu können wir Daten aus einer prospektiven Multizenter-Beobachtungsstudie vorlegen, anhand der wir die Sicherheit der laparoskopischen Technik untersucht haben. Die Ergebnisse hinsichtlich Morbidität und Mortalität werden mit denen anderer laparoskopisch tätiger Arbeitsgruppen verglichen und denen der konventionellen Prolapschirurgie gegenübergestellt.

## Patienten

Von den 150 Patienten waren 19 männlich und 131 weiblich (sex-ratio m/w – 1/7), zwischen 52 und 91 Jahre alt, wobei die Frauen mit 64,5 ± 11,31 Jahren im Mittel deutlich älter waren als die Männer mit 45,4 ± 13,43 Jahren. Die mittlere Körpergröße bei den Frauen betrug 163,4 ± 6,6 cm bei einem Durchschnittsgewicht von 61,5 ± 10,4 kg und 168,6 ± 10,5 cm sowie 69,0 ± 13,1 kg bei den Männern. Der Body-Mass-Index des Gesamtkollektivs betrug im Mittel 23,2 ± 3,7, für die Frauen allein 23,0 ± 3,7 und für die Männer 24,1 ± 3,5.

## Operationen

Da es keinerlei Vorgaben bezüglich der operativen Strategie und Technik gab, war in jeder Klinik ein individuelles Vorgehen möglich.

Von den 150 Patienten wurden 124 Patienten einer Rektosigmoidresektion unterzogen, wovon 97 Patienten zusätzlich pexiert wurden. 26 Patienten erhielten ausschließlich ein Pexie. Die insgesamt 123 Rektopexien erfolgten je nach Situs in 38 Fällen mit Netz als dorsale Fixierung nach Wells (n = 37) oder ventrale Fixierung nach Rippstein (n = 1) und in 85 Fällen durch eine Nahtfixierung. Bei Rektopexieverfahren in Verbindung mit einer Resektion wurde die Nahtfixierung (81/97; 83,5 %)

**Tab. 1** Operationsverfahren

| Operation | Resektion | Rektopexie |
|---|---|---|
| mit Pexie | 97 | 26 |
| ● davon mit Netz | 81 | 4 |
| ● davon ohne Netz | 16 | 22 |
| ohne Pexie | 27 | |
| ● davon als AP-Anlage | 2 | |
| gesamt | 124 (82,7 %) | 26 (17,3 %) |

gegenüber der Netzfixierung (16/97; 16,5 %) favorisiert. Kam ausschließlich eine Rektopexie zur Anwendung wurden bevorzugt Netze (22/26; 84,6 %) verwendet. Eine Nahtfixation fand dabei nur in vier Fällen statt (4/22; 15,4 %) (Tab. 1).

Zusätzlich erfolgte bei 13 Patienten eine Operationserweiterung im Sinne eines Anal Repair nach Sudeck (n = 4), hintere Scheidenplastik (n = 1), Sphinkterraffung (n = 5), Thiersch Ring (n = 1) und Hämorrhoidektomie nach *Parks* (n = 2). Ein endständiges Descendostoma musste bei 2 Patienten angelegt werden.

Insgesamt wurden 122 Anastomosen bei den 124 Resektionen (zweimal Anlage eines Descendostoma) gefertigt, wovon 86 Anastomosen (70,5 %) in der double stapling Technik und 36 Anastomosen (29,5 %) per extrakorporaler Handnaht über eine Minilaparotomie angelegt wurden. Für das Gesamtpatientengut betrug die mittlere Operationszeit 188 ± 78 min. Für Operationsverfahren mit ausschließlich Resektion betrug die mittlere Operationszeit 212 ± 92 min, für Resektion und Pexie 190 ± 78 min und für ausschließlich Pexieverfahren 158 ± 47 min.

## Intraoperative Komplikationen

Intraoperative Komplikationen traten bei 9 Patienten auf (6 %). Im Einzelnen waren dies 4 Blutungen, 3 Darmverletzungen und 2 sonstige Komplikationen. Bei den Prolapsoperationen in Verbindung mit einer Resektion traten Komplikationen in 6 Fällen auf (6/124; 4,8 %). Bei den Operationen, wo ausschließlich pexiert wurde in 3 Fällen (3/26; 11,5 %). Die 3 Darmverletzungen traten ausschließlich bei den resektiven Eingriffen auf. Blutungskomplikationen waren über alle Operationsverfahren gleichverteilt (Tab. 2 und 3).

**Tab. 2** Komplikationen

| Komplikationen | n = 56 |
|---|---|
| **Chirurgische Komplikationen** | **21 (14 %)** |
| Blutung | 6 (4,0 %) |
| ● davon intraoperativ | 4 (2,7 %) |
| ● davon postoperativ | 2 (1,3 %) |
| Darmverletzung | 3 (2,0 %) |
| Anastomoseninsuffizienz | 3 (2,0 %) |
| ● davon operationspflichtig | 2 (1,3 %) |
| Peritonitis | 1 (0,7 %) |
| Wundheilungsstörung | 4 (2,7 %) |
| Ileus operationspflichtig | 4 (2,7 %) |
| **Allgemeine Komplikationen** | **35 (23,3 %)** |
| Darmmotilitätsstörung > 3 Tage | 6 (4,0 %) |
| Harnwegsinfekt | 11 (7,3 %) |
| Kardiopulmonale Komplikation | 5 (3,3 %) |
| Sonstige | 13 (8,6 %) |

\* mehr als eine Komplikation pro Patient möglich

# Konversion

Die Gesamtkonversionsrate betrug 5,3 % (n = 8). Intraoperative Komplikationen (Darmperforation) zwangen bei 2 Patienten zur Konversion. Zusätzlich musste bei 6 Patienten wegen anatomischer oder technischer Probleme konvertiert werden. Ursache waren hierbei fehlende Übersicht infolge ausgedehnter Verwachsungen (n = 4), kardiale Dekompensation bei Kopf-Tieflage (n = 1) und defekte Lichtquelle (n = 1).

# Postoperativer Verlauf

Postoperativ traten insgesamt 47 Komplikationen bei 37 Patienten auf (24,7 %). Am häufigsten waren allgemeine Komplikationen wie Harnwegsinfektion (11; 7,3 %), Motilitätsstörungen des Darmes länger als drei Tage (6; 4,0 %) und kardiopulmonale Probleme (5; 3,3 %). Bei den chirurgischen postoperativen Komplikationen waren der operationspflichtige Ileus (4; 2,7 %) und die Wundheilungsstörung (4; 2,7 %) führend, gefolgt von der Anastomoseninsuffizienz (3; 2,0 %), und der operationspflichtigen Nachblutung (2; 1,3 %) (Tab. 2).

Am häufigsten traten postoperative Komplikationen nach Prolapsoperationen in Verbindung mit einer Resektion auf (41/124; 33,1 %). Wurde ausschließlich pexiert traten diese 6 mal auf (6/26; 23,1 %) (Tab. 3).

Bei 8 Patienten (5,3 %) war aufgrund einer postoperativen Komplikation eine Reoperation notwendig. Hierbei war fünfmal eine Re-

**Tab. 3** Intra- und postoperative Komplikationen

| Operation | | Komplikationen gesamt | intraoperative Komplikationen | postoperative Komplikationen |
|---|---|---|---|---|
| nur Resektion | n = 27 | 16 | 5 | 11 |
| Resektion und Pexie | n = 97 | 31 | 1 | 30 |
| ● davon mit Netz | n = 16 | 4 | – | 4 |
| ● davon mit Naht | n = 81 | 27 | 1 | 26 |
| nur Pexie | n = 26 | 9 | 3 | 6 |
| ● davon mit Netz | n = 22 | 9 | 3 | 6 |
| ● davon mit Naht | n = 4 | 0 | 0 | 0 |
| Gesamt | n = 150 | 56 | 9 | 47 |

**Tab. 4** Reoperationen

| Nr. | Grund der Reoperation | Alter | Geschl. | Vorausgegangene Operation | Intraoperative Komplikation | Entlassungstag |
|---|---|---|---|---|---|---|
| 1 | Anastomoseninsuffizienz | 78 | W | Resektion und Nahtpexie | Keine | 45 |
| 2 | Anastomoseninsuffizienz | 41 | M | Resektion und Nahtpexie | Keine | 23 |
| 3 | Bridenileus | 89 | W | Netzpexie und Thiersch-Ring | Keine | 28 |
| 4 | Adhäsionsileus | 66 | W | Resektion und Beckenbodenplastik | Keine | 25 |
| 5 | Nachblutung (7 EK transfundiert) | 60 | W | Resektion | Blutung Plexus praesacralis | 13 |
| 6 | Nachblutung (2 EK transfundiert) | 58 | W | Resektion und Nahtpexie | Keine | 7 |
| 7 | Ileus | 82 | W | Netzpexie | Keine | 25 |
| 8 | Ileus | 75 | W | Resektion und Nahtpexie | Keine | 18 |

sektion mit oder ohne Pexie vorausgegangen, wobei zweimal eine Anastomoseninsuffizienz, zweimal eine transfusionspflichtige Nachblutung und einmal ein Adhäsionsileus zur operativen Revision zwangen. Bei drei von vier Revisionseingriffen wegen eines postoperativen Ileus war eine Rektopexie ohne Resektion vorausgegangen (Tab. 4).

## Mortalität

Eine 85-jährige Patientin mit der ASA-Klassifikation III (Alter, Herzinsuffizienz, Adipositas) verstarb infolge eines kardiogenen Schocks am 7. postoperativen Tag nach einer Sigmaresektion ohne zusätzliche Pexie. Die 30-Tages-Mortalität betrug somit 0,7 %.

## Diskussion

In der chirurgischen Therapie des Rektumprolaps haben sich die transabdominellen Verfahren aufgrund ihrer besseren funktionellen Ergebnisse insbesondere hinsichtlich der Ver-

besserung der Kontinenzleistung durchgesetzt. Gleichzeitig kann durch eine Rektosigmoidresektion die Obstipationssymptomatik, unter der ein Großteil der Prolapspatienten leidet, deutlich vermindert werden. Auch die Rezidivrate der transabdominellen Verfahren ist niedriger, als die der perinealen Operationsverfahren [24, 30, 38, 43]. Diese sind nur noch bei alten Patienten mit erheblichem Operationsrisiko indiziert, wobei die heute gebräuchlichen schonenden Anästhesieverfahren eine weite Indikationsstellung zugunsten der abdominellen Operationen ermöglichen. Mit der inzwischen standardisierten laparoskopischen Technik bei kolorektalen Eingriffen steht ein schonendes Operationsverfahren zur Verfügung, welches sich auch zur Behandlung des Rektumprolaps anbietet. Insbesondere das meist ältere Patientengut beim Rektumprolaps profitiert von den Vorzügen der minimal invasiven Technik. Durch das geringere Operationstrauma verbunden mit weniger postoperativen Schmerzen können die Patienten zügig mobilisiert werden, was erheblich zur Senkung der postoperativen Morbidität beiträgt. Die Rekonvaleszenz der

Patienten verläuft schneller und problemloser. Anhand des von uns prospektiv und mittels standardisiertem Studienbogen erfassten großen Patientengutes, können wir aussagekräftige Ergebnisse präsentieren.

Das untersuchte Patientenkollektiv korreliert mit den in der Literatur angegebenen demographischen Daten, wo der Rektumprolaps vornehmlich eine Erkrankung älterer Frauen darstellt [30, 35]. In unserem Patientengut waren Frauen siebenmal häufiger betroffen als Männer und hatten ein mittleres Alter von $64,5 \pm 11,31$ Jahren. Betroffene Männer waren mit einem mittleren Alter von $45,4 \pm 13,4$ Jahren hingegen deutlich jünger. Hinsichtlich der Beschwerdesymptomatik gab die überwiegende Zahl der Patienten eine Obstipation (82,7 %) an. Jeweils ein Drittel klagte über analen Dyskomfort (33,3 %) sowie Inkontinenz (30,7 %). Weitere Symptome waren rektale Blutabgänge (14 %) und rezidivierende Diarrhoe (3,3 %). Die damit verbundene eingeschränkte Gesellschaftsfähigkeit und zunehmende soziale Isolation, bedingt durch die Unsicherheit der Patienten, sich in ihrem Umfeld zu bewegen, waren die hauptsächlichen Beweggründe, sich einer Operation zu unterziehen.

Die Operationsstrategie und Technik ist im Wesentlichen analog der Vorgehensweise der konventionellen transabdominellen Verfahren [4, 9, 11, 21, 22, 25]. Es kamen sowohl kombinierte Resektions- und Pexieverfahren als auch nur Resektions- oder Pexieverfahren zur Anwendung. Am häufigsten wurden die Patienten einer Resektion in Verbindung mit einer Pexie als so genannte Frykman-Goldberg-Operation unterzogen (97/150; 64,7 %). Wurde durch die alleinige Resektion eine ausreichende Streckung des Rektums erreicht, haben einige Zentren auf eine zusätzliche Pexie verzichtet. Erfolgte ausschließlich eine Pexie (25,3 %), kam die Netzfixierung (84,6 %; 22/26) deutlich häufiger als die Nahtfixierung (15,4 %; 4/26) zur Anwendung. Bei den Operationen mit gleichzeitiger Resektion und Pexie wurde überwiegend eine Nahtfixation (83,5 %; 81/97) durchgeführt. Netze wurden hierbei nur sehr zurückhaltend eingesetzt (16,5 %; 16/97). Die Rektopexie mit Netz erfolgte hauptsächlich dorsal in der Methode nach *Wells* (97,4 %; 37/38) und nur in einem Fall ventral nach *Ripstein* (2,6 %; 1/38). Auch andere Arbeitsgruppen verzichteten überwiegend auf die Verwendung von alloplastischem Material zur Pexie bei gleichzeitiger Kolonresektion wegen der Gefahr einer Implantationfektion mit ihren erheblichen Komplikationen [18, 37]. Das eine effektive Rektopexie durch alleinige Nahtfixierung möglich ist, wurde schon in mehreren Arbeiten gezeigt. [9, 17, 33].

Die Technik bei der laparoskopischen Rektopexie mit und ohne Kolonresektion entspricht im wesentlichen der aus der offenen Chirurgie und kann in der Hand geübter laparoskopischer Operateure sicher angewendet werden [10, 25, 43].

Die Resultate der vorliegenden Studie zeigen, dass die laparoskopischen Verfahren der Prolapschirurgie kein höheres Risiko hinsichtlich Morbidität und Mortalität darstellen. In der konventionellen kolorektalen Chirurgie sind aus Studien mit mehr als 1000 Patienten Morbiditätsraten bis zu 31 % und Mortalitätsraten bis zu 5,5 % bekannt [12, 22, 40]. Ähnliche Resultate zeigen große laparoskopische kolorektale Studien mit Morbiditätsraten bis ebenfalls 31 % und Mortalitätsraten bis 4,5 % [1, 5, 27, 28, 42]. Die Gesamtmorbidität in unserem Patientengut betrug 28,7 %. Da die Mehrzahl der in unsere Studie eingebrachten Ergebnisse von Zentren mit Erfahrung von weniger als 10 Operationen stammt, fließen in unsere Daten selbstverständlich auch solche bis zum Durchlaufen der Lernkurve ein. Bessere Ergebnisse werden von Arbeitsgruppen mit großer Erfahrung in der Anwendung laparoskopischer Verfahren beim Rektumprolaps erreicht. *Bruch* et al. berichten über eine Gesamtmorbidität von 9,7 % bei einem Patientengut von 72 Patienten nach einer Frykman-

**Tab. 5** Morbidität und Mortalität in der laparoskopischen Rektumprolapschirurgie

| Autor | Jahr | n | Operation | Morbidität | Mortalität |
|-------|------|---|-----------|-----------|-----------|
| *Darzi* [11] | 1995 | 29 | Rektopexie | 10,3 % | 0 % |
| *Poen* [34] | 1996 | 12 | Rektopexie | 16,7 % | 0 % |
| *Herold* [18] | 1997 | 66 | Rektopexie | 9,1 % | 0 % |
| *Stevenson* [36] | 1998 | 30 | alle | 13,0 % | 3,0 % |
| *Heah* [17] | 1999 | 25 | Rektopexie | 16,0 % | 0 % |
| eigene Studie | 2000 | 150 | alle | 28,7 % | 0,7 % |
| | | 27 | Resektion | 33,3 % | 3,7 % |
| | | 26 | Rektopexie | 26,9 % | 0 % |
| | | 97 | Resektion + Rektopexie | 27,8 % | 0 % |

Goldberg-Operation [6]. Eine Literaturübersicht zeigt Morbiditätsraten für die laparoskopischen Verfahren beim Rektumprolaps von 9,1 %–16,7 % [11, 17, 18, 23, 34]. Ein Vergleich mit Daten aus der offenen transabdominellen Prolapschirurgie zeigt Morbiditätsraten von 15– 5 % für die Rektopexie und 7–19 % für die resezierenden Verfahren. Die Angaben aus der konventionellen Prolapschirurgie für die perioperative Mortalität reichen bis 1 % für die Rektopexie und bis 6 % für die resezierenden Verfahren [20, 21, 24, 30, 33, 38, 43]. In unserer Studie war ein Todesfall zu verzeichnen, was einer 30 Tagesmortalität von 0,7 % entspricht. Bei dem Todesfall handelte es sich nicht um eine chirurgische Komplikation, sondern um einen kardiogenen Schock

einer 85-jährigen Patientin mit deutlich erhöhtem kardialen Risiko am 7. postoperativen Tag. Ähnliche Mortalitätsraten mit einer Streuung von 0–3 % weisen die Studien anderer Arbeitsgruppen auf [18, 22, 36]. Eine Übersicht der in der Literatur angegebenen Morbidität und Mortalität der laparoskopischen und konventionellen transabdominellen Verfahren beim Rektumprolaps zeigen Tab. 5 und 6.

In unserem Patientengut trat bei 6 % (9 Patienten) eine intraoperative Komplikation auf, wobei die Blutung mit 2,7 % am häufigsten war. Auch andere Autoren sehen hierin die häufigste Komplikation bei den laparoskopischen Verfahren [18]. Eine Minimierung der Blutungskomplikationen kann nur durch eine

**Tab. 6** Morbidität und Mortalität in der konventionellen Rektumprolapschirurgie

| Autor | Jahr | n | Operation | Morbidität | Mortalität |
|-------|------|---|-----------|-----------|-----------|
| *Tjandra* [38] | 1993 | 142 | Rektopexie | 16,0 % | 1,0 % |
| *Winde* [43] | 1993 | 45 | Rektopexie | 25,0 % | 0 % |
| *Novell* [33] | 1994 | 63 | Rektopexie | 14,0 % | 0 % |
| *Köckerling* [24] | 1996 | 58 | Rektopexie | 25,9 % | 0 % |
| *Husa* [21] | 1988 | 45 | Resektion + Rektopexie | 13,0 % | 2,0 % |
| *Huber* [20] | 1995 | 39 | Resektion + Rektopexie | 7,0 % | 0 % |
| *Leppert* [30] | 1996 | 57 | Resektion + Rektopexie | 10,0 % | 2,0 % |

schonende Präparationstechnik in anatomisch vorgegebenen Trennschichten erreicht werden. Gerade für die laparoskopische Technik hat sich hierfür die Verwendung einer Ultraschallschere als geeignet erwiesen. Die Konversionsrate betrug 5,3 % und entspricht somit den aus der laparoskopischen kolorektalen Chirurgie bekannten Daten, welche Konversionsraten von 2–17 % angeben [15, 27, 31]. Am häufigsten musste wegen anatomischer oder technischer Probleme laparotomiert werden.

Bei 37 Patienten traten 56 postoperative Komplikationen auf, was einer Rate von 24,7 % entspricht. Das höchste Risiko eine postoperative Komplikation zu erleiden hatten Patienten mit einer alleinigen Resektion. Die häufigste chirurgische Komplikation war der operationspflichtige Ileus (2,7 %) und die Wundheilungsstörung (2,7 %). Bei den Wundheilungsstörungen handelte es sich um kleinere Infekte oder Hämatome an den Trokarinzisionen, welche durch lokale Maßnahmen behandelt werden konnten. Großflächige Wundinfektionen mit Dehiszenzen bis hin zum Platzbauch werden in der laparoskopischen Chirurgie nicht mehr gesehen. Die Anastomosierung im Rektum erfolgte hauptsächlich in double stapling Technik. Insgesamt traten 3 Anastomoseninsuffizienzen auf (2 %), was für Anastomosen im oberen und mittleren Rektum ausgesprochen wenig ist. Aus der konventionellen kolorektalen Chirurgie sind Insuffizienzraten für Anastomosen im oberen und mittleren Rektum von 2–12 % die Regel [14, 16]. Das laparoskopisch oder laparoskopisch assistiert gefertigte kolorektale Anastomosen kein höheres Risiko für eine Anastomoseninsuffizienz in sich bergen, haben wir bereits in einer früheren Arbeit anhand eines großen Patientengutes nachweisen können [27].

Auch die Rate der Reoperation infolge einer Komplikation mit 4 % entspricht den bekannten Daten aus der Literatur für die laparoskopische Prolapschirurgie, welche von 2,7 % bis

9,3 % reichen [6, 17, 18, 23, 36]. Die Indikation zur Reoperation wird in der laparoskopischen und konventionellen Chirurgie gleichermaßen durch postoperative Komplikationen wie Nachblutung, Ileus und Anastomoseninsuffizienz gesehen. Die Mehrzahl der laparoskopisch tätigen Arbeitsgruppen sieht insgesamt für den postoperativen Verlauf nach Prolapsoperation einen Vorteil der laparoskopischen gegenüber der konventionellen Verfahren [3, 44]. So konnten *Köckerling* et al. in einer retrospektiven Analyse des Prolapspatientengutes der Universität Erlangen deutliche Vorteile für die laparoskopisch operierten Patienten bezüglich postoperativer Komplikationen, Schmerzfreiheit, Wiederaufnahme der Spontanmiktion und Stuhltätigkeit nachweisen [24]. Auch *Bocasanta* et al. sahen in ihrem Patientengut die Wiederaufnahme der Stuhltätigkeit nach lapararoskopischer Prolapsoperation im Mittel am 3. postoperativen Tag gegenüber der konventionellen Gruppe am 5. Tag. Auch der stationäre Aufenthalt war mit 7 Tagen in der laparoskopischen Gruppe gegenüber 9 Tagen in der konventionellen deutlich kürzer [4]. Die Wiederaufnahme der Stuhltätigkeit bei unserem Patientengut erfolgte im Mittel nach 3,8 ± 1,6 Tagen. Die Differenz bis zum Wiedereintritt der Stuhltätigkeit zwischen den einzelnen Operationsverfahren betrug 1,3 Tage und dürfte ohne pathognomonische Bedeutung sein. Erwatungsgemäß dauerte dies bei den resezierten Patienten etwas länger als bei den ausschließlich pexierten Patienten. Auffällig war lediglich eine Häufung der Patienten mit verlängerter Darmmotilitätsstörung nach einer Resektion kombiniert mit einer Pexie. Hinsichtlich der Ausbildung eines operationspflichtigen Ileus hatte dies jedoch keine Bedeutung, da hier eine Gleichverteilung über allen Operationsverfahren zu sehen war. Wichtig im Hinblick auf die zügige Wiederaufnahme der postoperativen Darmtätigkeit ist die adäquate präoperative Darmlavage sowie postoperativ ein frühzeitiger stufenweiser oraler Kostaufbau. Die Entlassung erfolgte im Mittel nach 12,7 ± 5,7 Tagen. Erwartungsgemäß wurden die Patienten mit einer kolorektalen Anastomose im Mittel 3,3 Tage länger stationär nachbetreut. Das dies ein in Deutschland möglicherweise übertriebenes Sicherheitsdenken darstellt, zeigen Zahlen aus den USA, wo die Entlassung in der Regel nach 5–7 Tagen erfolgt, zumal eine sichere Anastomosenfestigkeit im oberen und mittleren Rektumdrittel nach 4 Tagen erreicht ist [23].

Einen weiteren Vorteil der laparoskopischen Verfahren sehen wir in einer Verringerung der allgemeinen Komplikationen. In unserem Patientengut traten diese bei lediglich 26 Patienten auf, was einer Rate von 17,3 % entspricht. Daten aus der konventionellen kolorektalen Chirurgie belegen Morbiditätsraten bis zu 31 % [39]. Insbesondere die bei älteren Patienten gefürchtete Pneumonie scheint wesentlich seltener aufzutreten, was am ehesten auf die frühzeitiger mögliche Mobilisation infolge geringeren Wundschmerzes zurückzuführen ist. Ebenso die Thromboserate und mit ihr die Zahl der Lungenembolien scheinen in diesem Zusammenhang weniger häufig aufzutreten. Gerade hierin liegt unserer Meinung nach bei sonst gleichwertigen funkionellen Ergebnissen, der Vorteil der laparoskopischen Technik gegenüber den konventionellen Verfahren. Dies gilt insbesondere für das ältere Patientengut beim Rektumprolaps. Nicht unerheblich ist gerade auch für dieses Krankengut der deutlich höhere Komfort, bedingt durch das erheblich geringere Operationstrauma.

## Fazit

Zur chirurgischen Therapie des Rektumprolaps steht eine große Auswahl an Operationsverfahren zur Verfügung. Die Überlegenheit der transabdominellen Verfahren gegenüber den perinealen hinsichtlich der funktionellen Ergebnisse und der Rezidivhäufigkeit wurde in mehreren Studien belegt und gilt als gesichert. Da bei der laparoskopischen Technik die Vorgehensweise der konventionellen Prolapschirurgie exakt kopiert wird, sind ver-

gleichbare funktionelle Resultate zu erwarten.

In den vergangenen Jahren konnten zusätzlich mehrere Autoren die sichere Ausführung von laparoskopisch assistierten Kolonresektionen aufzeigen. Die Komplikationsrate, insbesondere die Rate an Anastomoseninsuffizienzen ist mit den Resultaten der konventionellen Chirurgie vergleichbar und teilweise sogar besser.

Dies kombiniert mit den bekannten Vorzügen der minimal-invasiven Chirurgie, wie geringeres Operationstrauma, schnellere Rekonvaleszenz und damit verbundene geringere postoperative Morbidität sollte zu einer raschen Akzeptanz der laparoskopischen Verfahren bei der operativen Behandlung des Rektumprolaps als Methode der Wahl führen.

## Literatur

[1] *Agachan F, Joo JS, Sher M, Weiss EG, Nogueras JJ, Wexner SD* (1997). Laparoscopic colorectal surgery – Do we get faster? Surg Endosc 11: 331–335

[2] *Athanasiadis S, Heiligers J, Kuprian A, Heumüller L* (1995). Surgery of rectal prolapse by rectopexy and colectomy. Chirurg 66: 27–33

[3] *Baker R, Senagore AJ, Luchtefeld MA* (1995). Laparoscopic assissted vs open resection. Rectopexy offers excellent Results. Dis Colon Rectum 38 (2): 199–201

[4] *Bocasanta P, Rosati R, Venturi M, montorsi M, Cioffi U, De Simone M, Strinna M, Peracchia A* (1998). Comparison of Laparoscopic rectopexy with open technique in the treatment of complete rectal prolapse. Surg Laparosc Endosc Vol. 8, No. 6: 460–465

[5] *Bokey EL, Moore JWE, Keating JP, Zelas P, Chapuis PH, Newland RC* (1997). Laparoscopic resection of the colon and rectum for cancer. Br J Surg 84: 822–825

[6] *Bruch HP, Herold A, Schiedeck T, Schwandner O* (1999). Laparoscopic surgery for rectal prolapse and outlet Obstruction. Dis Colon Rectum Vol. 42, No. 8: 1189–1194

[7] *Carter AE* (1983). Rectosacral suture fixation for complete rectal prolapse in the elderly, the frail and the demented. Br J Surg 70: 522-523

[8] *Cormann ML* (1988). Rectal prolapse - surgical techniques. Surg Clin North Am 68: 12555

[9] *Cuesta MA, Borgstein PJ, de Jong D, Meijer S* (1993). Laparoscopic rectopexy. Surg Laparosc Endosc Vol. 3, No. 6: 456-458

[10] *Cuschieri A, Shimi SM, Vander Velpen G, Wood RAB* (1994). Laparoscopic prosthesis fixation rectopexy for complete rectal prolapse. Br J Surg 81: 138-139

[11] *Darzi A, Henry MM, Guillou PJ, Shorvon P, Monson JRT* (1995). Stapled laparoscopic rectopexy for rectal prolapse. Surg Endosc 9: 301-303

[12] *Detry RJ, Kartheuser A, Delriviere L, Saba J, Kestens PJ* (1995). Use of the circular stapler in 1000 consecutive colorectal anastomoses: Experience of one surgical team. Surgery 117: 140-145

[13] *Eijsbouts QAJ, Cuesta MA, de Brauw LM, Sietses C* (1997). Elective laparoscopic - assisted sigmoid resection for diverticular disease. Surg Endosc 11: 750-753

[14] *Feinberg SM, Parker F, Cohen Z, Jamieson CG, Myers ED, Railton RH, Langer B, Stern HS, Mc Leod RS* (1986). The Double Stapling Technique for Low Anterior Resection of Rectal Carcinoma. Dis Colon Rectum 29: 885-890

[15] *Gellman L, Salky B, Edye M* (1996). Laparoscopic assisted colectomy. Surg Endosc 10: 1041-1044

[16] *Griffen FD, Knight Sr CD, Whitaker JM, Knight Jr CD* (1990). The Double Stapling Technique for Low Anterior Resection - Results, Modifications and Observations. Ann Surg 221: 745- 751

[17] *Heah SM, hartley JE, Hurley J, Duthie GS, Monson JRT* (2000). Laparoscopic suture rectopexy without resection is effective treatment for full-thickness rectal prolapse. Dis Colon Rectum Vol. 43, No. 5: 638 - 644

[18] *Herold A, Bruch HP* (1997). Laparoscopic rectopexy. Zentalbl Chir 122: 578-585

[19] *Himpens J, Cadiere J, Bruyns J, Vertuyen M* (1997). Laparoscopic rectopexy according to Wells. Surg Endosc 13: 139-141

[20] *Huber FT, Stein H; Siewert JR* (1995). Functional results after treatment of rectal prolapse with rectopexy and sigmoid resection. World J Surg 19: 138-143

[21] *Husa A, sainio P, v Smitten K* (1988). Abdominal rectopexy and sigmoid resection (Frykman-Goldberg operation) for rectal prolapse. Acta Chir Scand 154: 221-224

[22] *Kessler H, Hermanek Jr P, Wiebelt H* (1993). Operative mortality in carcinoma of the rectum. Int J Colorect Dis 8: 158-166

[23] *Kessler H, Jerby BL, Milsom JW* (1999). Successful treatment of rectal prolapse by laparoscopic suture rectopexy. Surg Endosc 13: 858-861

[24] *Köckerling F, Schneider C, Hohenberger W* (1996). Prolapse of the rectum - choise of procedure and the possibilities of minimally invasive surgery. Chirurg 67: 471-482

[25] *Köckerling F, Gastinger I, Gall CW, Schneider B, Krause W, Gall FP* (1992). Laparoscopic rectopexy. Minimal Invasive Chirurgie 1: 68-72

[26] *Köckerling F, Schneider C, Reymond MA and Laparoscopic Colorectal Surgery Study Group - LCSSG* (1998). Early results of a prospective multicenter study on 500 consecutive cases of laparoscopic colorectal surgery. Surg Endosc 12: 37-41

[27] *Köckerling F, Rose J, Schneider C, Scheidbach H, Scheuerlein H and the laparoscopic Colorectal Surgery Study Group (LCSSG)* (1999). Laparoscopic colorectal anastomosis: risk of postoperative Leakage. Results of a multicenter study. Surg Endosc 13: 639-644

[28] *Köckerling F, Scheidbach H, Schneider C, Bährlehner E, Kohler L, Bruch HP, Konradt J, Wittekind C, Hohenberger W* (2000). Laparoscopic abdominoperineal resection: early results of a prospective study involving 116 patients. Dis Colon Rectum 43: 1503-1511

[29] *Lacy AM, Garcia-Valdecasas JC, Delgado S, Grande L, Fuster J, Tabet J, Ramo C, Pique JM, Cifuentes A, Visa J* (1997). Postoperative complications of laparoscopic-assisted colectomy. Surg endosc 11: 119-122

[30] *Leppert R, Fuchs KH, Kraemer M, Thiede A* (1996). Surgical therapy of rectal prolapse. Zentralbl Chir 121: 698-703

[31] *Monson JRT, Darzi A, Declan Carey P, Guillou PJ* (1992). Prospective evaluation of laparoscopic-assisted colectomy in an unselected group of patients. Lancet 340: 831-833

[32] *Milsom JW, Böhm B, Hammerhofer KA, Fazio V, Steiger E, Elson P* (1998). A prospective, randomized trial comparing laparoscopic

versus conventional techniques in colorectal cancer surgery: a preliminary report. J Am Coll Surg 187: 46–55

[33] *Novell JR, Osborne MJ, Winslet MC, Lewis AAM* (1994). Prospectiverandomized trial of Ivalon sponge versus sutured rectopexy for full-thickness rectal prolapse. Br J Surg 81: 904–906

[34] *Poen AC, de Brauw M, Felt-Bersma RJF, de Jong D, Cuesta MA* (1996). Laparoscopic rectopexy for complete rectal prolapse. Clinical outcome and anorectal function tests. Surg Endosc 10: 904–908

[35] *Stelzner F* (1994). On the cause and the therapy of rectal prolapse. Chirurg 65: 533–545

[36] *Stevenson ARL, Stitz RW, Lumley JW* (1998). Laparoscopic-assisted resection-rectopexy for rectal prolapse. Early and Medium Follow-up. Dis Colon Rectum Vol. 41, No. 1: 46–54

[37] *Thompson JP, Ross AH* (1989). Management of infection after prosthetic abdominal rectopexy (Wells procedure). Br J Surg 76: 610–612

[38] *Tjandra JJ, Fazio VW, Church JM, Milsom JW, Oakley JR, Lavery IC* (1993). Rippstein procedure is an effective treatment for rectal prolapse without constipation. Dis Colon Rectum 36: 501–507

[39] *Wehrli H, Koch R, Akovbiantz A* (1988). Erfahrung mit 169 maschinellen kolorektalen Anastomosen (1981–1984). Helv chir Acta 55: 649–654

[40] West of Scotland and Highland Anastomosis Study Group (1991). Suturing or stapling in gastrointestinal surgery: a prospective randomized study. Br J Surg 78: 337–341

[41] *Wexner SD, Cohen SM, Johansen OB, Nogueras JJ, Jagelman DG* (1993). Laparoscopic colorectal surgery: a prospective assessment and current perspective. Br J Surg 80: 1602–1605

[42] *Wexner SD, Reissman P, Pfeifer J, Bernstein M, Geron N* (1996). Laparoscopic colorectal surgery – Analysis of 140 cases. Surg Endosc 10: 133–136

[43] *Winde G, Reers B, Holzgreve A, Fischer R, Bohlmann A, Bunte H* (1993). Klinische und funktionelle Ergebnisse der abdominalen Rektopexie unter Verwendung verschiedener Fixierungsgrundlagen. Langenbecks Arch Chir 378: 86–91

[44] *Xynos E, Chryson E, Tsiasoursis J, Cpanomerthakis E, Vanilakis JS* (1999). Rectum rectopexy for rectal prolapse. Surg Endosc 13: 862–864

# Intraoperative Komplikationen bei laparoskopischen Eingriffen

*W. Asperger, Th. Plettner*

## Einleitung

Jede neu eingeführte Technik bedarf einer kritischen Evaluierung. Nur wenn sie wenigstens die gleiche Effizienz aufweist und darüber hinaus bekannte Defizite der alten Technologie ersetzt, wird sie sich durchsetzen können.

Die laparoskopische Kolonresektion ist eine neue Therapiealternative. In der Behandlung gutartiger Dickdarmerkrankungen ist die laparoskopische Operationstechnik ein etabliertes Verfahren [14]. In der Behandlung des kolorektalen Karzinoms steht für den Einsatz der laparoskopischen Operationstechnik der Effizienznachweis aufgrund fehlender Langzeitergebnisse noch aus [16]. Die Rate an postoperativen Komplikationen nach Kolonresektion konnte durch die laparoskopische Operationstechnik im Vergleich zum konventionellem Vorgehen reduziert werden [15].

Bei Betrachtung der Rate intraoperativer Komplikationen fällt ein direkter Vergleich zwischen laparoskopischem und konventionellem Vorgehen schwer. Dies liegt einerseits daran, dass Statistiken zu intraoperativen Komplikationsraten in der „offenen" kolorektalen Chirurgie, wenn überhaupt, nur spärlich vorliegen und andererseits durch die laparoskopische Technik ein anderes Spektrum hinsichtlich Art und Häufigkeit von Komplikationen in Erscheinung tritt [5, 12]. Randomisiert-kontrollierte Studien liegen bisher ebenfalls nicht vor.

Anhand einer Literaturrecherche und unserer Erfahrung aus 271 laparoskopischen Koloneingriffen soll eine Strategie zur Komplikationsvermeidung dargestellt werden.

## Material und Methode

Ausgewertet wurden 271 prospektiv erfasste Operations- und Krankenverlaufsdaten aus dem Zeitraum 1993–2003.

Erfasst wurden sämtliche laparoskopisch vorgenommenen Operationen am Kolon und Rektum. Auf eine Differenzierung zwischen benignen und malignen Erkrankungen wurde in der Auswertung verzichtet.

Zur vergleichenden Darstellung wurde eine Medline-Literaturrecherche von 1999–2002 vorgenommen. Zusätzlich standen die Ergebnisse der „Multicenterstudie Laparoskopische Kolorektale Chirurgie" (Hannover), Erfassungszeitraum 01.08.1995–15.04.2002, sowie die Qualitätssicherungsstudie Kolon-Rektum-Karzinome 2000 (An-Institut Magdeburg) zur Verfügung.

## Ergebnisse

1993 wurde an unserem Hause die erste laparoskopische Kolonoperation vorgenommen. Bis 1999 erfolgten durchschnittlich 10 laparoskopische Kolonoperationen pro Jahr. Seit dem Jahr 2000 nahm die Frequenz an laparoskopischen kolorektalen Operationen stetig

**Tab. 1**   Eigene Ergebnisse nach Operationsverfahren

| Operationsverfahren | 1993–1999 | 2000 | 2001 | 2002 | 2003 | Gesamt |
|---|---|---|---|---|---|---|
| Resektion | 38 | 16 | 53 | 69 | 21 | 197 |
| Rektum-Exstirpation | 11 | 2 | 2 | 2 | 2 | 19 |
| Kolostomie-Anlage | 16 | 5 | 6 | 2 | 1 | 30 |
| Rektopexie | 2 | 0 | 1 | 2 | 2 | 7 |
| Sonstige | 3 | 6 | 6 | 1 | 2 | 18 |
| Gesamt | 70 | 29 | 68 | 76 | 28 | 271 |

zu. Insgesamt wurden bis März 2003 271 Eingriffe am Kolon bzw. Rektum vorgenommen.

Die Kolon- bzw. Rektumresektion war mit 73 % das dominierende Operationsverfahren. Desweiteren wurden Rektumexstirpationen, Rektopexien, Colostomie-Anlagen und andere Eingriffe laparoskopisch vorgenommen (Tab. 1).

Unter den Resektionsverfahren hatte die Sigmaresektion mit 47 % den höchsten Anteil gefolgt durch die Hemikolektomie rechts bzw. Ileocöcalresektion und anteriore Rektumresektion. Transversumresektionen oder linksseitige Hemikolektomien wurden nur selten laparoskopisch durchgeführt. Die Sigmaresektionen im Rahmen einer Divertikulitis wurden zunehmend als Rekto-Sigmoid-Resektion im Sinne einer hohen anterioren Resektion ausgeführt (Tab. 2).

44 % aller resezierenden Eingriffe wurden bei einer malignen Erkrankung des Kolorektums vorgenomme, davon 79 % in kurativer Intention (68/86).

Die Operationen wurden von 3 Operateuren vorgenommen. Die durchschnittliche Operationszeit lag bei Kolon- und Rektumresektionen um 179 min. (83–380), bei Rektumexstirpationen bei 235 min. (145–300).

Intraoperative Komplikationen chirurgischer Art traten 5 mal bei 271 Patienten (1,9 %) auf. Hierbei handelte es sich jeweils um eine Tro-

**Tab. 2**   Eigene Ergebnisse nach Resektionsverfahren

| Resektionsverfahren | 1993–1999 | 2000 | 2001 | 2002 | 2003 | Gesamt |
|---|---|---|---|---|---|---|
| Hemikolektomie re. Ileocoecalresektion | 3 | 4 | 14 | 15 | 8 | 44 |
| Transversumresektion | 3 | 2 | 0 | 3 | 0 | 8 |
| Hemikolektomie li. | 0 | 1 | 2 | 4 | 4 | 11 |
| Sigmaresektion | 24 | 5 | 32 | 27 | 5 | 93 |
| Anteriore Resektion | 8 | 4 | 5 | 19 | 4 | 40 |
| Kolektomie | 0 | 0 | 0 | 1 | 0 | 1 |
| Gesamt | 38 | 16 | 53 | 69 | 21 | 197 |

**Tab. 3** Eigene Ergebnisse: Intraoperative Komplikationen

| Allgemeine Komplikationen | Anzahl | Management |
|---|---|---|
| Tumorausdehnung/ -infiltration | 6 | Konversion |
| Unklare Anatomie | 5 | Konversion |

| Chirurgische Komplikationen | Anzahl | Management |
|---|---|---|
| Blutung aus Trokar- stich | 1 | Umstechung |
| Subcutan-Emphysem | 1 | Konversion |
| Darmverletzung | 1 | Naht |
| Undichtigkeit Anastomose | 1 | Naht |
| Minderdurchblutung | 1 | Nachresektion |

karblutung, eine Darmverletzung, eine Anastomosenundichtigkeit, eine Anastomosenminderdurchblutung sowie ein progredientes Hautemphysem (Tab. 3).

Die Konversionsrate bei Resektionsoperationen betrug 5,1 % (10/197) und bei allen kolorektalen Eingriffen zusammen 4,4 % (12/271). Hauptsächlich waren unklare anatomische Verhältnisse (5/12) oder präoperativ fehl eingeschätzte Tumorgröße und -ausdehnung (6/ 12) der Konversionsgrund. Einmal musste wegen eines fortschreitenden Hautemphysems nach Versorgung einer Trokarblutung konvertiert werden.

# Diskussion

Das Spektrum intraoperativer Komplikationen bei kolorektalen Eingriffen ist vielgestaltig und multifaktoriell beeinflusst. Patient, Erkrankung, Operationsmethode, Operationsteam, Equipment sind mögliche Einflussfaktoren für das Zustandekommen intraoperativer

Komplikationen. Dies gilt sowohl für die konventionelle als auch für die laparoskopische Operation.

Ein direkter Vergleich beider Operationsverfahren bezüglich der Häufigkeit intraoperativ aufgetretener Komplikationen ist derzeit nicht möglich. Einerseits ist die Datenlage in der Literatur hierzu unzureichend, dies trifft vor allem für die konventionelle Operation zu, andererseits tritt durch die Abwägung in der Wahl des Zugangs und des Operationsverfahrens eine Selektionierung auf, was zu einer Verzerrung vergleichender Ergebnisse führen würde. Weiterhin sind die Gesamtzahlen laparoskopisch durchgeführter Eingriffe auch in größeren Kollektiven als dem Unsrigem noch zu klein, um bei den insgesamt doch relativ selten beschriebenen intraoperativen Komplikationen zuverlässige Aussagen zu ermitteln.

In der konventionellen wie in der laparoskopischen kolorektalen Chirurgie gehören die Gefäß- oder Parenchymblutung sowie die akzidentelle Organverletzung zu den häufigsten intraoperativen Komplikationen [2, 11, 12]. Das Auftreten intraoperativer Blutungskomplikationen bei konventioneller Resektion des Rektumkarzinoms wird mit 4 % angegeben, wobei Blutungen aus dem präsakralen Venenplexus und aus Milzläsionen dominant sind [8]. Schlüssige Häufigkeitsangaben zu Verletzungen von Duodenum, Pankreas, Magen, Milz, Dünndarm, Harnblase, Ureter oder Urethra in der offenen kolorektalen Chirurgie waren nicht zu erheben. Hier wissen wir nur aus der eigenen Erfahrung, Gutachtenfällen und Hinweisen aus Operationslehren, dass abhängig vom Resektionsverfahren o. g. Organverletzungen auftreten können.

Im eigenen Krankengut traten folgende Komplikationen auf: Jeweils eine Trokarblutung, eine Darmverletzung, eine Anastomosenundichtigkeit, eine Anastomosenminderdurchblutung und ein progredientes Hautemphysem. Diese Komplikationen wurden intraoperativ bemerkt und waren bis auf das fortschrei-

**Tab. 4** Intraoperative Komplikationen gesamt

| Autor | Jahr | Anzahl Patienten | Komplikationen Intraoperativ ges. (%) |
|---|---|---|---|
| Multicenterstudie Laparoskopische kolorektale Chirurgie Erlangen-Hannover | 2001 | 3133 | 5,5 |
| Qualitätssicherungs-Studie Kolorektales Karzinom An-Institut Magdeburg | 2001 | 311 | 2,6 |
| *Schlachta* et al. | 2001 | 461 | 7 |
| *Bouillot* et al. | 2002 | 179 | |
| *Yong* et al. (Recherche) | 2001 | 3430 | 2,3 |
| *Trebuchet* et al. | 2002 | 170 | 1,8 |
| Eigene | 2003 | 271 | 1,9 |

tende Hautemphysem ohne Wechsel des Zuganges zu beherrschen. Die Gesamtkomplikationsrate lag bei 1,9 %.

In der Literatur liegt die Gesamtrate intraoperativer Komplikationen bei laparoskopischen kolorektalen Eingriffen bei ca. 5 % [7, 9, 10]. Für die laparoskopische Operation spezifisch sind Verletzungskomplikationen, die unbemerkt, außerhalb des einsehbaren Operationsfeldes entstehen oder durch technische Probleme mit dem für die Operation erforder-

**Tab. 5** Spezielle intraoperative Komplikationen (Auswahl)

| Autor | Jahr | Anzahl Patienten | Intraoperative Komplikationen | | | |
|---|---|---|---|---|---|---|
| | | | Blutung | Milzver-letzung | Darmver-letzung | Ureterver-letzung |
| *Larach* et al. | 2000 | 322 | 2,0 | k. A. | k. A. | k. A. |
| *Bärlehner* | 2001 | 202 | 1,0 | k. A. | 1,0 | 1,0 |
| Multicenterstudie Laparoskopische kolorektale Chirurgie Erlangen-Hannover | 2001 | 3133 | 1,6 | k. A. | 1,8 | 0,3 |
| Qualitätssicherungs-Studie Kolorektales Karzinom An-Institut Magdeburg | 2001 | 311 | k. A. | k. A. | 1,0 | 1,0 |
| *Schlachta* et al. | 2001 | 461 | 3,2 | 0,3 | 2,2 | 0,3 |
| *Yong* et al. (Recherche) | 2001 | 3430 | | | | |
| *Bouillot* et al. | 2002 | 179 | 2,2 | 1,7 | 0,6 | – |
| *Trebuchet* et al. | 2002 | 170 | 1,8 | – | 0,6 | – |
| Eigene | 2003 | 271 | 0,4 | – | 0,4 | – |

lichen Equipment hervorgerufen werden [5, 10]. Im Gegensatz zum offenen Vorgehen ist in der laparoskopischen Chirurgie bei relevanter Blutung eine Blutungstillung wesentlich schwieriger zu beherrschen. Das sicherste Blutungsmanagement ist die Prävention. Eine Übersicht zur Häufigkeit intraoperativer Komplikationen bei laparoskopischen kolorektalen Eingriffen ist tabellarisch angegeben (Tab. 4 und 5).

Die meisten intraoperativen Komplikationen lassen sich bei entsprechender Erfahrung laparoskopisch beherrschen und zwingen nur selten zur Konversion. Nach Angaben der Multicenterstudie „Laparoskopische Kolorektale Chirurgie" musste in nur 1,2 % der Fälle (14/1143) wegen intraoperativer chirurgischer Komplikationen ein Umstieg erfolgen, d. h. ca. 80 % der intraoperativen Komplikationen ließen sich laparoskopisch beherrschen [4].

Anhand der Literatur, persönlicher Erfahrungsberichte und unserer eigenen Erfahrungen haben wir uns folgende Prinzipien in der laparoskopischen Kolonchirurgie zueigen gemacht:

## Indikationsstellung

Laparoskopische kolorektale Operationen werden regelhaft elektiv vorgenommen. Als laparoskopischen Notfalleingriff ist bislang nur die Therapie bei frischer in der Regel iatrogener Kolonperforation als geeignet anzusehen. Die akute Sigmadivertikulitis kann eher frühelektiv operiert werden, wenn sich unter konservativer Therapie Komplikationen entwickeln und die chirurgische Intervention zu diesem Zeitpunkt nicht zu umgehen ist. Der Therapiezeitpunkt der Wahl jedoch ist die Operation im Intervall.

Abdominelle Voroperationen sind häufig und stellen per se keine Kontraindikationen für ein laparoskopisches Vorgehen dar.

An gutartigen Erkrankungen werden bislang laparoskopische Resektionen bei koloskopisch nicht abtragbaren Adenomen und Polypen (Clip-Markierung und intraoperative Röntgenuntersuchung), slow transit Obstipation, Rektumprolaps, nichtperforierter symptomatischer Divertikulitis und perforierter Divertikulitis (Hinchey I/II) mit bzw. ohne Fistel vorgenommen. Weiterhin werden Deviationsstomata und Kontinuitätswiederherstellung nach Hartmannscher Operation laparoskopisch operiert.

Das kolorektale Karzinom wird unter palliativer und potenziell kurativer Intention laparoskopisch operiert. Jeder von uns operierte Patient wird hierzu in eine Studie eingeschlossen. Als eine gute Indikation für eine potenziell kurative onkologische Resektion gelten die Tumorkategorien T1, T2 und das frühe T3-Karzinom. Bis auf die Abschnitte Colon transversum, linke Kolonflexur und Colon descendens ist das Kolon laparoskopisch gut zugängig. Beim Rektum erfolgt die laparoskopische Resektion bei Tumoren des oberen Drittels. Eine Resektion von Karzinomen des unteren Drittels mit totaler mesorektaler Exzision (TME) führen wir laparoskopisch bisher nicht durch, da eine sichere Einschätzung der Möglichkeit einer tiefen und ultratiefen Resektion in Abgrenzung zur Exstirpation u. E. schwierig und nicht immer präoperativ sicher zu bestimmen ist. Rektumkarzinome, welche nicht sphinktererhaltend zu operieren sind, werden laparoskopisch-perineal exstirpiert. Bei palliativer Intention ist bei nicht wandüberschreitenden Tumoren prinzipiell jeder Abschnitt des Kolons oder Rektums für eine laparoskopische Resektion geeignet.

## Zugang

Der Zugang erfolgt standardisiert entsprechend dem beabsichtigten Resektionsverfahren. Favorisiert wird der Aufbau des Kapnoperitoneums über Verresnadel. Die Platzierung erfolgt fernab von vorhandenen Narben. In ausgewählten Fällen voroperierter Patienten sollte der sichere Weg über eine Minilaparotomie gesucht werden. Bei epigastrischem Zugang wird zur Vermeidung einer Magenperforation vorher eine Magensonde platziert. Der erste Blick nach Einbringen des Optiktrokars dient der Kontrolle der Unversehrtheit des umliegenden Gewebes.

## Gewebemanipulation

Die Gewebemanipulation sollte wo möglich immer passiv durch eine situationsgerechte Lagerung erfolgen. Auch ist die Anwendung des Ultraschallmessers mit dem ihm eigenen Kavitationseffekt ein wertvolles Instrument bei einem schonenden Gewebehandling. Aktive Gewebemanipulation erfolgen ausschließlich unter Sicht. Zur Manipulation am Darm werden atraumatisches Instrumente verwendet: Tupfer, Fasszangen mit breiter Auflagefläche (z. B. Babcock). Für eine indirekte Manipulation des Darmes eignen sich die Appendices epiploicae oder das perikolische Fettgewebe. Die Hydrodissektionstechnik wird bei schwieriger Präparation mit Verlust anatomischer Schichten durch chronische Entzündungen mit evtl. Fistelbildung angewandt. Bei Vorliegen einer obstruktiven Ureteropathie im Rahmen einer Divertikulitis erfolgt präoperativ die Einlage eines Ureterenkatheters. Die Darstellung der Ureteren sowie der ansonsten gefährdeten Strukturen erfolgt in Abhängigkeit vom Operationsgebiet regelhaft. Postentzündliche und andere Verwachsungen werden nur soweit gelöst, wie für die vorzunehmende Operation notwendig erscheint.

## Anastomosierung

Bei der laparoskopisch assistierten Sigmaresektion sowie den anterioren Verfahren erfolgt die Minilaparotomie zur Darmresektion und Platzierung des Staplerkopfes suprasymphysär mittig. Hierdurch ist sichergestellt, dass der mobilisierte proximale Darmabschnitt spannungsfrei mit dem oberen Rektum anastomosiert werden kann. In jedem Fall

erfolgt nach der Anastomosierung eine Dichtigkeitsprobe. Bei Undichtigkeit erfolgt die Übernähung sowie die Einlage einer intraluminalen Drainage (Mandache-Drain) oder laparoskopische Anlage eines protektiven Ileostoma. Nach abgeschlossener extrakorporaler Anastomosierung erfolgt die Sichtkontrolle laparoskopisch. Auf die Mobilisierung der linken Flexur wird nur dann verzichtet, wenn eine spannungsfreie Anastomosierung mit Sicherheit zu erwarten ist (Segmentresektion, palliativ begrenzter Eingriff, Sigma elongatum).

Die Anastomosierung erfolgt neben den tiefen Anastomosen mit dem Stapler ansonsten End-zu-Seit oder End-zu-End in einreihiger extramuköser fortlaufender Nahttechnik mit monofilem Nahtmaterial über eine Minilaparotomie an geeigneter, variabler Lokalisation.

# Intraoperative Blutung

## Blutungsprophylaxe

Sämtliche operativen Schritte erfolgen unter der Prämisse einer Blutungsvermeidung. Wesentliches Hilfsmittel bei der Gewebetransektion ist die Ultraschall-Skalpell-Technik. Anatomisch benannte Gefäße werden selektiv jeweils zwischen zwei PDS-Clips (zentral) und zwei Metall-Clips durchtrennt. Bei entzündlichem perivaskulärem Gewebe kommt gelegentlich der Gefäßstapler mit simultaner Durchtrennung von Vene und Arterie zum Einsatz.

## Blutungskontrolle

Bei Gefäßblutungen erfolgt nach temporärer Kompression die Stumpfdarstellung z. B. mittels Sauger und erst bei gesicherter Lokalisation die Applikation von Clips bzw. Ultraschallkoagulation. Blutungen aus parenchymatösen Organen werden durch Kompression gestillt und ggf. mit Hämostyptika (Fibrin, Zellulose) behandelt.

## Zusammenfassung

Repräsentative Daten zu intraoperativen Komplikationen der laparoskopischen Kolonchirurgie lassen sich nur schwer finden. Dies mag zum einen an den noch relativ kleinen Operationszahlen insgesamt, zum anderen aber auch daran liegen, dass intraoperative Komplikationen in der Chirurgie des Kolons nicht das Interesse hervorrufen, wie es die postoperativen Zwischenfälle tun, denkt man nur einmal an die Nahtinsuffizienz.

Eine weitere Problematik besteht darin, dass der grösste Teil der laparoskopisch operierten Patienten ein selektioniertes Krankengut darstellt, so dass ein direkter Vergleich zur konventionellen Chirurgie nicht statthaft wäre. Aber auch bei diesem Verfahren ist die Datenlage zu intraoperativen Komplikationen äußerst dünn. Größere Zahlen sind lediglich der Qualitätssicherungsstudie Kolorektales Karzinom zu entnehmen. Wir haben deshalb auch auf einen Vergleich mit der konventionellen Operationstechnik verzichtet.

Zur Zeit kann man zumindest folgende Schlussfolgerungen ziehen: Laparoskopische Operationen am Kolon und Rektum sind unter Berücksichtigung einer individuell adäquaten Indikationsstellung und ihrer Besonderheiten (eingeschränkter Überblick, grobes taktiles Feedback, höherer Komplikationsgrad bei Blutung) sicher durchzuführen. Intraoperative Komplikationen und deren Beherrschung bei kolorektalen Eingriffen hängen aber unseres Erachtens mehr als bei anderen laparoskopischen „Standard"-Operationen von der Erfahrung des Einzelnen auf dem Gebiet der offenen Operationstechnik am Kolon als auch der Beherrschung minimal invasiver Techniken ab. Auch die ggf. laparoskopische Behandlung kleinerer Zwischenfälle gestaltet sich regelhaft schwieriger bei Operationen, welche in einer deutlich niedrigeren Frequenz ausgeführt werden als so genannte Standardeingriffe.

Wir halten daher das Bestreben, durch ein klares Operationsmanagement intraoperative Komplikationen nach Möglichkeit zu vermeiden für die wichtigste Aufgabe, nicht nur in der laparoskopischen Kolonchirurgie.

## Literatur

[1] *Bärlehner E, Anders St*. Laparoskopische Chirurgie der Sigmadivertikulitis auch im fortgeschrittenen Hinchey-Stadium. In: *Schumpelick V, Kasperk R*: Divertikulitis – eine Standortbestimmumg. Springer-Verlag Berlin Heidelberg 2001

[2] *Beck DE, Wexner SD*. Fundamentals of Anorectal Surgery. W. B. Saunders Company Ltd London 1998

[3] *Bouillot JL, Berthou JC, Champault G, Meyer C, Arnaud JP, Samama G, Collet D, Bressler P, Gainant A, Delaitre B*. Elective laparoscopic colonic resection for diverticular disease. Results of a multicenter study in 179 patients. Surg Endosc 2002; 16: 1320–30

[4] *Köckerling F, Rose J, Schneider C, Scheidbach H, Scheuerlein H, Reymond MA, Reck T, Konradt J, Bruch HP, Zornig C, Bärlehner E, Kuthe A, Szinicz G, Richter HA, Hohenberger W*, Laparoscopic Colorectal Surgery Study Group. Laparoscopic colorectal anastomosis: risk of postoperative leakage. Surg Endosc 1999; 13: 639–44

[5] *Larach SW, Gallagher JT*. Complications of Laparoscopic Surgery for Rectal Cancer: Avoidance and Management. Semin Surg Oncol 2000; 18: 265–8

[6] *Leibl BJ, Ulrich M, Schmedt CG, Kraft K, Bittner R*. Laparoskopisch assistierte Kolektomie in der Therapie der Divertikulitis. Chir Gastroenterol 2000, 16: 341–4

[7] *Marusch F, Schneider C, Scheidbach H, Gastinger I, Köckerling F, Konradt J, Bruch H-P, Bärlehner E, Lippert H*, Studiengruppe „Laparoskopische Kolorektale Chirurgie". Ursachen und Häufigkeit der Konversion bei laparoskopischen kolorektalen Eingriffen. Chir Gastroenterol 2001; 17 (suppl): 28–33

[8] *Pollard CW, Mivatvongs S, Rojanasakul A, Ilstrup DM*. Carcinoma of the rectum: profiles of intraoperative and early postoperative complications. Dis Colon Rectum 1994; 866–74

[9] *Scheuerlein H, Schneider C, Scheidbach H, Hügel O, Köckerling F*, Studiengruppe „Laparoskopische Kolorektale Chirurgie". Komplikationen der laparoskopischen kolorektalen Chirurgie unter besonderer Berücksichtigung der Anastomoseninsuffizienzrate. Chir Gastroenterol 2001; 17: 21-7

[10] *Schlachta CM, Mamazza J, Poulin EC*. Laparoscopic sigmoid resection for acute and chronic diverticulitis. Surg Endosc 1999, 13: 649-53

[11] *Schlachta CM, Mamazza J, Seshadri PA, Cadeddu M, Gregoire R, Poulin EC*. Defining a Learning Curve for Laparoseopie Colorectal Resections. Dis Colon Rectum 2001; 44: 217-22

[12] *Schofield PF*. Medical negligence in coloproctology. Colorectal Dis 1999; 1: 60-3

[13] *Stocchi L, Nelson H, Young-Fadok TM, Larson DR, Ilstrup DM*. Safety and advantages of laparoscopic vs. open colectomy in the elderly. Dis Colon Rectum 2000; 326-31

[14] *Trebuchet G, Lechaux D, Lecalve JL*. Laparoscopic left colon resection for diverticular disease. Result from 170 consecutive cases. Surg Endosc 2002; 16: 1821

[15] *Tuech JJ, Pessaux P, Rouge C, Regenet N, Bergamaschi R Arnaud JP*. Laparoscopic vs open colectomy for sigmoid diverticulitis. A prospective comparative study in the elderly. Surg Endosc 2000; 14. 1031-3

[16] *Wichmann MW, Meyer G, Angele MK, Schildberg FW, Rau HG*. Recent Advances in Minimally Invasive Colorectal Cancer Surgery. Onkologie 2002; 25: 318-23

[17] *Yong L, Deane M, Monson JRT, Darzi A*. Systematic review of laparoscopic surgery for colorectal malignancy. Surg Endosc 2001; 15: 1431-9

# Organverletzungen (Milz, Pankreas, Ureter usw.)

*K. Dommisch*

## Vorbemerkung

Bei der Bewertung der Ergebnisse in der kolorektalen Chirurgie haben die meisten Publikationen die Zielkriterien Mortalität, Morbidität, Verweildauer, die Konversionsrate und bei der Erörterung der p. o. Komplikationen neben den allgemeinen Komplikationen die Anastomoseninsuffienzrate, die p. o. Peritonitis, sowie die Relaparotomienotwendigkeit.

Organverletzungen im Zusammenhang mit konventionellen und laparoskopischen Eingriffen in der kolorektalen Chirurgie zählen zu den Tabuthemen. Es ist davon auszugehen, dass bei den Erhebungen mit einer nicht unerheblichen Dunkelziffer zu rechnen ist. Diese Feststellung trifft insbesondere für die Fälle zu, bei denen bei der Organverletzung keine offensichtlichen, schwerwiegenden Konsequenzen resultierten, wie z. B. ein Organverlust.

Weiterhin ist bei der Datenerfassung eine gewisse Unschärfe bei der Zuordnung der Verletzungsart und des Organs möglich.

Eine intraoperative Blutung kann nach dem Verletzungsort erfasst (z. B. Milzverletzung oder Kapseleinriss an der Milz) oder als intraoperative Blutung dokumentiert werden, die sich operationstechnisch beherrschen ließ. Möglich ist auch eine Doppelerfassung.

Die Herstellung des Zusammenhanges von Organverletzungen und deren Ursachen, ist in der Regel nicht möglich. Damit entfällt eine realistische Einschätzung der Kausalität im Einzelnen sowie bei der differenzierten Betrachtungsweise eine Bestimmung von Relationen der ursächlichen Möglichkeiten. Letztlich lässt sich also aus den Daten nicht ableiten, ob die Organverletzung aus einem Erfahrungsdefizit entstanden ist, ob eine schwierige, unübersichtliche Befundkonstellation vorlag oder ob das operationstechnische Verfahren in der vorliegenden Situation inadäquat war usw.

Ein weiteres Problem betrifft die Unmöglichkeit der Erfassung von intraoperativ nicht bemerkten Verletzungen. Oft ist bei postoperativ einsetzender Symptomatik eine eindeutig kausale Klärung der Komplikation wegen meist vorhandener Komplexität der Störungen nicht mehr möglich. Eine Zuordnung zu den Organverletzungen erfolgt somit nicht oder ist auch nicht möglich.

Letztlich muss noch eine Gruppe von intraoperativ gesetzten Verletzungen angesprochen werden, die intraoperativ nicht bemerkt wurden und die in der unmittelbaren und auch frühen postoperativen Phase asymptomatisch sind. Die betroffenen Patienten können aber Spätkomplikationen entwickeln Als Beispiele seien Devaskularisationen oder thermische Schädigungen genannt, die u. a. am Darm oder Ureter zu Vernarbungen und Stenosen führen können.

Die beiden zuletzt genannten Patientengruppen sind dadurch in der Statistik nicht enthalten.

Trotz der genannten Einschränkungen liefern die Daten der „Studiengruppe laparoskopische kolorektale Chirurgie" und der „Studiengruppe Qualitätssicherung in der kolorektalen Chirurgie" gerade im Hinblick aus die Erfassung und Bewertung von Organverletzungen einen wertvollen Beitrag.

# Übersicht der Organverletzungen im Zusammenhang mit kolorektalen Eingriffen

## Ergebnisse der „Studiengruppe kolorektale laparoskopische Chirurgie"

**Erfassungszeitraum:** 1.8.1995–15.04.2002
**Patientenzahl:** 3868
**Teilnehmende Kliniken:** 63
**Eingriffsarten:** 2487 Resektionen bei benignen Erkrankungen; 987 kurative Resektionen; 394 Palliativeingriffe

## Intraoperative Komplikationen

Bei 212 Patienten von 3868 wurden intraoperative Komplikationen erfasst. Die Gesamtzahl der Komplikationen bei den 212 Patienten betrug 218. Das entspricht einer intraoperativen Komplikatinsrate von 5,5 %.

Die meisten Komplikationen (n = 83) wurden in dieser Studien unter „sonstigen Komplikationen" dokumentiert. In der Häufigkeit folgten dann bei 65 Patienten die Darmverletzungen. Blutungen wurde bei 55 Patienten erfasst, ohne dass der Blutungsort näher angegeben wurde. Eine Verletzung der Milz findet sich nur bei 3 Patienten dokumentiert. Hingegen ereignete sich bei 12 Patienten eine Ureterenverletzung. Blasen-, Urethra- und Ductus deferens-Verletzungen zählen zu den seltenen Ereignissen.

## Stellenwert von Organverletzungen als Konversionsgrund für das laparoskopische Verfahren

Bei den Gründen für das Konvertieren vom laparoskopischen zum konventionellen offenen Verfahren steht der vorgefundene Lokalbefund mit weit über der Hälfte der Fälle im Vordergrund. Zählt man die angegeben Blutungen und die Gruppe der iatrogenen Verletzungen als Organverletzungen zusammen (mit Einschränkungen möglich), so ergeben sich bei einer Patientenzahl von 35 ein prozentualer Anteil von 16 %.

**Tab. 1** Intraoperative Komplikationen „Studiengruppe laparoskopische kolorektale Chirurgie" (Patientenkollektiv: n = 3868)

| Art der Komplikation | Zahl der Komplikationsereignisse |
|---|---|
| Sonstige Komplikationen | 83 |
| Darmverletzungen | 65 |
| Blutungen | 55 |
| Ureterverletzungen | 12 |
| Blasenläsionen | 2 |
| Ductus deferens-Verletzungen | 2 |
| Urethraverletzung | 1 |

**Tab. 2** Konversionsgründe für den Wechsel auf die offene, konventionelle Operationstechnik (Patientenkollektiv: n = 3868) Gesamtzahl der konvertierten Eingriffe: n = 223

| Konversionsgrund | Häufigkeit | |
|---|---|---|
| | Absolut | prozentual |
| Lokalbefund | 149 | 67 % |
| Anastomosenprobleme | 26 | 12 % |
| **Iatrogene Verletzungen** | **19** | **9 %** |
| **Blutungen** | **16** | **7 %** |
| Andere Gründe | 8 | 3 % |
| Cardiopulmonale Komplikationen | 5 | 2 % |

**Tab. 3** Konversionsrate im Zusammenhang mit Darmverletzungen bei laparoskopischen kolorektalen Eingriffen (Zahl der Verletzungen insgesamt: n = 65)

| Entstehungsart | Zahl der Verletzungen |
|---|---|
| Bei der Präparation | 49 |
| ● davon endoskopisch beherrscht | 37 |
| ● Konversion | 12 |
| Beim Einführen der Veressnadel | 1 |
| ● Endoskopisch beherrscht | 1 |
| Bei der Anastomosierung | 15 |
| ● davon endoskopisch beherrscht | 5 |
| ● Konversion | 10 |
| Zahl der konvertierten Eingriffe insgesamt: 22 entspricht 33,9 %. | |

Bezogen auf die intraoperativ festegestellten Organverletzungen bei laparoskopischen kolorektalen Eingriffen lässt sich feststellen, dass durchschnittlich nur in einem Drittel der Fälle das Verfahren konvertiert werden musste. Das trifft insbesondere auch für die Darmverletzungen zu, die als häufigste festgestellte Organverletzung beobachtet wurde.

Bei der differenzierten Betrachtung ist zu erkennen, dass bei Verletzungen in der Anastomosenregion die allgemeine Konversionsrate mit nur einem Drittel endoskopisch beherrschbarer Läsionen sich umkehrt. Dieser Umstand und die Reaktionsweise lässt sich unschwer aus dem Komplikationspotential, das Anastomoseninsuffizienzen mit sich bringen, erklären.

Von den in der Verletzungsstatistik enthaltenen 12 Ureterverletzungen konnten 8 endoskopisch versorgt werden.

Die Zahl von nur insgesamt 3 Milzverletzungen erscheint gering  Von diesen musste nur in einem Fall konvertiert werden.

Bei den Blasenverletzungen (n = 2) musste auch nur in einem Fall das Verfahren geändert werden.

Zwei Ductus deferens-Verletzungen wurden offen behandelt. Eine beim perinealen Akt der abdominoperinealen Rektumamputation entstandene Urethraverletzung wurde naheliegender Weise auch perineal versorgt.

**Tab. 4** Übersicht von Organverletzungen in der Qualitätssicherungsstudie Kolorektales Karzinom

| Verletzungsort | Kolonkarzinom n =/% | Rektumkarzinom n=/% | insgesamt n=/% |
|---|---|---|---|
| Blutungen | 71/1,2 | 94/2,8 | 165/1,8 |
| Milz | 103/1,7 | 31/0,9 | 134/1,4 |
| Tumorperforationen | 27/0,4 | 39/1,2 | 66/0,7 |
| Darmperforationen | 34/0,6 | 24/0,7 | 58/0,6 |
| Ureterläsionen | 12/0,2 | 10/0,3 | 22/0,2 |
| Blasenläsionen | 13/0,2 | 10/0,3 | 23/0,2 |
| Inneres Genital | 1/0,0 | 16/0,5 | 17/0,2 |
| Nachbarorgane | 8/0,1 | 7/0,2 | 15/0,2 |
| Urethraläsion | 1/0,0 | 4/0,1 | 5/0,1 |
| Anlage Kapnopneum. | 2/0,0 | 0/0,0 | 2/0,0 |

## Ergebnisse der „Studiengruppe Qualitätssicherung in der kolorektalen Karzinomchirurgie"

**Erfassungszeitraum:** 1.8.1995–15.4.2002
**Patientenzahl:** 9320 aus 282 Kliniken
**Intraoperative Verletzungen** n = 507
entspricht 5,45 %

Nach der Häufigkeit der Ereignisse führen die Blutungen mit nicht definierten Verletzungsort mit 1,8 % die Tabelle an. Es folgen die Milzverletzungen 1,4 %.

Etwa halb so häufig sind die Tumorperforationen und die Darmverletzungen.

Alle weiteren in der Tabelle aufgeführten Verletzungen gelten als eher selten.

## Diskussion

Publikationen, die sich mit dem zentrales Zielkriterium der Organverletzungen im Zusammenhang mit kolorektalen Eingriffen befassen, konnten nicht gefunden werden.

Hingegen gibt es eine Vielzahl von Arbeiten, bei denen die Organverletzungen bei den intra- und postoperativen Komplikationen subsummiert werden. Eindeutige Daten, die den unmittelbaren Zusammenhang zwischen Organverletzungen, Morbidität und Letalität belegen, konnten ebenfalls nicht ermittelt werden.

Der intraoperative Blutverlust wurde in den letzten Jahrzehnten mit seinem Einfluss auf Morbidität und Letalität mehrfach diskutiert und man konnte auch zu eindeutigen Aussagen kommen. *Benoist* [1] konnte u. a. z. B. nachweisen, dass in der Gruppe der Patienten, die transfundiert werden mussten die Zahl der Komplikationen wesentlich höher lagen als bei nicht transfundierten Patienten. Die Gesamtmorbiditätsrate stand mit 46 % in der Transfusionsgruppe einer mit 23 % in der nicht transfundierten Vergleichsgruppe gegenüber.

Im Rahmen einer logistischen Regression wurde von *Marusch* et al. [16] das relative Risiko einzelner Parameter für das postoperative Versterben ermittelt.

Die intraoperative Blutung mit einer Transfusionsbedürftigkeit von mehr als 2 Konserven ergab ein relatives Risiko von 2,4 bei einem p-Wert von 0,002 und einem Konfidenzintervall von 1,4 bis 4,2. Blutungen bedeuten eine Gefahr hinsichtlich einer Hypothermie [1], stören die Immunologie des Patienten und verlängern mitunter erheblich die Operationszeit.

Es steht außer Frage, dass die Organverletzungen einen direkten Einfluss auf die postoperativen Komplikationen haben und alle operationstechnischen Maßnahmen Vermeidungsstrategien zur Senkung dieser Komplikationen beinhalten müssen [13, 15].

Postoperative Morbibität und Letalität stehen ebenfalls im direkten Zusammenhang [8, 13, 15]. In den großen Studien zeigt sich eine Letalitätsrate nach kolorektalen Eingriffen von 5,0 bis 7,4 % [5].

Der Einfluss der Zahl der durchgeführten Eingriffe in den jeweiligen Kliniken wurde von *Birkmeyer* et al. [2, 18] untersucht („Zentrumseffekt"). Er ermittelte eine Operationsletalität von 5,4 % in Einrichtungen mit großen Operationszahlen und eine durchschnittliche Letalität von 7,4 % in Einrichtungen mit geringem Patientenaufkommen.

Der Operateur in Verbindung mit seinem Team stellt ebenfalls eine eindeutige Einflussgröße für intraoperative Komplikationen dar. Es ist die persönliche Erfahrung (Lernkurve, Operationszahl, technische Perfektion, kritisches Entscheidungsvermögen) in Verbindung mit der operationstechnischen Ausstattung zu nennen [11, 13, 18].

Die Verletzung des Tumors beinhaltet weitere Aspekte und Probleme. Neben der negativen Beeinflussung der perioperativen Morbidität und Mortalität wird die Gefahr eines Lokalrezidiv erheblich erhöht [4, 19, 21]. Auch scheint die Häufigkeit von Lebermetastasen sich dadurch zu erhöhen [6, 12]. Inwieweit ein Reeingriff und multimodale Therapiekonzepte dem entgegenwirken können, ist zzt. noch nicht ausreichend belegt [9, 17].

Als ebenfalls sehr bedeutend für die postoperative Morbidität und Letalität ist das komplexe Komplikationsmanagement, das in den klinischen Ablaufpfaden und Standards integriert sein müssen [3, 5, 10, 14, 20]. Diese „Fast track" – Protokolle umfassen den gesamten Behandlungsablauf und zielen insgesamt auf eine Stressreduktion für den betroffenen Patienten ab. Insbesondere enthalten diese Protokolle auch standardisierte Festlegungen und Verfahrensweisen im Falle von Darmverletzungen, Ureter-, Urethra-, Milzläsionen usw.

# Zusammenfassung und Folgerungen

Intraoperative Komplikationen treten in der kolorektalen Chirurgie in einer relevanten Größenordnung von ca. 5,5 % auf.

Zwischen den Ergebnissen der beiden zugrundegelegten Studien, als der „Studiengruppe kolorektale, laparoskopische Chirurgie" und den Ergebnissen der „Studiengruppe Qualitätssicherung in der kolorektalen Chirurgie" lassen sich, obwohl die inkludierten Patientenkollektive nicht miteinander vergleichbar sind, keine wesentliche Unterschiede finden.

Bei den intraoperativen Komplikationen stehen die Blutungen mit einer Häufigkeit von 1,8 % an erster Stelle. Eine konkrete Beziehung von Blutung und Organverletzung lässt sich nicht sicher herstellen. Die Blutung kann

Ausdruck oder Folge einer Organverletzung sein oder mit dieser assoziiert sein.

In der Häufigkeit folgt die Milzverletzung mit 1,4 %.

Nur halb so häufig (0,7 bzw. 0,6 %) werden Tumorperforationen und Darmverletzungen genannt.

Verletzungen an Blase, Ureter, innere Genitale sowie Nachbarorgane insgesamt werden mit 0,2 % angegeben.

Wird letztlich die Frage gestellt, welche Maßnahmen bei der Vermeidung von Komplikationen in der kolorektalen Chirurgie „evidenzbasiert" sind, so lässt sich auf der Grundlage der zzt. vorliegenden Daten folgende Feststellung treffen:

1. Ganz im Vordergrund steht der Operateur mit seiner Qualifikation, seiner persönlichen Erfahrung und seinen Eingriffszahlen.
2. Der Einfluss von Bluttransfusionen und der negative Einfluss der Hypothermie auf die postoperativen Komplikationen gilt ebenfalls als bewiesen. Diese Faktoren stehen im engen Zusammenhang mit dem Auftreten von Organverletzungen bei kolorektalen Eingriffen.
3. Weiter hat sich herausgestellt, dass standardisierte Behandlungsprotokolle („Fast track"-Protokolle) einen gesicherten positiven Einfluss hinsichtlich der Vermeidung von Komplikationen in der kolorektalen Chirurgie besitzen. Diese Protokolle beinhalten die Standardisierung des gesamten Behandlungsablaufs, beginnen mit der präoperativen Vorbereitung, enthalten Festlegungen zu einem standardisierten operativen Vorgehen, geben Vorgaben hinsichtlich des Komplikationsmanagements, zielen insgesamt auf eine Stressreduktion für den Patienten ab. Die Schmerztherapie, frühe enterale Ernährung, Frühmobilisation, Verzicht auf unnötige Sonden und Draina-

gen und Festlegungen zur Nachsorge gehören dazu.

4. Eine weitere Vielzahl von Einflussfaktoren auf die Komplikationsrate stehen heute zur Diskussion. Obwohl einige Ergebnisse und Mitteilungen vorliegen, können diese nach den Kriterien von „evidenz based medicin" zzt. nicht als gesichert bezeichnet werden. Dazu zählen die Eingriffszahlen einer Einrichtung, bestimmte operationstechnische Verfahrensweisen, Anastomosentechniken, ein- oder mehrzeitiges Vorgehen bei bestimmten Befundkonstellationen usw. Es ist aber damit zu rechnen, dass zukünftig neue Studien weitere Einflussfaktoren als evidenzbasiert belegen können.

## Literatur

[1] *Benoist S, Panis Y, Pannegeon V* et al. Predictive factors for perioperative blood transfusions in rectal resection for cancer: A multivariate analysis of a group of 212 patients. Surgery 2001; 129: 433-439

[2] *Birkmeyer JD, Siewers AE, Finlayson EV* et al. Hospital volume and surgery mortality in the United States. N Engl J Med 2002; 346: 1128-1137

[3] *Bradshaw BG, Liu SS, Thirlby RC.* Standardized perioperative care protocols and reduced length of stay after colon surgery. J Am Coll Surg 1998; 186: 501-506

[4] *Curley StA, Calson GW, Shumate CR* et al. Extended resection for locally advanced colorectal carcinoma. Am J Surg 1992; 163: 553-559

[5] *Delaney CP, Fazio VW, Senagore AJ* et al. „Fast track" postoperative management protocol for patients with high co-morbidity undergoing complex abdominal and pelvic colorectal surgery. Br J Surg 2001; 88: 1533-1538

[6] *Fielding LP.* The portal vein and colrectal cancer. Br J Surg 1988; 75: 402-403

[7] *Gall FP, Tonac J, Altendorf A.* Multivisceral resection in colonrectal cancer. Dis Colon Rectum 1987; 30: 337-341

[8] *Goodney PP, Siewers AE, Stukel TA* et al. IS surgery getting safer? National trends in operative mortality. J Am Coll Surg 2002; 195: 219-227

[9] *Hohenberger P, Schlag P, Herfarth C.* Reoperation beim kolorektalen Karzinom mit kurativer Zielsetzung. Schweiz Med Wochenschr 1992; 122: 1079-1086

[10] *Grundmann RT.* Evidenzbasierte Qualitätsmangement in der Chirurgiemit Hilfe klinischer Ablaufpfade. Chir praxis 2001/2002; 59: 201-203

[11] *Grundmann RT.* Maßnahmen zur Vermeidung von Komplikationen in der kolorektalen Chirurgie - was ist evidenzbasiert? Zentralbl Chir 2003; 128: 269-272

[12] *Jass JR, Atkin WS, Cuziock J* et al. The grading of rectal cancer: Historical perspectives and a multivariate analysis of 447 cases. Histopatholy 1986; 10: 437-459

[13] *Kehlet H.* Multimodal approach to control postoperative pathophysiology and rehabilitation. Br J Anaesth 1997; 78: 606-617

[14] *Kehlet H, Wilmore DW.* Multimodal strategies to improve surgical outcome. Am J Surg 2002; 183: 630-641

[15] *Longo WE, Virgo KS, Johnson FE* et al. Risk factors for morbidity ans mortality after colectomy for colon cancer. Dis Colon Rectum 2000; 43: 83-91

[16] *Marusch F, Koch A, Schmidt U* et al. Welche Faktoren beeinflussen die postoperative Letalität beim kolorektalen Karzinom? In: *Köckerling F, Lippert H, Gastinger I* (Hrsg.) Fortschritte in der kolorektalen Chirurgie. Science Med Dr. Sperber, 2002; 91-97

[17] *Quentmeier A, Schlag P, Smok M* et al. Reoperation for recurrent colorectal cancer: The importance of early diagnosis for respectability and survival. Eur J Surg Oncol 1990; 16: 319-325

[18] *Schroen AT, Cress RD.* Use of surgical procedures and adjuvant therapy inrectal cancer treatment. Ann Surg 2001; 234: 641-651

[19] *Wiggers T, Arends JW, Volovics A.* Regressionsanalysis of prognostic factors in colorectal cancer after curativ resections. Dis Colon Rectum 1988; 34: 33-41

[20] *Wilmore DW.* From Cuthbertson to Fast-Track Surgery: 70 Years of progress in reducing stress in surgical patients. Annals of Surgery 2002; 236: 643-648

[21] *Zirngibl H, Husemann B, Hermanek P.* Intraoperative spillage of tumor cells for rectal cancer. Dis Colon Rectum 1990; 33: 610-614

# Wert des protektives Enterostoma bei tiefen anterioren Rektumresektionen

*A. Koch, F. Marusch, U. Schmidt, I. Gastinger, H. Lippert*

Die Chirurgie des Rektumkarzinoms und insbesondere die des tiefsitzenden Rektumkarzinoms ist belastet durch eine hohe Rate an allgemeinen und spezifischen postoperativen Komplikationen.

Eines der wesentlichsten Probleme der Rektumchirurgie stellt die Anastomoseninsuffizienz dar. Die Rate an Anastomosenleckagen ist sehr unterschiedlich in den Studien. Einige Autoren zeigten, dass die radiologische Leckagerate wesentlich höher ist als die klinische [27, 33, 50, 58]. Besondere Bedeutung erlangt die Anastomoseninsuffizienz dadurch, dass sie mit einer Letalität von 6 bis 22 % assoziiert ist [58]. Klinisch manifeste Anastomoseninsuffizienzen nach Rektumresektionen treten in 3–30 % auf [8, 11, 19, 26, 27, 33, 41–43, 60, 64].

> **Nach Rektumresektionen finden sich bis zu 30 % Anastomoseninsuffizienzen**

Für die Anastomoseninsuffizienzen wurden in der Literatur Beziehungen zur Lage des Tumors, d. h. zum Abstand des aboralen Tumorrandes von der Anokutanlinie, hergestellt. Die Rate der Insuffizienzen scheint also direkt abhängig von der Tiefe der Resektionsebene zu sein.

*Hallbook* gab die Insuffizienzrate bei anterioren Resektionen mit intraperitonealer Anastomose im oberen Rektumdrittel mit 0–5 % an, bei den extraperitonealen tiefen anterioren Resektionen mit 3–16 % [26]. Bei ultratiefen, auf dem Beckenboden liegenden Anastomosen werden Leckageraten von 3–30 % angegeben [31, 34, 43].

*Moran* bezeichnete die Leckage als Problem, das größtenteils auf Anastomosen bis 6 cm ab ACL begrenzt ist [48].

Ebenso fand *Karanjia* alle Major-Anastomoseninsuffizienzen in einer Höhe von < 6 cm [33]. Er gab 11 % Major-Insuffizienzen und 6,4 % asymptomatische Insuffizienzen an.

*Pakkisti* und *Heald* gaben eine Entfernung der Anastomose von bis zu 7 cm von der ACL als signifikanten Risikofaktor für eine Anastomoseninsuffizienz an [27, 50].

*Heald* berichtete bei 100 angelegten Anastomosen von 3 Insuffizienzen bei einer Höhe von 5,5–7 cm und von 10 bei einer Höhe von < 5 cm [27]. Insbesondere spielt die Durchblutung des Rektumstumpfs eine Rolle als prognostischer Faktor für das Auftreten einer Anastomosendehiszenz.

> **Insbesondere tiefe Anastomosen bis zu 7 cm ab Anokutanlinie sind gefährdet**

*Vignali* [71] zeigte, dass ein signifikanter Zusammenhang zwischen der Anastomosendehiszenzrate und der verminderten Durchblutung im Anastomosenbereich besteht. In einer prospektiven Studie an 55 Patienten mit Rektum- oder distalem Sigmakarzinom mit gestapelten colorectalen Anastomosen, wurde mittels Laser-Doppler-Messung der Blutfluss am Rektumstumpf und am proximalen Dickdarmstumpf nach Gefäßligatur und Darmresektion im Vergleich zu Basiswerten vor Manipulation bestimmt. Bei 76,3 % der Patienten war der Blutfluss am Rektumstumpf vermindert. Bei denjenigen Patienten, die eine Anastomosendehiszenz entwickelten, war die Durchblutung am Rektumstumpf signifikant stärker vermindert als bei den Patienten ohne Anastomosenkomplikation (16 vs. 6 %; $p < 0,001$). Am proximalen Stumpf war ebenfalls ein signifikanter, wenn auch weniger markanter Zusammenhang feststellbar (12,9 vs. 5,1 %; $p < 0,01$). Neoadjuvante Therapieformen können den Heilungsprozess von Anastomosen ebenfalls beeinflussen. *Kuzu* [37] führte eine tierexperimentelle Studie an Ratten durch, die bei präoperativ bestrahlten Tieren keinen Unterschied für das klinische Ergebnis und die Anastomosenkomplikationsrate ergab. Allerdings wurde gezeigt, dass bei präoperativer Radiatio die Heilung der Anastomose verzögert eintrat und der Sprengungsdruck signifikant niedriger war. Derselbe Autor zeigte auch eine Verzögerung der Anastomosenheilung durch präoperative Chemotherapie (5-Fluorouracil) allein und mit Bestrahlung kombiniert, wobei wiederum das klinische Ergebnis unbeeinträchtigt blieb [38]. In großen randomisierten Studien kam es durch eine präoperative Radiatio allerdings nicht zu einer Erhöhung der Anastomoseninsuffizienzrate. Im Rahmen des „Swedish Rectal Cancer Trial" wurden 1168 Patienten für eine präoperative Strahlentherapie mit 25 Gray in 5 Fraktionen innerhalb einer Woche oder für eine Operation ohne neoadjuvante Strahlentherapie randomisert. In der Gruppe der bestrahlten Patienten war die Anastomosendehiszenzrate nicht höher, die Lokalrezidivrate signifikant niedriger und das Überleben signifikant länger als in der Gruppe der nicht bestrahlten Patienten [63]. Weitere Risikofaktoren für eine Anastomoseninsuffizienz, eine erhöhte Morbidität bzw. Letalität wurden im Rauchen, im Alkoholabusus und in einem höheren Alter (> 80 Jahre) gesehen [30, 40, 45, 62, 65-67, 78].

*Carlsen* beschrieb eine Erhöhung der Anastomoseninsuffizienzrate nach Einführung der TME, die sich mit steigender Erfahrung verbesserte [10]. *Rullier* fand das männliche Geschlecht und eine Anastomosenhöhe von < 5 cm ab ACL als unabhängige Faktoren für die Ausbildung einer Anastomoseninsuffizienz [58].

Auch *Bulow* sah bei Männern signifikant häufiger Insuffizienzen [9].

Insgesamt bleibt aber die Vorhersagbarkeit der Anastomoseninsuffizienzen sehr schwierig [55].

Wie von *Akyol* gezeigt, verschlechtert die Anastomoseninsuffizienz allerdings das Langzeitüberleben und die Lokalrezidivrate der Patienten. 46,9 % der Patienten mit einer Anastomoseninsuffizienz entwikkelten ein Lokalrezidiv, aber nur 18,5 % der Patienten ohne Anastomoseninsuffizienz. Die Zweijahres-Letalität in seiner Studie betrug 36,9 % bei einer Anastomoseninsuffizienz gegenüber 12,6 %, wenn diese nicht aufgetreten war [2].

*Fujita* berichtete über einen signifikanten Anstieg der Lokalrezidivrate und einen signifikanten Abfall des tumorfreien Überlebens nach vorangegangener Anastomoseninsuffizienz bei 33 Patienten mit Anastomoseninsuffizienz bei insgesamt 980 untersuchten Patienten [20].

*Petersen* wies in einer multivarianten Analyse die Anastomoseninsuffizienz als unabhängigen Faktor für das Lokalrezidiv nach. Für die Überlebensrate konnte er die Anastomoseninsuffizienz nicht als unabhängigen Faktor feststellen [54]. Dass dieser Zusammenhang nicht unwidersprochen bleiben kann, beweisen die Zahlen von *Heald*. Durch die exakte Durchführung der Totalen Mesorektalen Exzision (TME), die heute mit seinem Namen verbunden ist, erreicht er Lokalrezidivraten von 4 % nach 10 Jahren, obwohl er eine Anastomoseninsuffizienzrate von nahezu 20 % aufzuweisen hat [57]!

> **Die Anastomoseninsuffizienz scheint aber trotzdem sowohl für die perioperative Morbidität/Letalität als auch für die Lokalrezidivrate oder sogar für das Langzeitüberleben von entscheidendem Einfluss zu sein. Der Vermeidung der Anastomoseninsuffizienz kommt demzufolge eine zentrale Bedeutung in der Chirurgie des kolorektalen Karzinoms zu.**

In diesem Rahmen wird immer wieder die Rolle eines protektiven Enterostomas diskutiert. Die Ergebnisse in der Literatur dazu sind uneinheitlich und prospektiv randomisierte Studien sind selten.

Wie die meisten operationstechnischen und taktischen Aspekte der kolorektalen Chirurgie ist auch die Anlage eines protektiven Enterostomas nicht evidenzbasiert.

Selbst die folgenden tierexperimentellen Untersuchungen (Ratte) sind widersprüchlich.

*Tornqvist* [68] fand im Tiermodell bei Anlage eines Stomas keine Anastomosenprobleme bei Darmresektion, aber 29 % Anastomosenprobleme bei Nichtanlage eines Stomas. Demgegenüber zeigten *Mansson* [44] eine Anastomoseninsuffizienzrate von 29 % und eine Letalität von 36 % bei protektiver Kolostomie, 7 % Anastomoseninsuffizienzrate und 7 % Letalität ohne eine protektive Kolostomie. Zumindest am Rattenkolon erhöht ein protektives Enterostoma sogar die Anastomoseninsuffizienzrate. Auch *Bielecki* [7] fand eine verzögerte Anastomosenfestigkeit bei Anlage eines protektiven Enterostomas.

Im klinischen Einsatz kann eine Erhöhung der Anastomoseninsuffizienzrate durch Anlage eines protektiven Enterostomas nicht bestätigt werden. Von einigen Autoren wurde sogar über eine Minderung der Anastomoseninsuffizienzrate berichtet, allerdings nur der klinisch relevanten Anastomoseninsuffizienzen [13, 39, 55].

*Poon* [55] berichtete über eine Rate von 3,3 % klinischer Anastomoseninsuffizienzen mit protektivem Enterostoma und 12,6 % ohne Anlage des Stomas. Auch *Dehni* zeigte nur eine signifikante Erhöhung der klinisch relevanten Anastomoseninsuffizienzen bei Nichtanlage des protektiven Enterostomas [13].

Insgesamt mehren sich die Berichte, dass ein protektives Stoma nicht vor der Anastomoseninsuffizienz selbst schützt, aber die Folgen des Lecks durchschnittlich weniger gravierend sind, d. h., die Konsequenzen der fäkalen Leckage wie die pelvine Sepsis werden durch ein protektives Enterostoma gemildert [4, 14, 23–24, 33, 46, 51, 53, 70, 79]. *Pakkastie* zeigte in einer prospektiv randomisierten Studie, dass die Gesamtrate der Anastomoseninsuffizienzen (klinisch und radiologisch) mit und ohne protektivem Enterostoma ähnlich ist [37 % vs. 42 %], aber dass die Rate an klinischen Anastomoseninsuffizienzen in der Kolostomiegruppe 16 % vs. 32 % deutlich geringer war. Die Re-Operationsrate wegen Anastomoseninsuffizienz war mit 5 % signifikant geringer in der Kolostomiegruppe gegenüber 32 % ohne Kolostomie [51]. *Karanjia* verwies auf eine signifikante Reduktion der „major leak rate" von 17,7 % ohne Stoma auf 8,3 % mit Stoma und gleichzeitig auch auf eine signifikante Reduktion der schweren Peritonitiden bei Anlage eines Stomas [33].

So forderte *Law* den routinemäßigen Einsatz eines protektiven Enterostomas bei tiefer anteriorer Rektumresektion und TME bei Männern [39]. Er fand das weibliche Geschlecht und das Enterostoma als unabhängige Faktoren für eine Verminderung der Anastomoseninsuffizienz [39]. *Fielding* studierte prospektiv 2056 Patienten mit einer elektiv angelegten kolorektalen Anastomose. 15,8 % davon hatten ein protektives Enterostoma erhalten. Da er keinen Unterschied in der Letalität fand, schlussfolgerte er, dass ein protektives Enterostoma nicht notwendig sei für Chirurgen, die in der Lage sind, die Anastomoseninsuffizienzrate auf einem akzeptabel niedrigen Niveau (< 5 %) zu halten [18].

*Graffner* zeigte in einer randomisierten Studie bei tiefer anteriorer Rektumresektion und Nutzung eines Staplers eine radiologische Anastomoseninsuffizienzrate von 30 % sowohl mit und ohne protektivem Kolostoma. Die klinische Anastomoseninsuffizienzrate betrug 4 % bei protektivem Stoma und 12 % ohne Stoma [24]. Allerdings fand er eine postoperative Stenosierung der Anastomose von 36 % bei protektivem Kolostoma gegenüber 8 % ohne protektivem Stoma.

Ein routinemäßiger Einsatz eines protektiven Enterostomas bei tiefer anteriorer Rektumresektion wird in der Literatur nicht gefordert [1, 3, 5, 24-25, 28, 32, 46-47, 55-56, 69, 73-74]. Coloanale Anastomosen, die auf Höhe der Linea dentata peranal handgenäht werden, sollten hingegen stets mit einem Schutzstoma versehen werden [29].

Koloanale Anastomosen sind technisch schwierig anzulegen und aufgrund der Lagebeziehung zum Sphinkterapparat großer Belastung ausgesetzt. Von vielen Autoren wird daher die Protektion von koloanalen Anastomosen mit und ohne Pouch durch ein protektives Enterostoma als obligatorisch betrachtet [6, 15, 49, 61]. Schon *Parks* [52] konnte zeigen, dass ein Deviationsstoma zwar nicht die Dehiszenz der Anastomose oder die Nekrose der Kolonschleimhaut verhindern kann, jedoch der Entwicklung eines ausgedehnten Beckenabszesses entgegenwirkt.

Demgegenüber sind die Morbidität, Letalität und der prolongierte Krankenhausaufenthalt im Zusammenhang mit der Rückverlagerung eines Anus praeter Argumente, die viele Autoren gegen die routinemäßige Anwendung von protektiven Enterostomien anführen [23].

Ob bei Anlage eines protektiven Enterostomas eine Loop-Ileostomie oder eine Kolostomie angelegt werden sollte, wird ebenfalls nicht einheitlich beurteilt [75].

*Khoury* verglich in einer randomisierten Studie die Kolostomie vs. der Ileostomie. Den einzigen Vorteil der Ileostomie sah er in einem frühzeitigeren Funktionieren des Ileostomas [35].

Auch *Chen* sah einen Trend zur Ileostomie bei Betrachtung der Morbidität, ohne signifikante Unterschiede zu finden [12]. Zum gleichen Schluss kam *Fasth* [16-17].

*Williams* bezeichnete die Loop-Ileostomie als Verfahren der ersten Wahl auf Grund der geringen peristomalen und Management-Probleme des Ileostoma bei gleich guter Ausschaltung der distalen Darmanteile im Vergleich zur Kolostomie [77].

Demgegenüber erachtete *Rutegard* die Komplikationen nach Ileostomie für schwerwiegender als bei der Kolostomie und empfahl die Kolostomie als das bessere Verfahren zur protektiven Darmausschaltung [59]. *Köhler* zeigte eine Komplikationsrate von 18 % bei Verschluss eines Ileostomas gegenüber 6,7 % bei Kolostomaverschluss [36].

Auch *Gohring* verwies auf eine höhere Rate an Komplikationen bei Verschluss eines Ileostomas [22,5 %] gegenüber 5,6 % beim Kolostomaverschluss [21]. Und schließlich empfiehlt *Gooszen* [22] in einer neueren Arbeit die Transversostomie. Die Morbidität war in der Gruppe der Ileostomien signifikant höher als in der Gruppe der Transversostomien, sowohl für die Konstruktion des Stomas als auch für die Rückoperation. Bei den Patienten mit Ileostomie war auch die Mortalität höher. Insgesamt existieren drei randomisierte Studien, die Ileo- und Colostomie vergleichen.

> **Beide Stomaarten sind, was die Ausschaltung distaler Darmanteile betrifft, adäquat.**

**Tab. 1** Randomisierte Studien Ileostomie vs. Colostomie

| | n | Technik | Morbidität Stoma- anlage | Morbidität Stomarück- operation | Letalität Stoma- anlage | Letalität Stomarück- operation |
|---|---|---|---|---|---|---|
| *Williams* 1986 [76] | 47 | Ileostoma $n = 23$ | 25,0 % | 10,0 % | 0 % | 0 % |
| Pro Ileostoma | | Colostom. $n = 24$ | 39,1 % | 30,0 % | 0 % | 0 % |
| *Khoury* 1987 [35] | 61 | Ileostoma $n = 32$ | 28,0 % | ? | 3,12 % | ? |
| Pro Ileostoma | | Colostom. $n = 29$ | 31,0 % | ? | 3,45 % | ? |
| *Gooszen* 1998 [22] | 76 | Ileostoma $n = 37$ | 24,3 % | 27,6 % | 13,5 % | 6,9 % |
| Pro Colostoma | | Colostom. $n = 39$ | 2,6 % | 9,4 % | 2,6 % | 0 % |

# Eigene Untersuchungen

Innerhalb der Qualitätssicherungserfassung „Kolon/Rektum Karzinome (Primärtumor) 2000 und 2001" des Instituts für Qualitätssicherung in der operativen Medizin der Otto-von-Guericke-Universität Magdeburg in Zusammenarbeit mit dem Konvent der leitenden Krankenhauschirurgen wurden in diesem 2-Jahres-Zeitraum 19 077 Patienten mit einem kolorektalen Karzinom prospektiv erfasst. Im Vergleich zu den in der Literatur publizierten Studien wurde in dieser Untersuchung ein relativ großes Patientengut miteinander verglichen. Insgesamt waren es 2889 Patienten, die einer tiefen anterioren Rektumresektion unterzogen wurden. Als tiefe anteriore Rektumresektionen wurden alle Operationen am Rektum bezeichnet, bei denen die Anastomose unterhalb von 8 cm ab ACL angelegt wurde. 977 (33,8 %) Patienten dieser Patienten bekamen ein protektives Enterostoma und bei 1912 wurde hierauf verzichtet. Die Altersverteilung zeigte keine signifikanten Unterschiede zwischen den beiden Gruppen. Die Geschlechtsverteilung wies darauf hin, dass bei Männern signifikant häufiger ein protektives Enterostoma angelegt wurde.

Die Resektionsraten im Hinblick auf kurative und palliative Resektionen waren zwischen den Gruppen vergleichbar. Auch die Risikofaktoren und davon abhängig die ASA-Klassifikationen zeigten keine Unterschiede zwischen der Gruppe mit bzw. ohne Anlage einer protektiven Enterostomie. Nur wenige Patienten erhielten vor einer tiefen anterioren Rektumresektion eine neoadjuvante Radio-Chemotherapie. Allerdings erhielten signifikant mehr Patienten, die einer neoadjuvanten Radio-Chemotherapie unterzogen wurden, ein protektives Enterostoma. Verglich man die Lokalisationen der Karzinome, die durch eine tiefe anteriore Rektumresektion therapiert wurden, so fanden sich signifikant mehr Rektumkarzinome in einer Höhe von 4–7,9 cm in der Gruppe mit Anlage einer protektiven Enterostomie. Dies zeigte, je tiefer das Karzinom gelegen war, um so häufiger wurde ein protektives Enterostoma angelegt.

Auch bei der Anastomosenform zeigten sich signifikante Unterschiede dahingehend, dass bei koloanalen Anastomosen signifikant häufiger ein Enterostoma angelegt wurde. Ebenfalls die TME zeigte eine Korrelation zur Anlage eines protektiven Enterostomas. Wurde bei den tiefen anterioren Rektumresektionen, die kein protektives Enterostoma erhielten, in 61,9 % eine TME durchgeführt, so waren dies 84,7 % bei Operationen mit einem protektiven Enterostoma. Der Unterschied war signifikant.

Die intraoperative Komplikationsrate war signifikant höher bei den tiefen anterioren Rektumresektionen mit Anlage einer Enterostomie. Dabei war allerdings anzunehmen, dass das protektive Enterostoma auf Grund der intraoperativen Komplikationen angelegt wurde und nicht, dass die Anlage des Enterostomas zu intraoperativen Komplikationen geführt hatte.

Die intraoperativen Schwierigkeiten, die den Operateur zur Anlage eines protektiven Enterostomas bewogen haben könnten, zeigten sich in einer signifikant höheren Rate an intraoperativen Blutungen mit einem Blutverlust von mehr als 2 Erythrozytenkonzentraten sowie einer signifikant höheren Rate an Milzverletzungen. Diese beiden intraoperativen Komplikationen deuten auf die Kompliziertheit der Operation hin.

Die allgemeine postoperative Komplikationsrate erwies sich als nicht verschieden zwischen den beiden Gruppen.

Die spezifische postoperative Komplikationsrate war signifikant höher bei den tiefen anterioren Rektumresektionen mit Anlage eines protektiven Enterostomas. Der signifikante Unterschied war allerdings vor allem auf die signifikant erhöhte Wundinfektionsrate bei Anlage einer Enterostomie zurückzuführen.

Der Vorteil des protektiven Enterostomas wurde also deutlich bei der Betrachtung der verschiedenen Anastomoseninsuffizienzraten. War die Anastomoseninsuffizienzrate insgesamt in beiden Gruppen nahezu identisch, so erwiesen sich die operationspflichtigen Anastomoseninsuffizienzen bei Anlage einer protektiven Enterostomie als signifikant geringer. Protektive Enterostomien sind also nicht in der Lage, Anastomoseninsuffizienzen zu verhindern. Sie sind aber eindeutig geeignet, die Folgen einer Anastomoseninsuffizienz zu minimieren.

> **Entscheidend ist, dass die schwerwiegenden Komplikationen (op-pflichtige Anastomoseninsuffizienz) bei Operationen mit Anlage eines protektiven Enterostomas signifikant seltener waren.**

Die postoperative Letalität zwischen den beiden Gruppen war allerdings nahezu gleich.

Eine deutliche Reduktion gab es in der postoperativen Verweildauer.

> **Bei Patienten, die ein protektives Enterostoma angelegt bekommen hatten, war die postoperative Verweildauer deutlich geringer.**

Zur Überprüfung, ob die Anlage eines protektiven Enterostomas bei tiefer anteriorer Rektumresektion eine unabhängige Variable für die Entstehung einer Anastomoseninsuffizienz darstellt, wurde eine logistische Regression vorgenommen. Zielkriterien waren die OP-pflichtige Anastomoseninsuffizienz und die Anastomoseninsuffizienz gesamt. Folgende Einflussgrößen wurden untersucht: Abstand des Karzinoms von der ACL, ASA-Klassifikation, BMI, Alter, Geschlecht, Anastomosenform (Stapler oder Handnaht), Anlage eines protektiven Enterostomas, TME, Tumorstadium, neoadjuvante Radiochemotherapie, OP-Dauer.

In dieser logistischen Regression zeigte sich der Abstand des aboralen Tumorrandes von der ACL ($p = 0,006$, s.) als unabhängige Variablen für die Entstehung von op-pflichtigen Anastomoseninsuffizienzen bei allen kurativ bzw. palliativ resezierten Rektumkarzinom-Patienten, d. h., je tiefer das Karzinom gelegen ist, desto höher ist das Risiko einer Insuffizienz.

Weiterhin erwies sich das männliche Geschlecht ($p = 0,024$, s.) als unabhängiger Risikofaktor für das Auftreten einer op-pflichtigen Anastomoseninsuffizienz, ebenso die Nicht-Anlage eines protektiven Enterostomas ($p = 0,001$, s.) sowie die OP-Dauer ($p = 0,005$, s.), wobei mit längerer OP-Zeit das Risiko einer Anastomoseninsuffizienz anstieg.

Für die Anastomoseninsuffizienzen insgesamt erwiesen sich wieder der Abstand des aboralen Tumorrandes von der ACL (p = 0,005, s.), das männliche Geschlecht (p = 0,015, s.) und die OP-Dauer (p = 0,001, s.) als unabhängige Variablen. Das protektive Enterostoma spielte keine Rolle.

> **Unabhängige Faktoren für die Verhinderung operationspflichtiger Anastomoseninsuffizienzen:**
> - Op-Dauer (p = 0,005)
> - Geschlecht (männlich höheres Risiko) (p = 0,024)
> - Tumorabstand von der Anokutanlinie (p = 0,006)
> - Anlage eines protektiven Enterostomas (p = 0,001)

> **Die logistische Regression zeigte also, dass die Anlage eines protektiven Enterostomas eine von drei unabhängigen Variablen für die Verhinderung einer op-pflichtigen Anastomoseninsuffizienz ist.**

*Vorburger* gab bis zum Vorliegen randomisierter Studien folgende empirische Kriterien für die Anlage eines protektiven Enterostomas an [72]: Anastomose < 5 cm ab ACL, Status nach neoadjuvanter Radiotherapie, Patient mit Kortikosteroidtherapie, fragliche intraoperative Dichtigkeit der Anastomose, intraoperative hämodynamische Instabilität.

*Poon* [55] sah folgende Indikationen für ein selektives Protektionsstoma: schlechter AZ, exzessiver intraoperativer Blutverlust (> 1l), schwierige Präparation im kleinen Becken, zweifelhafte Durchblutungssituaton der Anastomose, Leak bei Luftinsufflation, inkomplette Anastomosenringe, Darmobstruktion, Zustand nach Bestrahlung.

Viele der eben genannten Indikationen lassen aber zweifeln, ob überhaupt eine Anastomose angelegt oder belassen werden sollte, z. B. bei fraglicher Dichtigkeit der Anastomose.

Da Anastomoseninsuffizienzen nicht vorhersagbar sind, lässt sich zusammenfassend feststellen:

> **Je schwieriger der intraoperative Situs ist, je tiefer das Rektumkarzinom gelegen ist, je schlechter der Ausgangszustand des Patienten in Hinblick auf neoadjuvante Radio-Chemotherapie oder Risikokonstellation ist, desto großzügiger sollte die Indikation zur Anlage eines protektiven Enterostomas gestellt werden,**

um die Auswirkung einer tatsächlich eintretenden Anastomoseninsuffizienz zu minimieren.

# Literatur

[1] *Ajani JA*. In rectal carcinoma, colostomy or no colostomy: is this the question? J Clin Oncol 1993; 11: 193–194

[2] *Akyol AM, McGregor JR, Galloway DJ, Murray GD, George WD*. Anastomotic leaks in colorectal cancer surgery: a risk factor for recurrence? Int J Colorectal Dis 1991; 6: 179–183

[3] *Ambrosetti P, Michel JM, Megevand JM, Morel P*. Left colectomy with immediate anastomosis in emergency surgery. Ann Chir 1999; 53: 1023–1028

[4] *Assenza M, De Martino D, Lorenzotti A, Manfroni S, Bertolotti A*. The elective use of protective colostomy in rectal resection surgery. G Chir 1992; 13: 45–47

[5] *Becker H, Probst M, Ungeheuer E*. Does a one-time colonic or rectal resection without protective colostomy increase the rate of postoperative complications? Chirurg 1979; 50: 244–248

[6] *Bernard D, Morgan S, Tassé D, Wassef R* (1989). Preliminary results of coloanal anastomosis. Dis Colon Rectum 32: 580

[7] *Bielecki K, Grotowski M, Kalczak M*. Influence of proximal end diverting colostomy on the healin of left-sided colonic anastomosis: an

experimental study in rats. Int J Colorectal Dis 1995; 10: 193-196

[8] *Bokey EL, Chapuis PH, Fung C, Hughes WJ, Koorey SG, Brewer D, Newland RC.* Postoperative morbidity and mortality following resection of the colon and rectum for cancer. Dis Colon Rectum 1995; 38: 480-486

[9] *Bulow S, Moesgaard FA, Billesbolle P, Harling H, Holm J. Madsen MR, Myrhoj T, Nymann T, Okholm M, Qvist N, Riber C.* Anastomotic leakage after low anterior resection for rectal cancer. Ugeskr Laeger 1997; 159: 297-301

[10] *Carlsen E, Schlichting E, Guldvog I, Johnson E, Heald RJ.* Effect of the introduction of total mesorectal excision for the treatment of rectal cancer. Br J Surg 1998; 85: 526-529

[11] *Ceraldi CM, Rypins EB, Monahan M, Chang B, Sarfeh IJ.* Comparison of continuous single layer polypropylene anastomosis with double layer and stapled anastomoses in elective colon resections. Am Surg 1993; 59: 168-171

[12] *Chen F, Stuart M.* The morbidity of defunctioning stomata. Aust N Z J Surg 1996; 66: 218-221

[13] *Dehni N, Schlegel RD, Cunningham C, Guiguet M, Tiret E, Parc R.* Influence of a defunctioning stoma on leakage rates after low colorectal anastomosis and colonic J pouch-anal anastomosis. Br J Surg 1998; 85: 1114-1117

[14] *Edwards DP, Chisholm EM, Donaldson DR.* Closure of transverse loop colostomy and loop ileostomy. Ann R Coll Surg Engl 1998; 80: 33-35

[15] *Enker WE, Stearns MW, Janov AJ* (1985). Peranal coloanal anastomosis following low anterior resection for rectal carcinoma. Dis Colon Rectum 28: 276

[16] *Fasth S, Hulten L, Palselius I.* Loop ileostomy – an attractive alternative to a temporary transverse colostomy. Acta Chir Scand 1980; 146: 203-207

[17] *Fasth S, Hulten L.* Loop ileostomy: a superior diverting stoma in colorectal surgery. World J Surg 1984; 8: 401-407

[18] *Fielding LP, Stewart-Brown S, Hittinger R, Blesovsky L.* Covering stoma for elective anterior resection of the rectum an outmoded operation? Am J Surg 1984; 147: 524-530

[19] *Fontanili M, Caforio M, Asteria C.* Perioperative complications in traditional surgery of the rectum. Minerva Chir 1997; 52: 217-224

[20] *Fujita S, Teramoto T, Watanabe M, Kodaira S, Kitajima M.* Anastomotic leakage after colorectal cancer surgery: a risk factor for recurrence and poor prognosis. Jpn J Clin Oncol 1993; 23: 299-302

[21] *Gohring U, Lehner B, Schlag P.* [Ileostomy versus colostomy as temporary deviation stoma in relation to stoma closure]. Chirurg 1988; 59: 842-844

[22] *Gooszen AW, Geelkerken RH, Hermans J, Lagaay MB, Gooszen HG* (1998). Temporary decompression after colorectal surgery: randomized comparison of loop ileostomy and loop colostomy. Br J Surg 85: 76

[23] *Grabham JA, Moran BJ, Lane RH.* Defunctioning colostomy for low anterior resection: a selective approach. Br J Surg 1995; 82: 1331-1332

[24] *Graffner H, Fredlund P, Olsson SA, Oscarson J, Petersson BG.* Protective colostomy in low anterior resection of the rectum using the EEA stapling instrument. A randomized study. Dis Colon Rectum 1983; 26: 87-90

[25] *Guivarc'h M, Mosnier H, Roulett-Audy JC.* Protective transverse loop colostomy associated with low colo-rectal anastomoses. Int J colorectal Dis 1997; 12: 340-341

[26] *Hallbook O, Sjodahl R.* Anastomotic leakage and functional outcome after anterior resection of the rectum. Br J Surg 1996; 83: 60-62

[27] *Heald RJ, Leicester RJ.* The low stapled anastomosis. Br J Surg 1981; 68: 333-337

[28] *Hirsch CJ, Gingold BS, Wallack MK.* Avoidance of anastomotic complications in low anterior resection of the rectum. Dis Colon Rectum 1997; 40: 42-46

[29] *Hohenberger W* (1998). Anastomosentechniken am Rectum. In: Büchler MW, Heald RJ, Maurer CA, Ulrich B (Hrsg) Rectumcarcinom: Das Konzept der Totalen Mesorectalen Excision. Karger, Basel, S 1642

[30] *Isbister WH.* Colorectal surgery in the elderly: an audit of surgery in octogenarians. Aust N Z J Surg 1997; 67: 557-561

[31] *Jarvinen HJ, Luukkonen P.* Sphincter-saving surgery for rectal carcinoma. Comparison of two five-year periods from 1980 to 1989. Ann Chir Gynaecal 1991; 80: 14-18

[32] *Jatzko GR, Lisborg PH, Wette VM.* Extraperitonealization of the anastomosis and sacral drain in restorative surgery for rectal carcinoma: a safety mechanism in the absence of a covering stoma. Surg Today 1996; 26: 591-596

[33] *Karanjia ND, Corder AP, Bearn P, Heald RJ.* Leakage from stapled low anastomosis after total mesorectal excision for carcinoma of the rectum. Br J Surg 1994; 81: 1224-1226

[34] *Kessler H, Hermanek P Jr, Wiebelt H.* Operative mortality in carcinoma of the rectum. Results of the Geman Multicentre Study. Int J Colorectal Dis 1993; 8: 158-166

[35] *Khoury GA, Lewis MC, Meleagros L, Lewis AA.* Colostomy or ileostomy after colorectal anastomosis?: a randomised trial. Ann R Coll Surg Engl 1987; 69:5-7

[36] *Köhler A, Athanasiadis S, Nafe M.* Postoperative results of colostomy and ileostomy closure. A retrospective analysis of three different closure techniques in 182 patients. Chirurg 1994; 65: 529-532

[37] *Kuzu MA, Kösoy C, Akyol FH, Uzal D,* et al (1998). Effects of preoperative fractionated irradiation on left colonic anastomosis in the rat. Dis Colon Rectum 41: 370

[38] *Kuzu MA, Kuzu I, Köksoy C, Akyol FH, Uzal D,* et al (1998). Histological evaluation of colonic anastomotic healing in the rat following preoperative 5-fluorouracil, fractionated irradiation, and combined treatment. Int. J Colorect Dis 13: 235

[39] *Law WI, Chu KW, Ho JW, Chan CW.* Risk factors for anastomotic leakage after low anterior resection with total mesorectal excision. Am J Surg 2000; 179: 92-96

[40] *Lewis AA, Khoury GA.* Resection for colorectal cancer in the very old: are the risks too high? Br Med J (Clin Res Ed) 1988; 296: 459-461

[41] *Lippert H, Gastinger I.* Results of a multicenter study in colon surgery for quality assessment. Zentralbl Chir 1997; 122: 18-19

[42] Lothian an Borders large bowel cancer project: immediate outcome after surgery. The consultant surgeons and pathologists of the Lothian and Borders Health Boards. Br J Surg 1995; 82: 888-890

[43] *Mann B, Kleinschmidt S, Stremmel W.* Prospective study of hand-sutured anastomosis after colorectal resection. Br J Surg 1996; 83: 29-31

[44] *Mansson P, Fork T, Blomqvist P, Jeppsson B, Thorlacius H.* Diverting colostomy increases anastomotic leakage in the ra colon. Eur Surg Res 2000; 32: 246-250

[45] *McArdle CS, Hole D.* Impact of variability among surgeons on postoperative morbidity and mortality and ultimate survival. Br Med J 1991; 302: 1501-1505

[46] *Mealy K, Burke P, Hyland J.* Anterior resection without a defunctioning colostomy: questions of safety. Br J Surg 1992; 79: 305-307

[47] *Meyrick TJ.* Anterior resection without a defunctioning colostomy: questions of safety. Br J Surg 1992; 79: 1109

[48] *Moran B, Heald R.* Anastomotic leakage after colorectal anastomosis. Semin Surg Oncol 2000; 18: 244-248

[49] *Nicholls RJ, Lubowski DZ, Donaldson DR* (1988). Comparison of colonic reservoir and straight colo-anal reconstruction after rectal excision. Br J Surg 75: 318

[50] *Pakkastie TE, Luukkonen PE, Jarvinen HJ.* Anastomotic leakage after anterior resection of the rectum. Eur J Surg 1994; 160: 293-297

[51] *Pakkastie TE, Ovaska JT, Pekkala ES, Luukkonen PE, Jarvinen H.* A randomised study of colostomies in low colorectal anastomoses. Eur J Surg 1997; 163: 929-933

[52] *Parks AG, Percy JP* (1982). Resection and sutured colo-anal anastomosis for rectal carcinoma. Br J Surg 69: 301

[53] *Peller CA, Froymovich O, Tartter PI.* The true cost of protective loop colostomy. Am J Gastoenterol 1989; 84: 1034-1037

[54] *Petersen S, Freitag M, Hellmich G, Ludwig K.* Anastomotic leakage: impact on local recurrence and survival in surgery of colorectal cancer. Int J Colorectal Dis 1998; 13: 160-163

[55] *Poon RT, Chu KW, Ho JW, Chan CW, Law WL, Wong J.* Prospective evaluation of selective defunctioning stoma for low anterior resection with total mesorectal excision. World J Surg 1999; 23: 463-467

[56] *Röher HD, Stahlknecht CD, Hesterberg R.* Is the protective colostomy in left-sided resections of the colorectum necessary? Langenbecks Arch Chir 1985; 367: 21-26

[57] *Rouffet F, Hay JM, Vacher B, Fingerhut A, Elhada A, Flamant Y, Mathon C, Gainant A.* Curative resection for left colonic carcinoma: hemicolectomy vs. segmental colectomy. A prospective, controlled, multicenter trial.

French Association for Surgical Research. Dis Colon Rectum 1994; 37: 651-659

[58] *Rullier E, Laurent C, Garrelon JL, Michel P, Saric J, Parneix M.* Risk factors for anastomotic leakage after resection of rectal cancer. Br J Surg 1998; 85: 355-358

[59] *Rutegard J, Dahlgren S.* Transverse colostomy or loop ileostomy as diverting stoma in colorectal surgery. Acta Chir Scand 1987; 153: 229-232

[60] *Schumpelick V, Braun J.* Intersphincteric rectum resection with radical mesorectum excision and colo-anal anastomosis. Chirurg 1996; 67: 110-120

[61] *Seow-Choen F, Goh HS* (1995). Prospective randomized trial comparing J colonic pouch-anal anastomosis and straight coloanal reconstruction. Br J Surg 82: 608

[62] *Sorensen LT, Jorgensen T, Kirkeby LT, Skovdal J, Vennits B, Wille-Jorgensen P.* Smoking and alcohol abuse are major risk factors for anastomotic leakage in colorectal surgery. Br J Surg 1999; 86: 927-931

[63] *Swedish Rectal Cancer Trial* (1997). Improved survival with preoperative radiotherapy in resectabe rectal cancer. Swedish Rectal Cancer Trial. N Engl J Med 336: 980

[64] *Theile DE, Cohen JR, Holt J, Davis NC.* Mortality and complications of large-bowel resection for carcinoma. Aust N Z J Surg 1979; 49: 62-66

[65] *Tonnesen H, Petersen KR, Hojgaard L, Stokholm KH, Nielsen HJ, Knigge UP, Kehlet H.* Postoperative morbidity among alcohol abusers. Ugeskr Laeger 1994; 156: 287-290

[66] *Tonnesen H, Petersen KR, Hojgaard L, Stokholm KH, Nielsen HJ, Knigge U, Kehlet H.* Postoperative morbidity among symptom-free alcohol misusers. Lancet 1992; 340: 334-337

[67] *Tonnesen H, Rosenberg J, Nielsen HJ, Rasmussen V, Hauge C, Pedersen IK, Kehlet H.* Effect of preoperative abstinence on poor postoperative outcome in alcohol misusers: randomised controlled trial. BMJ 1999; 318: 1311-1316

[68] *Tornquist A, Blomquist P, Jiborn H, Zederfeldt B.* The effect of diverting colostomy on anstomotic healing after resection of left co-

lon obstruction. An experimental study in the rat. Int J Colorectal Dis 1990; 5: 167-169

[69] *Tschmelitsch J, Wykypiel H, Prommegger R, Bodner E.* Colostomy vs tube cecostomy for protection of a low anastomosis in rectal cancer. Arch Surg 1999; 134: 1385-1388

[70] *Tuson JR, Everett WG.* A retrospective study of colostomies, leaks and strictures after colorectal anastomosis. Int J Colorectal Dis 1990; 5: 44-48

[71] *Vignali A, Gianotti L, Braga M, Radaelli G,* et al (2000). Altered microperfusion at the rectal stump is predictive for rectal anastomotic leak. Dis Colon Rectum 43: 76

[72] *Vorburger SA, Marti WR, Metzger U.* Ungelöste Probleme und Zukunftsperspektiven beim kolorektalen Karzinom. Chir Gastroenterol 2000; 16: 273-279

[73] *Wahl W, Hassdenteufel A, Hofer B, Junginger T.* Temporary colostomies after sigmoid colon and rectum interventions – are they still justified? Langenbecks Arch Chir 1997; 382: 149-156

[74] *Wang JY, You YT, Chen HH, Chiang JM, Yeh CY, Tang R.* Stapled colonic J-pouch-anal anastomosis without a diverting colostomy for rectal carcinoma. Dis Colon Rectum 1997; 40: 30-34

[75] *Welten RJ, Jansen A, van de Pavoordt HD.* A future role for loop ileostomy in colorectal surgery? Neth J Surg 1991; 43: 192-194

[76] *Williams NS, Nasmyth DG, Jones D, Smith AH* (1986). Defunctioning stomas: a prospective controlles trial comparing loop ileostomie with loop transverse colostomy. Br J Surg 73: 566

[77] *Williams NS, Nasmyth DG, Jones D, Smith AH.* De-functioning stomas: a prospective controlled trial comparing loop ileostomy with loop transverse colostomy. Br J Surg 1998; 73: 566-570

[78] *Wise WE Jr, Padmanabhan A, Meesig DM, Arnold MW, Aguilar PS, Stewart WR.* Abdominal colon and rectal operations in the elderly. Dis Colon Rectum 1991; 34: 959-963

[79] *Zanetti PP, Gagna G, Rosa G, Dutto C, Capriata G, Togna A.* [Protective colostomy in surgery of the left colon]. Arch Sci Med (Torino) 1983; 140: 151-153

# Postoperative Stoma-Komplikationen – Vermeidung und Beherrschung

*Th. Bolle*

Als Thema von Publikationen ist die Vermeidung und Beherrschung von Stoma-Komplikationen eher selten anzutreffen oder wird nur kurz abgehandelt. Dementsprechend existieren dazu kaum evidenzbasierte Daten.

Für den Patienten allerdings sind Stoma-Komplikationen von gravierender Bedeutung. Allein die Konfrontation mit der Frage, plötzlich an einem malignen Tumor erkrankt zu sein, ist eine erhebliche psychische Belastung. Für den Rest des Lebens dann auch noch mit einem künstlichen Ausgang zurechtkommen zu müssen, ist unter dem Aspekt der Lebensqualität für die meisten Patienten ein gravierendes Problem. Kommen nun auch noch Komplikationen am Anus praeter dazu, ist das Desaster komplett.

Die Bedeutung der Stoma-Komplikationen resultiert neben der Beeinträchtigung der Lebensqualität aus deren Häufigkeit und den daraus entstehenden Kosten. Von 130 000 Stoma-Trägern in Deutschland ist auszugehen [3]. Bei 30 % sind Komplikationen zu erwarten, die kumulativ in 50 % der Fälle auftreten. Allein 40% der Komplikationen sind anlagebedingt. In der Qualitätssicherungsstudie „Kolorektales Karzinom" und bei der Datenerfassung zur laparoskopischen kolorektalen Chirurgie finden sich Frühkomplikationen am Anus praeter in einer Häufigkeit von durchschnittlich 2,2 % bzw 2,7 % (Abb. 1, 2).

Aus klinischer Sicht bietet sich an, die Einteilung der postoperativen Stoma-Komplikationen nach dem Manifestationszeitpunkt in Früh- und Spätkomplikationen vorzunehmen (Abb. 3). Kausal spielt neben Anlage- und Versorgungsfehlern eine Rolle, dass dem Anus praeter auf Grund seiner unumgänglichen Konstruktion bereits Komplikationen immanent sind.

## Frühkomplikationen

Unter den Frühkomplikationen (Abb. 4) ist ein Ödem am Anus praeter recht häufig anzutreffen. Dieses Symptom ist relativ unbedeutend und vielfach nur als Hinweis auf einen ausreichend engen Durchtritt durch die Bauchdecke zu werten.

Dagegen hat die Nekrose zum Teil weitreichende Konsequenzen. Mittels Endoskopie lässt sich feststellen, wie weit die Gewebszerstörung in die Tiefe reicht. Bei tiefen Nekrosen bis in die Bauchhöhle oder in die tiefen Abschnitte der Bauchdecke droht ein „Abstürzen" des Anus praeter mit kotiger Peritonitis. Eine Neuimplantation ist in diesen Fällen unumgänglich. Bei oberflächlichen Nekrosen kann dagegen die Regeneration abgewartet werden.

Auch eine frühe Retraktion macht eine Reintervention erforderlich. Kausal sind die nicht spannungsfreie Implantation, eine zu weite Skelettierung des Darmschenkels, dessen Torsion oder eine zu enge Durchtrittspforte verantwortlich.

| Zugang | Op-Verfahren | Komplikationen Kolostomie | | gesamt |
|---|---|---|---|---|
| | | n | % | n |
| Konversion | Exstirpation | 0 | 0 | 2 |
| laparoskopisch ass. | Exstirpation | 0 | 0 | 23 |
| | Anus praeter | 1 | 4,3 | 23 |
| | Resektion | 0 | 0 | 2 |
| Laparotomie | Exstirpation | 17 | 2,0 | 833 |
| | Hartmann | 8 | 3,3 | 239 |
| | Anus praeter | 6 | 2,8 | 217 |
| | Resektion | 0 | 0 | 81 |
| Summe | | 32 | 2,2 | 1420 |

**Abb. 1**
Qualitätssiche-
rungsstudie Kolon/
Rektum-Karzi-
nome 2000

Innere Hernien können durch das Unterlassen der mesenterialen Fixierung an der lateralen Bauchwand begünstigt werden. Eine solche Fixierung würde auch einem Prolaps oder einer Siphonbildung vorbeugen.

Blutung und Hämatom lassen sich durch sorgfältiges Präparieren bei der Skelettierung und beim Einnähen des Anus vermeiden. Treten diese Komplikationen auf, erfordern sie Umstechung oder Koagulation. Bei submukösen Hämatomen reicht, wenn sie unter Spannung stehen, die Entlastung aus.

Fisteln oder Frühabszesse können durch serofasciale Fixierungsnähte bedingt werden, die wir im eigenen Krankengut grundsätzlich unterlassen. Therapeutisch sind Inzision und Drainage beim Abszess und die Stomatransposition bei der Fistel erforderlich.

| Stoma-Anlage | gesamt | Komplikationen | | | |
|---|---|---|---|---|---|
| | n | n | % | Art | n |
| bei Exstirpation | 219 | 3 | 1,4 | Nekrose | 2 |
| | | | | Teilnekrose | 1 |
| sonstige begleitend | 114 | 3 | 2,6 | Teilnekrose | 1 |
| | | | | Abszess | 2 |
| eigenständig | 152 | 7 | 4,6 | Teilnekrose | 1 |
| | | | | Retraktion | 1 |
| | | | | Abszess | 4 |
| | | | | Stuhlfistel | 1 |
| **Summe** | **485** | **13** | **2,7** | | |

**Abb. 2**
Qualitätssicherung
lap. kolorekt. OP
Datenerfassung
1995–2002 (LCRC)

Einteilung

| Ursachen | Manifestationszeitpunkt |
|---|---|
| • konstruktionsimmanent | • Frühkomplikationen |
| • Anlagefehler | • Spätkomplikationen |
| • Versorgungsfehler | |

**Abb. 3** Postoperative Stoma-Komplikationen

# Frühkomplikationen

- Ödem
- Nekrose
- Retraktion
- Innere Hernie
- Blutung, Hämatom
- Fistel, Frühabszess

**Abb. 4** Postoperative Stoma-Komplikationen

## Spätkomplikationen

Unter den Spätkomplikationen (Abb. 5) haben die para- und peristomalen Hernien (Abb. 8, 9) mit einer Häufigkeit von 20 bis 70 % die größte Bedeutung [4]. Die Herniation tritt lokal an umschriebener Stelle oder in der gesamten Zirkumferenz des Stomas auf. Vorbeugen lässt sich dieser Komplikation durch einen möglichst engen Fasziendurchtritt. Weiteren Präventionstechniken wie der Nahtfixierung intraabdominell oder am Fasziendurchtritt oder der strengen Lokalisation des Anus praeter innerhalb der Rektusscheide bzw. der extraperitonealen Tunnelierung fehlt zumindest der evidenzbasierte Wirksamkeitsbeweis. Da Korrekturoperationen auch häufig rezidivbelastet und zudem nicht frei von Komplikationen sind, sollte die Indikation zur Reintervention auf große Hernien mit Versorgungsproblemen oder Passagestörungen beschränkt

# Spätkomplikationen

- Parastomale Hernie
- Prolaps
- Stenose
- Retraktion
- Stomatumor
- Spätabszess, Fistel
- peristomale Dermatitis

**Abb. 5** Postoperative Stoma-Komplikationen

werden. Operationstechnisch stehen 3 Verfahren zur Verfügung. Der direkte Nahterschluss hat mit einer Rezidivrate von 70 bis 80 % für die Elektivchirurgie kaum Bedeutung. Auch die Stomarelokation hat durch die Schaffung einer neuen Schwachstelle in der Bauchwand und eine Rezidivhäufigkeit von über 40 % wesentliche Nachteile. Die Augmentation mit alloplastischen Netzen setzt sich ähnlich wie in der übrigen Hernienchirurgie immer mehr durch. Die Versorgung kann in konventioneller oder laparoskopischer Technik erfolgen. Die Durchtrittsöffnung im Netz, dass in der Zirkumferenz geschlossen oder mit nichtresorbierbarem Nahtmaterial vernäht sein muss, sollte 2 cm betragen [4]. Die geringe Rezidivrate von 10 % ist zweifellos ein Vorteil dieser Methode. Die Infektionsmöglichkeit des Netzes mit 10 % aber ein nicht zu unterschätzender Nachteil, da die Sanierung wohl immer die Entfernung des Netzes erforderlich macht. Unter Elektivbe-dingungen stellt das letzte Verfahren die Methode der Wahl dar [1, 2, 6].

Der Prolaps stellt mit 8–15 % die zweithäufigste Spätkomplikation dar. Eine zu weite Inzision und eine zu lange mobile Schlinge stellen die Ursachen dar. Beschwerden, die zum teil krampfartig sein können, Versorgungsprobleme und eine Blutungsneigung sind in der Regel die Indikationen zur Reintervention. Diese

gel die Indikationen zur Reintervention. Diese besteht in der Nachresektion und Neueinpflanzung, wobei das Mesenterium beim einläufigen Anus praeter lateral fixiert werden sollte und beim doppelläufigen die Schenkel getrennt werden.

Die Stenose der Austrittsöffnung findet sich meist im Haut-Niveau, fast nie in Höhe der Faszie. Eine frühere Nekrose, Infektionen oder eine zu enge Inzision sind ursächlich. Die Indikation zur Revision besteht, wenn die Öffnung digital nicht mehr passierbar ist. Neueinpflanzung, Exzision eines Fibroseringes oder kranzförmige Inzisionen sind geeignete Therapieverfahren.

Retraktionen der Darmmündung haben ihre Ursache in früherer Nekrose oder Entzündung bzw. nicht spannungsfreier Implantation. Bei Versorgungsproblemen und Stenose ist die Indikation zur Korrekturoperation gegeben, die in der Neueinpflanzung besteht.

Am Stoma können Tumoren auftreten. Granulationstumoren sind meist Folge von chronischen Irritationen und werden durch Verätzung mit Silbernitrat oder Koagulation behandelt. Differentialdiagnostisch sind Zweittumoren oder Implantationsmetastasen in Erwägung zu ziehen.

Spätabszesse oder Fisteln werden ähnlich wie Frühabszesse begünstigt durch Fixationsnähte zur Faszie und geflochtenes nicht resorbierbares Nahtmaterial. Beim Abszess ist die Inzision bei der Fistel die Transposition erforderlich. Inzisionen sollten so angelegt werden, dass die spätere Befestigung eines Stomabeutels nicht behindert wird, also in entsprechender Entfernung vom Anus praeter.

Eine anhaltende Dermatitis in der Umgebung des Stomas wird durch allergisierende Hautpflegemittel hervorgerufen oder ungeeignete Materialien zur Hautabdeckung. Eine anlagebedingte zerklüftete Hautoberfläche erschwert die Pflege und begünstigt ebenfalls Reizzustände der Haut durch ständigen Kontakt mit Stuhl. Moderne Stoma-Pasten bieten einen guten Hautschutz und gleichen Unregelmäßigkeiten der Oberfläche aus.

## Anlagefehler

Fehler bei der Anlage (Abb. 6) können die spätere Versorgung durch den Patienten erschweren oder unmöglich machen und Komplikationen begünstigen. Das Stoma muss für den Patienten sichtbar und erreichbar sein. Es empfiehlt sich die Position schon am Operationsvortag anzuzeichnen. Man sollte eine Lokalisation oberhalb der Leibesprominenz, außerhalb von Hautfalten, innerhalb der Rektusscheide und mit ausreichendem Abstand von der Wunde wählen. Die geeignete Weite erreicht man durch die Schaffung einer Durchtrittsöffnung, die intraoperativ für zwei Querfinger gerade passierbar ist. Die Mobilisation des Kolonschenkels sollte adäquat erfolgen, so dass gerade eine spannungsfreie Platzierung möglich ist. Die Skelettierung am Ende des Darmrohres sollte sehr kurz sein, um durchblutungsbedingte Nekrosen zu vermeiden. Fixierungsnähte zwischen Mesenterium und lateraler Bauchwand sollen inneren Hernien und dem Prolaps vorbeugen. Allerdings wird darauf im eigenen Patientengut zu Gunsten einer nur knappen Mobilisierung des Kolonschenkels mit Erfolg generell verzichtet wie es auch beim laparoskopischen Vorgehen

## Anlagefehler

- Stomaposition
- Inzisionsweite
- Kolonmobilisation
- Fixierung
- Nahttechnik

**Abb. 6** Postoperative Stoma-Komplikationen

meist üblich ist [5]. Bei der Nahttechnik ist eine präzise Adaptation zwischen Seromuskularis des Darms und der Haut erforderlich, damit die Schleimhaut den Hautrand sauber abdeckt. Im eigenen Patientengut werden seromuskuläre Rückstichnähte mit resorbierbarem, monofilem Nahtmaterial 4 × 0 verwendet, die die Mukosa sicher aussparen. Tiefe Nähte zur Faszie unterbleiben generell, um Fisteln und Abszesse zu vermeiden.

## Versorgungsfehler

Versorgungsfehler (Abb. 7) können chronische Hautirritationen hervorrufen. Pflegemittel sollten so zusammengesetzt sein, dass sie den Fett-Säure-Mantel der Haut nicht stören. Damit sind Alkohol, Benzin, Äther und Zinkoxidklebeflächen ungünstig. Auch der Kontakt der Haut mit Stuhl führt zu Schäden.

---

### Versorgungsfehler

• Pflegemittel (Fett-Säuremantel)
• Beutelöffnung (Größe)
• Beutelwechsel (Häufigkeit)
• Allergisierung

**Abb. 7** Postoperative Stoma-Komplikationen

Deshalb sollte die Öffnung in der Abdeckplatte des Stomabeutels so angelegt werden, dass die Haut komplett abgedeckt und die Darmöffnung nicht eingeengt wird. Ein zu häufiger Wechsel der Klebeplatte reizt die Haut. Eine sichere Feststellung von Infektionen muss dennoch möglich sein. Allergisierende Substanzen sind zu vermeiden.

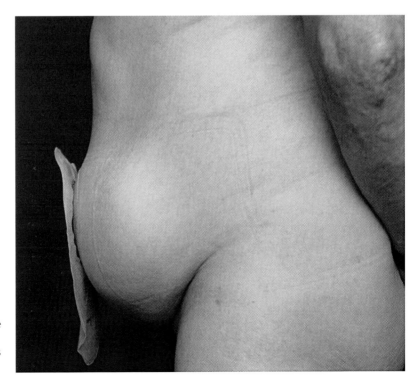

**Abb. 8**
Parastomale Hernie bei Patienten mit endständigem Anus praeter

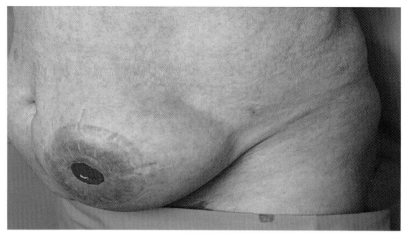

**Abb. 9**
Parastomale Hernie
bei Patienten mit
endständigem Anus
praeter

## Literatur

[1]  *Amin S, Armitage N, Abercrombie J, Schole-field, J* (2001). Lateral repair of parastomal hernia. Ann R Coll Surg Engl 83: 206

[2]  *Cheung M,Chia N, Chiu W* (2001). Surgical treatment of parastomal hernia complicating sigmoid colostomies. Dis Colon Rect 44: 266

[3]  *Falkenberg B, Lippert H* (1999). Endständige Stomata. Chirurg 70: 643–649

[4]  *Kasperk R, Willis S, Klinge U, Schumpelick V* (2002). Update Narbenhernie – Parastomale Hernie. Chirurg 73: 895–898

[5]  *Schlemminger R, Neufang T, Leister I, Becker H* (1999). Laparoskopische Stomaanlage. Chirurg 70: 656–661

[6]  *Venditti D,Gargiani M, Milito G.* Parastomal hernia surgery: personal experience with use of polypropylene. Tech Coloproctol 5: 85

# Intraoperative Anastomosen-Komplikationen

*U. Fleck, F. Schischke*

Intraoperative Komplikationen beeinflussen die postoperative Morbidität, Letalität und das Outcome des Patienten. Neben intraoperativen Organverletzungen bestimmen entscheidend Anastomosenkomplikationen den weiteren Verlauf und die Prognose [12, 30].

Wir unterscheiden folgende Arten von Anastomosenkomplikationen: die Insuffizienz, die Blutung, die Wandnekrose, die Stenose und die Fistel (Abb. 1). Die Anastomoseninsuffizienz ist die häufigste Komplikation und sie tritt nach Eingriffen am Kolon in 2,8 % und am Rektum mit 12,1 % der Fälle auf [21].

Allgemeine Vermeidungsstrategien zur Verhinderung intraoperativer Anastomosenkomplikationen sind in der Abb. 2, 3, 4 dargestellt. Dabei ist es wichtig, handwerklich chirurgische Probleme von präoperativen indikatorischen Entscheidungen zu trennen. Ursächlich lassen sich viele Anastomosenkomplikationen auf Mikrozirkulationsstörungen zurückführen. Wir unterscheiden Durchblutungstörungen, die durch die Resektion oder durch die Naht bedingt sind. Das Ausmaß der Skelettierung sowie lokale Traumen, Infektion und Abszesse, aber auch direkte Darmwand- und Gefässverletzungen können die Mikrozirkulation beeinflussen. Dabei zeigten Laserdoppler-Untersuchungen, dass die Ligatur der A. mesenterica inf. zu einer 25 bis 50%igen Reduktion der transmuralen Durchblutung am proximalen Darmende führt [5, 43, 48]. Auch der distale Darmstumpf zeigt deutliche Durchblutungsstörungen, während die Anastomosenform keinen Einfluss auf die Mikrozirkulation hat [33]. Überraschenderweise sind die distalen intestinalen Durchblutungsstörungen signifikant schlechter, wenn eine Anastomoseninsuffizienz auftritt [48].

- **Insuffizienz**
- **Blutung**
- **Wandnekrose**
- **Stenose**
- **Fistel**

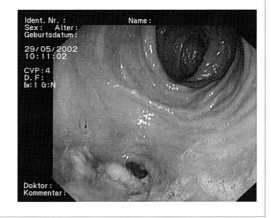

**Abb. 1**
Anastomosenkomplikationen/Arten

- **Ausreichende Mobilisation**
  - linke Kolonflexur
  - stammnahe Unterbindung der Gefäße

- **Vermeidung von Dehnungsrissen**
  - Dehnungszange, Staplerkopf

- **Anastomosenkontrolle**
  - Durchblutung, Spannung, Dichtheit

**Abb. 2** Technik – Allgemein

---

**Vermeiden:**

- **Übermäßige Skellettierung**

- **Quetschung der Darmwand**

- **Thermische Schädigung (Ultraschall, Strom)**

- **Mesenterialhämatom**

**Abb. 3** Technik – Resektion

---

**Vermeiden:**

- **Darmwandquetschung durch Pinzette (Nekrosen)**

- **Nadeldurchstich, Durchzug des Fadens (Infektion)**

- **Druck innerhalb der Fadenschleife (Nekrosen)**

- **Direktes Gefäßtrauma (Hämatom, Durchblutung)**

**Abb. 4** Technik – Naht

---

Durch verschiedene wissenschaftliche Untersuchungen konnten weitere wichtige Faktoren für das Auftreten einer Anastomoseninsuffizienz herausgefunden werden. Patien-

tenspezifische Faktoren assen sich von anderen perioperativen und technikspezifischen Faktoren trennen. Durch uni- und multivariate Analysen sind folgende nicht zu beeinflussende Faktoren für das Auftreten einer Anastomoseninsuffizienz gefunden worden: das männliche Geschlecht [18, 19, 32, 40], die ASA-Klassifikation über 2 [1, 40], Diabetes mellitus [1, 49], Alkohol [37], Fettsucht [1, 18, 29, 32], die Anastomosenhöhe beim Rektumkarzinom [18, 19, 24, 32, 42, 49] sowie atmungsspezifische Faktoren Rauchen [18, 37] und die chronisch obstruktive Lungenerkrankung [42]. Die zu beeinflussenden Faktoren Albuminspiegel [42] und Länge der Operation [24, 49] sind eher indirekte Störgrößen als Ausdruck der Schwere der Erkrankungund des höheren operativen Aufwandes. In ähnlicher Weise muss die perioperative Gabe von Bluttransfusionen [29, 40, 42], die assoziiert sind mit dem Auftreten einer Anastomoseninsuffizienz, diskutiert werden. Diese hämostatische Imbalance mit Mikrothrombosen im perianastomotischen Bereich werden ursächlich für Anastomosenleckagen herangezogen [13]. Auch Störungen der Kollagen-Synthese und veränderte Anwesenheit von Matrix-Metallproteinasen werden diskutiert [39]. In experimentellen Untersuchungen zeigte sich ein erniedrigter Anastomosenberstungsdruck, bedingt durch verminderte Kapillareinsprossung, Lymphozyten-Anwesenheit und Kollagensynthese durch eine akute Anämie [3].

Der Wert der präoperativen Darmlavage zur Verhinderung perioperativer septischer Komplikationen ist den 80er und 90er Jahren eindeutig belegt worden [31, 50]. In neueren kontrolliert randomisierten Studien konnte jedoch der Wert der präoperativen Darmlavage auf die Anastomosenleckage nicht bewiesen werden [8, 26, 46].

Narkosespezifische Faktoren auf die Anastomosenheilung wurden wenig untersucht. Eine wichtige Form der Narkoseführung und der perioperativen Schmerzausschaltung, die

Epiduralanästhesie zeigt unterschiedliche Einflüsse auf die Darmdurchblutung und -motilität mit nachfolgender Anastomoseninsuffizienz. *Bigler* beschrieb 1985 [2] eine partielle Anastomoseninsuffizienz zwei Stunden nach der Operation unter Epiduralanaesthesie. In verschiedenen experimentellen Untersuchungen konnte keine Assoziation mit dem Auftreten einer Anastomoseninsuffizienz gefunden werden [14, 20, 35]. Tonometrischen Messungen im Gastrointestinaltrakt [23] konnten keine Korrelation zwischen Senkung der O2-Perfusion und Komplikationsrate nachweisen, während Sala und Mitarbeiter [34] eine signifikante schlechtere Durchblutung im Anastomosenbereich fanden, während in anderen Abschnitten des Magen-Darm-Traktes eine erhöhte O2-Perfusion vorlag. In einer Metaanalyse, die insgesamt 562 Patienten einschloss, konnte ein nicht signifikantes Risiko für die Anastomoseninsuffizienz dokumentiert werden [10]. Der nicht zu missende postoperative Nutzen der Epiduralanästhesie für den Patienten [16] soll hier nicht angezweifelt werden, jedoch ist der Einfluss während der Operation auf die Anastomosendurchblutung und -heilung wenig untersucht worden.

Eine Reihe von Publikationen existieren zu technikspezifischen Faktoren für das Auftreten einer Leckage im Anastomosenbereich. Die Anastomosierung als terminoterminale Verbindung, ob Handnaht, single- oder double-Stapleranastomose als auch der biofragmentäre Ring (Valtrac) zeigte keinen Unterschied in der Häufigkeit dokumentierter Leckagen [4, 7, 22, 41, 42]. Erst die lateroterminale Anastomosierung als coloanale J-Pouch-Anastomose senkt signifikant die Anastomoseninsuffizienzrate gegenüber der End-zu-End-Verbindung [15, 28]. Für die bessere Anastomosenheilung wird neben der besseren Durchblutung des seitlichen, nicht terminalen Darmabschnittes, die Anwesenheit von Peritoneum diskutiert. Unterstützung findet diese Theorie durch den vermuteten Schutz der Anastomose durch eine Omentumplastik [44] und durch die Tatsache, dass auch die technisch einfachere Co-

loplasty eine höhere Insuffizienzrate hat als die J-Pouch-Anastomose [9, 55]. Neben diesen durchblutungsbedingten technischen Vermeidungsstrategien wird häufig noch die Blutansammlung im kleinen Becken durch die große Wundfläche nach mesorektaler Exzision für das Auftreten von Anastomoseninsuffizienzen diskutiert [6, 13]. Neben dem besseren Patientenkomfort ohne pelvine Drainage auszukommen, konnte der Wert der Beckendrainage durch randomisierte Studien nicht eindeutig bewiesen werden [25, 36, 45, 49]. Als schwere Komplikation berichteten *Wang* und Mitarbeiter [51] von sekundären Rektumperforationen nach tiefer anteriorer Rektumresektion. Weitere Strategien bestehen in der Versiegelung der Wundfläche mit Fibrinkleber, oder die schon oben beschriebene Netzplastik zum Ausfüllen des kleinen Beckens mit körpereigenem Material mit hohen immunkompetenten Potential. Schon in einer früheren Studie konnte ein erhöhter analer Sphinctertonus nach tiefer anteriorer Rektumresektion dokumentiert werden [17]. Der damit diskutierte erhöhte Druck auf die Anastomose soll durch eine transanale Drainage vermindert werden [27, 28, 38]. Durch diese Drainage soll der sonst geforderte Ileo- oder Kolostomieschutz wegfallen. Diesem logischen Konzept steht aber gegenüber, das viele Autoren, nach tiefer anteriorer Rektumresektion manometrisch reduzierte Schließmuskeldrücke dokumentierten im Vergleich zu präoperativ [11, 47, 53].

Die protektive Anus-praeter-Anlage verhindert nicht das Auftreten einer Anastomoseninsuffizienz, reduziert aber deutlich die operationspflichtigen Reoperationen wegen dieser septischen Komplikation [24]. Die intraoperative Dichtigkeitsprobe für Wasser und/oder Luft wird von vielen Chirurgen praktiziert. Bei einen maximalen Druck von 30 cm Wassersäule und intraoperativem Nachweis einer Leckage wurde von *Wheeler* und *Gilbert* [52] in 98 % eine Ileostomie angelegt. Sind technisch behebbare Leckagen sichtbar, so werden sie mit U- oder Einzelknopfnähten verschlossen.

Eine routinemäßige Übernähung der Anastomose oder auch anderer Klammernähten ist nicht notwendig. Alternativ kann bei gefährdeten Anastomosen eine Fibrinklebung erfolgen.

Zusammenfassend können wir feststellen, dass es patientenspezifische, nicht beeinflussbare Faktoren gibt, die das Auftreten von intraoperativen Komplikationen hervorrufen. Diese Faktoren bedingen eine besondere Vermeidungsstrategie. Beeinflussbare Durchblutungsstörungen müssen durch subtile und in wissenschaftlichen Publikationen, belegte Operationstechniken vermieden werden.

# Literatur

[1] *Benoist S, Panis Y, Alves A, Valleur P.* Impact of obesity on surgical outcomes after colorectal resection. Am J Surg 2000; 179 (4): 275-81.

[2] *Bigler D, Hjortso NC, Kehlet H.* Disruption of colonic anastomosis during continuous epidural analgesia. An early postoperative complication. Anaesthesia 1985; 40 (3): 278-80.

[3] *Buchmiller-Crair TL, Kim CS, Won NH, Chopourian HL, Shaw KS, Fonkalsrud EW.* Effect of acute anemia on the healing of intestinal anastomoses in the rabbit. J Trauma 2001; 51 (2): 363-8.

[4] *Debus ES, Sailer M, Geiger D, Dietz UA, Fuchs KH, Thiede A.* Long-term results after 75 anastomoses in the upper extraperitoneal rectum with biofragmentable anastomosis ring. Dig Surg 1999; 16 (1): 55-9.

[5] *Dworkin MJ, Allen-Mersh TG.* Effect of inferior mesenteric artery ligation on blood flow in the marginal artery-dependent sigmoid colon. J Am Coll Surg 1996; 183 (4): 357-60.

[6] *Galandiuk S, Faszio VW.* Postoperative irrigation-suction drainage after pelvic colonic surgery. A prosoective randomized trial. Dis Colon Rectum 1991; 34 (3): 223-8.

[7] *Galizia G, Lieto E, Castellano P, Pelosio L, Imperatore V, Canfora F, Pignatelli C.* Comparison between the biofragmentable anastomosis ring and stapled anastomoses in the extraperitoneal rectum: a prospective, rando-

mized study. Int J Colorectal Dis 1999; 14 (6): 286-90.

[8] *van Geldere D, Fa-Si-Oen P, Noach LA, Rietra PJ, Peterse JL, Boom RP.* Complications after colorectal surgery without mechanical bowel preparation. J Am Coll Surg 2002; 194 (1): 40-7.

[9] *Ho YH, Brown S, Heah SM, Tsang C, Seow-Choen F, Eu KW, Tang CL.* Comparison of J-pouch and coloplasty pouch for low rectal cancers: a randomized, contolled trial investigating functional results and comparative anastomotic leak rates. Ann Surg 2002; 236 (1): 49-55.

[10] *Holte K, Kehlet H.* Epidural analgesia and risk of ansatomotic leakage. Reg Anesth Pain Med 2001; 26 (2): 111-7.

[11] *Ikeuchi H, Kusunoki M, Shoji Y, Yamamura T, Utsunomiya J.* Functional results after „high" coloanal anstomosi and „low" coloanal anastomosis with a colonic J-pouch for rectal carcinoma. Surg Today 1997; 27 (8): 702-5.

[12] *Isbister WH.* Anastomotic leak in colorectal surgery: a single surgeon's experrience. ANZ J Surg 2001; 71 (9): 516-20.

[13] *Iversen LH, Thomsen GH, Thorlacius-Ussing O.* Systemic coagulation activation and anastomic leakage after colorectal cancer surgery. Dis Colon Rectum 1999; 42 (1): 56-65.

[14] *Jansen M, Fass J, Tittel A, Mumme T, Anurov M, Titkova S, Polivoda M, Ottinger A, Schumpelick V.* Influence of postoperative epidural analgesia with bupivacaine on intestinal motility, transit time, and anastomotic healing. World J Surg 2002; 26 (3): 303-6.

[15] *Joo JS, Latulippe JF, Alabaz O, Weiss EG, Nogueras JJ, Wexner SD.* Long-term functional evaluation of straight coloanal anastomosis and colonic J-pouch: is the functional superiority of colonic J-pouch substained? Dis Colon Rectum 1998; 41 (6): 740-6.

[16] *Jorgensen H, Wetterslev J, Moinich S, Dahl JB.* Epidural local anaesthetics versus opoid-based analgesic regimens on postoperative gastrointestinal paralysis, PONV and pain after abdominal surgery. Cochrane Database Syst Rev 2000; 4: CD001893.

[17] *Karanjia ND, Corder AP, Holdsworth PJ, Heald RJ.* Risk of peritonitis and fatal septicaemia and the need to defunction the low anastomosis. Br. J. Surg 1991; 78 (4): 196-98.

[18] *Kasperk R, Philipps B, Vahrmeyer M, Willis S, Schumpelick V.* Risikofaktoren der Anastomoseninsuffizienz nach sehr tiefer colorectaler und coloanaler Anastomose. Chirurg 2000; 71: 1365-9.

[19] *Law WI, Chu KW, Ho JW, Chan CW.* Risk factors for anastomic leakage after low anterior resection with total mesorectal excision. Am J Surg. 2000; 179 (2): 92-6.

[20] *Lehmann JF, Wiseman JS.* The effect of epidural analgesia on the return of peristalsis and the length of stay after elective colonic surgery. Am Surg 1995; 61 (11): 1009-12.

[21] *Lippert H, Köckerling F, Gastinger I.* Qualitätssicherung-Kolon/Rektum-Karzinome, Endauswertung Jahrgang 2000.

[22] *Lustosa SA, Matos D, Atallah AN, Castro AA.* Stapled versus handsewn methods for colorectal anastomosis surgery. Cochrane Database Syst Rev 2001; 3: CD003144

[23] *Mallinder PA, Hall JE, Bergin FG, Royle P, Leaper DJ.* A comparison of opiate- and epidural-induced alteration in splanchnic blood flow using intraoperative gastric tonometry. Anasthesia 2000; 55 (7): 659-65.

[24] *Marusch F, Koch A, Schmidt U, Geibetaler S, Dralle H, Saeger HD, Wolff S, Nestler, G, Pross M, Gastinger I, Lippert H.* Value of a protective stoma in low anterior resections for rectal cancer. Dis Colon Rectum 2002; 45 (9):1164-71.

[25] *Merad F, Hay JM, Fingerhut A, Yahchouchi E, Laborde Y, Pelissier E, Msika S, Flamant Y.* Is prophylactic pelvic drainage useful after elective rectal or anal anastomosis? A multicenter controlled randomized trial. French Association for Surgical Research. Surgery 1999;125 (5): 529-35.

[26] *Miettinen RP, Laitinen ST, Makela JT, Paakkonen ME.* Bowel preparation with oral polyethylene glycol electrolyte solution vs. No preparation in elective open colorectal surgery: prospective, randomized study. Dis Colon Rectum 2000; 43 (5): 669-75.

[27] *Montemurro S, Caliandro C, Ruggeri E, Rucci A, Sciscio V.* Endoluminal pressure: risk factor for anastomotic dehiscence in rectal carcinoma. Preliminary results. Chir Ital 2001; 53 (4): 529-36.

[28] *Moran B, Heald R.* Anastomotic leakage after colorectal anastomosis. Semin Surg Oncol 2000; 18 (3): 244-8.

[29] *Mynster T, Nielsen HJ.* The impact of storage time of transfused blood on postoperative infections complications in rectal cancer surgery. Danish RANX05 Colorectal Cancer Study Group. Scand J Gastroenterol 2000; 35 (2): 212-7.

[30] *Nesbakken A, Nygaard K, Lunde OC.* Outcome and late functional results after anastomotic leakage following mesorectal excision for rectal cancer. Br J Surg 2001; 88 (3): 400-4.

[31] *Nowak W, Erbe HJ.* Wundinfektionsprophylaxe nach kolorektaler Chirurgie mit Metronidazol und Neomycin – eine prospektive Studie. Zentralbl Chir 1982; 107 (13): 763-7.

[32] *Rullier E, Laurent C, Garrelon JL, Michel P, Saric J, Parneix M.* Risk factors for anastomotic leakage after resection of rectal cancer. Br J Surg 1998; 85 (3): 355-8.

[33] *Sailer M, Debus ES, Fuchs KH, Beyerlein J Thiede A.* Comparison of anastomotic microcirculation in coloanal J-pouches versus straight and side-to-end coloanal recontruction: an experimental study in the pig. Int J Colorectal Dis 2000; 15 (2): 114-7.

[34] *Sala C, Garcia-Granero E, Molina MJ, Garcia JV, Lledo S.* Effect of epidural anaesthesia on colorectal anastomosis: a tonometric assessment. Dis Colon Rectum 1997; 40 (8): 958-61.

[35] *Schnitzler M, Kilbride MJ, Senagore A.* Effect of epidural analgesia on colorectal anastomotic healing and colonic motility. Reg Anesth 1992; 17 (3): 143-7.

[36] *Sica GS, Spratou C, Sileri P, Lirosi F, Gentileschi P, Rossi P, Stolfi VM, Di Lorenzo N, Russo F, Forlini A, Gaspari AL.* Retrospective analysis of the use of prophylactic drainage of the pelvis after anterior resection of the rectum. Ann Ital Chir 2000; 71 (3): 367-72.

[37] *Sorensen LT, Jorgensen T, Kirkeby LT, Skovdal J, Vennits B, Wille-Jorgensen P.* Smoking and alcohol abuse are major risk factors for anastomotic leakage in colorectal surgery. Br. J. Surg 1999; 86 (7): 927-31.

[38] *Sterk, P, Schubert F, Günter S, Klein P.* Anastomosenprotektion durch transanale Drainage? Klinische Erfahrung bei 50 Patienten nach Rektumresektionen mit totaler mesorektaler Exzision und tiefen Anastomosen. Zentralbl Chir 2001; 126: 601-4.

[39] *Stumpf M, Cao W, Klinge U, Klosterhalfen B, Kasperk R, Schumpelick V.* Collagen distruba-

tion and expression of matrix metalloproteinases 1 and 13 in patients with anastomotic leakage after large-bowel surgery. Langenbecks Arch Surg 2002; 386 (7): 502-6.

[40] Tang R, Chen HH, Wang YL, Changchien CR, Chen JS, Hsu KC, Chiang JM, Wang JY. Risk factors for surgical site infection after elective resection of the colon and rectum: a single center prospective study of 2,809 consecutive patients. Ann Surg 2001; 234 (2): 181-9.

[41] Tersigni R, Alessandroni L, Baiano G, Cavallaro G, Palmieri I, Pantano F, Tremiterra S. Anastomosis dehiscence in anterior resection of the rectum with total excision of the mesorectum. Chir Ital 2002; 54 (2): 179-84.

[42] Testini M, Margari A, Amoruso M, Lissidini G, Bonomo GM. The dehiscence of colorectal anastomoses: the risk factors. Ann Ital Chir 2000; 71 (4): 433-40.

[43] Tocchi A, Mazzoni G, Fornasari V, Miccini M, Daddi G, Tagliacozzo S. Preservation of the inferior mesenteric artery in colorectal resection for complicated diverticular disease. Am J Surg 2001; 182 (2): 162-7.

[44] Tocchi A, Mazzoni G, Lepre L, Costa G, Liotta G, Agostini N, Miccini M. Prospective evaluation of omentoplasty in preventing leakage of colorectal anastomosis. Dis Colon Rectum 2000; 43 (7): 951-5.

[45] Urbach DR, Kennedy ED, Cohen MM. Colon rectal anastomoses do not require routine drainage: a systematic review and meta-analysis. Ann Surg 2000; 231(4): 613-4.

[46] Valverde A, Hay JM, Fingerhut A, Boudet MJ, Petroni R, Pouliquen X, Msika S, Flamant Y. Senna vs polyethylene glycol for mechanical preparation the evening before elective colonic or rectal resection: a multicenter controlled trial. French Assosiation for Surgical Research. Arch Surg 1999; 134 (5): 514-9.

[47] Vassilakis JS, Pechlivanides G, Zoras OJ, Vrachasotakis N Chrysos E, Tzovaras G, Xynos E. Anorectal function after low anterior resection of the rectum. Int J Colorectal Dis 1995; 10 (2): 101-6.

[48] Vignali A, Gianotti L, Braga M, Radaelli G, Malvezzi L, Di Carlo V. Altered microperfusion at the rectal stump is pedictive for rectal anastomotic leak. Dis Colon Rectum 2000; 43 (1): 76-82.

[49] Vignali A, Fazio VW, Lavery IC, Milsom JW, Church JM, Hull TL Strong SA, Oakley JR. Factors associated with the occurrence of leaks in stapled rectal anastomoses: a review of 1,014 patients. J Am Coll Surg 1997; 185 (2): 105-13.

[50] Waldner H, Hallfeldt K, Siebeck M. Perioperative Standards zur Verhinderung einer Anastomoseninsuffizienz. Zentralbl Chir 1997; 122 (1): 25-8.

[51] Wang JY, Hsieh JS, Chen FM, Lee LW, Hou MF, Huang YS, Huang TJ. Rectal perforation secondary to surgical drains after low anterior resektion: a report of two cases and review of the literature. Kaohsiung J Med Sci 2002; 18(3):146-8.

[52] Wheeler JM, Gilbert JM. Controlled intraoperative water testing of left-sided colorectal anastomoses: are ileostomies avoidable? Ann R Coll Surg Engl 1999; 81 (2): 105-8.

[53] Williamson ME, Lewis WG, Finan PJ, Miller AS, Holdsworth PJ, Johnston D. Recovery of physiologic and clinical function after low anterior resection of the rectum for carcinoma: myth or reality? Dis Colon Rectum 1995, 38 (4): 411-8.

[54] Young Tabusso F, Celis Zapata J, Berrospi Espinoza F, Payet Meza E, Ruiz Figueroa E. Mechanical preparation in lelective colorectal surgery, a usual practice or a necessity? Rev Gastroenterol Peru 2002; 22 (2): 152-8.

[55] Z'graggen K, Maurer CA, Birrer S, Giachini D, Kern B, Büchler MW. A new surgical concept for rectal eplacment after low anterior resection: the tranverse coloplasty pouch. Ann Surg 2001; 234 (6): 780-5.

# Nahtinsuffizienz

*K. Gellert, M. Herzig*

Das Management von Komplikationen in der kolorektalen Chirurgie ist individuell, sehr von persönlichen Erfahrungen geprägt und wenig evidenzbasiert.

Die Vorhersage einer Anastomoseninsuffizienz ist sehr schwierig und zunächst überwiegend eine klinische Diagnose.

So kommt es neben dem auffälligen, schmerzhaften Abdominalbefund, einer prolongierten Magen-Darm-Atonie, trockener Zunge sowie Temperaturanstieg mit paraklinisch häufig begleitender Leukozytose und eines Anstiegs des CRP oft zu einer deutlichen, zuweilen überraschend späten Verschlechterung des Allgemeinzustandes des Patienten.

Zur Diagnosesicherung ziehen wir über den im Vordergrund stehenden klinischen Zustand hinaus folgende Methoden hinzu (Abb. 1):

- Sonografie (ggf. mit Drainageoptionen)
- CT, ggf. mit enteraler Kontrastierung (ggf. mit Drainageoptionen)
- Röntgendarstellung der Anastomosenregion mit wasserlöslichem Kontrastmittel
- Endoskopie (ggf. mit simultanen Therapieoptionen).

Im Zweifelsfalle stellen wir großzügig die Indikation zur explorativen Relaparotomie.

Die Anastomoseninsuffizienz tritt nicht selten erst zwischen dem 3. und 7. postoperativen Tag auf und ist im linken Hemikolon häufiger als im rechten Hemikolon und wiederum im Rektum deutlich höher als im Kolon [1].

- Klinik, Verlauf (CRP, Temperaturverlauf, Schmerz, Drainsekret, Paralyse usw.)
- Expl. Laparotomie (grosszügige Indikation)
- Röntgen mit wasserlöslichem KM zum Nachweis
- ggf. CT zum Abszessnachweis
- evtl. Endosonographie, Endoskopie

**Abb. 1** Diagnosesicherung der Anastomoseninsuffizienz

Die Folgen der Anastomoseninsuffizienz sind weitreichend (Abb. 2): von lokalen Komplikationen bis hin zur generalisierten Peritonitis mit späterer Sepsis und Multiorganversagen. *Rullier* [13] erfasste eine Letalitätsrate von 6–22 %. Nach erfolgreich therapierter Insuffizienz soll die Lokalrezidivrate erhöht sein [12], und die funktionellen anorektalen Langzeitergebnisse nach tiefen anterioren Rektumresektionen sollen beeinträchtigt sein [10].

Beim therapeutischen Vorgehen unterscheiden wir operationspflichtige von nicht operationspflichtigen Nahtinsuffizienzen.

| | |
|---|---|
| Letalität 6–22 % | *Rullier et al. Br J Surg 1998* |
| Lokalrezidivrate höher | *Fujita et al. Jpn J Clin Oncol 1993*<br>*Petersen et al. Int J Col Dis 1998* |

**Abb. 2** Folgen der Anastomoseninsuffizienz

– Abszess im kleinen Becken
keine Peritonitis, keine Sepsis

 perkutane Drainage möglich
Lokalbehandlung bei tiefer
Anastomose

**Abb. 3** Nichtoperationspflichtige Anastomoseninsuffizienzen

Bei den nicht operationspflichtigen Befunden
(Abb. 3) liegt keine diffuse Peritonitis vor, der
Allgemeinzustand des Patienten ist nicht wesentlich verschlechtert, und es besteht bei
sonst guter Peristaltik und Darmtätigkeit „nur"
ein lokaler ggf. druckschmerzhafter abge-
grenzter Bezirk oder aber die Insuffizienz liegt
aboral der peritonealen Umschlagsfalte im Bereich der tiefen Rektumanastomose in der Sakralhöhle. Dabei kann eine effektive sakrale
Ziel-Drainage, die Darminhalt gut drainiert,
neben der Detektion der Insuffizienz, den
blanden Verlauf mit verursachen. Weiterhin
kommen besonders bei tiefen Insuffizienzen
endoskopische Verfahren, wie lokale Spülung, Fibrinkleberapplikation, Klippsetzung
und Platzierung transanaler Stents zur Anwendung [9] (*Morau, Heald* 2000, *Meyer* – persönliche Mitteilung).

Im Falle einer operationspflichtigen Insuffizienz mit Ausbildung einer diffusen Peritonitis
sowie rascher Verschlechterung des Allgemeinzustandes des Patienten, stellen wir groß-

– generalisierte Peritonitis, multiple Abszesse
– Sepsis (Temperaturanstieg, Leukozytose, CRP-Anstieg,
                Kreislaufinsuffizienz, Atemnsuffizienz usw.)

⇨ Stuhlableitung, Peritoneal-Lavage,
   Drainage (Prinzipien der Peritonitistherapie)

**Abb. 4** Operationspflichtige Anastomoseninsuffizienzen

zügig die Indikation zur Relaparotomie
(Abb. 4).

*Luna-Perez* et al. [7] wiesen nach, dass die
operative Revision innerhalb von 24 Std. nach
klinischer Manifestation der Insuffizienz die
insuffizienzbedingte Morbidität und Mortalität
deutlich senken können.

Das operative Prinzip im Rahmen der Relaparotomie ist die Drainage der Insuffizienz und
des infektiösen Materials in Verbindung mit
der Eradikation der die Peritonitis verursachenden Infektionsquelle.

Da die Übernähung einer partiellen Insuffizienz selten erfolgreich ist, führen wir neben einer ausgedehnten peritonealen Lavage zumeist eine vorgeschaltete Stuhlableitung, ggf.
durch ein Ileostoma, durch.

Bei fortgeschrittener Peritonitis bzw. destru-
ierten Anastomosenrändern sowie höherer
perioperativer Morbidität des Patienten, entscheiden wir uns zur Resektion der Anastomosenregion, Anlage eines Hartmannstumpfes
sowie Platzierung eines terminalen Stomas im
gut durchbluteten Kolonbereich (z. B. bei Insuffizienzen im rektosigmoidalen Übergang).

Dieses Vorgehen führt zur Stabilisierung des
Allgemeinzustandes des Patienten, zur Beherrschung der Peritonitis und eröffnet die Möglichkeit der Stomarückverlegung und Kontinuitätswiederherstellung in einem angemes-
senen Zeitraum.

Ursächlich für eine Anastomoseninsuffizienz
ist insbesondere die Präparationstechnik, die
wiederum von der Erfahrung des Operateurs
abhängt. Das Grundprinzip, dass eine Anastomose gut durchblutet und spannungsfrei angelegt sein muss, darf nicht verletzt werden.
Handnaht und Stapleranastomose sind in Bezug auf die Insuffizienzrate gleichwertig, allerdings soll die Stapleranastomose eine höhere
Stenoserate haben (Abb. 5). Je tiefer die Anastomose im Rektum angelegt wird, um so hö-

Prinzipiell gleichwertig

Aber: intraoperativ mehr Probleme,
höhere Strikturrate bei Stapler

*MacRae, McLeod et al. Dis Colon Rectum 1998*

**Abb. 5** Handnaht vs. Stapler

| – Höhe der Anastomose | *Hallbook et al. Br J Surg 1996* |
|---|---|
| Oberes Rektumdrittel | 0–5 % |
| Mittleres Rektumdrittel | 3–16 % |
| Unteres Rektumdrittel | 3–30 % |
| – Männliche Geschlecht | *Rullier et al. Br J Surg 1998* |
| | *Bulow et al.Ugeskr Laeg 1997* |
| – Rauchen | *Kasperk et al. Chirurg 2000* |

**Abb. 6** Risiken der Entstehung der Anastomoseninsuffizienz

• Überprüfung der Dichtheit der Anastomose
  ist Standard (Betaisodona-Lsg.)
• Spannungsfreiheit der Anastomose
• Protektives Enterostoma bei tiefen anterioren
  Resektionen
  *Marusch Dis Colon Rectum 2002*
  Alternative: transanale Stents
  *Moran, Heald, Semin Surg Oncol 2000*

**Abb. 7** Vermeidungsstrategien der Entstehung von
Anastomoseninsuffizienz

her ist die Insuffizienzrate: Nach *Hallbook* [2]
beträgt sie im oberen Rektumdrittel 0–5 %, im
mittleren Rektumdrittel 3–16 % und im unteren Drittel bis zu 30 % (Abb. 6). Rektumkarzinome im mittleren und unteren Drittel
erfordern zur Senkung der Lokalrezidivrate
eine totale mesorektale Exzision (TME) nach
*Heald* [3].

Auch *Heald* [3] berichtet über eine höhere
Anastomoseninsuffizienzrate aufgrund der bei
der TME deutlich reduzierten Durchblutung
im Rektumstumpf. Im Bereich des mittleren

und unteren Rektumdrittels nach totaler mesorektaler Exzision ist die Anlage eines protektiven Stomas erforderlich. Das Stoma verhindert zwar nicht die Anastomoseninsuffizienz,
mildert aber deutlich deren Folgen und reduziert die operationspflichtige Anastomoseninsuffizienzrate [8].

Durch eine gute Darmvorbereitung sowie
eine obligate Antibiotikaprophylaxe, im Re-
gelfall mit einem Cephalosporin der 2. Generation, kombiniert mit einem anaerob wirksamen Antibiotikum, kann neben der Reduktion
der Wundinfektionsrate auch die Anastomoseninsuffizienzrate gesenkt werden. Schwerwiegende Begleiterkrankungen wie allgemeine Arteriosklerose, Diabetes und Über-
gewichtigkeit [13] sind Risikofaktoren für
das Auftreten einer Anastomoseninsuffizienz.
Weitere unabhängige Risikofaktoren sind das
männliche Geschlecht (2,7fach erhöht gegenüber Frauen) und die Höhe der angelegten
Anastomose (6,5fach erhöht bei Anastomosen
unterhalb von 5 cm Abstand zur Linea anocu-
tanea; [13] sowie Nikotinabusus [4].

Die im Rahmen der Qualitätssicherungsstudie „Kolon-Rektum-Karzinome (Primärtumor)"
erfassten Daten im Zeitraum vom 01.01.–
31.12.2000 ergaben bei 6.075 Kolon-Karzi-
nom- und 3.402 Rektum-Karzinom-Patienten,
die in die Studie eingebracht worden waren folgende Ergebnisse:

| | | |
|---|---|---|
| ● Gesamtinsuffizienzrate | | 5,3 % |
| op-pflichtig | | 3,3 % |
| nicht op-pflichtig | | 2,0 % |
| ● Kolon | Gesamt | 2,8 % |
| op-pflichtig | | 2,1 % |
| nicht op-pflichtig | | 0,7 % |
| ● Rektum | Gesamt | 12,1 % |
| op-pflichtig | | 6,6 % |
| nicht op-pflichtig | | 5,5 % |

Dabei bestand beim Rektum in Abhängigkeit
von der Anastomosenhöhe eine Insuffizienzrate von:

| | |
|---|---|
| ● bis 4 cm | 15,2 % |
| ● bis 7 cm | 5,6 % |

Qualitätssicherungserfassung 2000
(n = 3402 Rektumkarzinom – Patienten)

Anastomoseninsuffizienzrate Rektum

- gesamt                12,1 % (n = 247)
- op-pflichtig           6,6 % (n = 135)
- nicht op-pflichtig  5,5 % (n = 112)

**Abb. 8** Anastomoseninsuffizienzraten bei Rektum-resektionen

- bis 12 cm                          5,9 %
- oberhalb von 12 cm            4,2 %

Dabei unterteilt sich die Rate an Insuffizienzen etwa gleich auf operationspflichtige und nicht operationspflichtige Anastomoseninsuffizienzen (Abb. 8).

Besonderen Einfluss auf die Anastomoseninsuffizienz hatte die Komorbidität der Patienten, erfasst durch die Klassifikation der ASA-Score.

Am Rektum betrug sie bei ASA I 10,9 %, bei ASA II 12,4 %, bei ASA III 11,4 % und bei ASA IV 23,3 %.

Weiterhin sehen wir einen deutlichen Einfluss auf die Anastomoseninsuffizienzrate in Abhängigkeit davon, ob es sich um einen Elektiveingriff bzw. einen Notfalleingriff gehandelt hat.

Dabei orientieren wir uns bei der Frage der Anlage einer primären Anastomose immer an den morphologischen Gegebenheiten, die vorgefunden werden. Bei fortgschrittenem Ileuszustand mit verdickter Darmwand, bereits bestehender Paralyse und ggf. Durchwanderungsperitonitis sowie hoher perioperativer Morbidität der Patienten legen wir keine primäre Anastomose an und vermeiden so das Risiko einer Insuffizienz.

Liegen jedoch gut durchblutete Darmbezirke vor, besteht keine ältere Peritonits und lässt sich das Abdomen gut lavagieren, werden wir eine primäre Anastomose unter der Protektion eines Ileostomas der Anlage einer Hartmannsituation vorziehen.

Zusammenfassend ist festzustellen, dass beim Management der Anastomoseninsuffizienz im großen Maße die persönliche Erfahrung, das bestehende Equipment (insbesondere Endoskopie betreffend) sowie die intensivtherapeutischen Möglichkeiten eine Rolle spielen.

Stets handelt es sich nach unserer Ansicht um ein interdisziplinäres Vorgehen, das Gastroentereologen, Radiologen, Intensivtherapeuten und hohe chirurgische Kompetenz am Zentrum beinhaltet.

## Literatur

[1] *Bockey EL, Chapuis PF, Fung C.* Postoperativ morbidity and mortality following resection of the colon and rectum for cancer. Dis Colon Rectum 1995; 38: 480–486

[2] *Hallbook O, Sjodahl R.* Anastomotic leakage and functional outcome after anterior resection of the rectum. Br J Surg 1996; 83: 60–62

[3] *Heald RJ.* The „Holy plane" of rectal surgery. J R Soc Med 1988; 81: 503–509

[4] *Kasperk R, Philipps B, Vahrmeyer M, Willis S, Schumpelick, V.* Risikofaktoren der Anastomoseninsuffizienz nach sehr tiefer colorectaler und coloanaler Anastomose. Chirurg 2000; 71: 1365–1369

[5] *Koperna T, Reiner G.* Anastomosis protection and preservation of continence in the treatment of rectal carcinoma. Zentralbl Chir 2001; 126; 307–311

[6] *Kriwanek S, Gschwantler M, Beckerhinn P, Armbruster C, Roka R.* Langzeitergebnisse nach Hartmann-Operation. Chirurg 1999; 70: 49–53

[7] *Luna-Perez P, Rodriguez-Ramirez S, Gonzales-Macouzet J, Rodriguez-Coria DF.* Treatment of anastomotic leakage following low anterior resection for rectal adenocarcinoma. Rev Invest Clin 1999; 51: 23–29

[8] *Marusch F, Koch A, Schmidt U, Geibetaler S, Dralle H, Saeger HD, Wolff S, Nestler G, Pross M., Gastinger I, Lippert H.* Value of a protective Stoma in low anterior resections for rectal cancer. Dis Colon Rectum 2002; 45: 1164–71

[9] *Moran B, Heald R.* Anastomosis leakage after colorectal anastomosis. Semin Surg Oncol 2000; 18: 244–248

[10] *Nesbakken A, Nygaard K, Lunde OC.* Outcome and late functional results after anastomotic leakage following mesorectal excision for rectal cancer. Br J Surg. 2001; 88: 1266–1267

[11] *Pera M, Delgado S, Garcia-Valdecasas JC, Pera M, Castells A, Pique J, Bombuy E, Lacy AM.* The management of leaking rectal anastomoses by minimal invasive techniques. Surg Endosc 2002; 16: 606–606

[12] *Petersen S, Freitag M, Hellmich G, Ludwig K.* Anastomotic leakage: impact on local recurrence and survival in surgery of colorectal cancer. Int J Colorect Dis 1998; 13: 160–163

[13] *Rullier E, Laurent C, Garrelon JL, Michel P, Saric J, Parneix M.* Risk factors for anstomotic leakage after resection of rectal cancer. Br J Surg 1998; 85: 355–358

# Zurücklassen chirurgischer Fremdkörper nach Operationen

*C. Schug-Paß, F. Köckerling*

## Einleitung

Zu den eher seltenen, dabei aber umso gravierenderen Komplikationen der Abdominalchirurgie gehören Abläufe, die mit der Erfahrenheit des Chirurgen oder mit dem Gesamtzustand des Patienten nur sehr wenig zu tun haben. Ein nur wenig in der wissenschaftlichen Literatur beachtetes, aber schon immer existierendes Problem ist das Vergessen chirurgischer Fremdmaterialen, seien es Instrumente oder Tücher, in den verschiedenen Körperhöhlen des Patienten. In einem aktuellen Artikel von *Gawande* [1] wird versucht, diese Thematik aufzugreifen und Risikofaktoren für das Auftreten dieser Komplikation zu ermitteln. Diese Ereignisse gewinnen insbesondere deswegen an Bedeutung, da die Folgen eines solchen Missgeschicks immer den Patienten mit allen Folgekonsequenzen bis hin zum Tod, aber auch den verantwortlichen Operateur aus juristischer Sicht schwer treffen. Aufgeführt sind bei *Gawande* auch nur Fälle, in denen bereits juristische Maßnahmen ergriffen wurden. Wesentlich ist daher die Frage nach der Vermeidung dieser Komplikation, die der Literatur zufolge in einer geschätzten Häufigkeit von 1 zu 1 000 bis 1 zu 15 000 auftreten soll [1, 2]. In ca. der Hälfte aller Fälle handelt es sich dabei um abdominelle Eingriffe unterschiedlichen Ausmaßes.

## Symptomatik und Diagnostik

Allen in der Literatur beschriebenen Fällen ist eines gemeinsam: irgendwann werden alle Patienten symptomatisch, da der Körper auf diese Fremdmaterialien mit einer Entzündungsreaktion unterschiedlichen Ausmaßes reagiert. Der Zeitpunkt des Auftretens der Symptomatik reicht von wenigen Tagen bis hin zu Jahrzehnten [2]. Minimale Symptome mit unklaren abdominellen Beschwerden oder klinische Befunde mit palpablen Tumoren können ebenso auftreten wie schwerste septische Komplikationen. Charakteristiken der 54 Fälle von *Gawande* sind in Tabelle 1 zusammengestellt.

Dabei reagiert der Körper auf metallische Gegenstände meist mit geringerer Symptomatik. Diese lassen sich im Gegensatz zu anderen sehr schnell über eine einfache radiologische Diagnostik identifizieren. Ausreichend ist hier häufig bereits eine Übersichtsaufnahme. Hingegen hat insbesondere das Verbleiben von Tupfern, Bauchtüchern und Drainagen weit gravierendere Folgen für den Organismus, da diese meist eine ausgeprägte Entzündungsreaktion verursachen. Von aseptischen Entzündungsreaktionen mit Verwachsungen bis hin zur Abszess- und Fistelbildung und Penetration, sowie Perforation von Organen über Arosion von Gefäßen mit Hämorrhagien wird in der Literatur alles beschrieben. Septische Komplikationen treten meist in der frühen postoperativen Phase in Abhängigkeit vom primären Ausmaß der Kontamination der

**Tab. 1** 54 Fälle zurückgelassener chirugischer Fremdkörper: Merkmale [1]

| Merkmale | Anzahl der Fälle (n = 54) |
|---|---|
| **Art des Fremdkörpers** | |
| Tuch | 37 (69 %) |
| > 1 Tuch | 4 ( 7 %) |
| Klemme | 4 ( 7 %) |
| Andere (Retraktor, Elektrode etc.) | 13 (24 %) |
| **Körperhöhle** | |
| Abdomen oder Becken | 29 (54 %) |
| Vagina | 12 (22 %) |
| Thorax | 4 ( 7 %) |
| Andere | 9 (17 %) |
| **Verlauf** | |
| Versterben | 1 ( 2 %) |
| Stationäre Wiederaufnahme oder verlängerter stationärer Aufenthalt | 32 (59 %) |
| **Infektion oder Sepsis** | 23 (43 %) |
| Reoperation | 37 (69 %) |
| Fistel oder Ileus | 8 (15 %) |
| Viszerale Perforation | 4 ( 7 %) |

Bauchhöhle auf [3]. Zum Teil lassen sich dabei die Fremdkörper auf Röntgenübersichtsaufnahmen durch vorhandene röntgendichte Strukturen und Streifen identifizieren. Die Sonographie kann oftmals schalldichte Strukturen mit Schallschatten nachweisen. Die erweiterte Diagnostik mit Computertomographie zeigt in Fällen der aseptischen und insbesondere langen postoperativen Verläufe, von denen etwa die Hälfte bei verbliebenem Tupfermaterial mehr als 5 Jahre dauern [3], umschriebene Läsionen, die einen betonten Randsaum besitzen, aber oft als Gewebetumor oder zystische Struktur fehlgedeutet werden. Verdrängung von Nachbarstrukturen, Kalzifikationen und Gaseinschlüsse sind ebenso zu finden. Einige Befunde lassen sich erst bei operativer Exploration klären.

Insgesamt konnten bei *Gawande* [1] 67 % der Diagnose durch Röntgenübersicht oder Computertomographie gestellt werden. 24 % der Fremdkörper wurden durch die klinische Untersuchung entdeckt, 9 % erst intraoperativ.

## Therapie

Ist erst einmal die Diagnose eines versehentlich belassenen Fremdkörpers gestellt worden, so muss dieser aufgrund des hohen Risikos schwerwiegender Komplikationen auf jeden Fall operativ entfernt werden. Dies sollte zeitnah zur Diagnostik erfolgen, um einem notwendigen radikaleren chirurgischen Vorgehen bei Befundverschlechterung vorzubeugen. Meist reicht die Entfernung des Fremdkörpers und Drainage der Bauchhöhle aus, in wenigen Fällen ist eine Darmresektion erforderlich [2]. Die postoperative Morbidität in 24 Fällen intraabdomineller Fremdkörper betrug in der Serie von *Gonzales-Ojeda* 50 %, die Rate der Reeingriffe 18 % und die Mortalität 9 % [2].

## Risikofaktoren

In einer multivariaten Analyse von *Gawande* wurden alle möglichen Faktoren, die über eine Literaturrecherche bis hin zur Befragung medizinischen Personals zusammengestellt wurden, auf ihre signifikante Beeinflussung geprüft [1]. Als mögliche Risikofaktoren wurden aufgeführt:

- Wechsel des Pflegepersonals während des Eingriffs
- Mehr als ein chirurgisches Team in die Operation involviert
- Mehrere parallele Eingriffe am Patienten
- Mehrere große Eingriffe in einer operativen Sitzung
- Übermüdung des Personals durch lange Op-Dauer oder ungünstige Uhrzeit des Eingriffs
- Unerwarteter Verlauf der Operation
- Notfalleingriff

**Tab. 2** Risikofaktoren für das Zurücklassen eines Fremdkörpers nach der Operation [1]

| Merkmale | Risikoverhältnis (95 % CI) | p-Wert |
|---|---|---|
| Operation als Notfall durchgeführt | 8,8 (2,4–31,9) | < 0,001 s. |
| Unerwarteter Wechsel des Operationskonzeptes | 4,1 (1,4–12,4) | 0,01 s. |
| Mehr als 1 chirurgisches Team involviert | 3,4 (0,8–14,1) | 0,10 |
| Wechsel des OP-Schwesternteams während der Operation | 1,9 (0,7–5,4) | 0,24 |
| Body-Mass-Index (pro 1 Einheit Zunahme) | 1,0 (1,0–1,2) | 0,01 s. |
| Geschätzter Blutverlust (pro 100 ml Zunahme) | 1,0 (1,0–1,0) | 0,19 |
| Zählen von Tüchern und Instrumenten durchgeführt | 0,6 (0,03–13,9) | 0,76 |
| Weibliches Geschlecht | 0,4 (0,1–1,3) | 0,13 |

- Fehlende Abschlusskontrolle mit Zählen von Instrumenten und Tupfermaterial
- hoher Blutverlust
- Hoher Body-Mass-Index

Die Ergebnisse der Analyse zeigten insbesondere 3 Faktoren, die das Risiko für das Zurücklassen eines Fremdkörpers nach der Operation signifikant beeinflussen. Hierzu gehören der Notfalleingriff mit einem Risikoverhältnis von 8,8 (p < 0,001), der unerwartete Verlauf mit Änderung der operativen Strategie mit einem Verhältnis von 4,1 (p = 0,01) und der Body-Mass-Index mit einem Risikoverhältnis von 1,1 (p = 0,01) pro Zunahme des Index um eine Einheit. Fehler beim Zählen des Materials zeigten in der multivariaten Analyse keinen signifikanten Einfluß, allerdings konnte nachgewiesen werden, dass ein enger Zusammenhang zwischen Notfalleingriff und vergessener Abschlusskontrolle bestand, insbesondere wenn sich der Patient in einem instabilen Zustand befand. In der überwiegenden Zahl der Fälle wurde jedoch eine als korrekt durchgeführte Abschlusskontrolle dokumentiert, wobei diese in Einzelfällen zu einem Zeitpunkt stattfand, zu dem das Abdomen noch nicht vollständig verschlossen war. Alle anderen aufgeführten Faktoren wurden als nicht signifikant beurteilt (Tab. 2).

# Prävention

Mehrer Vorschläge zur Vermeidung dieser Komplikation werden in der Literatur gemacht [1–3]. Der wesentliche ist das Zählen von Instrumenten und Tupfern, sowie Bauchtüchern, nachdem der Operateur eine abschließende ausgiebige Exploration des Abdomens auf Fremdmaterial durchgeführt hat. Bei Wechsel des Op- oder Pflegeteams sollten Zwischenzählungen vorgenommen werden. Das Einbringen von Material oder Tüchern zur Erleichterung des Bauchverschlusses erfordert eine erneute Kontrolle und sollte deshalb vermieden werden. Zur Sicherheit sollten nur Tücher, Kompressen und Drainagen mit röntgendichten Streifen verwendet werden, so dass im Notfall bei fehlendem Material oder auch bei der Frage einer intraabdominelle Dislokation einer Drainage eine Röntgenübersichtsaufnahme intraoperativ zur gewünschten Detektion des Materials führen kann. Die routinemäßige intraoperative Röntgenkontrolle am Ende einer Operation bei Hochrisikopatienten wird indessen, nicht zuletzt wegen der anfallenden Kosten, kontrovers diskutiert [1].

## Schlussfolgerung

Glücklicherweise ist das versehentliche Belassen von chirurgischem Material nach einer Operation ein eher seltenes Ereignis, welches insbesondere in Notfallsituationen auftritt. Insgesamt gibt es zu diesem Ereignis, welches laut Schätzung in ca. 1 zu 1 000 bis 1 zu 15 000 Fällen auftritt, nur wenige Angaben in der Literatur, insbesondere auch, weil medizinisches Fehlverhalten nur ungern publiziert wird. In den publizierten Fällen geht der postoperative Verlauf mit einer hohen Komplikationsrate und vor allem häufig mit schwerwiegenden Komplikationen einher. Wesentliches Konzept sollte daher die Vermeidung dieser Komplikation sein, zu der immer eine abschließende Exploration der jeweiligen Körperhöhle durch den Operateur und ein zeitgerechtes Abzählen von Instrumenten und Tupfermaterial sowie Bauchtüchern und Drainagematerial gehört. Bei Unsicherheiten und röntgendichtem Material kann die Röntgenübersichtsaufnahme Klarheit verschaffen.

Patienten mit belassenem Material werden in den allermeisten Fällen im postoperativen Verlauf, sei es nach Tagen oder auch vielen Jahren, symptomatisch. Nicht immer bringt die klinische und radiologische Diagnostik dabei die endgültige Diagnose. Ist ein belassener Fremdkörper jedoch identifiziert, so sollte er auf jeden Fall aufgrund des hohen Komplikationsrisikos und der zum Teil gravierenden Komplikationen entfernt werden.

## Literatur

[1] *Gawande AA, Studdert DM, Orav EJ, Brennan TA, Zinner MJ* (2003). Risk factors for retained instruments and sponges after surgery. N Engl J Med 348: 229–235

[2] *Gonzales-Ojeda A, Rodriguez-Alcantar DA, Arenas-Marquez H, Sanchez Perez-Verdia E, Chavez-Perez R, Alvarez-Quintero R, Perea-Sanchez A* (1999). Retained foreign bodies following intra-abdominal surgery. Hepatogastroenterology 46: 808–812

[3] *Rappaport W, Haynes K* (1990). The retained surgical sponge following intra-abdominal surgery. A continuing problem. Arch Surg 125: 405–407

# Postoperative Blutungskomplikationen

*C. Schug-Paß, B. Falkenberg, M. Pross, F. Köckerling*

## Einleitung

Der postoperative Verlauf nach kolorektalen Eingriffen wird durch zahlreiche Faktoren beeinflusst. Mit Beginn der Vorbereitung zur Operation wird der Grundstein für die Prognose im postoperativen Verlauf gelegt. Dabei hat die präoperative Morbidität einen entscheidenden Einfluss auf das Überleben des Patienten. Eine optimale Vorbereitung, gerade bei alten Patienten, spielt eine große Rolle. Doch nicht alle Faktoren lassen sich frühzeitig abschätzen. So sind intra- und postoperative Komplikationen nur bedingt zu beeinflussen. Und nicht alle Komplikationen wirken sich signifikant auf die postoperative Mortalität aus [1]. Anhand weniger Zahlen soll im folgenden der Aspekt der Nachblutung in der kolorektalen Karzinomchirurgie diskutiert werden. In der Literatur finden sich nur wenige konkrete Angaben bezüglich dieser speziellen postoperativen Komplikation.

## Ergebnisse der Qualitätssicherungsstudie 2000 [4]

Von 9396 wegen eines kolorektalen Karzinoms operierten Patienten kam es im Erfassungsjahr 2000 in 1834 Fällen zu einer spezifischen postoperativen Komplikation. Zu den spezifischen Komplikationen gehören neben dem mechanischen Ileus und der Darmatonie, dem Platzbauch, der Wundinfektion oder Abszessbildung bzw. Peritonitis insbesondere die Anastomoseninsuffizienz und die Nachblutung. In 107 Fällen, d. h. in 1,1 %, kam es zu einer operationspflichtigen Nachblutung. Nicht erfasst wurden in der Studie die nicht operationspflichtigen Nachblutungen. Die operationspflichtige Nachblutung hat somit einen Anteil von 5,8 % an den spezifischen postoperativen Komplikationen. Die Frage, ob ein Notfalleingriff aufgrund der fehlenden Vorbereitung zu einer signifikant häufigeren Nachblutung führt, kann anhand der Daten mit einem eindeutigen Nein beantwortet werden (Tab. 1). Signifikante Unterschiede zeigen sich hingegen im Bezug auf die Loka–

**Tab. 1** Ergebnisse der Qualitätssicherungsstudie 2000 – Einfluss der Operationsdringlichkeit

| | | elektiv/dringlich | Notfall | gesamt |
|---|---|---|---|---|
| Nachblutung | Anzahl | 105 | 2 | 107 |
| | % | 1,2 | 0,4 | 1,1 |
| Gesamt | Anzahl | 8882 | 514 | 9396 |
| | % | 100 | 100 | 100 |

P = 0,130 nicht signifikant (exakter Test nach *Fischer*)

**Tab. 2** Ergebnisse der Qualitätssicherungsstudie 2000 – Einfluss der Tumorlokalisation

|  |  | **Kolon** | **Rektum** | **gesamt** |
|---|---|---|---|---|
| Nachblutung | Anzahl | 50 | 57 | 107 |
|  | % | 0,8 | 1,7 | 1,1 |
| Gesamt | Anzahl | 6052 | 3344 | 9396 |
|  | % | 100 | 100 | 100 |

P < 0,001 signifikant (exakter Test nach *Fischer*)

lisation des Tumors. Während bei der Kolon-resektion in 0,8% der Fälle eine operative Revision wegen Blutung erforderlich wurde, waren dies bei Rektumeingriffen 1,7 % (p < 0,001) (Tab. 2). Die Art des Zugangs, ob laparoskopisch assistiert oder offen, hatte ebenfalls keinen entscheidenden Einfluss auf die Rate der Nachblutung (Tab. 3).

## Beeinflussung des postoperativen Verlaufes

Neben der operationspflichtigen Anastomoseninsuffizienz beeinflusst die operationspflichtige Nachblutung die postoperative Letalität entscheidend. Dies konnte *F. Marusch* mit der Qualitätssicherungsstudie nachweisen (Tab. 4). Berechnet wurde hier ein relatives Risiko auf das postoperative Versterben von 5,6 [1], im Vergleich zur Anastomoseninsuffizienz mit 5,9, zur postoperativen Peritonitis von 14 und zur Sepsis von 25 (Tab. 5). Es gilt also, diese Komplikation nach Mög-

lichkeit zu vermeiden, oder zumindest sie frühzeitig zu erkennen und zu therapieren.

## Diagnosestellung und Therapie

Zumeist handelt es sich bei Nachblutungen in der kolorektalen Chirurgie um Blutungen aus dem Bereich der Anastomose. Das Risiko der Anastomosenblutung wird in der Literatur mit 0,5 %–1,0 % beschrieben [3]. Kann die Anastomosentechnik zur Vermeidung dieser Komplikation beitragen? *Vernava* und *Longo* verneinen dies in ihrem Buchbeitrag. Einzig und allein eine sorgfältige venöse und arterielle Blutstillung könnte das Risiko vermindern [2]. Sie gehen auch davon aus, dass diese Blutung meist unmittelbar postoperativ auftritt und meist ohne Intervention sistiert.

Differentialdiagnostisch kommen auch ein gastroduodenales Ulkus, Divertikel, Angiodysplasien und anderes als Ursache einer Blutung in Frage. Hier kann die endoskopische Diag-

**Tab. 3** Ergebnisse der Qualitätssicherungsstudie 2000 – Einfluss des Zugangs

|  |  | **Laparoskopie** | **Laparotomie** | **gesamt** |
|---|---|---|---|---|
| Nachblutung | Anzahl | 4 | 93 | 107 |
|  | % | 1,6 | 1,0 | 1,1 |
| Gesamt | Anzahl | 258 | 8882 | 9140 |
|  | % | 100 | 100 | 100 |

P = 0,354 nicht signifikant (exakter Test nach *Fischer*)

**Tab. 4** Aus *Marusch* [1] Ausgewählte spezifische postoperative Komplikationen, Beeinflussung der postoperativen Letalität

| Komplikationen | nicht verstorben | verstorben | p-Wert |
|---|---|---|---|
| Keine | 2676 (76,8 %) | 109 (51,7 %) | < 0,001 s. |
| Op-pflichtige Nachblutung | 34 ( 1,0 %) | 11 ( 5,2 %) | < 0,001 s. |
| Mechanischer Ileus | 59 ( 1,7 %) | 9 ( 4,3 %) | 0,014 s. |
| Platzbauch | 61 ( 1,8 %) | 13 ( 6,2 %) | < 0,001 s. |
| Wundinfektion Laparotomie | 169 ( 4,9 %) | 19 ( 9,0 %) | 0,014 s. |
| Wundinfektion Sakralhöhle | 65 ( 1,9 %) | 2 ( 0,9 %) | 0,589 ns. |
| Atonie > 3 Tage | 183 ( 5,3 %) | 23 (10,9 %) | 0,002 s. |
| Anastomoseninsuffizienz gesamt | 122 ( 4,6 %) | 25 (18,2 %) | < 0,001 s. |
| Anastomoseninsuffizienz op-pflichtig | 17 ( 2,7 %) | 23 (16,8 %) | < 0,001 s. |
| Anastomoseninsuffizienz nicht op-pflichtig | 51 ( 1,9 %) | 2 ( 1,5 %) | 1,000 ns. |

nostik nicht nur klärend, sondern auch therapeutisch eingesetzt werden. Die konservative Therapie kommt meist nur in Betracht, falls die Gerinnung postoperativ therapeutisch zu verbessern ist. Drainagen, klinische und Labor-Überwachung sind dabei eine wesentliche Grundvoraussetzung zur Therapieentscheidung. In vielen Fällen bleibt eine operative Therapie die einzige Möglichkeit. Je nach Befund ist eine direkte Naht, eine Reanastomosierung oder aber ein endständiges Stoma Verfahren der Wahl [2, 3].

## Schlussfolgerung

Ca. 1 % der kolorektal resezierten Patienten erleiden eine operationspflichtige Nachblutung. Dies entspricht etwa einem Anteil von 5 % an den spezifischen postoperativen Komplikationen. Anastomosenblutungen müssen in einigen Fällen nicht operativ revidiert werden.

Wesentlich trägt die sorgfältige intraoperative Blutstillung zur Verminderung des Nachblu-

**Tab. 5** Aus *Marusch* [1] Relatives Risiko einzelner Parameter auf das postoperative Versterben

| Parameter | relatives Risiko | p-Wert | Konfidenzintervall |
|---|---|---|---|
| Sepsis | 25 | < 0,001 | 11,9–56,6 |
| Postoperative Peritonitis | 14 | < 0,001 | 7,3–29,7 |
| Anastomoseninsuffizienz op-pflichtig | 5,9 | < 0,001 | 3,6–9,6 |
| Nachblutung | 5,6 | < 0,001 | 2,8–11,2 |
| Platzbauch | 3,7 | < 0,001 | 2,6–6,8 |
| Ileus | 2,6 | 0,009 | 1,3–5,3 |
| Atonie | 2,2 | 0,001 | 1,4–3,5 |
| Wundinfektion Laparotomie | 1,9 | 0,009 | 1,2–3,2 |

tungsrisikos bei. Die Anastomosentechnik scheint eine untergeordnete Rolle zu spielen. Intraabdominelle Blutungen können durch sorgfältige klinische Kontrolle und Drainagen frühzeitig erkannt und therapiert werden.

Tritt diese Art der Komplikation jedoch auf und muss eine operative Revision durchgeführt werden, so nimmt diese neben Anastomoseninsuffizienzen, Peritonitis und Sepsis einen deutlich negativen Einfluss auf die postoperative Letalität.

## Literatur

[1]   *Marusch F, Koch A, Schmidt U, Zippel R, Kühn S, Simonis E, Zühlke H, Pross M, Gastinger I, Lippert H* (2002). Welche Faktoren beeinflussen die postoperative Letalität beim kolorektalen Karzinom? Zentralbl Chir 127: 614–621

[2]   *MJ Stamos, CP Theuer, CM Headrick* (1996). General postoperative complications. In: Complications in Colon&Rectal Surgery, eds. TC Hicks, DE Beck, FG Opelka, AE Timmke; Williams & Wilkins, S. 118–142

[3]   *AM Vernava, WE Longo* (1996). Postoperative anastomotic complications. In: Complications in Colon & Rectal, eds. TC Hicks, DE Beck, FG Opelka, AE Timmke; Williams & Wilkins, S. 82–98

[4]   *Ergebnisse der Qualitätssicherungsstudie Kolon/Rektum – Karzinome (Primärtumor)* 2000. An-Institut für Qualitätssicherung in der operativen Medizin gGmbH, Otto-von Guericke-Universität Magdeburg.

# Der postoperative Darmverschluss

*B. Falkenberg*

## Einleitung

Eine Behinderung der Passage des Magen-Darm-Traktes wird ohne Rücksicht auf die unterschiedlichen Ursachen als Ileus bezeichnet. Prinzipiell unterscheidet man zwischen dem mechanischen und dem paralytischen (funktionellen) Darmverschluss, dies trifft auch für die postoperative Phase zu. Die begriffliche Trennung von mechanischen und funktionellen Passagestörungen ist anfangs nachvollziehbar, versagt aber im Spätstadium, da der unbehandelte mechanische Ileus zwangsweise mit zunehmender Paralyse einhergehen wird, die Symptomatik und die Folgen für den Gesamtorganismus sind dann gleichartig.

Jede abdominelle Operation oder sonstige Traumatisierung (retroperitoneales Hämatom, Wirbelkörperfraktur, Polytrauma) bewirken zunächst eine Paralyse der Darmmotilität, die sich meist jedoch in einigen Tagen ohne eine spezielle Therapie zurückbildet. Wann die normale Peristaltik wieder einsetzt, kann individuell allerdings recht unterschiedlich sein.

Die Schwierigkeit in der postoperativen Phase besteht nun darin, den mechanischen Verschluss der Passage zu erkennen und rechtzeitig zu beheben, andererseits die normale Paralyse nach einer abdominellen Operation nicht fehlzudeuten.

Die primäre mechanische Störung imponiert in der postoperativen (oder posttraumatischen) Phase also in erster Linie als paralytisch und wird sich möglicherweise manifestieren, bevor seine Ursache erkennbar werden kann. Die typischen Symptome des mechanischen Ileus (Hyperperistaltik, Schmerzen, Erbrechen) können sich in dieser Phase gar nicht entwickeln. Andererseits würde ein zu frühes unberechtigtes Eingreifen die Paralyse nur verschlimmern.

Die primäre funktionelle Störung tritt meist früher auf (3. bis 5. Tag), während der manifeste mechanische Ileus erst danach relevant wird. Diese Regel ist natürlich nicht in jedem Falle zutreffend.

Mechanische und funktionelle Ileuszustände wurden schon immer voneinander getrennt, dies ist differentialdiagnostisch hilfreich und hat therapeutische Konsequenzen.

Besteht bei einem mechanischen Problem der Passage unzweifelhaft eine Indikation zur Operation bzw. Revision, ist dies bei einem paralytischen Zustand (ohne peritonitische Komplikation) nicht der Fall. Bei einer Paralyse ist die Operation meist ein Fehler, bzw. nur eine symptomatische Maßnahme, die oft erfolglos bleibt (*Kern* 1985).

Die durch eine postoperative Peritonitis verursachte Darmparalyse wiederum ist eine eindeutige Indikation, invasiv zu therapieren, ggf. zu relaparotomieren.

Die normale Atonie des Magen-Darm-Traktes, wie sie nach jeder Bauchoperation nachweisbar ist, bedarf hingegen keiner speziellen Diagnostik oder Therapie.

Andererseits gilt insbesondere für die postoperative Phase, dass auch Mischformen auftreten. Eine schematische Trennung zwischen den einzelnen Ileusformen ist nicht berechtigt und in einigen Fällen auch gar nicht möglich.

Der Begriff des „Subileus" wird klinisch oft gebraucht, ist aber nicht klar definiert. Im Allgemeinen ist eine partielle Passagestörung gemeint, die dem Vollbild des Ileus noch nicht entspricht und keine dringliche Operationsindikation begründet.

## Ursachen und Symptomatik

Von den nicht-postoperativen Ileuszuständen sind über 90 % mechanisch bedingt. Briden, Adhäsionen, Hernieninkarzerationen und Darmtumore sind die häufigsten Krankheiten. Der funktionelle (paralytische) Ileus ist fast immer ein Symptom eines intraabdominellen oder retroperitonealen Grundleidens (Tab. 1).

In der frühen nicht-postoperativen Phase sind beide Varianten relativ einfach unterscheidbar (Tab. 2). Beim mechanischen Ileus kommt es zur Hyperperistaltik gegen ein Hindernis, in der Paralyse fällt die Totenstille im Abdomen auf. Wird die Paralyse durch eine sich entwickelnde Peritonitis verursacht, steht deren Symptomatik (akutes Abdomen) im Vordergrund.

Als Folge einer lokalen peritonitischen Komplikation (z. B. Nahtinsuffizienz, intraabdomineller Abszess) ist die Paralyse somit nur eine Folgereaktion des Darmes. Ein paralytischer Ileus ohne eine verursachende lokale Komplikation ist eher selten, und tritt im Rahmen anderer Grunderkrankungen auf (Eiweißmangel, Diabetes, Urämie, Kaliummangel, u. a.). Solche Zustände können aber auch erst postoperativ relevant werden.

Zu den funktionellen Ileus-Zuständen gehört auch das Ogilvie-Syndrom [4], eine Dickdarmparalyse ohne ein mechanisches Hindernis. Bei diesem Syndrom konnte eine parasympathische Suppression als Ursache nachgewiesen werden [1, 16].

**Tab. 1** Ursachen des postoperativen Ileus

| **mechanisch** |
| --- |
| • Adhäsion, Bride |
| • Hernierung, Volvulus, Invagination |
| • unbekannter Darmtumor |
| • subkutane Wundruptur (Platzbauch) |

| **paralytisch (ohne Peritonitis)** |
| --- |
| • Endzustand eines mechanischen Ileus |
| • reflektorisch (peritoneale Reizung, Nachblutung, Nierenkolik, Pankreatitis, Enteritis, Myokardinfarkt) |
| • toxisch: Sepsis, Urämie, Enteritis, Pneumonie |
| • metabolisch: Diabetes mellitus, Porphyrie |
| • Elektrolytentgleisung: Hypokaliämie, Hyponatriämie |
| • ischämisch: Mesenterialinfarkt, ischämische Kolitis |
| • neurogen: Schädigung des N. Vagus, Rückenmarksläsion, Apoplex |
| • medikamentös: Anticholinergika, Morphin, u. a. |

| **paralytisch (bei Peritonitis)** |
| --- |
| • Nahtinsuffizenz (!) |
| • intraabdomineller Abszess |
| • Perforation |

**Tab. 2** Symptome des Ileus

| **mechanisch** |
| --- |
| <ul><li>anfangs geblähtes und noch weiches Abdomen, lokalisierter Schmerz, krampfartig, klingende Darmgeräusche, Erbrechen je nach Höhe des Passagehindernisses, Stuhl- und Windabgang beim Dünndarmileus noch möglich (!), nicht so beim Dickdarmileus, später Zeichen der Paralyse bzw. Peritonitis paralytisch (ohne Peritonitis)</li><li>aufgetriebenes, druckschmerzhaftes Abdomen, Übelkeit, Erbrechen,</li><li>kein Windabgang, Exsikkose, Singultus, keine Darmgeräusche („Totenstille im Abdomen"), keine Koliken, Schockzustand</li></ul> |
| **paralytisch (ohne Peritonitis)** |
| <ul><li>die Symptomatik der Peritonitis steht meist im Vordergrund (!)</li><li>Abwehrspannung</li></ul> |
| **Gefahr bei allen Ileusfällen** |
| <ul><li>Darmgangrän, Perforation, Peritonitis, Autointoxikation, Sepsis</li></ul> |

Verschiedene Medikamente können zudem die Darmmotilität negativ beeinflussen. Morphinderivate, Neuroleptika, Parkinson-Medikamente, aber auch Analgetika und Antihypertensiva führen zur Paralyse [14].

Selbst Antibiotika können über eine Zerstörung der körpereigenen Bakterienflora eine Enterokolitis auslösen und eine Paralyse bewirken.

Letztlich sollte man nicht vergessen, dass vielerlei Störungen und Traumatisierungen, die nicht unmittelbar das Abdomen betreffen, ebenfalls eine Darmparalyse verursachen können. Als klassisches Beispiel sei an dieser Stelle die Wirbelkörperfraktur zu nennen.

Der Begriff des Ileus kann also vielerlei Ursachen haben, die zweifellos auch unterschiedliche Therapieansätze erfordern.

Die Unterscheidung zwischen hohem und tiefen Ileus ist sinnvoll. Beim hohen Ileus steht das Erbrechen im Vordergrund, während beim tiefen Ileus (Dickdarm) der Meteorismus wegweisend sein sollte.

# Pathophysiologie

Der Ileus ist, trotz der vielen möglichen Ursachen, zunächst als eine Störung der Darmpassage anzusehen. Sehr schnell kann sich jedoch eine Distension des Darmes entwickeln. Ist ein kritischer Wert überschritten tritt ein irreversibler Zustand ein, die Dekompensation wird zur Lebensbedrohung (Abb. 1).

Pro Tag werden physiologischerweise mehrere Liter Sekrete produziert (Galle, Pankreas, Magen, Darm, usw.), unabhängig davon ob die Passage normal oder behindert ist.

Die Peristaltik wird sympathisch und vagal reguliert, eine Füllung des Darmes mit Erhöhung des Innendruckes bewirkt einen peristaltischen Abtransport der Sekrete und Nahrung.

Ein atonischer Zustand entsteht durch ein Überwiegen der sympathischen Innervation oder einer Hemmung des Vagus.

Beim Ogilvie-Syndrom konnte gezeigt werden, dass die ursächliche parasympathische Suppression medikamentös mit Neostigmin positiv beeinflusst werden kann [2, 17].

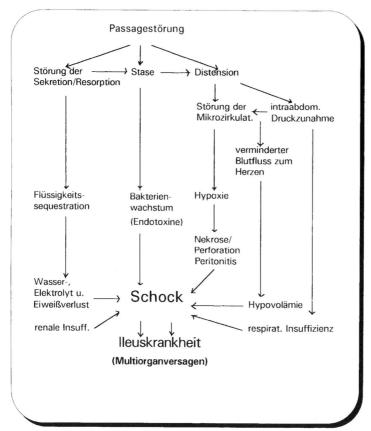

**Abb. 1** Pathophysiologie des Ileus

Selbst nach wenig traumatisierenden Eingriffen, wie beispielsweise einer unkomplizierten Appendektomie, kommt es zumindest kurzzeitig durch einen erhöhten Sympathikotonus zu einer Darmlähmung (Atonie, Paralyse). Nach ausgedehnten Darmresektionen wird diese Zeit natürlich länger dauern. Das Ende dieser Phase zeigt sich klinisch durch Einsetzen der Peristaltik, Stuhl- oder zumindest Windabgang.

Die Dauer der Paralyse ist in den einzelnen Abschnitten des Magen-Darm-Traktes dabei unterschiedlich, Magen und Dünndarm kommen eher wieder in Gang, als der Dickdarm.

Im Ileuszustand wird sich dieser Verlauf nicht einstellen, der Magen-Darm-Trakt wird zunehmend gefüllt, die Distension des Darmes ist

die Folge. Die Mirkozirkulation der Darmwand verschlechtert sich, die Darmwand wird ödematös.

Die Distension ist somit ein zentrales Ereignis des sich entwickelnden Ileuszustandes. Die Schleimhaut wird durchlässig und für eine bakterielle Besiedlung existiert keine natürliche Barriere mehr. Gramnegative Bakterien mit ihren Endotoxinen stellen die größte Gefahr dar [*Späth* 1994].

Der Flüssigkeitsverlust im Ileus (nach innen und außen) führt unbehandelt zur Dehydratation und Elektrolytentgleisung.

Die Verschiebungen im Säure-Basen-Haushalt sind aber abhängig von der Lokalisation des

Passagehindernisses (hoher Ileus-Verlust von saurem Magensaft mit folgender hypochlorämisch- und hypokaliämischen Alkalose, beim tiefen Ileus resultiert dagegen eine Dehydratation und Hypokaliämie und erst später eine sekundäre metabolische Acidose).

Während der hohe Ileus (Erbrechen) also mit ausgeprägten Verschiebungen im Säure-Basen-Haushalt einhergeht, ist dies beim tiefen Ileus nicht so sehr vorrangig.

Die resultierenden Plasma- und Flüssigkeitsverluste bewirken eine Verminderung des verfügbaren Blutvolumens mit Exsikkose bis hin zum manifesten Schockzustand. Hinzu kommen Eiweiß- und Kaliumverluste, die ihrerseits die Problematik verstärken.

Am Darm selbst schreitet die Distension weiter fort, Durchwanderung, lokale Nekrosen und Perforationen sind zu erwarten, wenn nicht rechtzeitig eingegriffen wurde.

Das klassische „Ileus-Modell" nach *Wangensteen* [28] geht also von der Mikrozirkulationsstörung aus, die aus der Darmdistension resultiert [6]. Beim Dickdarmileus oder Zuständen mit Gefäßbeteiligung scheint dieser Mechanismus zutreffend. Es konnte aber gezeigt werden, dass es beim tiefen Dünndarmileus nicht zu einem größeren Druckanstieg im Darmlumen kommt [13, 20].

Vielmehr ist anzunehmen, dass im gestauten Dünndarm eine Vermehrung von Darmbakterien stattfindet und es in der frühen Phase sogar zu einer vermehrten Durchblutung der Darmwand mit Hypersekretion kommt.

Bakterielle Stoffwechselprodukte und die Wirkung freigesetzter Mediatoren und Endotoxine werden in der späteren Phase wirksam, in der die Schleimhaut bereits durchlässig geworden ist.

Somit ist es durchaus sinnvoll, folgende Ileusformen abzugrenzen: hoher und tiefer Dünn-darmileus, Dickdarmileus und Strangulationsileus. Die pathophysiologischen Abläufe und Folgereaktionen dieser Formen unterscheiden sich voneinander, führen unbehandelt aber dennoch zum Multiorganversagen (Abb. 1).

Eine besonders dramatische Entwicklung eines Ileuszustandes besteht bei einer Strangulation mit Unterbrechung der Blutversorgung des Darmes.

Der Ileus mit Beteiligung der Darmgefäße (Strangulation, Inkarzeration, Invagination oder Volvulus) stellt einen Sonderfall dar. Die Symptomatik ergibt sich durch den Ileus einerseits, aber auch durch die Folgen der Darmischämie. Alle pathogenetischen Folgen werden viel eher wirksam, Durchwanderung und Perforation können schnell folgen.

Ähnliches gilt für den primär vasculär verursachten Ileuszustand, beispielsweise bei einer arteriellen Embolie oder einer venösen Thrombose.

Einige pathophysiologische Besonderheiten des Ileus sind zusammenfassend erwähnenswert (siehe auch *Späth* und *Hirner* 1998).

* massiver Flüssigkeits-, Elektrolyt- und Eiweißverlust
* Überdehnung des Darmes, La Place-Gesetz (!)
* Darmwandödem, Permeabilitätsstörung
* bakterielle Besiedlung, Endotoxineinschwemmung
* Zirkulationsstörung
* katabole Stoffwechsellage
* zunehmende Paralyse
* Gefahr der Durchwanderungsperitonitis oder sogar der Perforation mit folgender Peritonitis
* Überblähung des Abdomens, respiratorische Insuffizienz, Hypoxie und Acidose, Niereninsuffizienz
* Schock (Circulus vitiosus)
* Sepsis, Multiorganversagen

Der postoperative Ileus ist ein „Früh-Ileus" im eigentlichen Sinne und tritt definitionsgemäß in den ersten zwei Wochen nach einer Operation auf. Die normale Darmatonie, wie sie nach jeder Laparotomie mehr oder weniger ausgeprägt nachweisbar ist, dauert etwa 2 bis 3 Tage, kann aber in besonderen Fällen durchaus auch länger dauern (bis zu 7 Tagen). Bei Patienten mit Laxantienabusus kann die Atonie individuell auch noch länger andauern.

## Diagnostik

Der klinische Verlauf steht postoperativ ohne Zweifel im Vordergrund. Die klassischen klinisch-diagnostischen Möglichkeiten im postoperativen Frühstadium sind allerdings nur eingeschränkt beurteilbar (postoperativer Schmerz, normale Magen-Darm-Atonie).

Trotzdem sollte die tägliche Untersuchung und Auskultation des operierten Abdomens natürlich selbstverständlich sein.

Der sich nach einer Laparotomie entwickelnde Ileus hat seine Besonderheiten und ist schwieriger zu erkennen, als nicht unmittelbar operierte Fälle. Die eventuell möglichen Komplikationen der vorangegangenen Operation (z. B. Nahtinsuffizienz nach Darmresektion, Douglasabszess, u. a.) sind in die differentialdiagnostischen Überlegungen einzubeziehen, wenn nicht gar wegweisend.

Ein untrügerisches Zeichen für einen sich entwickelnden postoperativen Darmverschluss sind die über den Magenschlauch entleerten Sekretmengen. Lag primär keine Magensonde oder wurde diese bereits entfernt, sollte man sich nicht scheuen, schon beim Verdacht auf ein Passagehindernis oder eine Paralyse, diese erneut zu legen.

Neben der klinischen Untersuchung ist die wichtigste Maßnahme die Röntgenuntersuchung des Abdomens [10, 18].

Nach Möglichkeit ist diese Untersuchung im Stehen durchzuführen, bei Schwerkranken auch als seitliche Aufnahme im Liegen. Die Aufnahme im Stehen wird meist bevorzugt, da die Zuordnung der Luftansammlungen oder Spiegelbildungen einfacher gelingt.

Die Röntgenuntersuchung bestätigt die klinische Verdachtsdiagnose und erlaubt eine Unterscheidung zwischen Dünn- und Dickdarmileus [5].

Die Topographie der Spiegelbildungen erlaubt zudem Rückschlüsse auf die Lokalisation des Passagehindernisses.

Die Gabe eines wasserlöslichen Kontrastmittel wird die Aussage dieser Untersuchung noch erhöhen. Vielfach kann das Passagehindernis lokalisiert werden. Zudem wirken diese Kontrastmittel peristaltikanregend und haben somit einen differentialdiagnostischen und therapeutischen Effekt (Abb. 2 und 3). Man sollte auch beachten, dass eine vorhandene Hypovolämie verstärkt werden kann [21]. Beim Verdacht auf eine Strangulation ist diese Untersuchung natürlich nicht indiziert.

Zeigt sich nach 5 bis 6 Stunden kein Übertritt des Kontrastmittels in den Dickdarm, besteht zumeist die Indikation zur Exploration [18].

Beim paralytischen Ileus zeigt sich im Röntgenbild eine Überblähung oder Spiegelbildung im Dünn- und Dickdarmbereich.

Die Diagnose einer Strangulation gelingt leider vielfach nicht, ist aber differentialdiagnostisch wesentlich, da ein konservatives Vorgehen nicht gerechtfertigt ist (*Sarr* et al. 1983).

Die klassischen Zeichen der Strangulation sind Fieber, Leukozytose, Tachykardie und Schmerz. Nur wenn alle Kriterien positiv sind, besteht eine gewisse Wahrscheinlichkeit einer Darmstrangulation [26].

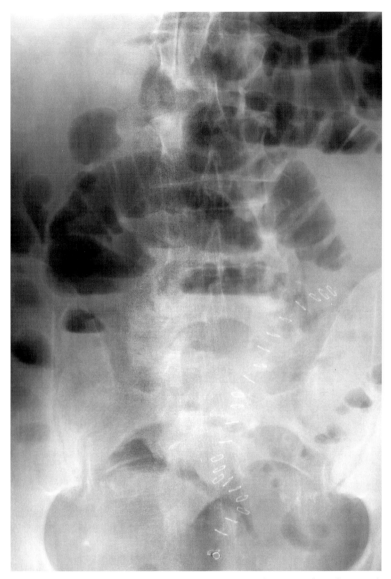

**Abb. 2** Röntgen-Spätaufnahme nach Gabe eines wasserlöslichen Kontrastmittels – Dünndarmileus nach anteriorer Rektumresektion mit Anlage eines protektiven Ileostomas – erfolgreiche konservative Therapie

Die Sonographie beim Ileus hat sich in den letzten Jahren ebenfalls zu einer brauchbaren diagnostischen Methode entwickelt [27].

Neben dem Nachweis freier Flüssigkeit, intraabdomineller Abszesse und anderer pathologischer Befunde, gelingt der Nachweis der Darmdistension bzw. die Beobachtung der Peristaltik, im pathologischen Fall als Pendelperistaltik oder der „Totenstille" [9, 15].

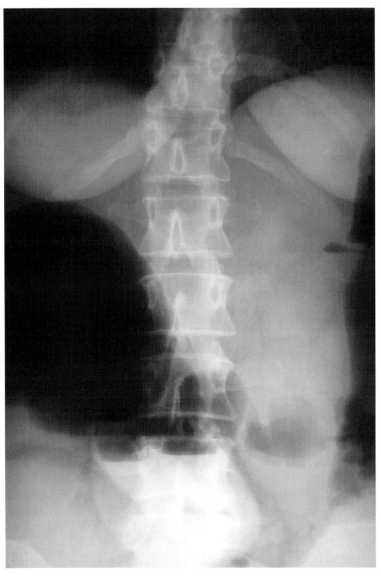

**Abb. 3** Dickdarmileus durch Adhäsionen im Bereich der linken Flexur – Operationsindikation

Insbesondere beim Dickdarmileus sind eine CT-Untersuchung, ein Kontrasteinlauf (wasserlösliches Kontrastmittel) oder die Endoskopie indiziert [3, 12].

Es gibt leider keine „ileus-typischen" Laboruntersuchungen. Dies gilt für sämtliche Ileusformen, insbesondere aber auch für den postoperativen Darmverschluss.

Trotzdem wird eine umfassende Laboruntersuchung durchgeführt werden. Die Gesamtsituation ist zu erfassen (Elektrolyte, Säure-Basen-Haushalt, Leberwerte, Blutzucker, Amylase, Lactat, Hämoglobin, Leukozyten, CrP,

Nierenwerte und schließlich auch Eiweiß und Urinstatus) und zu berücksichtigen, gegebenenfalls auszugleichen.

## Therapie

Selbst ohne eine exakte Abgrenzung der Ileusursache ergeben sich die ersten unmittelbaren Maßnahmen beim Verdacht auf einen postoperativen Ileus (Tab. 3). Hierzu gehören: Legen einer Magensonde, zentral-venöser Zugang und eine entsprechende Infusionstherapie unter Berücksichtigung der Laborparameter und des zentralen Venendrucks, und schließlich auch das Legen eines Blasenkatheters zur Messung der Urinausscheidung. Oftmals bringen diese einfachen Maßnahmen schon eine, zumindest vorrübergehende Besserung des klinischen Zustandes und sind auch zur Vorbereitung auf eine eventuelle Relaparotomie unerlässlich.

Die Indikation zu einer erneuten Operation wird schließlich auch vom Erfolg dieser Vorbereitungen mitbestimmt.

Manchmal ist der Entschluss zu einer nochmaligen Operation recht schwierig zu stellen. Einerseits ist ein zögerliches Abwarten verständlich, andererseits wird die Relaparotomie oftmals zu spät durchgeführt. Im Zweifelsfall ist es wohl besser, einmal unnötig operiert zu haben, als einmal eindeutig zu spät.

Als weitere Grundregel läßt sich formulieren, dass ein wahrscheinlich funktioneller Ileuszustand konservativ zu behandeln ist, ein eindeutig mechanisch bedingter operativ.

Bringen die genannten konservativen Verfahren keinen Erfolg oder verschlechtert sich der Zustand des Kranken zunehmend, ist die Operationsindikation im Verlauf gegeben.

Bei eindeutiger Indikation zur Reoperation sollte nach Korrektur der wichtigsten Kreislauf- und Laborparameter dann ohne Zeitverzug gehandelt werden.

**Tab. 3**  Therapie des Ileus

| 1. Maßnahme – Magensonde (!), Blasenkatheter, ZVK | |
| --- | --- |
| mechanisch | • operative Beseitigung des Hindernisses (je nach Befund: Lösen von Briden oder Adhäsionen, ggf. Darmresektion, Anus praeter-Anlage, Bruchpfortenverschluss, |
| paralytisch | u.s.w.) |
| | • primär konservative Therapie |
| **Stimulation der Darmperistaltik** | |
| • Einlauf | |
| • wasserlösliches Kontrastmittel über liegende Magensonde | |
| medikamentös | • Metoclopramid (z. B. Paspertin): 1–3 Amp. (10–30 mg) |
| | • Ceruletid (z. B. Takus): 1 Amp. (40 ug) auf 50 ml NaCl, ca. 5–10 ml pro h |
| | • Neostigmin (z. B. Prostigmin) 1 Amp. (0,5 mg) plus Dexpanthenol 4 Amp. (2 g) auf 500 ml über 6 h |
| | • sog. „Donnertropf": 6 Amp. Metoclopramid (60 mg) plus 6 Amp. Dexpanthenol (3 g) plus 6 Amp. Neostigmin (3 mg) auf 500 ml über 6 bis 12 h i. v. |
| | • eventuell: zuvor medikamentöse Sympathikolyse oder Periduralanästhesie |
| | • Dekompressionssonde (meist intraoperativ) |

## Operation beim mechanischen postoperativen Ileus

Die Bauchhöhle wird entweder über den Schnitt der Voroperation eröffnet oder aber über einen Mittelschnitt, der je nach Befund nach oben und unten ausreichend erweitert werden kann. Schon das Eröffnen und die Exploration der Bauchhöhle muss vorsichtig erfolgen, da der gestaute Darm natürlich sehr vulnerabel ist. Eine unkontrollierte Perforation sollte unter allen Umständen vermieden werden (Kontamination der Bauchhöhle).

Als nächster Schritt muss die Ursache des Ileus gefunden werden. Bei einer Bride oder nur lokalen Adhäsion ist dies meist nicht schwierig. Der Zustand des Zökums lässt erahnen, ob es sich um einen Dünn- oder Dickdarmileus handelt.

Die Bruchpforten sind nicht zu vergessen und schließlich wird uns der gestaute Darm nach aboral sicher zum mechanischen Hindernis führen. Auf die Durchblutungsverhältnisse ist zu achten, da auch eine latente Minderdurchblutung des Darmes mit einem Ileuszustand einhergeht. Eine schon stattgehabte Perforation ist nicht zu übersehen.

Macht sich eine Dünndarmresektion erforderlich, kann die Darmkontinuität meist durch eine primäre Anastomose wiederhergestellt werden. Bei einer diffusen Peritonealkarzinose ist oft nur ein laterolateraler Bypass möglich, um den Ileuszustand zu beseitigen.

Bei einer inkarzerierten Hernie ist der Darm zu reponieren. Besteht eine Gangrän, ist dieser Bereich natürlich zu resezieren. Ein gleichzeitiger Bruchlückenverschluss ist selbstverständlich.

Beim Dickdarmileus ist das Zökum besonders gefährdet. Bei einem Zökumdurchmesser von 12 Zentimetern beträgt die Perforationswahrscheinlichkeit schon etwa 50 % [23].

Gelingt die Übersicht beim ersten Explorationsversuch nicht, ist es ratsam, den gestauten Darm zu entlasten. Entweder wird der Dünndarm nach oben ausgestrichen oder im ungünstigen Falle offen abgesaugt. Wenn der Befund mit einer Darmresektion einhergehen wird, kann man den Darm in diesem Bereich eröffnen, der ohnehin reseziert werden muss. Die Exploration muss prinzipiell vorsichtig erfolgen, um nicht Sekundärschäden zu setzen. Eventuelle Serosaläsionen sind sorgfältig zu übernähen.

Ein wenig belastender Eingriff beim Dickdarmileus ist die Anlage einer doppelläufigen Kolostomie vor dem Hindernis. Wir bevorzugen allerdings die Resektion des tumortragenden Darmabschnittes schon bei der Ileusoperation.

Entgegen früheren Meinungen haben die Patienten, bei denen im Notfall mehrzeitig vorgegangen wird, eine niedrigere Letalität, im Gegensatz zum einzeitigen Vorgehen [19].

Bei einem Tumor im rechten Kolon kann die Resektion mit primärer Anastomose auch im Ileuszustand ohne Nachteile erfolgen. Nur bei einer schweren Peritonitis oder einer Dünndarmischämie hat die Ausleitung der Darmenden als Anastomosenstoma gewisse Vorteile.

Ein mechanischer Ileus nach einer Darmresektion oder Rektumamputation ist häufig bedingt durch eine Abknickung im Dünndarmbereich.

Die Rektumamputation beinhaltet dabei gleich zwei Gefahren. So kann der Dünndarm in einem offenen Beckenbodenperitoneum einklemmen oder aber in der nicht verschlossenen Lücke zwischen dem Colon descendens und der lateralen Bauchwand. Mesoschlitze sind unserer Erfahrung nach somit prinzipiell bei der Erstoperation zu verschließen.

Während sich eine mechanische Ursache meist relativ einfach beseitigen läßt, ist im Falle einer Peritonitis nach deren Ausgangspunkt zu suchen. Die möglichen Komplikationen der Erstoperation sind dabei wegweisend. Stumpfabszesse nach Appendektomie, Douglas- und subphrenische Abszesse sollten aber möglichst schon vor der Reoperation bekannt sein.

Eine Nahtinsuffizienz nach Dickdarmresektion ist häufiger als nach einer Dünndarmresektion.

Ein primär angelegtes protektives Stoma verhindert eine Nahtinsuffizienz nach Kolonresektion nicht, nur die Auswirkungen (diffuse Peritonitis) halten sich in Grenzen.

Bei guter Drainage und klinisch unauffälligem Abdomen kann unter diesen Bedingungen eine partielle Nahtinsuffizienz oftmals konservativ zur Ausheilung gebracht werden.

Im Stadium der diffusen, kotigen Peritonitis ist eine Auflösung der insuffizienten Anastomose oft nicht zu umgehen und lebensrettend.

Die diffuse Peritonitis ist nach Beseitigung der Ursache, als solche zu behandeln (ausreichende Drainage, eventuell ist sogar eine geplante Lavage der Bauchhöhle sinnvoll).

Auf die Bedeutung der Magensonde wurde schon eingegangen. In manchen Fällen ist es günstig, den Dünndarm mit einer Miller-Abbot-Sonde zu schienen, um ihn entlasten zu können. Das Platzieren der Sonde kann aber recht schwierig werden, insbesondere im duodenalen Abschnitt.

Plicationsverfahren (z. B. nach Noble) werden nicht routinemäßig angewendet und sind nur in einzelnen Fällen mit rezidivierendem Ileus indiziert.

Im eigenen Krankengut (2000–2001) fand sich bei insgesamt 183 Patienten nach Resektion eines kolorektalen Karzinoms in nur 1,6 % ein operationspflichtiger Ileus (Tab. 4).

**Tab. 4** Revisionspflichtige postoperative Komplikat Karzinom – eigene Ergebnisse (2000–2001)

| Komplikation (Mehrfachnennung | n | % |
|---|---|---|
| Nahtinsuffizienz | 5 | 2,7 |
| Ileus | 3 | 1,6 |
| Platzbauch | 3 | 1,6 |
| Nachblutung | 2 | 1,1 |
| Ureterläsion | 2 | 1,1 |
| Dünndarmperforation | 1 | 0,5 |
| Gesamt: | 183 Patienten | |
| Revisionen: | 14 | 7,6 |
| 30 Tage-Letalität: | 4 | 2,2 |

In 2,7 % zeigte sich eine operationspflichtige Nahtinsuffizienz nach anteriorer Rektumresektion. Diese Komplikation wurde durch Anlage eines endständigen Kolostomas behandelt. In zwei Fällen musste wegen einer Nachblutung revidiert werden, in zwei Fällen wegen einer Ureterläsion bzw. Nekrose und bei einem weiteren Patienten kam es zu einer Dünndarmperforation. Drei Patienten erlitten einen revisionspflichtigen Platzbauch.

Eine Letalität resultierte aus diesen Komplikationen jedoch nicht.

Vier Patienten (2,2 %) aus diesem Krankengut verstarben während des stationären Aufenthaltes, aber nicht an operationsbedingten Komplikationen, sondern am Grundleiden eines metastasierten Karzinoms.

Diese Komplikationsraten sind als relativ niedrig einzuschätzen und bei 183 Patienten möglicherweise nicht repräsentativ.

*Marusch* et al. (2002) berichtet bei 3 756 Patienten mit kolorektalem Karzinom über eine postoperative Letalität von 5,7 %.

Anastomoseninsuffizienzen fanden sich in diesem großen Krankengut in 5,2 %, ein operationspflichtiger Ileuszustand in 1,8 %.

## Konservative Therapie

Besteht (noch) keine Indikation zur Operation sind alle konservativen Maßnahmen zu nutzen, die auch zur Vorbereitung auf eine Operation notwendig sind. Neben der lückenlosen klinischen Überwachung (Intensivtherapie) sind parallel einige Sofortmaßnahmen durchzuführen.

Die Verluste von Flüssigkeit, Elektrolyten und Eiweiß sind entsprechend auszugleichen (zentraler Venenkatheter), der Kaliumwert verdient besondere Beachtung. Die Notwendigkeit einer Magensonde und eines Blasenkatheters wurde schon mehrfach hervorgehoben.

Die Anregung der Darmtätigkeit erfolgt mit Einläufen, durch wasserlösliches Kontrastmittel, welches über die liegende Magensonde verabreicht wird und schließlich durch eine medikamentöse Stimulierung.

Beim funktionellen Ileus gilt die Sympathikolyse als erste Maßnahme. Nach Durchbrechen des erhöhten Sympathikotonus wird die Peristaltik angeregt. Tabelle 3 gibt eine Übersicht über die meist benutzten Medikamente.

Führen diese konservativen Maßnahmen nicht zum Ziel, muss die Operationsindikation neu überlegt werden.

Der Zeitfaktor ist ohne Zweifel für die Prognose des Ileus von Bedeutung. Mit zunehmender Dauer der Symptomatik steigt die Letalität im Krankengut an. Dies gilt auch für den postoperativen Ileuszustand.

## Fazit

Die Schwierigkeit besteht somit darin, den therapiebedürftigen postoperativen Ileus von der „noch normalen Darmatonie" zu unterscheiden. Da es keinen scharfen Übergang gibt und auch keine sicheren differentialdiag-

nostischen Untersuchungen bzw. Laborwerte existieren, ist die Erfahrung oftmals die einzige Hilfe. Fällt in dieser Phase die Entscheidung erst, wenn der Patient zunehmend dekompensiert, ist wertvolle Zeit verstrichen.

Nicht ohne Grund gilt nach wie vor die alte chirurgische Weisheit, dass „bei einem Ileus die Sonne weder auf- noch untergehen darf".

Für die Praxis noch einige Anmerkungen.

Die Hauptsymptome beim Ileus (Erbrechen, Koliken, Meteorismus, Stuhl- und Windverhalt) sind unmittelbar postoperativ nicht so charakteristisch ausgeprägt wie bei den sonstigen Spät-Ileusfällen.

Wichtig ist zweifellos an die Möglichkeit eines postoperativen Ileus zu denken, selbst wenn der Patient bereits mobilisiert ist und es bislang keine Probleme mit dem Kostaufbau gab. Es erstaunt manchmal, wieviel Flüssigkeit ein atoner Magen-Darm-Trakt aufnehmen kann, bevor aus relativem Wohlbefinden heraus, das Überlauferbrechen auftritt.

Bei einem hohen Dünndarmileus können Stuhl- und Windabgang durchaus noch möglich sein.

Die Praxis zeigt immer wieder, dass auch ein Röntgenbild nur im Zusammenhang mit der Situation des Patienten zu interpretieren ist (Abb. 2 und 3). Viele Spiegel bedeuten nicht unbedingt sofort die Indikation zur Operation.

Andererseits kann ein einziger Spiegel Grund sein, möglichst bald zu operieren. Der klinische Zustand und der Verlauf sind hierbei entscheidend, eine Passage mit einem wasserlöslichen Kontrastmittel kann sowohl diagnostisch wegweisend oder therapeutisch nützlich sein.

Mancher Ileus oder „Unterbauchtumor" war in Wirklichkeit nur durch eine volle Blase bedingt und einfach zu beheben. Im eigenen

Krankengut wurde ein älterer Mann mit einer Prostatahypertrophie als dekompensierter Ileus zugewiesen. Nach Katheterisierung der Blase entleerten sich 4 Liter Urin. Der Ileuszustand wurde daraufhin bedeutungslos.

Besteht der Verdacht auf eine Passagestörung oder Atonie, ist die Einlage einer Magensonde die erste Maßnahme. Die Menge des entleerten Sekretes erlaubt zudem eine Entscheidungshilfe zu einer eventuell notwendigen Relaparotomie (*Kern* 1980).

Ist der Ileuszustand durch eine Peritonitis oder intraabdominelle Abszesse bedingt, gelten natürlich andere Überlegungen. In diesen Fällen ist die Paralyse des Darmes nur ein Folgezustand. Die Behandlung der Peritonitis (und deren Ursache) ist vordergründig.

Im Zweifelsfall ist eine überflüssige Laparotomie eher zu verantworten, als eine unterlassene notwendige mit fatalen Folgen.

# Literatur

[1] *Amaro R, Rogers AI.* Neostigmine infusion: new standard of care for acute colonic pseudo-obstruction? Am J Gastroenterol 2000; 95: 304–305

[2] *De Giorgio R, Barbara G, Stanghellini V, Tonini M, Vasina V, Cola B, Corinaldesi R, Biagi G, De Ponti F.* Review article: the pharmacological treatment of acute colonic pseudo-obstruction. Aliment Pharmacol Ther 2001; 15: 1717–1727

[3] *Ericksen AS, Krasna MJ, Mast B A, Nosher JL, Brolin RE.* Use of gastrointestinal contrast studies in obstruction of the small and large bowel. Dis Colon Rectum 1990; 33: 56–64

[4] *Flückiger R, Huber A.* Die akute Pseudoobstruktion des Dickdarmes (Ogilvie-Syndrom) beim chirurgischen Patienten – Risikofaktoren und prophylaktische Maßnahmen. Swiss Surg 1998; 4: 29–33

[5] *Goldberg HI, Dodds WJ.* Roentgen Evaluation of small-bowel obstruction. Dig Dis Sci 1979; 24: 245–252

[6] *Henne-Bruns D, Löhnert M.* Aktueller Stand zur Diagnostik und nichtoperativen Therapie des Dünndarmileus. Chirurg 2000; 71: 503–509

[7] *Kern E.* Postoperativer Ileus – Grundsätzliches zu Pathophysiologie und Klinik. Chirurg 1980; 51: 193–197

[8] *Kern E, Bruch H-P, Galanduik S.* Postoperativer Ileus. In: Kremer K, Kümmerle F, Kunz H, Nissen R, Schreiber H-W: Intra- und postoperative Zwischenfälle. Georg Thieme Verlag, Stuttgart–New York, 1985, 343–363

[9] *Ko YT, Lim J H, Lee D H, Lee H W, Lim J W.* Small bowel obstruction: sonographic evaluation. Radiology 1993; 188: 649–653

[10] *Maglinte D D, Reyes B L, Harmon B H, Kelvin F M, Turner W W, Hage J E, Ng A C, Chua G T, Gage S N.* Reliability and role of plain film radiography and CT in the diagnosis of small-bowel obstruction. AJR 1996; 167: 1451–1455

[11] *Marusch F, Koch A, Schmidt U, Zippel R, Geissler S, Pross M, Roessner A, Köckerling F, Gastinger I, Lippert H.* Prospektive Multizenterstudien „Kolon-/Rektumkarzinome" als flächendeckende chirurgische Qualitätssicherung. Chirurg 2002; 73: 138–146

[12] *Megibow AJ, Balthazar EJ, Cho KC, Medwid SW, Birnbaum BA, Noz ME.* Bowel obstruction: Evaluation with CT. Radiology 1991; 180: 313–318

[13] *Mirkovitch V, Cobo F, Robinson JWL, Menge H, Combo SZ.* Morphology and function of the dog ileum after mechanical occlusion. Clin Sci Med 1976; 50: 123

[14] *Naef M, Maurer CA, Scheurer U, Seidel K, Langen HP, Sell F, Büchler MW.* Idiopathische Dickdarmdilatation („Ogilvie-Syndrom" – „Akute Pseudoobstruktion"). Zentralbl Chir 1998; 123: 1360–1364

[15] *Ogata M, Mateer JR, Condon RE.* Prospective evaluation of abdominal sonography for the diagnosis of bowel obstruction. Ann Surg 1996; 223: 237–247

[16] *Paran H, Silverberg D, Mayo A, Shwartz I, Neufeld D, Freund U.* Treatment of acute colonic pseudo-obstruction with neostigmine. Am Coll Surg 2000; 190: 315–318

[17] *Ponec RJ, Saunders MD, Kimmey MB.* Neostigmine for the treatment of acute colonic pseudo-obstruction. N Engl J Med 1999; 341: 137–141

[18] *Renzulli P, Krähenbühl L, Sadowski C, Al-Adili F, Maurer C A, Büchler W.* Moderne diagnostische Strategie beim Ileus. Zentralbl Chir 1998; 123: 1334–1339

[19] *Riedl St, Wiebelt H, Bergmann U, Hermanek jr P.* Postoperative Komplikationen und Letalität in der chirurgischen Therapie des Coloncarcinoms. Ergebnisse der deutschen Multizenterstudie der Studiengruppe Kolorektales Karzinom (SGKRK). Chirurg 1995; 66: 597–606

[20] *Roscher R, Frank R, Wagner R, Safi F, Beger H G.* Chirurgische Behandlungsergebnisse beim Dickdarmileus. Chirurg 1991; 62: 201

[21] *Ruf G, Mappes HJ, Kohlberger E, Schöffel U, Baumgartner U, Keller H, Blum U.* Bedeutung des Kolonkontrasteinlaufs in der Ileusdiagnostik. Zentralbl Chir 1993; 118: 401–405

[22] *Sarr M G, Bulkley GB, Zuidema GD.* Preoperative recognition of intestinal strangulation obstruction. Prospective evaluation of diagnostic capability. Am J Surg 1983; 145: 176–182

[23] *Scheurer U, Wälchli P.* Akute sekundäre Pseudoobstruktion des Dickdarmes (Ogilvie-Syndrom): Erfahrungen mit endoskopischer Therapie. Schweiz Med Wschr 1985; 115: 1214–1218

[24] *Späth G.* Mikrobielle Translokation aus dem Gastrointestinaltrakt – pathophysiologisches Phänomen oder Motor des Multiorganversagens. Zentralbl Chir 1994; 119: 256

[25] *Späth G, Hirner A.* Ileus. In: Lippert H (Hrsg.): Praxis der Chirurgie. Georg Thieme Verlag, Stuttgart-New York 1998, 598–612

[26] *Stewardson RH, Bombeck CT, Nyhus LM.* Critical operative management of small bowel obstruction. Ann Surg 1978; 187: 189–193

[27] *Truong S, Zlatarski G, Bauer M.* Sonographische Diagnostik und Motilitätskontrolle beim Ileus. In: Häring R (Hrsg.): Ileus. de Gruyter, Berlin-New York 1985, 123–127

[28] *Wangensteen OH.* Understanding the bowel obstruction problem. Am J Surg 1978; 135: 131–139

# Störungen der Blasen- und Sexualfunktion nach Rektumchirurgie

*C. Yildirim, P. Geers, F. Köckerling*

Die Erfolge der letzten Jahre hinsichtlich der onkologischen Qualität der Rektumchirurgie haben zu einem deutlichen Fortschritt der rezidivfreien Überlebenszeit und des Langzeitüberlebens von Rektumkarzinom-Patienten geführt [24, 25].

Einen besonders wichtiger Schritt in dieser Entwicklung stellte die Einführung der totalen mesorektalen Exzision nach *Heald* 1985 dar [18]. Der kompletten Exzision des Mesorektums kommt für die Langzeitprognose bei diesen Tumoren eine überragende Bedeutung zu, da durch diese als onkologischer „Goldstandard" geltende Präparation die Rezidivrate bei korrekter technischer Durchführung extrem gesenkt werden kann [17].

Diese Fortschritte der onkologischen Rektumchirurgie führen dazu, dass im Rahmen der heutigen medicoökonomischen Forderungen und dem Quality-of-Life-Anspruches der Patienten auch auf die Vermeidung von bisher als vernachlässigbar erachteten Folgekrankheiten vermehrt geachtet werden muss. Hierzu zählen bei der Rektumchirurgie insbesondere die Blasen- und Sexualfunktionsstörungen.

Jede Art der Rektumchirurgie im Sinne einer Resektion oder Extirpation bedeutet eine unmittelbare Gefahr für die nervale Versorgung der Blase und der Sexualorgane. Die komplette Dissektion des Mesorektums macht eine ausgiebige Präparation im Bereich des kleinen Beckens notwendig. Aufgrund der extremen räumlichen Nähe zwischen der visceralen Faszie des Mesorektums und den autonomen Nerven des kleinen Beckens besteht hier die Gefahr einer Verletzung des Plexus hypogastricus superior, der Nervi hypogastrici und des Plexus hypogastricus inferior, deren Schädigung reversible und irreversible Beeinträchtigungen der Blasen- und Sexualfunktion zur Folge haben können.

## Anatomische Grundlagen und funktionelle Konsequenzen

Die parasympathische Versorgung der Beckeneingeweide und der Beckenorgane erfolgt über den N. vagus und das Sakralmark (Abb. 1). Die im Nucleus intermediolateralis und Nucleus intermediomedialis des Sakralmarks gelegenen Zellen schicken ihre Axone durch die 3. und 4. Sakralwurzel zum N. pudendus, von dem sie als Nn pelvici in den Plexus hypogastricus inferior (Plexus pelvicus) und zu den Beckenorganen (Blase, Mastdarm und Genitalien) übertreten.

Die im thorakalen und lumbalen Seitenhorn gelegenen sympathischen Neurone schicken ihre Axone über die Rr. communicantes zum sympathischen Grenzstrang (Truncus symphaticus) Dieser besteht aus einer Kette sympathischer Ganglien, die zu beiden Seiten der Wirbelsäule liegen (Abb. 1). Der Thorakalabschnitt enthält 10 bis 11 Ganglien, der Lumbalabschnitt ca. 4 Ganglien und der Sakralabschnitt ebenfalls 4 Ganglien. Von den thorakalen und lumbalen Grenzstrangganglien ziehen Nerven zu Ganglien die zu beiden Seiten der Bauchaorta inmitten dichter Nervenple-

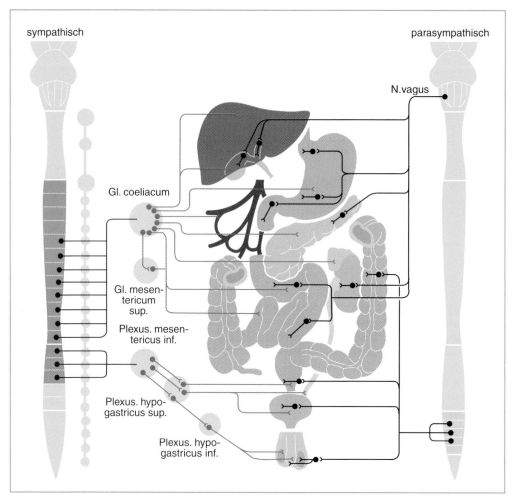

**Abb. 1** Vegetatives Nervensystem

xus liegen. Die obere Gangliengruppe sind die Ganglia coeliaca, zu denen der N. splanchnicus major aus dem 5.-9. Grenzstrangganglion zieht. Darunter liegt das Ganglion mesentericum superius und das Ganglion mesentericum inferius. Im Becken breiten sich der Plexus hypogastricus superior und der Plexus hypogastricus inferior aus.

Beteiligt an der vegetativen Versorgung der Beckenorgane sind das Ganglion mesentericum superius und das Ganglion mesentericum inferius, sowie im Becken der Plexus hypogas-

tricus superior und der Plexus hypogastricus inferior (Plexus pelvicus).

Zwischen dem Abgang der A. mesenterica superior und dem Abgang der A. mesenterica inferior befinden sich auf und seitlich der Aorta vegetative Nervenfasern (Abb. 2). Hierbei handelt es sich um 4 bis 12 Nervenfasern, die aus dem Plexus mesentericus superius zum Plexus mesentericus inferius ziehen (Abb. 3). Am Abgang der A. mesenterica inferior befindet sich auf und seitlich der Aorta der Plexus mesentericus inferius, der im wesentlichen aus paraaor-

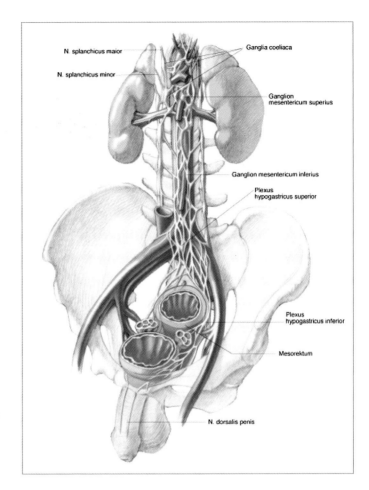

**Abb. 2**
Vegetatives Nervensystem aus dem Ganglion mesentericum inferius bzw. Plexus mesentericus inferior um die Arteria mesenterica inferior

talen Ästen aus dem Plexus mesentericus superius und zusätzlich aus Ästen aus dem 2. und 3. lumbalen Splanchnicusnerven gebildet wird.

Der Plexus hypogastricus superior befindet sich auf der Aortenbifurkation, der linken Iliakalvene, dem letzten Lumbalwirbelkörper, dem Promontorium und zwischen den beiden Iliakalarterien (Abb. 4). Der Plexus hypogastricus superior empfängt präganglionäre sympathische Fasern aus dem unteren Thorakal- und dem oberen Lumbalmark sowie parasympathische Fasern aus dem Sakralmark. Der Plexus hypogastricus superior teilt sich in den N. hypogastricus dexter und den Nervus hypogast-

ricus sinister auf. Beide verlaufen im lockeren extraperitonealen Bindegewebe in das tiefe kleine Becken und bilden dort einen Anteil des Plexus hypogastricus inferior (Plexus pelvicus) (Abb. 4, 7).

Auch der Plexus hypogastricus inferior empfängt präganglionäre sympathische Fasern aus dem unteren Thorakal- und dem oberen Lumbalmark und parasympathische Fasern aus dem Sakralmark. Der Plexus hypogastricus inferior liegt im extraperitonealen Bindegewebe, beim Mann in Höhe der Samenbläschen und bei der Frau in Höhe der Cervix uteri bzw. der Fornix vaginae (Abb. 7). Die Äste der A. iliaca interna befinden sich lateral vom Ple-

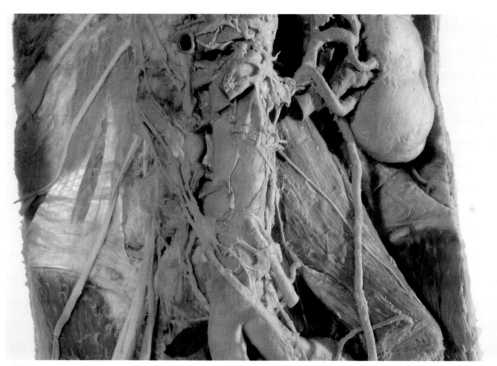

**Abb. 3** In Höhe der A. mesenterica inferior vereinigen sich lateral der Aorta verlaufenden sympathischen Nervenfasern zum Plexus mesentericus inferior. Abbildung aus dem Anatomischen Museum des Royal College of Surgeons of England

xus hypogastricus inferior. Zahlreiche Äste des Plexus ziehen entweder direkt oder mit den Ästen der A. iliaca interna zu den Beckenorganen. So zieht nach medial und kaudal entlang dem posterolateralen Aspekt der Prostata das neurovaskuläre Bündel nach *Walsh* (Abb. 5).

Nach *Porst* [45] ist die spinale Repräsentation der Erektion zweigeteilt in ein parasympathisches und ein sympathisches Erektionszentrum (Abb. 6).

Eine sexuelle Stimulation bewirkt eine Erektionsbildung über den Parasympathikus Hierbei werden die Sexualzentren im Hypothalamus und im Limbischen System des Gehirns stimuliert. Diese Reize werden dann ins Rückenmark zum Erektionszentrum weitergeleitet, wo sie im reflektorischen Erektionszenturm (S2-S4)

verarbeitet werden und dann über die peripheren Nervenfasern (Nn. erigentes uns Nn. cavernosi) zum Penis weitergeleitet werden, um dort Neurotransmitter (VIP, NO, ACH) freizusetzen und so die Erektion einzuleiten.

Die parasympathischen Nervi erigentes entspringen aus den Vorderwurzeln des Sakralmark S2-S4 in dem der Nucleus intermediolateralis angesiedelt ist. Neben der Vermittlung von peripher ausgelösten Reflexerektionen haben aber auch oben genannte supraspinale Efferenzen Einfluss auf die Modulation.

Die myelinierten Nervi erigentes münden in den Plexus hypogastricus inferior (Plexus pelvicus), der auch sympathische Efferenzen und somatische Afferenzen enthält. In den Ganglien des Plexus pelvicus erfolgt teilweise ein

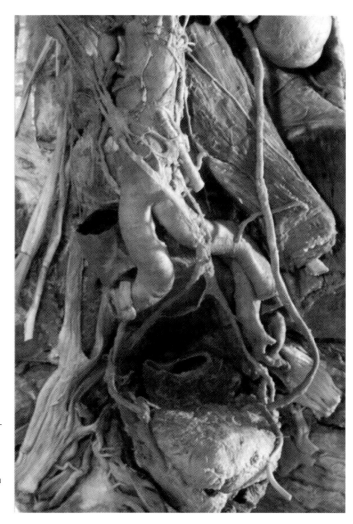

**Abb. 4**
Der Plexus hypogastricus superior befindet sich auf der Aortenbifurkation der linken Iliakalvene, dem letzten Lumbalzirkelkörper, dem Promontorium und zwischen den beiden Iliacalarterien. Anatomisches Präparat aus dem Anatomischen Museum des Royal College of Surgeons of England

Umschaltung in nicht myelinisierte post-ganglionäre Fasern. Der Plexus pelvicus verläuft an der Levatorinnenfläche und findet kaudal seine Fortsetzung in den Nervi cavernosi, welche nach Durchtritt durch das Diaphragma urogenitale distal der membranösen Harnröhre das Corpus spongiosum und die Corpora cavernosa innervieren.

Die enge Nachbarschaft der Nn. cavernosi zu Rektum, Samenblasen, Prostata und proximaler Harnröhre erklären ihre potentielle Verletzungsgefahr bei entsprechenden chirurgi-

schen Eingriffen an diesen Organen mit konsekutiver erektiler Dysfunktion. Der Parasympathikus stellt das für die Erektion hauptverantwortliche Nervensystem dar.

Sympathicus fördernde Reize wie Angst oder Versagensängste führen hingegen zu einer Hemmung der Sexzentren im Gehirn und zu einer Fortleitung der hemmenden Signale zum psychogenen Erektionszentrum des Thorakal- und Lumbalmarkes (Th 11/12, L 2/3), wo sie umgeschaltet werden. Über die peripheren sympathischen Nervenbahnen (Plexus hypo-

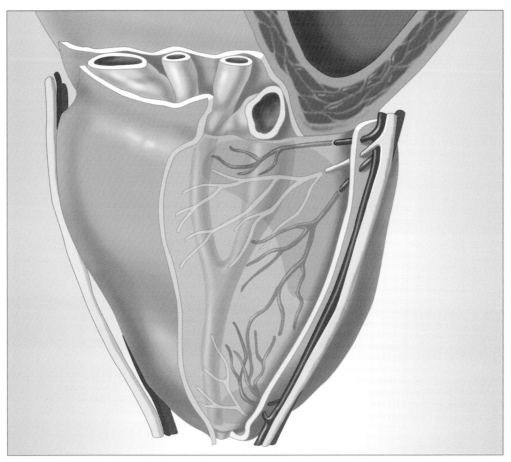

**Abb. 5** Vom Plexus hypogastricus inferior in Höhe der Samenbläschen verlaufen Nervenfasern für die urogenitalen Organe entlang des lateralen Randes der Prostata

gastricus superior, Plexus hypogastricus inferior, Nn cavernosi) werden die hemmenden Impulse zum Penis weitergeleitet und führen durch Noradrenalinfreisetzung an den alpha1 und alpha2 - Rezeptoren zur Kontraktion der Muskelzellen und Penisgefäße und verhindern somit die Erektion, bzw. hemmen die bereits eingetretene Erektion.

Durch das Verständnis der anatomischen und physiologische Beziehungen der neuralen Versorgung der Blase und Sexualorgane erklärt sich die Notwendigkeit einer äußerst subtilen Präparation. Da eine Nervenschädi-

gung bei der Rektumkarzinom – Chirurgie an verschiedenen Stellen entstehen kann muss der Operateur mehrere risikobehaftete Bezirke schonen um die nervalen Funktionen zu erhalten.

Das präaortale Nervengeflecht und der Plexus mesentericum inferius kann durch Schonung des präaortalen Bindegewebes und Belassen eines 1–2 cm langen Stumpfes der A. mesenterica inferior geschont werden (Abb. 2).

Am Übergang des Mesosigma zum Mesorektum ist der Einstieg in die „heilige Schicht" op-

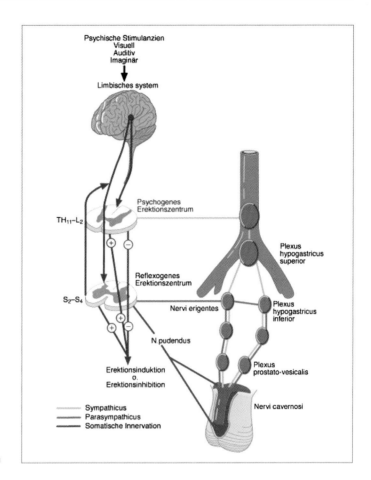

Psychische Stimulanzien
Visuell
Auditiv
Imaginär

Limbisches system

Psychogenes
Erektionszentrum

TH₁₁-L₂

Plexus
hypogastricus
superior

Reflexogenes
Erektionszentrum

S₂-S₄

Nervi erigentes

Plexus
hypogastricus
inferior

N pudendus

Erektionsinduktion
o.
Erektionsinhibition

Plexus
prostato-vesicalis

Nervi cavernosi

Sympathicus
Parasympathicus
Somatische Innervation

**Abb. 6**
Neurophysiologie der Erektion

timal anzustreben (Abb 7). Hier ist eine Präparation in kleinen Schritten besonders wichtig, damit das Mesorektum nicht einreißt und der Plexus hypogastricus superior und die Nn. hypogastrici schrittweise nach dorsal und lateral weggedrängt und geschont werden können. Die Nerven befinden sich hier bedeckt von lockerem Bindegewebe zwischen der Fascia pelvis visceralis und parietalis im extraperitonealem Raum. Nach ausreichender dorsaler und lateraler Präparation bis zum Beckenboden hinunter gelangt man zu dem Punkt, an dem das Mesorektum anterolateral am Plexus hypogastricus inferior adhärent zu sein scheint (etwa bei 10 Uhr bis 2 Uhr bzw. im Winkel von 60° zur Symphyse auf beiden Seiten (Abb. 8)). Die Adhärenz ent-

steht durch Nervenfasern, welche vom Plexus hypogastricus inferior direkt in das Mesorektum zur nervalen Versorgung des Rektums eindringen. Diese feinen Äste werden unmittelbar an der endopelvinen Faszie des Mesorektums abgesetzt, damit der Plexus nicht verletzt wird.

Größte Vorsicht muss an der lateralen Begrenzung der Denonvilliers Faszie angewendet werden, weil hier der Plexus hypogastricus inferior in das neurovaskuläre Bündel nach Walsh zusammenläuft. Dieses zieht nach medial und kaudal entlang dem posterolateralen Aspekt der Prostata (Abb. 7 und 9). Unter anderem entspringen von diesem Nervenbündel die Endäste der erektilen Nerven zu den Cor-

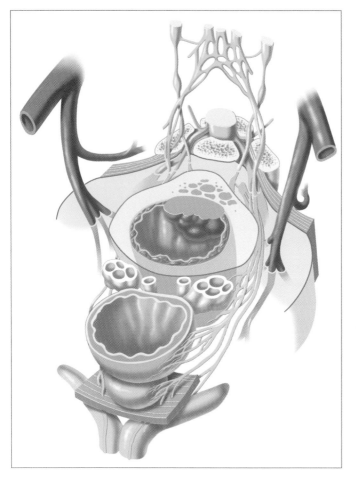

**Abb. 7**
Topographische Beziehung des vegetativen Nervensystems zu den Organen und Strukturen des kleinen Beckens und Verlauf der vegetativen Nervenfasern im lockeren extraperitonealen Bindegewebe zwischen Mesorektum und der lateralen Beckenwand bzw. Faszia pelvis parietalis

pora cavernosa. Eine Durchtrennung des Nervenbündels auf dieser Höhe kann den Patienten impotent machen. Die beidseitige Durchtrennung dieser Nerven führt sicher zur Impotenz.

Eine komplette Verletzung beider Plexus pelvicus führt dabei zu einem Abbruch der nervalen Versorgung der Blase, sowie der urethralen Sphinkter. Der spinale und supraspinale Kontrollmechanismus wird unterbrochen und der damit verbundene Reflex für die Steuerung der Blasen- und Sphinkterfunktion wird außer Kraft gesetzt. In den meisten Fällen ist die Verletzung jedoch inkomplett, so dass ein Teil der neuralen Aktivität bestehen bleibt.

Da die Mehrzahl der vesicalen Ganglien sehr nah und zum Teil auch direkt in der Blasenwand liegt, ist es nahezu unmöglich eine völlige Denervierung der Blase zu verursachen, da eine Vielzahl postganglionärer Neurone trotz der Verletzung intakt bleiben. Desweiteren kommt es im Verlauf zu einer autonomen Reinnervierung, die einen Teil des durch die Denervierung entstandenen Schadens wieder aufhebt.

Generell bewirkt die Schädigung bei der Rektumresektion bzw. -extirpation eine Depression der gesamten vesico-urethralen Aktivität mit verminderter Kontraktilität des Detrusors und einer verminderten Compliance der Bla-

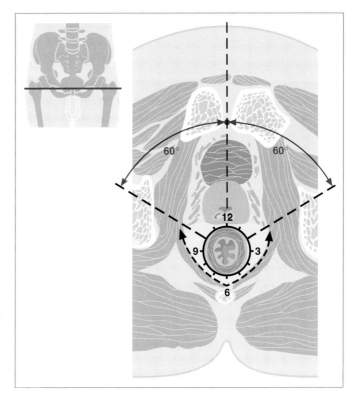

**Abb. 8**
Die pelvine Dissektion bei der totalen mesorektalen Exzision kann somit in zwei Phasen eingeteilt werden. Zunächst erfolgt die dorsale Mobilisation im Spatium retrorectale = Spatium praesacrale bis etwa 2 Uhr nach rechts und dann bis etwa 10 Uhr nach links. Die zweite Phase stellt die technisch deutlich schwierigere anterolaterale Dissektion dar

se. Die Entleerung der Blase wird erschwert, wobei sowohl die verminderte Kontraktilität der Blase, als auch der erhöhte Tonus des distalen Sphinktermechanismus zugrunde gelegt werden kann.

Es resultiert ein paradoxes klinisches Bild mit gleichzeitiger Blasenentleerungsstörung, aufgrund der verminderten Detrusorkontraktilität und dem erhöhten Sphinktertonus, als auch eine Inkontinenz, basierend auf dem Verlust der Fähigkeit den urethralen Verschlussdruck zu erhöhen. Die Konsequenz ist eine Zunahme des Restharnvolumens mit einer geringen funktionellen Blasenkapazität [50].

Abzugrenzen davon sind postoperativ auftretende Komplikationen, die aufgrund von prä-

operativ bestehenden kompensierten Blasenentleerungsstörungen auftreten. Hierbei wird neben der Zunahme einer bereits präoperativ vorhandenen subvesikalen Obstruktion [2, 3, 5, 8, 12, 44] auch eine operationsbedingte veränderte Beziehung zwischen Blase und Sphinkter infolge einer nun fehlenden posterioren Stützung des pelvinen Anteils des unteren Harntrakts als ätiologischer Faktor diskutiert [6, 14, 26]. Wahrscheinlicher scheint jedoch, dass die operationsbedingte Traumatisierung des superioren und inferioren hypogastrischen Plexus häufig in Verbindung mit einer vorbestehenden Blasenhalsobstruktion als hauptsächliche Ursache der nach Rektumoperationen zu beobachtenden Miktionssymptome anzusehen ist [2, 7, 8, 11, 12, 35, 37, 44]

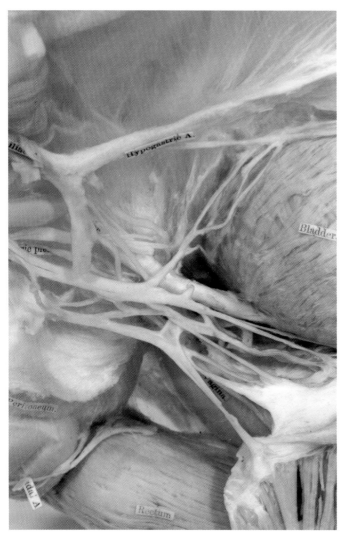

**Abb. 9**
Der Plexus hypogastricus inferior liegt beim Mann etwa in Höhe der Samenbläschen und bei der Frau in Höhe der Cervix uteri bzw. der Fornix vaginae. Zum Rektum ziehen kaum Nervenfasern. Die vegetativen Nervenfasern versorgen vornehmlich die Blase und das Genitale. Anatomisches Präparat aus dem Anatomischen Museum des Royal College of Surgeons of England

## Klinische Ergebnisse

Auch hier ist festzustellen , dass durch die Einführung der TME eine deutliche Reduktion der funktionellen Störungen im Vergleich zu konventionellen Resektionstechniken oder gar zu den von japanischen Chirurgen favorisierten ultraradikalen Techniken mit iliakaler Lymphadenektomie möglich geworden ist.

Die in Japan durchgeführte radikale Lymphadenektomie der iliakalen Lymphknoten und der Obturatoriusloge kann gerade hier zu einer Verletzung der Nerven führen. Hierzu muss bemerkt werden, dass die adjuvante Radio-Chemotherapie in Japan weniger verbreitet ist als in den USA oder Europa [10]. Das Patientenkollektiv über das diskutiert wird [42] besteht aus z. T. extraperitoneal durchbrechenden Tumoren mit positiven mesorektalen Lymphknoten. In den meisten westlichen Ländern wird unter diesen Um-

**Tab. 1** Funktionelle Langzeitschäden ohne TME 15,8 %–33 %

| Autor | n | OP | temp. BES | pers. BES |
|---|---|---|---|---|
| Neal | 27 | TAR | 44 % | 22 % |
| Aagard/Gerstenberger | 25 | APE | 48 % | 20 % |
| Leveckis | 19 | TAR + APE | 42,1 % | 15,8 % |
| Maas | 27; 32 | TAR + APE/(ANP) | bis 53 % | bis 33 % |
| Hojo | 134 | 1st-4th PANP | 48 %–80 % | |

temp. BES = temporäre Blasenentleerungsstörung, pers. BES = persistente Blasenentleerungsstörung, TAR = tiefe anteriore Resektion, APE = abdominoperineale Extirpation, ANP = autonome Nervenschonung, PANP = periphere autonome Nervenprä-paration

ständen die TME mit nachfolgender adjuvanter Radio-Chemotherapie als Verfahren der Wahl angesehen, da nur 7-15 % aller Patienten von einer ausgedehnten Lymphadenktomie profitieren würden. Sowohl *MacFarlane* [34] als auch *Enker* [10] berichten über Lokalrezidivraten von 5-8 % für T3N0M0 und T3N1-2M0 Karzinome mit einer 5-Jahresüberlebenszeit von 74-75 %. Ob das erweiterte Verfahren unter den Gesichtspunkten der Blasen- und Sexualfunktionsstörungen vorteilhafter ist scheint fragwürdig.

Die Rate von Blasen- und Sexualfunktionsstörungen konnte so nach Einführung der TME von zuvor 50-85 % auf 15 % und weniger gesenkt werden [10].

Bei der Bewertung der funktionellen Störungen nach Rektumchirurgie in der Literatur muss man insbesondere auf die Operationsmethode achten. Vorangegangene Auswertungen konnten zeigen, dass die Rate an urologischen Komplikationen nach Operationen am Rektum vor allem dann erhöht ist, wenn eine ausgedehnte Rektumresektion ohne totale mesorektale Exzision (TME) durchgeführt wurde. Niedrigere urologische Komplikationsraten konnten hingegen nach Einführung der totalen mesorektalen Exzision gezeigt werden (Tabelle 1 und 2).

Im Rahmen der radikalen konventionellen Rektumexstirpation bzw. Rektumresektion ohne TME beziffert *Leveckis* die Häufigkeit einer Störung der Blasenfunktion in der internationalen Literatur zwischen 7 % und 73 %. [4,

**Tab. 2** Funktionelle Langzeitschäden mit TME 5,3 %–19,4 %

| Autor | n | OP | temp. BES | pers. BES |
|---|---|---|---|---|
| Enker | 38 | TAR + APE | k. A. | 5,3 % |
| Havenga/Enker | 136 | TAR + APE | k. A. | 10–15 % |
| Nesbakken | 35 (49) | TAR + APE | 11,4–16 % | 5,7–8 % |
| Maurer | 31 (60) | TAR + APE | k. A. | bis 19,4 % |
| Köckerling | 49 | TAR + APE | 14,3 % | 6,1 % |

temp. BES = temporäre Blasenentleerungsstörung, pers. BES = persistente Blasenentleerungsstörung, TAR = tiefe anteriore Resektion, APE = abdominoperineale Extirpation, ANP = autonome Nervenschonung,

12, 15, 19-21, 28, 32, 40]. *Enker* [10] spricht sogar von urologischen Komplikationsraten von 50–85 %, die jedoch nach Einführung der TME auf 15 % und weniger gesunken sind.

In einer von *Leveckis* [28] durchgeführten prospektiven Studie mit prä- und postoperativen urodynamischen Messungen kam es bei 8 von 19 Patienten zu nachweisbaren Blasenfunktionsstörungen. Bei 3 Patienten konnte in der urodynamischen Untersuchung eine komplette Denervation der Blase nachgewiesen werden. 3 von 16 männlichen Patienten waren nach der Operation impotent.

Dies entspricht einer temporären postoperativen Miktionsstörung von 42,1 %, und einer permanenten Miktionsstörung von 15,8 %.

Dieses Ergebnis ist in etwa vergleichbar mit den angegebenen Raten permanenter Schädigungen nach tiefer anteriorer Resektion (15 %) [40] und nach Rektumexstirpation bei männlichen Patienten (20 %) [12].

*Maas* [32] beschreibt eine Rate postoperativer Störungen der Blasenfunktion nach 3 Monaten von bis zu 53 %, die nach einer Dauer von 6 Monaten auf 28 % zurückgeht. Hierbei handelt es sich vor allem um Störungen der Miktionsfrequenz und Blasenkontrolle im Sinne einer geringgradigen Inkontinenz. Eine Folgeuntersuchung diese Kollektivs zeigte einen weiteren Rückgang der Rate auf bis zu 26 % nach einem Jahr [33].

Weitaus höhere Komplikationsraten werden vor allem von japanischen Chirurgen angegeben. Eine von *Havenga* [16] publizierte Übersicht über neurogene Blasenfunktionsstörungen nach „Nerve-Preserving-Surgery" des Rektumkarzinoms in Japan zeigt permanente Komplikationsraten von 0–53 %. Diese Bandbreite ergibt sich aus der unterschiedlichen Radikalität und dem jeweiligen Ausmaß der Nervenschonung von kompletter Schonung der pelvinen autonomen Nerven bis zu kompletter Resektion der pelvinen autono-

men Nerven. Bezüglich der Sexualfunktion reichen die Raten für den Verlust der Erektion von 0–100 % und den Verlust der Ejakulation von 27–100 %.

Dass die Komplikationsrate mit dem Ausmaß der Radikalität korreliert, lässt sich auch aus einem Vergleich schließen, den *Hojo* [20] zwischen Rektumresektion und radikaler Rektumresektion mit ausgedehnter iliopelviner Lymphadenktomie macht. Hier traten bei dem radikalen Vorgehen postoperativ Blasenfunktionsstörungen bis zu 80 % im Gegensatz zu 48 % bei der konventionellen Resektion auf. Nach einem Jahr bestanden jedoch in beiden Gruppen nur noch bei 3 % der Patienten Störungen der Blasenfunktion.

Eine Relativierung dieser Ergebnisse nach Rektumresektion ohne TME findet sich in einer von *Lindsey* [31] durchgeführten Meta-Analyse. Hierbei finden sich in einer Serie von sechs prospektiven und zwei retrospektiven Studien bei 22 von 96 Patienten (23 %) eine temporäre Denervation der Blase und bei 16 von 96 (17 %) der Patienten eine komplette, permanente Denervierung der Blase nach abdominoperinealer Rektumexstirpation. Die bezüglich der sexuellen Funktionsstörung anhand von sechs prospektiven und zwölf retrospektiven Studien erhobenen Daten zeigen bei 96 von 332 Patienten (29 %) den Verlust der Ejakulation. Bei 250 von 494 Patienten (51 %) kam es zu einer totalen Impotenz nach Rektumexstirpation.

Diese Ergebnisse zeigen, dass die Rate der postoperativen funktionellen Komplikationen vor allem der dauerhaften schweren Störung der Blasenfunktion doch seltener auftreten, als dies anhand von früheren Untersuchungen angenommen werden musste. Nichts desto trotz hat vor allem der Einzug neuer Operationstechniken, die auf eine subtile Präparation und die Schonung der autonomen Nerven Wert legen, einen entscheidenden Anteil an der Reduktion dieser funktionellen Langzeitstörungen. Insbesondere die von Heald propagierte totale mesorektale Exzision hat einen entscheidenden Fortschritt in der Rektumchirurgie zur Folge gehabt. Diese Technik führt nicht nur zu einer Reduktion der Lokalrezidivrate [18, 34], sondern hat auch erheblichen Einfluss auf die Rate an Sexual- und Blasenfunktionsstörungen.

In einer von *Enker* [9] durchgeführten Studie an 38 Patienten mit TME zeigte sich bei nur 2 Patienten eine Komplikation der Blasenfunktion. Die erektile Funktion konnte bei 33 Patienten erhalten werden. 23 von 24 Patienten unter 60 Jahren waren noch sexuell aktiv. Bei 20 dieser Patienten war eine normale Ejakulation und bei 4 Patienten ein Ejakulationsstörung nachweisbar.

In einer nachfolgenden Untersuchung konnten *Havenga* und *Enker* [15] an 136 evaluierbaren Patienten (82 Männer und 54 Frauen) nach totaler mesorektaler Exzision und Erhaltung der autonomen Nerven zeigen, dass bei lediglich 11 % der männlichen und 24 % der weiblichen Patienten mehr als drei oder mehr Symptome im Zusammenhang einer gestörten Funktion der Blasenfunktion auftraten. Am häufigsten handelte es sich dabei um Harnträufeln (23–36 %), Drangsymptomatik (17–31 %) und Schwierigkeiten, die Blase vollständig zu entleeren (10–12 %). Eine komplette Inkontinenz oder neurogene Blasenentleerungsstörungen, die einer dauerhaften Katheterisierung bedurften, kamen nicht vor.

Ähnliche Ergebnisse konnte auch *Nesbakken* [41] in einer prospektiven Studie an 49 Patienten (27 Männer und 22 Frauen) zeigen, von denen 39 mit totaler mesorektaler Exzision und 10 mit partieller mesorektaler Exzision operiert wurden. Alle Patienten wurden präoperativ einer urodynamischen Untersuchung zugeführt. 3 Monate postoperativ wurden dann jedoch nur noch 35 Patienten urodynamisch nachuntersucht. Bei 2 Patienten (5 %) konnte eine Denervierung der Blase nachgewiesen werden. Bei weiteren 4 Patientinnen (10,3 %) konnte eine temporäre Inkontinenz

erhoben werden. 6 von den 24 männlichen Patienten (25 %) hatten eine Reduktion der erektilen Funktion und ein Patient (4,2 %) wurde impotent. Bei 2 Patienten (8,2 %) kam es zu retrograder Ejakulation.

Diese Ergebnisse entsprechen in etwa unseren eigenen vorläufigen Ergebnissen nach TME unter Verwendung der Water-Jet Technik. Bei den 49 untersuchten Patienten zeigten sich lediglich bei 3 männlichen Patienten (6,1 %) eindeutige Zeichen einer Denervierung der Blase nach 3 Monaten. Bei 7 männlichen Patienten (14,3 %) kam es zu einer frühpostoperativen Blasenentleerungsstörung, die jedoch nach 3 Monaten nicht mehr klinisch nachzuweisen war. In 2 Fällen kam es zu Miktionsstörungen, die nach urologischer Abklärung eher einer benignen Prostatahypertrophie zuzuordnen waren. Eine postoperative Inkontinenz trat nicht auf. Eine 88-jährige Patientin war jedoch schon präoperativ inkontinent.

*Maurer* [36] hingegen konnte in einer prospektiven Vergleichsstudie an 60 Patienten, von denen 29 konventionell und 31 mit TME operiert wurden in bezug auf die postoperative Blasenfunktion, die anhand eines Fragebogens evaluiert wurden, nur in einigen Bereichen einen Vorteil der TME zeigen. Die Rate an neu aufgetretenen postoperativen Blasenentleerungsstörungen lag hier bei 19,4 % in der TME Gruppe gegenüber 7 % bei den konventionell operierten. Das Gefühl einer nicht komplett entleerten Blase trat bei 17 % (TME) zu 17 % (ohne TME) auf. Eine Urge – Symptomatik hatten 14 % (TME) und 17 % (ohne TME). Die Ergebnisse für Inkontinenz waren 3 % (TME) und 10 % (ohne TME). Das Auftreten von Dysurie war in beiden Gruppen mit 7 % gleich und das Auftreten von Harnträufeln war bei der TME – Gruppe mit 8 % gegenüber 14 % bei der operierten Gruppe ohne TME geringer.

Ein eindeutiger Vorteil der TME konnte jedoch hinsichtlich der Sexualfunktion gezeigt werden. Der Vergleich der prä- und postoperativen Ergebnisse der TME – Gruppe zu der ohne TME operierten Gruppe ergab: sexuelles Interesse 63 %/37 % und 80 %/40 %; sexuelle Aktivität 53 %/22 % und 67 %/7 %; Impotenz 58 %/26 % und 75 %/6 %; Fähigkeit zum Geschlechtsverkehr 67 %/29 % und 75 % /13 %; Fähigkeit eines Orgasmus 76 %/47 % und 88 %/13 % und Orgasmus mit Ejakulation 76 %/53 % und 88 %/9 %.

Eine Beurteilung von Sexualfunktionsstörungen ist durch objektive Tests nicht durchführbar. Die Datenerhebung basiert auf Fragebögen und Scores, die der Beantwortung durch die Patienten obliegen. Vor allem die Fragebögen von *Meyer-Fugl* et al. [46] und der in Zusammenarbeit mit Firma Pfizer von *Rosen* et al. [47] entwickelte International Index of Erectile Function (IIEF) sind international anerkannt. Eine Differenzierung zwischen psychogener und organischer erektiler Dysfunktion, oder gar eine Differenzierung der unterschiedlichen organischen Ursachen ist jedoch nicht möglich wie *Blander* 1998 [48]und *Porst* 1998 [49] zeigten.

Die Bewertung der Blasenfunktionsstörungen hingegen scheint durch urodynamische Messverfahren objektivierbar.

Präoperativ kompensierte Blasenentleerungsstörungen werden durch die alleinige Anamnese (Miktionsfrequenz, dysurische Beschwerden, schwacher Strahl, Nykturie) oftmals nicht erfasst und führen in der frühpostoperativen Phase zu Verwirrungen in der Beurteilung des tatsächlichen Ausmaßes. Restharnbestimmung durch Sonographie oder Katheterisierung sind hier bereits effektiver. Eine Differenzierung zwischen neurogenen Blasenentleerungsstörungen und anderen Ursachen ist jedoch nicht eindeutig möglich. Spezifisch ist nur die urodynamische Messung. Die Durchführung der urodynamischen Untersuchung sowie die Terminologie und Beurteilung der Dysfunktion soll sich aus Gründen der Vergleichbarkeit und der Standardisierung nach den Empfehlungen der International Continence Society (ICS) richten. Hierzu wird u. a. auf die beiden maßgeblichen Monographien verwiesen, welche die Auswertungen nach ICS-Maßgaben zeigen. [1, 13].

Eine Interpretation der Absolutwerte der prä- und postoperativen urodynamischen Messung muss jedoch kritisch betrachtet werden, da die individuelle physiologische und psychologische Verfassung der Patienten eine nicht unbeträchtliche Rolle im Rahmen der Messung spielt. So fiel uns in unserer eigenen Serie auf, dass eine Vielzahl von Patienten sowohl prä- als auch postoperativ Schwierigkeiten hatte unter Versuchsbedingungen Wasser zu lassen, ohne dass es dafür ein pathologisches Korrelat gab. Nahezu alle dieser Patienten konnten unmittelbar nach verlassen des Versuchsaufbaus auf direktem Weg vom Messstuhl zur Toilette gehen. Dies bedeutet jedoch nicht, dass die urodynamische Messung per se unbefriedigende Ergebnisse ergäbe. Viele der postoperativen Blasenentleerungsstörungen sind larvierte Prostatahyperplasien, die nach der Resektion des Rektums durch die veränderte anatomische Topographie vermehrt obstruktiv wirksam werden. So ist die urodynamische Messung das sicherste Mittel um eine neurogene Blasenfunktionsstörung zu diagnostizieren und von anderweitigen Ursachen zu differenzieren.

Bei postoperativen Komplikationen kann eine frühzeitige urodynamische Messung hilfreich sein. Diese Messungen beinhalten jedoch, bei Patienten ohne protektives oder dauerhaftes Stoma, die Gefahr der Anastomosenverletzung durch den während der Untersuchung zur Bestimmung des abdominellen Druckes notwendigen Analkatheter. Weiterhin müssen operationsbedingte frühfunktionelle Nervenirritationen berücksichtigt werden, die lediglich eine temporäre Blasenfunktionsstörung verursachen. Diese sind nicht unbedingt Folge einer direkten Nervenverletzung, sondern entstehen oftmals durch die allgemeine

Schmerzsymptomatik oder eine temporäre Atonisierung der Blase durch den Cystofix-Katheter. Meistens liegt jedoch nur eine Kompromittierung der Nerven durch das allgemeine OP-Trauma, mit einhergehenden Prozessen wie Wandödem, Entzündungsvorgängen oder aber den alleinigen Druck der Haken auf die Nerven zugrunde. Um eine sicherere Beurteilung der Beschwerden der Patienten treffen zu können, ist die präoperative urodynamische Messung als Vergleich unentbehrlich.

Gerade im Rahmen von prospektiven Reihenuntersuchungen kann ohne prä- und postoperative urodynamische Kontrolle keine sichere Aussage über Blasenfunktionsstörungen nach Rektumresektionen getroffen werden. Die präoperative Messung dient hier vor allem zum sicheren Ausschuss einer neurogenen Störung und zur Differenzierung von obstruktiven Blasenentleerungsstörungen. Die erste postoperative Messung sollte jedoch erst nach 8–12 Wochen durchgeführt werden, um die oben genannten frühpostoperativen Einflüsse zu umgehen, da ansonsten das Risiko von falsch positiven Ergebnissen besteht.

## Therapie

Die urologischen Therapieansätze der Blasenfunktionsstörung sind vielfältig und sollen in diesem Rahmen nur kurz skizziert werden. Die Komplexität der Problematik erfordert bei aufgetretenen Funktionsstörung die Therapie durch urologische Fachkollegen und wird nach einem angepasstem Stufenschema durchgeführt [50], (Tab. 3).

Der intermittierende Selbstkatheterismus besitzt eine zentrale Rolle. In der Rehabilitation dient er zur regelmäßigen Restharnkontrolle und -entleerung und im Endzustand als therapeutisches Prinzip. Das Miktionstraining beinhaltet unterstützende Techniken wie die Bauchpresse bzw. Vasalva Manöver. Wegen des Aufbaus unkontrolliert hoher intravesikaler Drücke ist die Blasenexprimierung nur im Einzelfall und unter engmaschiger Kontrolle des oberen Harntraktes akzeptabel. In der Kombination mit Maßnahmen, die den Blasenauslaßwiederstand herabsetzen (wie Alpha-Blocker, Blasenhalsinzisionen und die transurethrale Resektion der Prostata lässt sich dennoch manchmal ein zufriedenstellendes Ergebnis erzielen.

Die alleinige Pharmakotherapie ist meist wenig Erfolg versprechend. Grundlage der Erkenntnis der Alpha-Blocker-Therapie ist, dass der Tonus des Blasenauslasses und der glattmuskulären Urethra zu einem wesentlichen Teil einer adrenergen Kontrolle durch Alpha-1-Rezeptoren unterliegt. Bei einem areflexiven Detrusor nach operativer Läsion des Ple-

**Tab. 3** Urologische Therapieansätze

| Stufentherapie bei areflexivem Detrusor | |
|---|---|
| 1) Restharnentleerung<br>• intermittierender Selbstkatheterismus<br>• Zystometrie mit Carbachol | 4) Elektrostimulation |
| | 5) Sphinkterinzision<br>• Blasenhalsinzision<br>• externe Sphinktertomie |
| 2) Miktionstraining<br>• Mehrfachmiktion<br>• Miktion nach der Uhr | |
| | 6) Supravesikale Harnableitung<br>• inkontinent<br>• kontinent |
| 3) Pharmakotherapie<br>• alpha-Blocker<br>• Cholinergika | |

xus pelvicus kann es zu einem relativen Überwiegen des Sympathikotonus des Blasenauslasses kommen. Der Einsatz von Cholinergica soll die Miktion durch eine pharmakologische Detrusorstimulation fördern. Inwieweit dies zu einer Verbesserung der Miktion z. B. durch Verstärkung schwacher Detrusorkontraktionen beiträgt, ist strittig. Eine Kombination von Cholinergika und Alpha-Blockern ist empfehlenswert. Die Therapie mit Elektrostimulationen basiert auf der Stimulation intakt gebliebener Anteile des kurzen Refelexbogens und lassen sich nur bei inkompletten Läsionen anwenden. Die operative Herabsetzung des infravesikalen Widerstandes durch TURP oder Blasenhalsinzision bedarf eines funktionierenden externen Sphinktermechanismus, wenn nicht eine totale Inkontinenz resultieren soll. Die transurethrale externe Sphinkterotomie oder offene operative Techniken der Harnröhrenerweiterung erscheinen wegen der problematischen Versorgung der zwangsläufig resultierenden iatrogenen Inkontinenz bei areflexievem Detrusor heute nur noch in seltenen Ausnahmefällen indiziert. Die supravesikale Ableitung als alleinige Maßnahme ist heutzutage nicht mehr indiziert und wird nur noch bei sekundärer Beeinträchtigung der oberen Harnwege durch Stauung oder Reflux oder bei nicht mehr behandelbarer Inkontinenz der Frau als Ultima Ratio gesehen.

# Schlussfolgerungen

Der beste Therapieansatz ist jedoch chirurgischer Art und besteht in der Prävention von Nervenverletzungen! So ist zu sagen, das die Kenntnis der wichtigen Regionen, an denen es zu Verletzung der Nerven kommen kann, essentiell ist. Eine optimale Präparation entlang der embryonal vorgegebenen Schichten ist somit die Voraussetzung zur Vermeidung von Nervenläsionen. Hierbei gibt es vier Schlüsselzonen, von denen eine im Abdomen und drei im Becken lokalisiert sind.

Das Risiko im Abdomen besteht bei der Absetzung des Abganges der A. mesenterica inferior, besonders wenn bei diesem Vorgehen kein ausreichender Sicherheitsabstand von ca. 1-2 cm vom Abgang der Aorta eingehalten wird. Hier liegen die sympathischen Nervenfasern des Plexus hypogastricus superior in einem Geflecht sehr nahe der A. mesenterica inferior an.

Die erste Schlüsselzone im Bereich des Beckens befindet sich im Bereich der posterioren Präparationsebene im Bereich des Übergangs vom Mesosigma zum Mesorektum. Hier liegt ein Nervengeflecht direkt der Aorta und der Iliacalgabel auf. Gerade im Übergang zum Beckeingang im Bereich des Promotoriums ist das Auffinden der korrekten Schicht entscheidend, um das Abheben des feinen Nervengeflechtes von der Aorta und der Iliacalgabel zu vermeiden. Bei der stumpfen Dissektion können diese Nervenfasern leicht verletzt werden. Ein weiteres Problem stellen auch Blutungen in dieser Region dar, da hierdurch die Sicht vermindert wird. Der Schaden auf dieser Ebene ist wiederum rein sympathisch, da die Nervi erigentis hier noch nicht in das Nervenbündel eingetreten sind.

Die zweite Schlüsselzone befindet sich in den lateralen Dissektionsebenen. Eine Ausweitung der Präparation über die mesorektale Ebene kann hier die Nervi hypogastrici und den pelvinen Plexus schädigen. Insbesondere wenn ein exzessiver Zug auf das Rektum ausgeübt wird, kommt es zu einer Verlagerung des Plexus nach proximal und medial. Das Muster der Schädigung ist in diesem Bereich und in der folgenden distalen Präparation sowohl sympathisch, als auch parasympathisch. Besonders im Bereich der als laterale Ligamente bezeichneten Strukturen, die nach neueren Erkenntnissen weniger den bisher angenommenen Halteapparat, als vielmehr eine Leitstruktur für Gefäße und Nerven der im kleinen Becken befindlichen Organe darstellen [51], ist die äußerst subtile Präparation in der richtigen Schicht entscheidend für das früh- und spätfunktionelle Ergebnis der postoperativen Funktionsstörungen.

Die dritte Risikozone liegt im Bereich der anterioren Dissektionsebene. Hier ist nur ein extrem schmaler Raum zwischen dem Rektum und der Prostata und den Samenbläschen. Bei einer tiefen Resektion bzw. Exstirpation ist hier der Plexus pelvicus gefährdet. Eine Verletzung dieser zumeist parasympahtischen Nerven mag die Erklärung für das vermehrte Auftreten von Impotenz nach tiefen Resektionen sein [30]. *Lindsey* [31] schlägt für die anteriore Resektion in seiner Abhandlung über die Denonvillier'schen Faszie drei Präparationsebenen vor. Er unterscheidet zwischen der rektumnahen Ebene, der mesorektalen Ebene unter Erhaltung der Denonvillier'schen Faszie und der extramesorektalen Ebene unter Mitname der Denonvillier'schen Faszie. Der Nachteil der Dissektion in der rektumnahen Ebene ist zum einen der technisch höhere Anspruch in Verbindung mit stärkeren Blutungen, da sich hier vermehrt Gefäße befinden, die in das Rektum ziehen [30, 31]. Desweiteren sei nachgewiesen, dass diese Präparation keine signifikant bessere Schonung der Nerven zur Folge habe [30, 31]. Die extramesorektale Ebene hingegen erhöhe das Risiko der Nervenverletzung, da hier bis auf die Prostata und die Samenbläschen präpariert wird. Die mesorektale Ebene scheint somit die optimale Lösung zu sein. Lindsey stellt jedoch die Frage in den Raum ob diese Ebene eine ausreichende onkologische Sicherheit bei tiefen zirkumferentiellen Tumoren sichert. Die Datenlage ist zur Zeit noch nicht ausreichend um diese Frage zu beantworten.

Aufgrund der oben beschriebenen Situation würden wir folgende Empfehlungen aussprechen:
1. Die präoperative Diagnostik sollte eine urodynamische Untersuchung beinhalten, um so postoperativ auftretende Funktionsstörungen besser beurteilen zu können.
2. Die Durchführung einer totalen mesorektalen Exzision hat sich sowohl in onkologischer als auch funktioneller Hinsicht bewährt und sollte daher das Standardvorgehen bei Karzinomen des Rektums sein. Hierbei ist auf eine strenge Einhaltung der Dissektionsebenen ohne Verletzung der mesorektalen Faszie bzw. der endopelvinen Faszie zu achten. Um funktionelle Schäden zu vermeiden ist bereits bei der Präparation des Abgangs der A. mesenterica inferior eine nervenschonende Vorgehensweise angebracht.
3. Intraoperativ sollte immer eine Cystofixanlage anstatt einer Dauerkatheranlage durchgeführt werden, da eine kontrollierte, komplikationslose Anlage bei offenem Abdomen immer möglich ist. Dies sollte eine geringere Keimbesiedlung zur Folge haben. Des weiteren verhindert man eine Kompromittierung der Prostataloge und des Sphinkterapparates der Blase. Eine spontane Miktion mit Restharnbestimmung wird so bei frühzeitigem Blasentraining ermöglicht.
4. Die Patienten sollten frühzeitig nach der Operation mit begonnener Mobilisierung das Blasentraining beginnen. Begleitend muss auf eine optimale Schmerztherapie geachtet werden. Die Entfernung des Cystofix-Katheters kann bei mobilisierten Patienten ab einer Restharnmenge von < 15 % des präoperativen durchgeführt werden.
5. Postoperative urodynamische Untersuchungen sind nur bei klinisch auffälligen Patienten notwendig. Im Rahmen von wissenschaftlichen Untersuchungen ist eine postoperative Messung nach 8–12 Wochen sinnvoll.

Des Weiteren bleibt hinzuzufügen, dass insbesondere technische Hilfsmittel, wie der Wasserstrahldissektor, hilfreich sind, um eine bessere Übersichtlichkeit der anatomischen Schichten zu erreichen. Ein weiterer Vorteil dieser Dissektionstechnik liegt in der optimalen Nervenschonung, da eine Verletzung der Nerven selbst bei direkter Manipulation mit dem Wasserstrahl nicht möglich ist. Der Wasserstrahl ist hier sogar in der Lage die Nerven von der Auflage abzuspülen und erreicht so eine maximale Radikalität in der embryonalen Trennschicht und darüber hinaus auch in anatomisch eng miteinander verbundenen Schichten mit gemeinsamer embryonaler Anlage im anterolateralen Anteil der Präparationsebene. Auf diese Weise können die Nerven, die für die vegetative Versorgung der Blase und der Genitale verantwortlich sind und von denen kaum Nervenfasern zum Rektum ziehen, optimal vom Rektum abpräpariert werden.

## Zusammenfassung

Neben der Radikalität (Abdominoperineale Rektumexstirpation/Tiefe Anteriore Rektumresektion mit TME) zur Reduzierung der Lokalrezidivrate ist die postoperative Lebensqualität ein wichtiger Parameter für den chirurgischen Erfolg des Vorgehens. Die Beurteilung der chirurgischen Therapie im Rahmen von wissenschaftlichen Studien des Rektumkarzinoms sollte daher neben den onkologischen Kriterien auch die Faktoren der Lebensqualität des Patienten beinhalten. Hierzu zählt neben der Frage eines permanenten Stomas auch die Diskussion der postoperativen Funktionsstörungen von Blase und Sexualorganen. Die Einführungen von neuen, schonenden Operationstechniken müssen daher auch zwingend in diese Richtung überprüft werden.

Besonders die Einführung der TME hat eine drastische Senkung von postoperativen urologischen Funktionsstörungen zur Folge gehabt. Die strikte Einhaltung der oben beschriebenen Dissektionsebenen ist die Voraussetzung für den onkologischen und funktionellen Erfolg.

Um die postoperativen chirurgisch bedingten Störungen beurteilen zu können und von den präoperativen bestehenden Blasenfunktionsstörungen differenzieren zu können, ist die präoperative urodynamische Untersuchung zwingend erforderlich.

Die von uns in die Routine eingeführte Water-Jet Technik ermöglicht eine nervenschonende Präparation, die die Technik der totalen mesorektalen Exzision vereinfacht und die bisher erzielten Verbesserungen der postoperativen funktionellen Ergebnisse festigen und weiter verbreiten könnte.

## Literatur

[1] *Abrams P, Blaivas JG, Stanton SL, Andersen JT.* The standardisation of terminology of lower urinary tract function. The International Continence Society Committee on Standardisation of Terminology. Scand J Urol Nephrol Suppl. 1988; 114: 5–19.

[2] *Ackermann R.* Blasenentleerungsstörung und erektile Impotenz als Folge der Rektumexstirpation; *Büchler MW, Heald RJ, Maurer CA, Ulrich B* (Hrsg): Rektumkarzinom: Das Konzept der Totalen Mesorektalen Exzision. Basel, Karger, 1998, pp 260–66

[3] *Baumrucker GO, Shaw JW.* Urological complications following abdominoperineal resection of the rectum. Arch Surg 1953; 67: 502–513

[4] *Blaivas JG, Barbalias GA.* Characterisics of neural injury after abdomino-perineal resection. J Urol 1983; 129: 84–87

[5] *Campbell EW, Gislason G.* Urological invalidism following abdominoperineal rectosigmoidectomy. Ann Surg 1950; 132: 85–93

[6] *Church JM, Raudviki, Hill GL.* The surgical anatomy of the rectum – a review with particular relevance to the hazards of rectal mobilisation. Int J Colorect Dis 1987; 2: 158–166

[7] *Eickenberg H-U, Amin M Klompus W, Lich R Jr.* Urological complications following abdominoperineal resection. J urol 1976; 115: 180–182

[8] *Emmet JL, Cristol DS.* Urinary retention following surgical operation on the rectum and sigmoid; treatment by transurethral resection. JAMA 1944; 126: 1077–1079.

[9] *Enker WE.* Potency, cure, and local control in the operative treatment of rectal cancer. Arch Surg. 1992 Dec; 127 (12): 1396–401; discussion 1402. Review.

[10] *Enker WE.* Total mesorectal excision–the new golden standard of surgery for rectal can-

cer. Ann Med. 1997 Apr; 29 (2):127–33. Review.

[11] *Fowler JW, Bremmer DN, Moffat LEF.* The incidence and consequences of damage to the parasympathetic nerve supply to the bladder after abdominoperineal resection of the rectum for carcinoma. Br J Urol 1982; 54: 501–504

[12] *Gerstenberger TC, Nielsen N, Clausen S, Blaabjerg J, Lindenberg J.* Bladder function after abdominoperineal resection of the rectum for anorectal cancer. Am Surg 1980; 191: 81–86

[13] *Griffiths D, Hofner K, van Mastrigt R, Rollema HJ, Spangberg A, Gleason D.* Standardization of terminology of lower urinary tract function: pressure-flow studies of voiding, urethral resistance, and urethral obstruction. International Continence Society Subcommittee on Standardization of Terminology of Pressure-Flow Studies. Neurourol Urodyn. 1997; 16 (1):1–18.

[14] *Havenga K, DeRuiter MC, Enker WE, Welvaart K.* Anatomical basis of autonomic nerve preserving total mesorectal excisison for rectal cancer. Br J Surg 1996; 83: 384–388.

[15] *Havenga K, Enker WE,* et al. Male and female sexual and urinary function after total mesorectal excision with autonomic nerve preservation of the rectum. J Am Coll Surg 1996; 182: 495–502

[16] *Havenga K, Maas CP, DeRuiter MC, Welvaart K, Trimbos JB.* Avoiding long-term disturbance to bladder and sexual function in pelvic surgery, particularly with rectal cancer. Semin Surg Oncol. 2000 Apr-May; 18 (3): 235–43. Review.

[17] *Heald RJ, Maurer CA.* Totale mesorektale Exzision beim Rektumkarzinom: Prinzip und Technik. In *Büchler MW, Heald RJ, Maurer CA, Ulrich B* (Hrsg): Rektumkarzinom: Das Konzept der Totalen Mesorektalen Exzision. Basel, Karger, 1998, pp 82–103

[18] *Heald RJ, Ryall RD.* Recurrence and survival after total mesorectal excision for rectal cancer, Lancet, 1986; 1: 1479–82

[19] *Hohenberger W.* The effect of spezialisation or organisation of rectal cancer surgery. Rectal Cancer Surgery 353-63 Berlin, Heidelberg, New York, Springer Verlag 1997

[20] *Hojo K, Sawada T, Moriya Y.* An analysis of survival and voiding, sexual function after wide iliopelvic lymphadenectomy in Patients with Carcinoma of the rectum, compared with conventional lymphadenectomy. Dis Col Rect Febr.1989; 32: 128–133

[21] *Hojo K, Vernava AM III, Sugihara K, Katumata K.* Preservation of urine voiding and sexual function after rectal surgery. Dis Colon Rectum 1991; 34: 532–539

[22] *Jones OM, Smeulders N, Wiseman O, Miller R.* Lateral ligaments of the rectum: an anatomical study. Br J Surg. 1999 Apr; 86 (4): 487–9.

[23] *Köckerling F, Gall FP.* [Surgical standards in rectal cancer]. Chirurg. 1994 Jul; 65 (7): 593–603. Review. German.

[24] *Köckerling F, Reymond MA, Altendorf-Hofmann A, Dworak O, Hohenberger W.* Influence of surgery on metachronous distant metastases and survival in rectal cancer. J Clin Onc 1998; 16 (1): 324–9

[25] *Köckerling F, Reymond MA, Scheuerlein H, Hohenberger W.* Therapie des Rektumkarzinoms – Der Chirurg als Risikofaktor, DGfC Mitteilungen 3/98

[26] *Konerding MA, Heintz A, Huhn P, Junginger T.* [Rectal carcinoma. Optimizing therapy by knowledge of anatomy with special reference to the mesorectum] Zentralbl Chir. 1999; 124 (5): 413–7. Review. German.

[27] *Lepor H, Gregerman M, Crosby R, Mostofi FK, Walsh PC.* Precise Localization of the autonomic Nerves from the Pelvic Plexus to the Corpora Cavernosa: A detailed anatomical study of the adult male pelvis. J Urol 1985; 133: 207–213

[28] *Leveckis J, Boucher NR, Parys BT* et al. Bladder and erectile dysfunction before and after rectal surgery for cancer. Br J Urol 1995; 76: 752–756

[29] *Lierse et al: Becken by Lanz T, Wachsmuth W, Lang J* (Hrsg.) Praktische Anatomie Bd 2/ Teil 8A., Berlin, Heidelberg, New York, Springer Verlag (1984)

[30] *Lindsey I, george BD, Kettlewell MGW, Mortensen NJMcC.* Does close rectal dissection fo proctectomy in inflammatory bowel disease protect against impotence? Aust N Z J Surg 2000; 70 (suppl): CRP7.

[31] *Lindsey I, Guy RJ, Warren BF, Mortensen NJ.* Anatomy of Denonvilliers' fascia and pelvic nerves, impotence, and implications for the colorectal surgeon. Br J Surg. 2000 Oct; 87 (10): 1288–99. Review

[32] *Maas CP, Moriya Y* et al. Radical and nerve preserving surgery for rectal cancer in the Netherlands: a prospective study on morbdity and functional outcome. Br J Surg 1998; 85: 92–97

[33] *Maas CP, Moriya Y, Steup WH, Klein Kranenbarg E, van de Velde CJ.* A prospective study on radical and nerve-preserving surgery for rectal cancer in the Netherlands. Eur J Surg Oncol. 2000 Dec; 26 (8): 751–7.

[34] *MacFarlane JK, Ryall RD, Heald RJ.* Mesorectal excision for rectal cancer. Lancet 1993; 341: 457–60

[35] *Marshall VF, Pollak RS, Miller C.* Observations on urinary dysfunction after excision of the rectum. J Urol 1946; 55: 409–416

[36] *Maurer CA, Z'Graggen K, Renzulli P, Schilling MK, Netzer P, Buchler MW.* Total mesorectal excision preserves male genital function compared with conventional rectal cancer surgery. Br J Surg. 2001 Nov; 88 (11): 1501–5.

[37] *McGuire EJ.* Urodynamic evaluation after abdomino-perineal resection and lumbar intervertebral disc herniation. Urology 1975; 6: 63–70

[38] *Merchant J* et al. T3N0 rectal cancer: results following sharp mesorectal excision and no adjuvant therapy. J Gastrointest Surg. 1999 Nov-Dec; 3 (6): 642–7

[39] *Mundy AR.* An anatomical explanation for bladder dysfunction following rectal and uterine surgery. Br J Urol 1982; 54: 501–504

[40] *Neal DE, Willliams NS, Johnston D.* A prospective study of bladder function before and after sphincter-saving resection for low carcinoma of the rectum. Br J Urol 1981; 53: 558–562

[41] *Nesbakken A, Nygaard K, Bull-Njaa T, Carlsen E, Eri LM.* Bladder and sexual dysfunction after mesorectal excision for rectal cancer. Br J Surg. 2000 Feb; 87 (2): 206–10.

[42] *Sugihara K, Moriya Y, Akasu T, Fujita S.* Pelvic autonomic nerve preservation for patients with rectal carcinoma. Oncologic and functional outcome. Cancer. 1996 Nov 1; 78 (9): 1871–80.

[43] *Takahashi T, Ueno M, Azekura K, Ohta H.* Lateral ligament: its anatomy and clinical importance. Semin Surg Oncol. 2000 Dec;19 (4): 386–95. Review.

[44] *Ward JN, Nay HR.* Immediate and delayed urological complications associated with abdominoperineal resection. Am J Surg 1972; 123: 642–648

[45] *Porst H.* Physiologische Grundlagen der Erektion. In Porst, Hartmut: Manual der Impotenz: Erektion-, Ejakulations- und Hormonstörungen, Peniserkrankungen, weibliche Sexualfunktionsstörungen – 1. Auflage – Bremen : UNI-MED, 2000 S. 33 ff; ISBN 3-89599-455-3

[46] *Fugl-Meyer AR, Lodnert G, Bränhold JB* et al. On life satisfactionn in male erectile dysfunction. Int J Impotence Research. Res 9, 141–148, 1997

[47] *Rosen RC, Riley A, Wagner G,* et al. The International Index of Erectile Function (IIEF): A multidimensional scale of erectile dysfunction. Urology 49, 822–830, 1997

[48] *Blander D, Broderick GA.* Sex Questionaires: Can they replace etiology specific testing? J Urol 159, No. 5 Suppl., 30, 1998

[49] *Porst H.* Comparison of the International Index of Erectile Function (IIEF) with the diagnostic outcome in male impotence. Int J Impotence Res 10, Suppl.3, S 67, 1998

[50] *Jonas U.* Neurogene Blase, S 85 ff. In U. Jonas, H Heidler, K. Höfner, J.W. Thyroff – Urodynamik – Diagnostik der Funktionsstörungen des unteren Harntraktes – 2., völlig neu bearb. Aufl. – Stuttgart: Enke, 1998 ISBN 3-432-90942-x

[51] *Köckerling F, Sinnatamby Ch, Von Hagens G.* Anatomische und pathologische Grundlagen der Rektumresektion mit totaler mesorektaler Exzision, S 19–55; In *F. Köckerling, H. Lippert, I. Gastinger*: Fortschritte in der Kolorektalen Chirurgie – 1. Auflage – Hannover; Science Med Dr. Sperber, 2002, ISBN 3-9807862-0-x

# Komplikationen nach lokalen Therapieverfahren beim Rektumkarzinom

*L. Meyer, I. Gastinger*

Die lokalen Therapieverfahren bei Rektumtumoren stellen eingeschränkte Verfahren dar, die überwiegend in palliativer und symptomatischer Intention zur Anwendung kommen. Vorzugsweise im distalen und mittleren Rektumdrittel (0 bis 12 cm ab Anokutanlinie) ist auch ein optional kurativer Ansatz möglich. Das diesbezügliche Spektrum operativer Methoden umfasst die offene transanale Abtragung nach Parks, die Transanale Endoskopische Mikrochirurgie (TEM) nach *Bueß* und die Rectotomia posterior, welche jedoch im eigenen Patientengut der letzten Jahre keine Rolle mehr spielt. Unter palliativer und symptomatischer Zielsetzung konzentrieren sich die dann eingesetzten endoskopischen Verfahren auf die Ileuspraevention (endoskopische Rekanalisationsverfahren, Rektumstents) und die Beherrschung von Blutungskomplikationen (Argongaskoagulation, Injektionstechniken, Laser).

Sind die niedrige Morbidität und Letalität bei den optional kurativen Verfahren am Rektum ein erwünschter Vorteil, stellen diese Eigenschaften unter palliativer und symptomatischer Indikation eine der wesentlichen Anforderungen an die Methode dar. Die vorrangige Zielstellung der möglichst langen Kontinenzerhaltung bei vertretbarer Lebensqualität unter Minimierung des Therapietraumas ist nur bei einer extrem niedrigen Morbidität und einer praktisch nicht auftretenden Letalität erreichbar.

Bei den optional kurativen Methoden am Rektum handelt es sich naturgemäß um resektive Verfahren. Damit steht hier das gesamte Komplikationsspektrum der Rektumresektion zur Diskussion. Die häufigste Komplikation der transanalen Resektionen ist die Nachblutung, die schwerwiegendste Komplikation jedoch die fulminante Infektion mit retroperitonealer Phlegmone. Die Nahtdehiszenz alleine bleibt in dem extraperitonealen Operationsgebiet oft klinisch ohne Bedeutung.

Für die endoskopischen Rekanalisationsverfahren stellt die Perforation des Hohlorgans die wichtigste Komplikationsmöglichkeit dar. Diese kann entweder primär im direkten Zusammenhang mit dem Rekanalisationsmanöver oder sekundär durch einen prolongierten thermischen Gewebeschaden bzw. mechanisch durch einen implantierten Stent entstehen. Des weiteren muss die Reobstruktion mit der Notwendigkeit der endoskopischen Reintervention zumindest beim kolorektalen Stenting in gewissem Sinne als Sekundärkomplikation betrachtet werden, da hier prinzipiell eine langfristige Rekanalisation angestrebt wird.

## Eigene Ergebnisse

Im Zeitraum 1999–2001 wurden 37 lokale Exzisionen am Rektum durchgeführt. Den Hauptanteil stellte die TEM (n = 31). Transanale Exzisionen nach Parks erfolgten bei 6 Patienten (16,2 %). Die Eingriffe wurden prinzipiell als Rektumvollwandexzisionen ausgeführt.

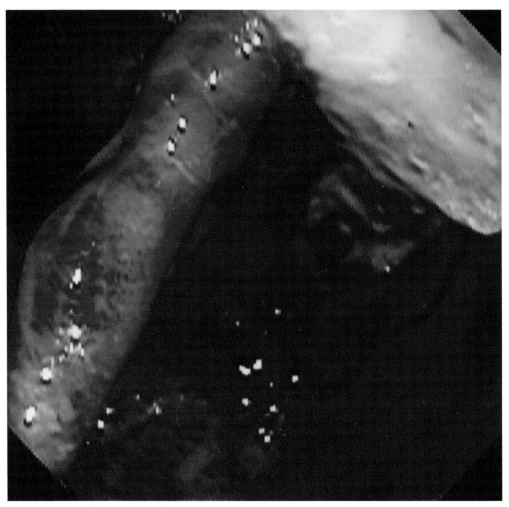

**Abb. 1** Dehiszente Rektumwandnaht nach TEM

Die postoperative Morbidität lag bei 8,1 % (n = 3), die Letalität bei 2,7 % (n = 1). Im einzelnen waren eine transfusionspflichtige, jedoch nicht revisionspflichtige postoperative Nachblutung, eine Nahtdehiszenz mit ausgedehnter retrorektaler Infektion sowie eine extra-luminale pararektale Abszedierung bei suffizienter Rektumwandnaht zu verzeichnen.

Im Falle der Nachblutung wurde die spontan zum Stillstand gekommene Blutung aus der Rektumnaht rektoskopisch gesichert.

Bei der Nahtdehiszenz mit retrorektaler Infektion und beginnenden allgemeinen Sepsiszeichen konnte durch simultane Rektoskopie und Laparoskopie am dritten postoperativen Tag eine abdominelle Beteiligung ausgeschlossen werden. Unter konsequentem, wiederholtem endoskopischen Debridement der rektalen Wundhöhle (Abb. 1) heilte der Rektumwanddefekt aus (Abb. 2).

Die pararektale Abszedierung wurde am siebenten postoperativen Tag inzidiert, die Rek-

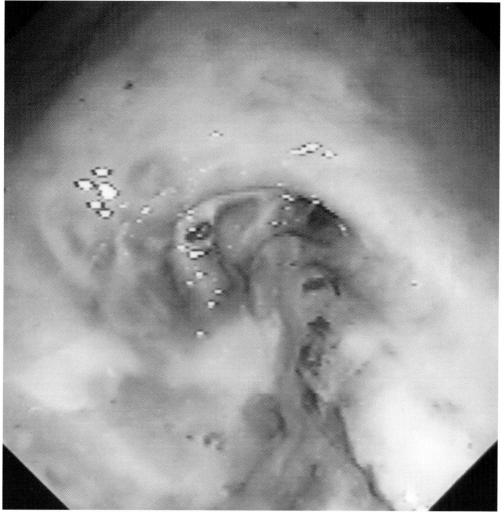

**Abb. 2** Ausheilungszustand nach 8 Wochen

tumwandnaht war suffizient. Die lokale Infektion konnte hierdurch beherrscht werden. Beim selben Patienten trat jedoch am neunten postoprativen Tag eine akute obere gastrointestinale Blutung mit Schockgeschehen auf, als deren Ursache sich ein Ulcus simplex des distalen Oesophagus herausstellte. Nach endoskopischer Blutstillung und intensivmedizinischer Stabilisierung kam es im weiteren Verlauf zum Multiorganversagen und Exitus letalis.

Im untersuchten Zeitraum wurde im Rahmen symptomatischer Maßnahmen zur Ileuspraevention bei 16 Patienten die mehrfache endoskopische Rekanalisation durch Elektrokoagulation sowie bei weiteren 8 Patienten die Implantation eines Rektumstents durchgeführt.

Indikationen für die endoskopische Rekanalisation waren primär inoperable bzw. inkurable Rektumkarzinome (n = 14) und inoperable

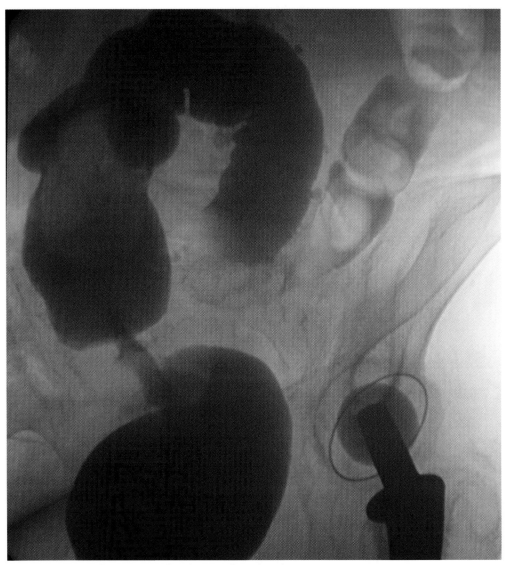

**Abb. 3** Stenosierendes Karzinom des oberen Rektumdrittels

Lokalrezidive nach anteriorer Rektumresektion (n = 2). Die Therapieintervalle lagen zwischen 4 und 6 Wochen, die Anzahl der endoskopischen Interventionen bewegte sich zwischen 3 und 30. Eine methodenbezogene Morbidität und Letalität trat nicht auf.

Bei 8 Patienten mit inoperablen Rektumkarzinomen wurden 10 Rektumstents implantiert (Abb. 3 und 4). Als Komplikationen wurden bisher nur zwei Stentbrüche durch Materialermüdung nach fünf bzw. zwei Monaten Liegedauer beobachtet (Abb. 5) (beide Fälle mit dem gleichen Stenttyp), nur bei einer Patientin machte sich bei Obstruktion die Stententfernung und spätere Neuimplantation erforderlich. Weitere Komplikationen bzw. Reinterventionen traten nicht auf.

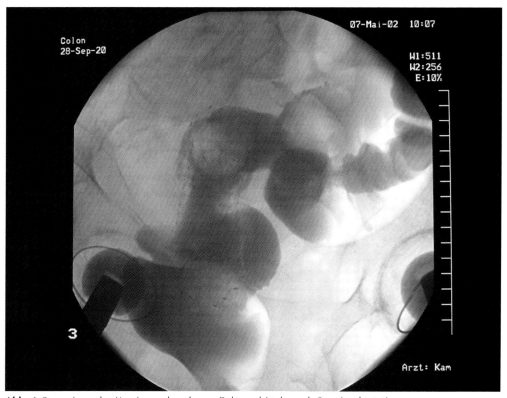

**Abb. 4** Stenosierendes Karzinom des oberen Rektumdrittels nach Stentimplantation

## Diskussion

Lokale Therapieverfahren werden bei Rektumtumoren in kurativer, palliativer und symptomatischer Intention angewendet. Bedingt durch diese unterschiedlichen therapeutischen Ansätze müssen auch Komplikations- und Letalitätsraten differenziert betrachtet werden. Bei kurativem Ansatz, für den aus pathohistologisch-onkologischer Sicht ausschließlich pT1-low-risk-Karzinome in Betracht kommen [3, 4, 6, 12, 14–16, 26], müssen sich die lokalen Verfahren an den radikalchirurgischen Methoden messen und hier deutliche Vorteile bieten, um die mit ihrem Einsatz verbundenen Kompromisse zu rechtfertigen [1, 5, 8, 13, 19, 26].

Die mit der Transanalen Endoskopischen Mikrochirurgie (TEM) erzielten Ergebnisse erfüllen diese Kriterien, wobei die Daten der vorliegenden Analyse gut mit einer eigenen früheren Serie (n = 145, Morbidität 19 %, Letalität 0,7 %) und mit der Literatur übereinstimmen [2, 8, 13, 19, 20, 22, 23].

Wie in dem dargestellten Patientengut werden auch in der Literatur seltene, aber sehr schwerwiegende septische Komplikationen nach TEM beschrieben [17]. Für das lokale Management haben sich das konsequente endoskopische Wunddebridement bei Nahtdehiszenz sowie die operative Entlastung bei extraluminalem Herd und intakter Rektumwandnaht bewährt. Bei dem geringsten Verdacht auf eine abdominelle, d. h. peritonitische Beteiligung setzen wir die Laparoskopie mit simultaner Rektoskopie zur schnellen und definitiven Abklärung ein.

Zunehmende Bedeutung bekommen lokale, endoskopische Verfahren im Rahmen palliativer und symptomatischer Maßnahmen beim inoperablen bzw. inkurablen Rektumkarzinom, da hierdurch das vorrangige Ziel der Minimierung des Therapietraumas und damit des Komplikationsrisikos optimal realisiert werden kann.

An destruierenden endoskopischen Rekanalisationsverfahren stehen neben der von uns angewendeten Elektrokoagulation [11] die Laservaporisation [7, 9, 10], die Argongaskoagulation und die Kryotherapie [18] zur Verfügung. Aus Gründen der Effektivität der notwendigen Gewebevaporisation und der Praktikabilität wird die Entscheidung sicher meistens zwischen der Elektrokoagulation und der Lasertherapie zu fällen sein. Die Literaturdaten zeigen für die Laseranwendung Morbiditätsraten von 2 bis 3 %, eine Letalität ist in den meisten Berichten nicht aufgetreten [7, 9, 10]. Wir bevorzugen die Elektrokoagulation auch aufgrund der hohen Patientensicherheit in der Situation, in der jede Komplikation den Sinn des symptomatischen Therapieansatzes in Frage stellen würde. Außerdem entstehen wesentlich geringere Kosten.

Die Implantation von selbstexpandierenden Metallgitterstents in das Rektum ist eine noch relativ junge Methode, deren bisherige Ergebnisse sowohl in der eigenen Erfahrung als auch den Literaturdaten sehr ermutigend sind (Tab. 1). Wichtig für den Erfolg ist die Beachtung von Kontraindikationen, die wir zur Zeit in einem Abstand des Tumorunterrandes zur Anokutanlinie von weniger als 5 cm sowie einer bereits vorbestehenden partiellen Inkontinenz sehen, da in beiden Fällen die Lebensqualität durch chronisches anales Fremdköpergefühl bzw. eine zu erwartende starke Verschlechterung der Kontinenzlage für die verbleibende Lebenszeit beeinträchtigt würde. Bei korrekter Indikationsstellung ist die rektale Stentimplantation praktisch ohne Morbidität und Letalität durchzuführen. Mittelfristig beobachteten wir zwei Stentbrüche, hier ist jedoch durch die rasant fortschreitende technologische Entwicklung auf diesem Gebiet sehr bald mit Materialverbesserungen zu rechnen.

Zusammenfassend kann konstatiert werden, dass mit dem heute zur Verfügung stehenden methodischen Arsenal lokale therapeutische Maßnahmen beim Rektumkarzinom in einem sehr hohen Prozentsatz erfolgreich und mit sehr niedriger Morbidität und Letalität durchgeführt werden können. Entscheidend ist die individualisierte, differenzierte Indikations-

**Tab. 1** Ergebnisse Rektumstents

| Autor/Jahr | n | primärer Erfolg | Dislokation | Obstruktion | Reinter- vention | A.p.- Anlage | Beobach- tungszeitraum |
|---|---|---|---|---|---|---|---|
| *Tamim WZ* et al. 2000 | 11 | 10/11 | 1/11 | – | 1/11 | 1/11 | – |
| *Tack J* et al. 1998 | 10 | 9/10 | 3/10 | 1/10 | – | – | 103 ± 31d |
| *Rey JF* et al. 1995 | 12 | 11/12 | 3/12 | 0/12 | 3/12 | 0/12 | – |
| eigene Ergeb- nisse 2002 | 8 | 8/8 | 0/8 | 1/8 | 1/8 | 0/8 | 1–34 m |

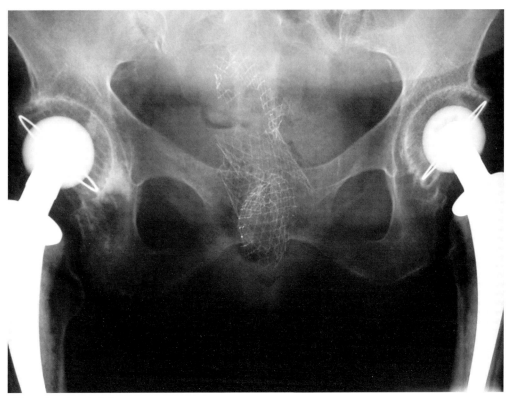

**Abb. 5** Stentbruch Rektumstent

stellung, zum einen in Bezug auf den zugrunde liegenden therapeutischen Ansatz sowie zum anderen auf die Leistungsfähigkeit bzw. Grenzen der einzelnen Verfahren. Besonders in der palliativen Situation vollzieht sich hier ein Wandel, der vielen Patienten für ihre verbleibende Lebenszeit eine bessere Lebensqualität (z. B. ohne Anus praeter) ermöglicht und damit das Hauptziel der palliativen und symptomatischen Tumortherapie erreicht.

## Literatur

[1] *Ambacher T, Kasperk R, Schumpelick V.* Einfluss der transanalen Excision auf die Rezidivrate beim Stadium-I-Rectumcarcinom im Vergleich zu radikal resezierenden Verfahren. Chirurg 1999 Dec; 70 (12): 1469–74.

[2] *Arribas del Amo D, Ramirez Rodriguez JM, Aguilella Diago V, Elia Guedea M, Palacios Fanlo MJ, Martinez Diez M.* Transanal endoscopic surgery for rectal tumors. Rev Esp Enferm Dig 2000 Aug; 92 (8): 526–535

[3] *AWMF,* Kurzgefaßte Interdisziplinäre Leitlinien 2000, B6, 139 ff.

[4] *Benoist S, Panis Y, Martella L, Nemeth J, Hautefeuille P, Valleur P.* Local excision of rectal cancer for cure: should we always regard rigid pathologic criteria? Hepatogastroenterology 1998 Sep–Oct; 45 (23): 1546–51.

[5] *Bleday R.* Local excision of rectal cancer. World J Surg 1997 Sep; 21(7): 706–14.

[6] *Bleday R, Breen E, Jessup JM, Burgess A, Sventovich SM, Steele G Jr.* Prospective evaluation of local excision for small rectal cancers. Dis Colon Rectum 1997 Apr; 40 (4): 388–92.

[7] *Brunetaud JM, Maunoury V, Cochelard D.* Lasers in rectosigmoid tumors. Semin Surg Oncol 1995 Jul–Aug; 11 (4): 319–27.

[8] *Buess GF.* Local surgical treatment of rectal cancer. Eur J Cancer 1995 Jul–Aug; 31A (7–8): 1233–7.

[9] *Chia YW, Ngoi SS, Goh PM.* Endoscopic Nd:YAG laser in the palliative treatment of advanced low rectal carcinoma in Singapore. Dis Colon Rectum 1991 Dec; 34 (12): 1093–6.

[10] *Dohmoto M, Hünerbein M, Schlag PM.* Palliative endoscopic therapy of rectal carcinoma. Eur J Cancer 1996 Jan; 32A (1): 25–9.

[11] *Eisenstat TE, Oliver GC.* Electrocoagulation for adenocarcinoma of the low rectum. World J Surg 1992 May–Jun; 16 (3): 458–62.

[12] *Gall FP, Hermanek P.* Cancer of the rectum – local excision. Surg Clin Noth Am 1988 Dec; 68 (6): 1353–65.

[13] *Heintz A, Morschel M, Junginger T.* Comparison of results after transanal endoscopic microsurgery and radical resection for T1 carcinoma of the rectum. Surg Endosc 1998 Sep; 12 (9): 1145–8.

[14] *Heintz A, Morschel M, Junginger T.* Rektumkarzinom. Optimierung der Therapie durch lokale Exzision. Zentralbl Chir 1999; 124 (5): 436–40.

[15] *Hermanek P, Gall FP.* Early (microinvasive) colorectal carcinoma. Pathology, diagnosis, surgical treatment. Int J Colorectal Dis 1986 Apr; 1 (2): 79–84.

[16] *Ishizaki Y, Takeda Y, Miyahara T, Tokutome T.* Evaluation of local excision for sessile-type lower rectal tumors. Hepatogastroenterology 1999 Jul–Aug; 46 (28): 2329–32.

[17] *Klaue HJ, Bauer E.* Retroperitoneal phlegmon after transanal endoscopic microsurgical excision of rectal adenoma. Chirurg 1997 Jan; 68 (1): 84–86

[18] *Meijer S, Rahusen FD, van der Plas LG.* Palliative cryosurgery for rectal carcinoma. Int J Colorectal Dis 1999 Aug; 14 (3): 177–80.

[19] *Obrand DI, Gordon PH.* Results of local excision for rectal carcinoma. Can J Surg 1996 Dec; 39 (6): 463–8.

[20] *Pidala MJ, Oliver GC.* Local treatment of rectal cancer. Am Fam Physician 1997 Oct 15; 56 (6): 1622–8.

[21] *Rey JF, Romanczyk T, Greff M.* Metal stents for palliation of rectal carcinoma: a preliminary report on 12 patients. Endoscopy 1995 Sep; 27 (7): 501–4.

[22] *Said S, Müller JM.* TEM – minimal invasive therapy of rectal cancer? Swiss Surg 1997; 3 (6): 248–54.

[23] *Stipa S, Lucandri G, Stipa F, Chiavellati L, Sapienza P.* Local excision of rectal tumours with transanal endoscopic microsurgery. Tumori 1995 May. Jun; 81 (3 Suppl): 50–6.

[24] *Tack J, Gevers AM, Rutgeerts P.* Self-expandable metallic stents in the palliation of rectosigmoidal carcinoma: a follow-up study. Gastrointest Endosc 1998 Sep; 48 (3): 267–7.

[25] *Tamim WZ, Ghellai A, Counihan TC, Swanson RS, Colby JM, Sweeney WB.* Experience with endoluminal colonic wall stents for the management of large bowel obstruction for benign and malignant disease. Arch Surg 2000 Apr; 135 (4): 434–8.

[26] *Winde G, Nottberg H, Keller R, Schmid KW, Bunte H.* Surgical cure for early rectal carcinomas (T1). Transanal endoscopic microsurgery vs. anterior resection. Dis Colon Rectum 1996 Sep; 3989): 969–76.

# Operatives Management am Colon/Rectum bei Notfall-Operationen

*C. Berkhoff, K.-D. Rumpf*

Das Colon und Rectum, mit seiner hochkonzentrierten bakteriellen Mischbesiedelung, stellt für den Chirurgen eine besondere Herausforderung dar. Besonders in den unterschiedlichsten Notfallsituationen ist die schwierige Entscheidung der möglichst sicheren, aber auch einer am geringst belastenden Operation zu treffen.

Letztlich spielt die Einschätzung der individuellen Situation, aber auch die persönliche Erfahrung des Operateurs eine nicht unwesentliche Rolle bei der Therapiestrategie in der Notfallsituation. Die richtige Verfahrenswahl kann für den Patienten lebensentscheidend sein.

Im Folgenden wird das operative Management verschiedener Notfallsituationen behandelt:
A    Trauma
B    Ileus
C    akute nekrotisierende Pankreatitis
D    untere Gastrointestinal-Blutung

## A Trauma

Bei der Verletzung des Colons ist zwischen
a) einer iatrogenen, interventionellen Läsion und
b) einem stumpfen, penetrierenden Bauchtrauma mit Colonbeteiligung
zu unterscheiden.

a) Die iatrogene Colonperforation tritt in 0,2 % bei diagnostischen und in 0,5–3 % aller therapeutischen Coloskopien ein [3].

Der Darm ist in aller Regel gut vorbereitet, d. h. er ist sauber. Es bestehen damit fast Elektivbedingungen.

Außerdem ist meist der Zeitraum bis zur operativen Versorgung kürzer.

CAVE für die Diagnostik: nur in 30–85 % findet sich intraabdominell radiologisch freie Luft [2, 4].

Leitsymptom ist der starke, meist akut einsetzende Bauchschmerz.

Mitentscheidend für die Prognose ist das Intervall zwischen Trauma und operativer Versorgung und damit der Grad der bereits eingetretenen Peritonitis.

b) Nur 1–4 % der Patienten mit einem stumpfen Bauchtrauma weisen eine Darmverletzung auf [17]. In 80–90 % treten Darmläsionen im Rahmen von Mehrfachverletzungen in der Bauchhöhle auf. Nur 10–20 % sind isoliert [17]. Sie gehören zu den mit am meisten übersehenen Verletzungen der Bauchhöhle.

Bei verspäteter Diagnose werden Letalitätsraten von bis zu 50 % angegeben [17].

Je nach Situation findet man komplette oder inkomplette transmurale Defekte oder Mesenterialzerreissungen mit ggf. Durchblutungsstörungen von Darmsegmenten.

## Operative Optionen

- primäre Darmnaht
- Colon-Resektion mit primärer Anastomose
- Colon-Resektion mit primärer Anastomose nach intraoperativer Darmspülung
- Colon-Resektion mit primärer Anastomose und Anlage eines protektiven Stomas
- Colon-Resektion mit primärer Anastomose und second look bzw. Etappenlavage
- Diskontinuitätsresektion nach Hartmann

Bei einem gut vorbereiteten Colon kann wie in der Elektivoperation eine Läsion durch primäre Naht oder Anastomose sicher versorgt werden.

Insbesondere beim stuhlgefüllten Colon oder bei bereits bestehender kotig-eitriger Peritonitis ist, auch unter Berücksichtigung der Allgemeinsituation des Patienten, das sicherste Verfahren auszuwählen.

Da die Dünn-Dickdarm-Anastomose eine geringe Insuffizienzrate aufweist, kann man bei rechsseitigen Resektionen primär anastomosieren.

Im Falle der A.p.-Anlage sollte der aborale, also ausgeschaltete Darmschenkel, bereits intraoperativ unbedingt gespült werden. Dies geschieht am offenen Bauch. Es macht den distalen Darm stuhlfrei, eine wichtige Voraussetzung für einen günstigen Heilungsverlauf.

Ist aufgrund der Peritonitis die wiederholte Exploration des Situs sinnvoll, lässt sich die Indikation zur Anastomosierung großzügiger stellen. Im Rahmen der geplanten Relaparatomien kann man die Anastomose gut beurteilen.

Zusammenfassend hängt die Wahl des geeigneten OP-Verfahrens vom Grad der Peritonitis und natürlich von der Allgemeinsituation des Patienten ab.

Wichtig ist vor Allem das „daran Denken" bei Polytraumatisierten und dies insbesondere bei einer sonst nicht erklärlichen klinischen Verschlechterung des Patienten.

Eine zumindest AB-Prophylaxe ist selbstverständlich. Die längerfristige Therapie ist je nach Einzelfall indiziert.

Eine Sonderform stellt die Rectumverletzung dar, meist als Pfählungsverletzung, häufig auch durch sexuelle Praktiken verursacht. Hohe intraperitoneale Verletzungen des Sigma oder Rectums werden mit primärer Naht und protektivem Stoma oder als Diskontinuitätsresektion operiert, extraperitoneale mit Stoma.

# B Ileus

Der Dickdarmileus ist in mehr als 75 % durch ein colorectales Carcinom verursacht [15].

Nur 1/5 der Tumoren betreffen das rechte Hemicolon [1].

Es dominieren fortgeschrittene Tumor-Stadien. Nur 2–11,5 % entsprechen einem Stadium Dukes A. Nicht selten hat die Operation rein palliativen Charakter [13, 14].

Entzündliche Stenosen, Briden oder ein Volvulus sind seltenere Ursachen eines mechanischen Ileus. Die Pseudoobstruktion stellt eine besondere Form des Dickdarmileus dar.

Für die Zeitspanne vom Auftreten erster Beschwerden bis zur OP des Ileus werden 6 bis zu 11,5 Tg. angegeben [15]. Beim kompensierten Dickdarmileus (d. h. noch nicht distendiertem Dünndarm) und ohne abdominelle Symptomatik kann gegebenenfalls zunächst konservativ vorgegangen werden, mit dem Ziel der besseren Patientenvorbereitung.

## Operative Optionen beim Dickdarmileus

Einig ist man sich über das Procedere bei rechtsseitiger Obstruktion [8, 16, 19]. In der Regel erfolgt die onkologiegerechte Resektion mit primärer Anastomose. Sie macht nur etwa 20 % der Fälle aus.

Manche Autoren favorisieren bei vorgeschädigtem Darm ein Anastomosenstoma [5].

Kontrovers wird die Obstruktion am linken Colon diskutiert. Dem einzeitigen Vorgehen mit primärer Anastomose entweder als Standardresektion oder bei ausgedehnter Colonschädigung als Colektomie stehen die mehrzeitigen Verfahren gegenüber:

Hartmann-Diskontinuitäts-        (zweizeitig)
resektion
Standardresektion mit A.p.        (zweizeitig)
Schloffer-OP (weitgehend        (dreizeitig)
obsolet)

Die Letalität für den Dickdarmileus liegt in den wenigen vorliegenden prospektiven Studien bei etwa 10–20 % [11]. Auch hinsichtlich der onkologischen Langzeitprognose sind die Ergebnisse verschiedener Autoren vergleichbar [11].

Somit kann man feststellen, dass am linken Hemicolon die Verfahrenswahl vom
a) Allgemeinzustand des Patienten
b) Zustand der Darmwand
c) Tumor-Stadium
abhängt.

Bei reduziertem AZ und geschädigtem prästenotischem Colon sollte eher ein Stoma weit vor der Anastomose angelegt werden.

Bei gutem AZ ist nach intraoperativer orthograder Darmspülung eine primäre Anastomose zu bevorzugen.

Ein interessantes Vorgehen beim Dickdarm-Ileus durch ein stenosierendes Carcinom wurde 1992 von *Keen* und *Orsay* beschrieben [9]. Sie überbrückten endoskopisch den Tumor mit einem Metallstent (20 mm messend) um den Eingriff frühelektiv durchzuführen, mit der Option auf ein Stoma verzichten zu können. Technisch gelang dies in 3/4 der Fälle. Es wurde aber über Komplikationen wie Darm- bzw. Tumor-Perforationen berichtet und es ist unklar, in wieweit sich durch die mechanische Alteration das Carcinom prognostisch verschlechtert.

Tendenziell geht der Trend heute zum einzeitigen Vorgehen d. h. onkologisch gerechter Resektion mit intraoperativer Darmlavage. Die Letalität liegt bei 4–10 %, die Insuffizienzrate bei ca. 14 % [10].

Eine Sondersituation stellt die Pseudoobstruktion des Colon (OGILVIE-Syndrom) dar. Es handelt sich um eine massive Colondilatation durch eine myogene oder neurogene Störung der Colonmotilität. Gefährdet sind z. B. Patienten mit retroperitonealen Irritationen (Hämatome, Abszesse, Operationen) oder aber im Rahmen neurologisch-psychiatrischer Krankheitsbilder. Therapeutisch steht die endoskopische Dekompression im Vordergrund bevor es zu wandspannungsbedingten Zirkulationsstörungen kommt.

Gegebenenfalls muss die Druckentlastung jedoch durch Colostomie erfolgen. Resektionen werden nur bei eingetretener irreversibler Wandschädigung erforderlich.

## C Colonläsion bei akuter nekrotisierender Pankreatitis

Die Behandlung der akuten nekrotisierenden Pankreatitis geschieht heutzutage intensivmedizinisch-konservativ, insbesondere in der toxischen Frühphase der Erkrankung. Mit zunehmender Dauer steigt jedoch das Risiko einer

Nekroseninfektion. Damit besteht in der Regel dann die Indikation zur Operation.

Ziel des operativen Vorgehens ist vor Allem die Entfernung der infizierten Nekrosen. Dies erfordert seitens des Chirurgen besonderes Feingefühl, da ein zu grobes oder zu ausgedehntes Debridement zu erheblichen evtl. lebensbedrohenden Situationen führen kann.

Die Präparation im zundrigen Gewebe führt leicht zu kaum stillbaren Blutungen oder Verletzungen intraabdomineller Organe. Gefährdet sind insbesondere die Pfortader und die V. mesenterica superior. Bis zu 13 % postoperative Colonläsionen werden berichtet [18].

Auch können Mesenterialgefäße oder Darmanteile selbst tryptisch arrodiert sein, so dass Resektionen erforderlich werden.

In der Literatur werden solche typtischen Andauungen des Colons mit 4 % angegeben [12]. Eine Übernähung ist im angedauten Gewebe meist nicht möglich.

In dieser, für den Patienten lebensbedrohenden Situation ist auch von einer primären Anastomosierung abzusehen. Hier wird die Diskontinuitätsresektion als die sicherste Maßnahme empfohlen.

Erwähnenswert sind auch operative Konzepte, bei denen zusätzlich zur Nekrosektomie und einer Kompartimentierung des Oberbauches regelhaft eine doppelläufige Ileostomie angelegt wird [6]. Über dieses wird dann im weiteren intensivmedizinischen Verlauf regelmäßig orthograd gespült um eine Keimreduktion im Colon transversum zu erreichen. Grundlage dieses Vorgehens ist die Hypothese, dass insbesondere Bakterien des Transversum durch Translokation zur Infektion bzw. zur Unterhaltung der Infektion führen.

Alternative Konzepte sind heutzutage die selektive Darmdekontamination mit nicht resorbierbaren Antibiotika und die Stabilisierung der Darmmucosabarriere durch Glutamin, sowie die frühzeitige enterale Ernährung.

Hinzuweisen ist aber, dass es auch im weiteren postoperativen Verlauf zu Darmwandnekrosen kommen kann, bis zu 12 % werden beschrieben [12].

Bei septischer Verschlechterung eines Patienten muss daher auch immer an die Möglichkeit der tryptischen Colonläsion gedacht werden.

Konsekutive Stenosen nach nekrotisierender Pankreatitis sind in der Regel nicht interventionsbedürftig, sie bilden sich meist zurück.

# D Untere Gastrointestinal-Blutung

Die Diagnostik aber auch die Therapie der gastrointestinalen Blutung ist heute Domäne der Endoskopie.

Nur bei 15 % aller Gastrointestinalblutungen handelt es sich um untere GI-Blutungen, d. h., um Blutungsquellen, die aboral des Treitz'schen Bandes liegen. Sie zeichnen sich mehr als chronische, permanente Blutverluste und wiederholte Blutbeimengungen im Stuhl aus und gehen oft mit einer Anämie einher.

Ursachen der peranalen Blutung sind [7]:
- enterale Erkrankungen       5–10 %
  Dünndarm-Tumor
  Dünndarmulcus
  Meckel-Divertikel
- colorectale Erkrankungen
  Divertikel       20–50 %
  vasculäreEktasie       20–40 %
  chron. entz. Darmerkrankungen    5–15 %
  Coloncarcinom       5–10 %
  Ulcus recti
- anale Erkrankungen       5–10 %
  Hämorrhoiden
  Analulcera
  Verletzungen

Mit einfachen Mitteln, nämlich der Inspektion und rectal-digitalen Untersuchung lässt sich bereits ein Teil der Blutungsquellen detektieren. Eine Coloskopie ist bei meist unvorbereitetem Darm schwer durchführbar. Im günstigsten Falle lässt sich die Blutungsquelle sicher identifizieren und endoskopisch-interventionell angehen. Ist dies, bei weiter aktiver Blutung nicht möglich, muss notfallmäßig laparatomiert werden (nach Ausschluss einer oberen GI-Blutung !).

Das Problem der Operation ist nicht die Blutstillung, sondern die Detektion der Blutungsquelle.

Zu achten ist bei der Exploration auf
- systematische Palpation des Darms
- Exploration der Abdominalorgane und Mesenterialgefäße
- Diaphanoskopie der Darmschlingen
- ggf. segmentäres Abklemmen des Darms
- intraoperative Endoskopie (durch die Möglichkeit der intraoperativen Darmspülung sowohl des Dünn-, wie des Dickdarms sind die Bedingungen zur Spiegelung zu optimieren, so dass am offenen Bauch sowohl coloskopiert als auch intestinoskopiert werden kann).

Die operative Versorgung besteht je nach Blutungsursache in einer segmentorientierten Resektion mit primärer Anastomose. Blinde Resektionen ohne sicher identifizierte Blutungsquelle sind als ultima Ratio anzusehen.

# Literatur

[1] *Boutron M.* et al. (1988) Colorectal cancers disclosed by an obstruction. Frequency and prognosis in a population Bull Cancer 75: 347

[2] *Farley DR.* et al. (1997) Management of colonoscopic perforation Mayo Clin Proc 72: 728

[3] *Freitag M.* et al. (2000) Die iatrogene Colonperforation aus der Sicht des Chirurgen. Der Chirurg; 71: 568–571

[4] *Gedebou T.* et al. (1996) Clinical presentation and management of iatrogenic colon perforation Am J Surg 172: 454

[5] *Holzer B.* (2001) Ein- und mehrzeitige Eingriffe beim Dickdarmileus wegen Carcinom Der Chirurg 72; 905–909

[6] *Horn J.* (1983) Das Ileostoma als Teil der chirurgischen Therapiekonzeption bei der akuten Pankreatitis Der Chirurg 54: 320

[7] *Karavias T.* (1995) Blutungen aus dem Dickdarm in: *Häring R./Zilch H.* Diagnose und Differentialdiagnose in der Chirurgie Bd. 2: 1034 *Chapman & Hall*

[8] *Kasperk R.* et al. (1992) Obstructive colorectal carcinoma. Principles and technique in 134 cases Zentralbl. Chir 117: 67

[9] *Keen R., Orsay C.* (1992) Rectosigmoid stent for obstruction colonic neoplasms DisColon Rectum 35: 912

[10] *Knöpfle E.* et al. (2001) Ileus beim colorectalen Carcinom Der Chirurg 72: 1137–1143

[11] *Kronborg O.* (1995) Acute obstruction from tumour in the left colon without spread. A randomized trial of emergency colostomy versus resection. IntJ Colorectal Dis 10: 1

[12] *Kümmerle F.* (1985) Intra- und postoperative Zwischenfälle Bd. 2 Abdomen: 152–155; Thieme-Verlag

[13] *Öhmann U.* (1982) Prognosis in patients with obstruction colorectal carcinoma AmJSurg 143: 742

[14] *Phillips R.* et al. (1985) Malignant large bowle obstruction BrJSurg 72: 296

[15] *Roscher R.* et al. (1991) Chirurgische Behandlungsergebnisse bei Dickdarmileus Der Chirurg; 62: 201–205

[16] *Runkel N.* et al. (1991) Outcome after emergency surgery for cancer of the large intestine BrJSurg 78: 183

[17] *Schumpelick V.* (1999) Aktuelle Therapie der Verletzungen von Colon und Retroperitoneum Der Chirurg; 70: 1269–1277

[18] *Siewert J.R.* (1991) Chirurgische Gastroenterologie Bd. 3 Springer Verlag, 1619

[19] *Wedell J.* (1985) Neue Aspekte in der operativen Behandlung des Dickdarmileus infolge stenosierenden Coloncarcinoms Langenbecks Arch Chir 365: 3

# Management der intraabdominellen Infektion

*W. Sendt*

## Die Peritonitis

Ursächlich kann man die Peritonitis in die primär nicht-bakterielle Peritonitis und die bakterielle, bzw. Pilz-bedingte Peritonitis einteilen [14, 46]. Abhängig von ihrer Ausbreitung innerhalb der Abdominalhöhle wird zwischen lokalisiert und generalisiert – auch diffus genannt – unterschieden [31]. Ätiologisch erfolgt die Einteilung [58] in:

1. **primäre Peritonitis**
2. **sekundäre Peritonitis**
3. **tertiäre Peritonitis**

1. Die primäre Peritonitis ist als eine diffuse bakterielle Entzündung der Abdominalhöhle ohne Nachweis einer spezifischen Infektionsquelle definiert. Ursprünglich beschrieben wurde sie bei Kindern. Ein häufig nachgewiesener Keim war Streptococcus pneumoniae [17]. Bei Erwachsenen wird diese Form in zunehmenden Maße bei Patienten mit Leberzirrhose und Aszites festgestellt [3]. Tierexperimentelle Untersuchungen erbrachten den Nachweis, dass es durch die portale Hypertension bei Leberzirrhose zur vermehrten Translokation von Bakterien aus dem Darm kommt [42]. Ursächlich handelt es sich zumeist um Monoinfektionen mit gram-positiven Kokken oder Enterobacteriaceae [14]. Der Infektionsweg kann dabei grundsätzlich hämatogen, transmural aus dem Intestinaltrakt, per continuitatem von extraperitoneal oder via Aszension aus dem Genitaltrakt sein.

2. Die sekundäre Peritonitis ist definiert als eine Entzündung des Peritoneums auf dem Boden einer Hohlorganperforation (z. B. perforiertes Ulcus ad pylorum), einer Infektion intraabdomineller Organe (z. B. Sigmadivertikulitis), oder als Folge einer transmuralen Nekrose von Teilen des Gastrointestinaltraktes. Postoperativ auftretende Nahtinsuffizienzen verhalten sich dabei wie Organperforationen und führen gemeinhin ebenfalls zur sekundären Peritonitis [14].

Das mikrobiologische Spektrum der Infektion ist von der Höhe des beteiligten Abschnittes des Gastrointestinaltraktes (GI-Trakt) und der zu Grunde liegenden Erkrankung abhängig. Bei Perforationen des oberen GI-Traktes lassen sich nur selten Bakterien nachweisen. Demgegenüber findet sich bei Beteiligung des unteren GI-Traktes zumeist ein polymikrobielles Wachstum. Aerobe und anaerobe Keime sind gleichermaßen beteiligt [14, 27]. Innerhalb dieser Gruppen treten am häufigsten Escherichia coli und Bacteroides fragilis auf [55]. Interessanterweise nahm der prozentuale Anteil gram-positiver Bakterien – besonders Enterokokken – in den letzten Jahren bei sekundärer Peritonitis zu. Dies ging einher mit zunehmenden Resistenzentwicklungen [10].

3. Unter der tertiären Peritonitis versteht man die anhaltende Entzündungsreaktion des Peritoneums häufig im Zusammenhang mit multiplem Organversagen und einer Depression des Immunsystems. Die ursprüng-

liche bakterielle Peritonitis ist beseitigt, häufig lassen sich zwischenzeitlich keine Keime mehr nachweisen und dennoch hält trotz adäquater Therapie die persistierende Inflammation an [28]. Dies kann begründet sein durch vorbestehende Erkrankungen oder durch sekundäre Streuung nach Beseitigung der primären Infektionsquelle. Es gibt Hinweise, dass die bei tertiärer Peritonitis gefundenen Bakterien aus dem Gastrointestinaltrakt stammen [56]. Unterstützt wird diese Hypothese durch experimentelle Ergebnisse zur bakteriellen Translokation [57]. Darüber hinaus konnten *Marshall* und Mitarbeiter zeigen, dass ein überschießendes bakterielles Wachstum im Dünndarm depressiv auf das Immunsystem wirkt, so dass davon ausgehend ein Circulus vitiosus ausgelöst wird, der zur weiteren klinischen Verschlechterung beiträgt [29].

## Therapie der sekundären Peritonitis

Die Therapie der sekundären Peritonitis besteht zum einen aus der prä- und postoperativen intensivmedizinischen Behandlung, die unter anderem die Applikation suffizienter Antibiotika beinhaltet. Auf der anderen Seite besteht sie aus der operativen Behandlung, die im wesentlichen drei Ziele verfolgt: 1.die Herdsanierung, 2. die Peritonealsäuberung und 3. die Verhinderung der persistierenden Infektion. Im nachfolgenden sollen die einzelnen Punkte näher beleuchtet werden.

Bei Patienten mit einer sekundären Peritonitis besteht zum Zeitpunkt der Diagnosestellung eine mehr oder minder ausgeprägte Hypovolämie. Diese lässt sich zumeist mit einfachen klinischen Untersuchungen (kapilläre Füllung am Nagelbett > 2 sec; Tachykardie, hoher Hämatokrit, fehlende Urinausscheidung) nachweisen. Daraus resultiert bereits in der präoperativen Phase die Notwendigkeit der suffizienten Volumentherapie, wobei zunächst die Gabe von Kristalloiden ausrei-

chend ist [38]. Ziel ist die präoperative Optimierung, nicht zuletzt auch wegen einer in Folge der Allgemeinanästhesie zu erwartenden weiteren Blutdruckabsenkung mit Verstärkung der bestehenden Organdysfunktion. Flankiert werden diese Maßnahmen durch das Legen eines Blasenkatheters zur Überprüfung der adäquaten Urinausscheidung (0,5–1 ml/kg KG), einer Magensonde zur Entlastung und zum Aspirationsschutz, sowie der adäquaten Schmerztherapie [52] und bei Vorliegen einer intakten Gerinnung die Applikation von 5 000 IE Heparin zur Thromboseprophylaxe.

Neben der Hypovolämie findet sich bei Patienten mit sekundärer Peritonitis häufig eine verminderte Gewebsoxygenierung. Sie lässt sich einfach mittels arterieller Blutgasanalyse verifizieren. Dabei ist bedeutsam, dass ein negativer Basenüberschuss (< –6) als Ausdruck einer metabolischen Azidose in erster Linie eine Laktatazidose meint. Daraus ergibt sich Notwendigkeit der Sauerstoffapplikation entweder über eine Maske oder bei Vorliegen einer erheblichen respiratorischen Insuffizienz mittels Beatmung

Hypovolämie und Hypoxie mit ihren Folgesymptomen stellen häufig die zentralen Probleme dar. Liegen sie vor, sollte zunächst die Summe der genannten Maßnahmen präoperativ durchgeführt werden. Falls möglich, sollte das Ziel – die klinische Verbesserung des Patienten – innerhalb der folgenden 3 bis 6 Stunden erreicht werden, um ihn dann der chirurgischen Therapie zuzuführen.

## Antibiotische Therapie

Bei einer sekundären Peritonitis liegt zumeist eine polymikrobielle Infektion vor. Die am häufigsten gefundenen aeroben Keime sind neben E. coli und anderen Enterobakterien auch Gram positive Bakterien wie Streptokokken und Enterokokken [60, 27]. Bei den anaeroben Keimen führen die Bacteroides spp. die Liste an. Aerobe und anaerobe Bakterien wirken im Rahmen einer intraabdominellen Infektion synergistisch [35, 39]. Dies bedeutet, dass eine adäquate antibiotische Therapie gleichermaßen gegen die aeroben gram-negativen Enterobakterien (bes. E. coli) und die anaeroben Bakterien, insbesondere Bacteroides fragilis, gerichtet sein muss. Die zur Verfügung stehenden Substanzen sowohl als Monotherapie oder als Kombinationstherapie sind vielfältig. Hinsichtlich der Antibotikaregimen sei dabei auf die jüngsten Empfehlungen der Surgical Infection Society hingewiesen [30].

Den Einfluss einer initial adäquat durchgeführten Antibiotikatherapie auf das gesteigerte Risiko einer Reoperation und einer verlängerten Krankenhausaufenthaltsdauer konnten *Krobot* und Mitarbeiter in einer retrospektiven Arbeit bei 425 Patienten mit sekundärer Peritonitis verdeutlichen. Patienten, bei denen die chirurgische Herdsanierung gelang, die jedoch initial keine adäquate Antibiotikatherapie erhielten, wiesen ein 5,1 (95 % CI: 1, 7; 15,4) fach erhöhtes Risiko einer Reoperation auf und waren durchschnittlich 2,4 Tage (95% CI: 2,3; 2,6) länger stationär behandlungsbedürftig im Vergleich zu den Patienten, die primär eine adäquate Therapie erhielten [23]. Die Wahl des geeigneten Antibiotikums hängt auch vom regionalen Erregerspektrum ab. Aus diesem Grund ist es wichtig, intraabdominelle Abstriche im Rahmen der Primäroperation durchzuführen. Nur sie geben Aufschluss über eine in der jeweiligen Region möglicherweise vorliegende Resistenzlage [13].

Antibiotika werden entweder prophylaktisch (< 24 Std. Therapiedauer) oder therapeutisch (> 24 Std.) gegeben. Dabei kann berücksichtigt werden, dass Darmverletzungen oder Perforationen mit einer Anamnesedauer von weniger als 12 Stunden lediglich der prophylaktischen Therapie bedürfen, da die Abominalhöhle lediglich kontaminiert, jedoch nicht infiziert ist [30, 46]. Die Gesamtdauer der Antibiotikatherapie bei einer Peritonitis nach erfolgter chirurgischer Herdsanierung sollte

zunächst 5 Tage nicht überschreiten. Bestehen nach dieser Zeit weiterhin die Zeichen einer Infektion, ist vielmehr die erneute Fokussuche angezeigt [30]. Der optimale Zeitpunkt der ersten Antibiotikagabe besteht unmittelbar nach Indikationsstellung zur Operation. Aus Untersuchungen zur perioperativen Antibiotikaprophylaxe ist bekannt, dass nur die präoperative, d. h. deutlich vor der Hautinzision durchgeführte Gabe zu den gewünschten Effekten – verminderte Wundinfekte – führte. Aus diesem Grund sollte die häufig beobachtete Praxis, die antibiotische Therapie erst zu Beginn der Operation oder nach intraoperativer Diagnosestellung zu beginnen, verlassen werden.

## Chirurgische Therapie

Historisch betrachtet bestehen die heute gültigen Behandlungsprinzipien der sekundären Peritonitis bereits seit 1926. In diesem Jahr berichtete Kirschner anlässlich des Kongresses der Deutschen Gesellschaft für Chirurgie über 1626 Patienten mit sekundärer Peritonitis, die von ihm in den vorangegangen 30 Jahren in Königsberg behandelt wurden [22]. Diese klassischen Prinzipien zur Behandlung der Peritonitis beinhalten die Herdsanierung, die Peritonealtoilette zur Verringerung und Entfernung des toxischen Materials und die Behandlung der verbeibenden Infektion beispielsweise mittels Drainage. Durch diese therapeutischen Maßnahmen fiel die Gesamtmortalitätsrate der Peritonitis von 87 % auf 30 % und erst die in den nachfolgenden Jahrzehnten verbesserte intensivmedizinische Betreuung führte zum nochmaligen Absenken der Mortalität [60].

## Herdsanierung

Grundsätzlich gilt, dass die Infektionsquelle, das Ausmaß der Infektion und Zustand des Patienten einschließlich seiner präexistenten Begleiterkrankungen sowohl den operativen

Zugangsweg als auch die operative Strategie bestimmen. Im Zentrum der chirurgischen Bemühens steht dabei die Herdsanierung. Sie ist definiert als das Ausschalten der für die Peritonitis verantwortliche Quelle. Dies kann gleichermaßen die Übernähung eines perforierten Ulcus duodeni, die Resektion und primäre Anastomose einer Dünndarmperforation oder die Diskontinuitätsresektion einer perforierten Sigmadivertikulitis darstellen. Entscheidend für die Prognose ist, ob die Focuseliminierung während der Erstoperation gelingt [12]. Sind zwei oder mehr Eingriffe notwendig, steigt die Letalität signifikant an [4]. Katastrophal ist die Situation, wenn die Herdsanierung nicht gelingt [7]. Die Frage, ob nach Resektion eines perforierten oder nekrotischen Kolonabschnittes eine primäre Anastomose trotz des Risikos einer Nahtinsuffizienz angelegt werden sollte oder nicht, wird nach wie vor kontrovers diskutiert, auch wenn einige Berichte über ein erfolgreiches einzeitiges Vorgehen, insbesondere bei Vorliegen einer lokalisierten Peritonitis, vorliegen [8, 33].

# Peritonealtoilette

Die verschiedenen Formen der Peritonealtoilette werden immer noch sehr kontrovers diskutiert. Ziel dabei ist zunächst die Entfernung von Substanzen, von denen bekannt ist, dass sie einerseits die zellulären Abwehrmechanismen wie Migration von neutrophilen Granulozyten oder auch deren intrazelluläre Lyse hemmen, andererseits das Bakterienwachstum fördern. Hierzu gehören nekrotische Gewebe [61], Blutbestandteile [18], Darminhalt [48], Galle [11], Fibrin [40] und nicht adhärente Bakterien [44]. Die Kenntnis um die Bedeutung dieser adjuvanten Substanzen innerhalb der Pathophysiologie der Peritonitis führte zum Konzept des radikalen Debridements des parietalen und viszeralen Peritoneums. Dies wurde erstmals von *Hudsteth* et al. propagiert [21]. *Polk* und Mitarbeiter führten dazu später die einzige prospektiv, randomi-

sierte Studie durch [37]. Darin zeigte sich, dass diese Methode gegenüber der alleinigen Lavage einen größeren Zeitaufwand und wegen der entstandenen Serosadefekte einen höheren Blutverlust aufwies. Trotz dieses Aufwandes konnte jedoch kein klinischer Vorteil beobachtet werden, weshalb sich diese Methode nicht durchsetzte.

Bis heute wird die Frage heftig diskutiert, ob die Spüllösung ein Antibiotikum oder antiseptische Lösungen enthalten sollte. Wesentliche Gründe, warum diese Frage nicht ausreichend beantwortet wurde, liegen in der nur geringen Anzahl von prospektiv randomisierten Studien und in bestehenden methodischen Problemen. Letztere ergaben sich u. a. aus der Tatsache, dass zur lokalen Peritonitisbehandlung zusätzlich systemisch Antibiotika appliziert wurden und so nicht eindeutig differenziert werden konnte, welche der Maßnahmen für den Behandlungserfolg verantwortlich war [36].

Die einzige hier vorliegende prospektiv randomisierte klinische Studie erfolgte durch *Schein* et al. [43]. Insgesamt 87 Patienten mit lokaler oder diffuser Peritonitis wurden entsprechend des Alters, des Geschlechts und des medianen APACHE II Score in 3 Gruppen unterteilt. Nach erfolgter Herdsanierung wurden die Behandlungsschemata keine Lavage – ledigliches Absaugen von Exsudat, Lavage mit Kochsalzlösung ohne Antibiotikum und Lavage mit Antibiotikum in der jeweiligen Gruppe durchgeführt. Die Ergebnisse zeigten hinsichtlich der Endpunkte Morbidität, Mortalität und Krankenhausaufenthaltsdauer allerdings keine signifikanten Unterschiede.

Demgegenüber erschien die zusätzliche Applikation von antiseptischen Lösungen mit der Lavageflüssigkeit eine attraktive Alternative zur lokalen Antibiotikatherapie darzustellen. Die Auswahl an antiseptischen Lösungen ist groß. Eine der zuerst verwandten Substanzen war das Polyvidon-Jod. In einer prospektiv randomisierten klinischen Studie von Vallance et al. wurden die Einflüsse von Polyvi-don-Jod, Chlorhexidin und Kochsalzlösung bei insgesamt 53 Patienten mit generalisierter eitriger Peritonitis verglichen [54]. Hinsicht-lich der Dauer des Krankenhausaufenthaltes, postoperativer Wundinfektionen und intraab-domineller Abzessbildung gab es zwischen den Gruppen jedoch keinen Unterschied. Demgegenüber fanden *Sindelar* und Mitarbei-ter bei Patienten, bei denen nach vorangegan-gener Kontamination der Abdominalhöhle während einer Operation die Lavage entwe-der mit Polyvidon-Jod oder mit Kochsalz er-folgte, signifikant verminderte postoperative septische Komplikationen in der Gruppe mit Polyvidon-Jod-Behandlung [49]. Allerdings ist auch diesen beiden Arbeiten gemein, dass die Patienten zusätzlich systemisch Antibiotika er-hielten, so dass unklar ist, inwieweit dadurch die Ergebnisse beeinflusst wurden. Hinzu kommen Beobachtungen, nach denen Polyvi-don-Jod toxische Effekte auf das Peritoneum entwickelt [1]. Interessant sind dabei tierex-perimentelle Ergebnisse von *Oguz* und Mitar-beitern [34], die im Mausmodell insgesamt 200 Tieren E. coli intraperitoneal injizierten, 6 Stunden später die Laparotomie und dabei u. a. die Lavage mit Polyvidon-Jod durchführ-ten. In der Poyvidon-Jod Gruppe wurde nach 7 Tagen Beobachtung eine Letalität von 76 % festgestellt. Sie war mit dem Ergebnis in der Kontrollgruppe (78 %) vergleichbar, in der keine Lavage oder sonstige Therapie erfolgte. Dasselbe Vorgehen unter Verwendung von Kochsalzlösung führte zur signifikant geringe-ren Letalität mit 38 %. In einem weiteren Schritt erfolgte in derselben Arbeit bei gesun-den Tieren die Laparotomie und Polyvidon-Jod Lavage. Als Kontrollgruppe wurden Tiere verwandt, bei denen lediglich die Laparoto-mie ohne Lavage erfolgte. 45 % der Tiere aus der Lavagegruppe waren am 2. postopera-tiven Tag verstorben gegenüber 10 % aus der Kontrollgruppe. Auch fanden sich am 1. postoperativen Tag in der Therapiegrup-pe 7-fach erhöhte Jodspiegel im Perito-neum und in der Leber. Die Autoren interpre-tierten die beobachteten Ergebnisse als Folge durch Polyvidon-Jod verursachter toxischer Effekte.

Eine weitere Substanz, die als Adjuvans zur lo-kalen Peritonitistherapie eingesetzt wurde, ist das Taurolidin [9]. Es besitzt in-vitro eine anti-bakterielle und antiendotoxin Aktivität [53]. Taurolidin ist ein bakterizides Chemothera-peutikum, welches durch chemische Reakti-on aus der überall im Körper vorkommenden kleinsten Aminosulfonsäure Taurin über Bil-dung von Taurinamid hergestellt wird [50]. Die biologische Wirksamkeit entfaltet Tauroli-din in Umkehr seiner Synthese durch Um-wandlung in Taurinamid und Taurin, die mit der Bakterienzellwand, dem Endotoxin und Exotoxinen reagieren. Beide Substanzen wir-ken gegen aerobe und anaerobe Keime genau-so wie gegen Pilze.

Obgleich diese Substanz seit über zwei Jahr-zehnten zur Verfügung steht, liegt derzeit kei-ne prospektiv randomisierte klinische Doppelblindstudie vor, in der die Wirksam-keit von Taurolidin bei der lokalen Peritonitis-behandlung nachgewiesen wurde. Lediglich einige nicht randomisierte, teilweise auch re-trospektive Arbeiten berichteten über Vortei-le nach lokaler Applikation von Taurolidin [2, 26]. Allerdings waren sowohl die Patienten-gruppen als auch die postoperative Therapie, beispielsweise mit Antibiotika, innerhalb die-ser Studien sehr inhomogen. Darüber hinaus zeigten eigene Untersuchungen am in-vitro Peritonitismodell eine erhebliche peritoneale Membranaffektion durch die Anwendung von Taurolidin [47].

Zusammenfassend kann somit festgestellt werden, dass die intraoperative Lavage mit Kochsalz- oder Ringerlaktatlösung zur Ent-fernung der adjuvanten Substanzen ihre Bedeutung zu haben scheint, auch wenn ihre Wirksamkeit bisher nur schlecht doku-mentiert ist. Der Zusatz von Antibiotika ist ohne klaren Vorteil und Lavage mit antisepti-schen Lösungen erzeugt sogar eher toxische Effekte.

# Behandlung der verbeibenden Infektion

Nach erfolgter Herdsanierung, Peritonealtoilette und primärem Abdominalverschluss mit oder ohne Drainage mag zusätzlich die adäquate Antibiotikatherapie und supportive Intensivtherapie für die meisten Patienten ausreichend sein, um im weiteren einen unkomplizierten Heilungsverlauf zu erleben. Erst bei Auftreten von Komplikationen wie Abszessen ist dann mitunter die Relaparotomie (on demand) notwendig. Da in der Vergangenheit insbesondere bei Vorliegen einer diffusen kotigen Peritonitis die intraabdominelle Infektion persistierte, wurden verschiedene Therapiekonzepte mit einer aggressiveren Vorgehensweise entwickelt. Hierzu gehörte die kontinuierliche oder intermittierende postoperative Peritoneallavage [5], die geplante Relaparotomie, auch als Etappenlavage oder STAR (Staged Abdominal Repair) bezeichnet [60] und das Verfahren des offenen Abdomens [25].

Bei der kontinuierlichen Peritoneallavage werden nach primärem Bauchverschluss über mehrere Drainagen Dialyseflüssigkeit mit einem Volumen von bis zu 1 L/Std. in die Abdominalhöhle gegeben. Das Eluat wird über eine im Douglasschen Raum platzierte Ablaufdrainage abgeleitet. Nachteilig kann sich die Entwicklung von Spülstraßen darstellen, die Drainagen können dislozieren, so dass die Relaparotomie notwendig wird. Die Ergebnisse aus den meisten vorliegenden klinischen Studien zur kontinuierlichen Peritoneallavage sind nur eingeschränkt verwertbar, da nur wenige Untersuchungen prospektiv randomisiert waren, mitunter kleine Fallzahlen vorlagen und die Behandlungs- und Kontrollgruppen häufig nicht vergleichbar waren [25]. Demgegenüber stehen die Ergebnisse von *Hallerback* und Mitarbeiter, die insgesamt 79 Patienten randomisierten und in 2 Gruppen teilten, von denen 38 Patienten lediglich eine intraoperative Lavage und 41 Patienten eine kontinuierliche postoperative Lavage über 72 Stunden erhielten [16]. Alle Patienten wurden zusätzlich systemisch mit Antibiotika behandelt. In der Studie fanden sich keine Unterschiede in der Häufigkeit der septischen Komplikationen oder der Mortalität. Allerdings traten unter der kontinuierlichen Lavage wesentlich häufiger technische Probleme auf, der Patientenkomfort war stärker beeinträchtigt und die Kosten waren deutlich erhöht. Darüber hinaus bleibt die entscheidende Frage, inwieweit die gesamte Abdominalhöhle gespült werden kann, oder ob nicht vielmehr entstandene Spülstraßen lavagiert werden [15]?

Das Konzept der Etappenlavage sieht vor, dass nach dem Primäreingriff die Abdominalhöhle provisorisch z. B. mit einem Netz oder Reißverschluss verschlossen wird und in regelmäßigen Abständen nach 24 bis 72 Stunden die Reoperation stattfindet [5]. Die Indikation für dieses Vorgehen kann die schwere kotige Peritonitis mit langer Anamnese oder die postoperative Nahtinsuffizienz sein. Darüber hinaus kann das Nichtgelingen der Herdsanierung während der Primäroperation – wie etwa bei der nekrotisierenden Pankreatitis – das wiederholte Debridement notwendig machen. Es muss jedoch berücksichtigt werden, dass die Re-Operationen die inflammatorische Antwort des Organismus verstärken, analog der „second hit" Theorie, was mit einer vermehrten Mediatorfreisetzung und deutlich erhöhten Endotoxinspiegeln einher geht und sich klinisch in der perioperativen Organverschlechterung äußern kann [6, 32, 41].

Bei der Laparostomie oder dem offen gelassenen Abdomen wird auf jegliche Form des Abdominalverschlusses verzichtet. Es handelt sich dabei um eine Erweiterung zur Durchführung häufiger Reexplorationen insbesondere bei Patienten mit erhöhtem intraabdominellen Druck und drohendem abdominellen Kompartmentsyndrom [51, 45]. Ursache dafür kann eine erhebliche Schwellung des Intestinums, ein erheblicher Bauchdeckendefekt, eine nicht gelungene Herdsanierung, oder auch ein perfusionsgestörter Darm sein. Den Vorteilen der Prävention des abdominellen Kompartmentsyndroms mit seinen renalen, hämodynamischen und pulmonalen Auswirkungen stehen aber auch spezifische Komplikationen wie der Flüssigkeits- und Wärmeverlust, spontane Darmfisteln und pflegerische Versorgungsprobleme gegenüber [20].

Die entscheidende Frage ist, welches der genannten Verfahren in welcher Situation zur Anwendung gelangen sollte. Eine jüngst von *Lamme* et al. [24] publizierte Metaanalyse zur Relaparotomie bei sekundärer Peritonitis verdeutlicht eindrucksvoll das Problem: derzeit liegen keine prospektiv randomisierten Arbeiten zur chirurgischen Behandlung der sekundären Peritonitis vor. Die Autoren schlossen Untersuchungen in ihre Metaanalyse ein, die die beiden am weitesten verbreiteten Therapiekonzepte – Etappenlavage und Relaparotomie on demand – miteinander verglichen. Nachdem Patienten unter 18 Jahren oder mit einer Pankreatitis oder CAPD bedingten Peritonitis ausschlossen wurden, verblieben von den ursprünglich recherchierten 181 Publikationen lediglich 8 für die spätere Analyse. Hierin zeigte sich mit Blick auf die Mortalitätsrate eine tendentiell niedrigere bei der Relaparotomie on demand (Median (Bereich): 22 Prozent [12-89] im Vergleich zur Etappenlavage (33 Prozent [21-77]).

*Hau* und Mitarbeiter verglichen in einer prospektiven Fall-Kontrollstudie die Laparotomie on demand mit der Etappenlavage [19]. Die Letalität und Inzidenz ungeplanter Relaparotomien waren dabei nicht unterschiedlich, allerdings fanden sich bei Patienten mit Etappenlavage häufigere infektiöse Komplikationen wie z. B. Nahtinsuffizienzen und postoperatives Multiorganversagen.

Zusammenfassend bedeutet dies, dass gegenwärtig ein genereller Vorteil der neueren, auch aggressiveren Verfahren in der Therapie der sekundären Peritonitis gegenüber der klas-sischen Behandlung (Relaparotomie on demand) nicht ersichtlich ist. Der überwiegende Anteil der Patienten wird mit einer einmaligen Operation optimal behandelt sein und nur bei einer Minderheit sind geplante Relaparotomien oder auch Laparostomien notwendig. Das Ziel zukünftiger Forschung sollte es deshalb sein, die Patientengruppen zu selektionieren, die von den jeweilige Verfahren am meisten profitieren.

# Literatur

[1] *Ahrenholz DH, Simmons RL.* Povidone-iodine in peritonitis. Adverse effects of local instillation in experimental E. coli peritonitis. J Surg Res 1979; 26: 458-463.

[2] *Aukland P, Wakeley J.* Local Taurolin in severe infective peritonitis. In: Brückner WL, Pfirrmann RW, eds. Taurolin – Ein neues Konzept zur antimikrobiellen Chemotherapie chirurgischer Infektionen. München, Urban und Schwarzenberg, 1985: 225-230.

[3] *Bac DJ.* Spontaneous bacterial peritonitis: an indication for liver transplantation? Scand J Gastroenterol Suppl 1996; 218: 38-42.

[4] Bartels H, Bathlen W, Siewert JR. Therapie-Ergebnisse der programmierten Relaparotomie bei der diffusen Peritonitis. Chirurg 1992, 63: 174-180.

[5] *Beger HG, Krautzberger W, Bittner R.* Die Therapie der diffusen, bakteriellen Peritonitis mit kontinuierlicher postoperativer Peritoneal-Lavage. Chirurg 1983; 54: 311-315.

[6] *Berger D.* The role of endotoxin in Peritonitis. Dig Surg 1996; 13: 384-389.

[7] *Billing A, Fröhlich D, Mialkowsky O, Stockstad P, Schildberg FW.* Peritonitisbehandlung mit der Etappenlavage (EL): Prognosekriterien und Behandlungsverlauf. Langenbecks Arch Chir 1992; 377: 305-313.

[8] *Biondo S, Jaurrieta E, Jorba R, Moreno P, Farran L, Borobia F, Bettonica C, Poves I, Ramos E, Alcobendas F.* Intraoperative colonic lavage and primary anastomosis in peritonitis and obstruction. Br J Surg 1997; 84: 222-225.

[9] *Browne MK, Mc Kenzie M, Doyle PJ.* A controlled trial of taurolin in established bacterial peritonitis. Surg Gynecol Obstet 1978; 157: 721-724.

[10] *Burnett RJ, Haverstock DC, Dellinger EP, Reinhard HH, Bohnen JM, Rotstein OD, Vogel SB, Solomkin JS.* Definition of the role of enterococcus in intraabdominal infection: analysis of a prospective randomized trial. Surgery 1995; 118: 716-721.

[11] *Cho J, Rotstein OD, Fliehel VD.* The adjuvant effect of bile salts in experimental peritonitis. Surg Forum 1984; 35: 231-233.

[12] *Christou NV, Barie PS, Dellinger EP, Waymack JP, Stone HH.* Surgical Infection Society intra-abdominal infection sudy. Prospective evaluation of management techniques and outcome. Arch Surg 1993; 128: 193-199.

[13] *Christou NV, Turgeon P, Wassef R, Rotstein OD, Bohnen J, Potvin M.* Management of intra-abdominal infections. The case for intraoperative cultures and comprehensive broadspectrum antibiotic coverage. The Canadian Intra-abdominal Infection Study Group. Arch Surg 1996; 131: 1193-1201.

[14] *Farthmann EH, Schöffel U.* Epidemiology and pathophysiology of intraabdominal infections (IAI). Infection 1998; 5: 329-334.

[15] *Farthmann EH, Schöffel U.* Principles and limitations of operative management of intraabdominal infection. World J Surg 1990; 14: 210-217.

[16] *Hallerback B, Andersson C, Englund N, Glise H, Nihlberg A, Solhaug J, Wahlstrom B.* A prospective randomized study of continuous peritoneal lavage post-operatively in the treatment of purulent peritontis. Surg Gynecol Obstet 1986; 74: 20-22.

[17] *Harken AH, Shochat SJ.* Gram-positive peritonitis in children. Am J Surg 1973; 125: 769-772.

[18] *Hau T, Hoffman R, Simmons RL.* Mechanisms of the adjuvant effect of haemoglobin in experimental peritonitis. I: in vivo inhibition of peritoneal leukocytosis. Surgery 1978; 82: 223-229.

[19] *Hau T, Ohmann C, Wolmershäuser A, Wacha H, Yang Q.*, for the Peritonitis Study Group of the Surgical Infection Society-Europe. Planned relaparotomy vs relaparotomy on demand in the treatment of intra-abdominal infections. Arch Surg 1995; 130: 1193-1197.

[20] *Hoffmann R, Kessler W, Angwerd R.* Das „offengelassene Abdomen". Helv Chir Acta 1985; 52:137-142.

[21] *Hudspeth AS.* Radical surgical debridement in the treatment of advanced generalized bacterial peritonitis. Arch Surg 1975; 110: 1233-1236.

[22] *Kirschner M.* Die Behandlung der akuten eitrigen freien Bauchfellentzündung. Arch Klin Chir 1926; 142: 253-311.

[23] *Krobot KJ, Yin DD, Zhang Q, Fastenau J, Altendorf-Hofmann A, Scheele J, Sendt W.* Community-acquired Intra-abdominal Infections Requiring Surgery. Population Characteristics and Outcomes. Eingereicht

[24] *Lamme B, Boermeester MA, Reitsma J B Mahler CW, Obertop H, Gouma DJ.* Meta-analysis of relaparotomy for secondary peritonitis. Br J Surg 2002; 89:1516-1524.

[25] *Leibhoff AR, Soroff HS.* The treatment of generalized peritonitis by closed postoperative peritoneal lavage. A critical review of the literature. Arch Surg 1987; 122: 1005-1010.

[26] *Linder MM, Wesch G.* Siebenjährige klinische Erfahrung mit Taurolin bei der diffusen eitrigen Peritonitis. In: Brückner WL, Pfirrmann RW, eds. Taurolin – Ein neues Konzept zur antimikrobiellen Chemotherapie chirurgischer Infektionen. München, Urban und Schwarzenberg, 1985: 216-220.

[27] *Lorber B, Swenson RM.* The bacteriology of intra-abdominal infections. Surg Clin North Am 1975; 55: 1349-1354.

[28] *Malagnoni MA.* Evaluation and management of tertiary peritonitis. Am Surg 2000; 66; 157-161.

[29] *Marshall JC, Christou NV, Meakins JL.* Immunomodulation by altered gastrointestinal tract flora. Arch Surg 1988; 123: 1465-1469.

[30] *Masuski JE, Sawyer RG, Nathens AB, Dipiro JT, Schein M, Kudsk KA, Yowler C.* for the therapeutic agents commitee of the surgical infection society. The Surgical Infection Society guidlines on antimicrobial therapy for intraabdominal infectios: an executive summary. Surg Infect 2002; 3: 161-173.

[31] *Meakins JL, Solomkin JS, Allo MD, Dellinger EP, Howard RJ, Simmonds RL.* A proposed classification of intra-abdominal infections: stratification of etiology and risk for future therapeutic trials. Arch Surg 1984; 119: 1372-1378.

[32] *Moore FA, Moore E.* Evolving concepts in the pathogenesis of postinjury multiple organ failure. Surg Clin North Am 1995; 75: 257-277.

[33] *Nespoli A, Ravizzini C, Trivella M, Segalla M.* The choice of surgical procedure for peritonitis due to colonic perforation. Arch Surg 1993; 128: 814-818.

[34] *Oguz M, Bektemir M, Dülger M, Yalin R.* Treatment of experimental peritonitis with povidone-iodine-solution. Can J Surg 1988; 31: 169-171.

[35] *Onderdonk A, Bartlett JG, Louie T, Sullivan-Seigler N, Gorbach SL.* Microbial synergy in experimental intra-abdominal abscess. Infect Immun 1976; 13: 2-6.

[36] *Platell C, Papadimitriou JM, Hall JC.* The influence of lavage on peritonitis. J Am Coll Surg 2000; 191: 672-680.

[37] *Polk HC, Fry DE.* Radical peritoneal debridement for established peritonitis: the result of a prospective randomized trial. Ann Surg 1980; 192. 350-355.

[38] *Rivers E, Nguyen B, Havstad S, Ressler J, Muzzin A, Knoblich B, Peterson E, Tomlanovic M.* Early goal-directed therapy in the treatment of severe sepsis and septic shock. N Engl J Med 2001; 345: 1368-1377.

[39] *Rotstein OD, Kao J.* The spectrum of Escherichia coli-Bacteroides fragilis pathogenic synergy in an intra-abdominal infection model. Can J Microbiol 1988; 34: 352-357.

[40] *Rotstein OD, Pruett TL, Simmons RL.* Fibrin in Peritonitis: V: fibrin inhibits phagocytic killing of Escherichia coli by polymorphonuclear leukocytes. Ann Surg 1986; 203: 413-419.

[41] *Sautner T, Götzinger P, Redl H-Wenzl EM, Dittrich K, Felfernig M, Sporn P, Roth E, Fugger R.* Does reoperation for abdominal sepsis enhance the inflammatory host response? Arch Surg 1997; 132: 250-255.

[42] *Sawyer RG, Adams RB, Spengler MD, Pruett TL.* Pre-exposure of the peritoneum to live bacteria increases later mixed intraabdominal abscess formation and alter mortality. J Infect Dis 1991; 163: 664-667.

[43] *Schein M, Gecelter G, Freinkel W Gerding H, Becker PJ.* Peritoneal lavage in abdominal sepsis. A controlled clinical study. Arch Surg 1990; 125: 1132-1135.

[44] *Schein M, Saadia R, Decker G.* Intraoperative peritoneal lavage. Surg Gynecol Obstet 1988; 166: 187-195.

[45] *Schein M, Wittmann DH, Aprahamian CC, Condon RE.* The abdominal compartment syndrome: the physiological and clinical consequences of elevated intra-abdominal pressure. J Am Coll Surg 1995; 180: 745-753.

[46] *Schein M, Wittmann DH, Wise L, Condon RE.* Abdominal contamination, infection and sepsis: a continuum. Br J Surg 1997; 84: 269-272.

[47] *Sendt W, Mansouri E, Schmitt-Graeff A, Wolff-Vorbeck G, Schöffel U.* Influence of antiseptic agents on interleukin-8 release and transmigration of polymorphonuclear granulocytes (PMNs) in an in vitro model of peritonitis. Surgical Infections, 2002; 3: 235-44.

[48] *Sharbaugh RJ, Rambo WM.* A new model for producing experimental fecal peritonitis. Surg Gynecol Obstet 1971; 133: 843-845.

[49] *Sindelar WF, Browser ST, Merkel AB, Takesue EI.* Randomized trial of intraperitoneal irrigation with low molecular weight povidone-iodine solution to reduce of intra-abdominal infectious complications. J Hosp Infect 1985; 6 Suppl A: 103-114.

[50] *Steinbach-Lebbin C, Ganz AJ, Chang A, Waser PG.* Über die Pharmakokinetik von Taurolin. Drug Res 1982; 12: 683-688.

[51] *Steinberg D.* On leaving the peritoneal cavity open in acute generalized suppurative peritonitis. Am J Surg 1979; 137:216-220.

[52] *Thomas SH, Silen W, Cheeme F, Reisner A, Aman S, Goldstein JN, Kumar AM, Stair OT.* Effects of morphine analgesia on diagnostic accuracy in emergency department patients with abdominal pain: a prospective randomized trial. J Am Coll Surg 2003; 196: 18-31.

[53] *Traub WH, Leonhard B, Bauer D.* Taurolidine: in vitro activity against multiple-antibiotic-resistant, nosocomially significant clinical isolates of Staphylococcus aureus, Enterococcus faecium, and diverse Enterobacteriaceae. Chemotherapy 1993; 39: 322-330.

[54] *Vallance S, Waldron R.* Antiseptic vs. saline lavage in purulent and fecal peritonitis. J Hosp Infec 1985; 6: 87-91.

[55] *Walker AP, Krepel CJ, Gohr CM, Edmiston CE.* Microflora of abdominal sepsis by locus of infection. J Clin Microbiol 1994; 32: 557-558.

[56] *Wells CL, Maddeus MA, Simmons RL.* Proposed mechanisms for the translocation of intestinal bacteria. Rev Infect Dis 1988; 10: 958-979.

[57] *Wells CL, Rotstein OD, Pruett TL.* Intestinal bacteria translocate into experimental intra-abdominal abscesses. Arch Surg 1986; 121: 102-107.

[58] *Wittmann DH.* Intra-abdominal infections-introduction. World J Surg 1990; 14: 145–147.

[59] *Wittmann DH, Schein M, Condon RE.* Management of secondary peritonitis. Ann Surg 1996; 124: 10–18.

[60] *Wittmann DH, Teichmann W, Frommelt L.* Die Bedeutung der Infektionserreger für die Therapie der eitrigen Peritonitis. Chirurg 1985; 56: 363–70.

[61] *Zimmerli W, Lew PD, Waldvogel FA.* Pathogenesis of foreign body infection: evidence for a local granulocyte defect. J Clin Invest 1984; 73: 1191–1200.

# Chirurgische Behandlungsstrategien der intraabdominellen Infektionen in Abhängigkeit vom Schweregrad

*F. Köckerling*

## Grundlagen

### 1. Definition

Die Ursache der akuten Entzündung des Bauchfells (akute Peritonitis) stellen fast immer Bakterien dar. Bei der Durchwanderungsperitonitis gelangen die Keime über Lymph- und Saftspalten aus den entzündeten Organen in das Peritoneum. Bei der Perforationsperitonitis treten Keime durch Perforation eines Hohlorganes unmittelbar in die Bauchhöhle aus. Bei der sog. genuinen Peritonitis lässt sich weder die Eintrittspforte der Bakterien in den Organismus noch der Weg, auf dem sie in das Peritoneum gelangt sind, nachweisen. Das ist zum Beispiel bei der Pneumokokkenperitonitis im Rahmen der kindlichen Lipidnephrose (meistens Mädchen) der Fall.

Es wird somit zwischen der primären und sekundären Peritonitis unterschieden. Bei der primären Peritonitis geht die Keiminvasion des Peritoneums nicht von einem intraperitonealen Hohlraum aus. Es erfolgt auf hämatogenem oder lymphogenem Wege (Abb. 1). Beispiel sind die oben aufgeführte Pneumokokkenperi-

| Primäre Peritonitis | Sekundäre Peritonitis |
|---|---|
| ➢ Hämatogen | ➢ Perforation |
| ➢ Lymphogen | ➢ Postoperativ |
| ➢ Aszendierend | |
| ➢ Kontagiös | |
| ➢ Transmural | |

**Abb. 1**
Systematik der bakteriellen Peritonitis nach der Ursache

| Definition | Ursache | Manifestation |
|---|---|---|
| Primäre | ohne Keimnachweis | z.B. Lupus erythematodes |
| | | Peritonealkarzinose |
| | hämatogene Keiminvasion | Pneumokokkenperitonitis |
| | lymphogene Keiminvasion | „Spontane Peritonitis" |
| | | bei Leberzirrhose |
| | kanalikuläre Keiminvasion | Pelveoperitonitis der Frau |

Öttinger 1993

**Abb. 2**
Peritonitisformen I

| Definition | Ursache | Manifestation |
|---|---|---|
| Sekundäre | entzündliche | Appendizitis |
| | Hohlorganperforation | Cholezystitis |
| | | Morbus Crohn |
| | | Colitis ulcerosa |
| | | Divertikulitis |
| | | Darminfarkt |
| | | Dünndarmperforation |
| | | Ulkusperforation |

Öttinger 1993

**Abb. 3**
Peritonitisformen II

| Definition | Ursache | Manifestation |
|---|---|---|
| Postoperative | | Nahtbruch |
| | | intraoperative Kontamination |
| | | postoperative Kontamination |
| Posttraumatische | | perforierendes Bauchtrauma |
| | | endoskopische Perforation |
| | | Peritonitis bei Peritonealdialyse |
| Retroperitonitis | | nekrotisierende Pankreatitis |
| | | Retroperitonealphlegmone |

Öttinger 1993

**Abb. 4**
Peritonitisformen III

tonitis bei Kindern und die sog. spontane Peritonitis bei Patienten mit posthepatitischer, alkoholischer oder kardialer Hepatopathie (*Gedigh* 1986, *Oettinger* 1993) (Abb. 2).

Im klinischen Alltag dominiert und ist sehr viel häufiger die sekundäre Peritonitis. Hierbei handelt es sich um die freie oder gedeckte Perforation von Hohlorganen. Für den Chirurgen besonders problematisch ist die postoperative Peritonitis infolge einer Nahtinsuffizienz oder Abszessbildung (Abb. 3, 4).

Je nach Art des entzündlichen Exsudates wird zwischen einer fibrinösen, eitrigen oder hämorrhagischen Peritonitis unterschieden. Von einer sterkoralen oder jauchigen Peritonitis spricht man, wenn sich im Rahmen der Perfo-

ration von Dünn- oder Dickdarm Darminhalt zu dem Exsudat mischt. Die gallige Peritonitis ist durch die Beimengung von Galle gekennzeichnet.

Findet die Bakterieninvasion im gesamten Bauchraum statt, spricht man von einer diffusen Peritonitis. Beschränkt sie sich auf die Umgebung der Infektionsquelle, dann besteht eine lokale Peritonitis. Dabei kapselt sich, be-

> ➤ **Lokale Peritonitis (Abszess, Empyem, Fistel)**
> ➤ **Diffuse Peritonitis**

**Abb. 5** Systematik der bakteriellen Peritonitis nach der Ausdehnung

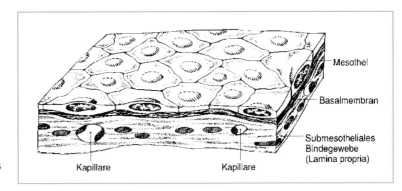

**Abb. 6**
Histomorphologie des
Peritoneums

sonders bei langsam eintretender Infektion, der Entzündungsherd durch Verklebungen und schließlich Verwachsungen benachbarter Peritonealflächen durch Fibrinbildung gegen die übrige Bauchhöhle ab (*Gedigh* 1984) (Abb. 5).

## 2. Peritoneum

Das Bauchfell überzieht die Bauchorgane (Peritoneum viscerale) sowie die gesamte Bauchwand und das Zwerchfell (Peritoneum parietale). Als größter extravasaler Raum beträgt die Oberfläche der Peritonealhöhe ca. 2 m². Sie enthält etwa 50–75 ml klare Flüssigkeit mit normalerweise weniger als 3000 Zellen/mm², welche sich zu 50 % aus Lymphozyten und zu 40 % aus Makrophagen zusammensetzt (*Hau* 1990).

Histologisch besteht das Peritoneum aus einer epithelialen Lage platter und polygonaler Zellen, den sogenannten Mesothelzellen. Die Mesothelzellen sind mit Mikrovilli versehen und bilden einen einschichtigen Verband (Abb. 6). Wie bei allen epithelialen Geweben schließt sich an das Mesothel eine Basalmembran an, eine Trennschicht zu dem submesothelialen Bindegewebe, das reich an Lymph- und Blutgefäßen ist und vegetative Nervenfasern aufweist (*Bucher* 1973, *Farthmann* 1983, *Junqueira* 1975, *Leonhardt* 1974, *Lierse* 1985, *Strobel* 1987).

Besonders das Peritoneum der Zwerchfellunterfläche weist zwischen den Mesothelzellen sog. peritoneale Stomata mit einem Durchmesser von 8–12 μm auf (Abb. 7), durch die Peritonealflüssigkeit resorbiert wird (*Allen* 1936, 1937, 1959, *Farthmann* 1983, *Hau* 1979, 1990, *Lierse* 1985, *Teichmann* 1985). Bakterien und Bakterienspaltprodukte mit einer Größe von 0,5–2 μm können diese peritonealen Stomata problemlos passieren. Die weitere Drainage der Peritonealflüssigkeit erfolgt über die retrosternalen und anterioren mediastinalen Lymphbahnen in den Ductus thoracicus.

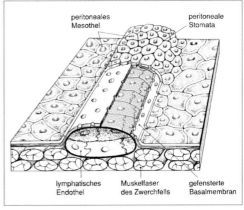

**Abb. 7** Histomorphologie des Peritoneums an der Zwerchfellunterfläche

Die Zwerchfellkontraktionen bei der Einatmung beschleunigen die Flüssigkeitsaufnahme über die peritonealen Stomata durch den Sogeffekt mit Ausrichtung des Flüssigkeitsstromes nach kranial. Der Rückfluss bei der Ausatmung wird durch ein Klappensystem in den Lymphbahnen verhindert. Somit entsteht ein gerichteter Flüssigkeitsstrom in der Bauchhöhle. Der Oberbauch wird nach kranial, der Mittel- und Unterbauch nach kaudal drainiert. Dadurch erklärt sich auch das Auftreten von Abszessen im Bauchraum an bevorzugter Lokalisation (*Farthmann* 1983, *Hau* 1990, *Teichmann* 1985).

## 3. Pathophysiologie

Beim Eindringen von Keimen in die Bauchhöhle werden drei verschiedene Wege der Infektabwehr in Gang gesetzt (Abb. 8) (*Beger* 1987, *Farthmann* 1987, 1990, *Hau* 1983, 1990, *Teichmann* 1985).

a) **Direkte Absorption von Bakterien durch die peritonealen Stomata** an der Zwerchfellunterfläche in die Lymphbahnen des Zwerchfells, des vorderen Mediastinums und über den Ductus thoracicus in die Blutbahn.
Die Zwerchfellkontraktionen bei der Inspiration bewirken einen negativen Druck unter dem Diaphragma mit der Folge eines gerichteten Stromes der Peritonealflüssigkeit. Somit kommt dem Zwerchfell eine besondere Bedeutung in der Abwehr eingedrungener Keime durch Absorption von Exsudat und Eiter zu (*Teichmann* 1985). Abhängig vom Kontraktionszustand des Zwerchfells und dem intraabdominellen und intrathorakalen Druck haben die peritonealen Stomata einen Durchmesser von 8–12 µm. Bakterien und Bakterienspaltprodukte mit einem Durchmesser von 0,5–2 µm können somit über die peritonealen Stomata und die Zwerchfelllymphbahnen schnell absorbiert werden (*Hau* 1990). Über die mediastinalen Lymphbahnen und

den Ductus thoracicus werden die Bakterien in die Blutbahn der systemischen Abwehr zugeführt.
Dadurch ist aus dem lokalisierten Infektionsprozess im Bauchraum ein generalisiertes Krankheitsbild geworden, die Peritonitiskrankheit. Deshalb muss dieser Weg der Infektabwehrmöglichkeit des Peritoneums eher als negativ eingestuft werden (*Farthmann* 1990). Etwa bei 90 % der Patienten mit postmortal nachgewiesener diffuser Peritonitis und bei 30 % der Patienten mit lokalisierter intrabdomineller Infektion führten die systemischen Folgen der Peritonitis unter dem klinischen Bild eines septischen Schocks zum Tode (*Dauer* 1985).

b) **Phagozystose von Bakterien**
Die ersten Abwehrvorgänge bei der bakteriellen Peritonitis finden an der Oberfläche des Peritoneums statt (*Strobel* 1987). Auf entzündliche, bakterielle oder mechanische Reize des Peritoneums ziehen sich die Zellen des Mesothels sehr rasch zusammen, so dass zwischen ihnen im ganzen Bereich des Peritoneums weite Lücken entstehen (*Lierse* 1985). Dadurch wird das submesotheliale Bindegewebe mit den Gefäßen freigelegt. Wegen der Fähigkeit des Mesothels, Lücken zu bilden, können Zellen diese Schicht passieren, ohne dass die Basalmembran ein Hindernis darstellt. Gleichzeitig kommt es durch den Fremdkörperreiz der eingedrungenen Bakterien zu einer Degranulation der ortsständigen Mastzellen mit der Freisetzung von Histamin und anderen vasoaktiven Substanzen (*Beger* 1987). Die vasoaktiven Substanzen führen nach kurzfristiger Vasokonstriktion zu einer andauernden Vasodilatation mit Erhöhung der Gefäßpermeabilität. Zusätzlich führt die bakterielle Kontamination des Peritonealraumes zur Aktivierung des Komplementsystems und damit zur Freisetzung von Opsoninen und chemotaktischen Substanzen (*Hau* 1983).
Aus der Erhöhung der Permeabilität der submesothelialen Gefäße, der Lückenbil-

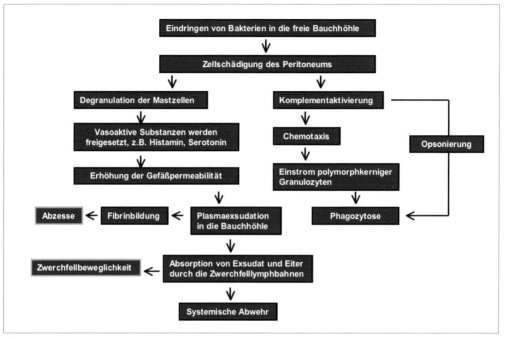

**Abb. 8** Pathogenese der intraabdominellen Infektionen

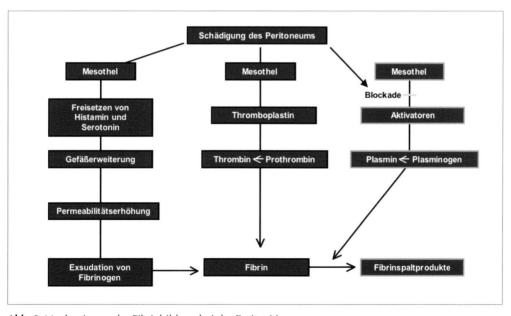

**Abb. 9** Mechanismen der Fibrinbildung bei der Peritonitis

dung im Mesothel und der Aktivierung des Komplementsystems mit Freisetzung von Opsoninen und chemotaktischen Substanzen resultiert ein Einstrom von segmentkernigen Granulozyten aus den submesothelialen Gefäßen in die Bauchhöhle und die Phagozytose und Lyse der eingedrungenen Bakterien (*Hau* 1983).

c) **Abgrenzung der intraabominellen Infektion** durch vermehrte Fibrinbildung mit Ausbildung von Abszessen (Abb. 9).

Die Erhöhung der Gefäßpermeabilität durch die vasoaktiven Substanzen führt zur Exsudation einer eiweißreichen Flüssigkeit mit Fibrinogen in das submesotheliale Bindegewebe und die Peritonealhöhle (*Farthmann* 1990, *Hau* 1983, 1990, *Strobel* 1987). Die Sequestrierung von Flüssigkeit aus den Gefäßen in den submesothelialen Raum kann mehrere Liter betragen und führt einerseits zur Schwellung der Bauchorgane und andererseits zu einem ausgeprägten intravasalen Volumenverlust.

Die bakterielle Schädigung des Mesothels setzt Tromboplastin frei, dadurch wird Prothrombin in Thrombin und schließlich das mit dem Exsudat in die Bauchhöhle gelangte Fibinogen zu Fibrin umgewandelt (*Farthmann* 1983, *Hau* 1983, 1990, *Teichmann* 1985).

Normalerweise besteht in der Bauchhöhle ein Gleichgewicht zwischen der Fibrinbildung und der Fibrinauflösung. Aus dem Mesothel freigesetzte Aktivatoren sorgen unter normalen Umständen durch die Umwandlung von Plasminogen in Plasmin für eine lokale Fibrinolyse. Die Schädigung des Peritoneums blockiert die Aktivierung von Plasminogen zu Plasmin. Dadurch wird das ausgeschwitzte Fibrin nicht lysiert (*Farthmann* 1983, 1990, *Hau* 1983, 1990).

Bei der Peritonitis kommt es somit zu einer völligen Aufhebung der fibrinolytischen Aktivität (*Beger* 1987, *Hau* 1979, 1990). Die vermehrte Fibrinbildung kann, zusammen mit dem völligen Verlust der fibrinolytischen Aktivität, zu einer Lokalisation der

Infektion durch Abszessbildung oder zu einer Bildung von Fibrinbelägen im gesamten Bauchraum führen. Gleichzeitig werden durch das vermehrt gebildete Fibrin aber auch die Bakterien eingekapselt und sind dadurch den phagozytierenden Zellen und der antibiotischen Wirkung nur schwer zugänglich (*Hau* 1983).

# 4. Bedeutung adjuvanter Substanzen

Besonders für die operative Therapie wichtig ist die Kenntnis um die infektionsfördernde Wirkung von Ajuvantien wie Gallensalze, Magenschleim und Hämoglobin.

Gallensalze vermindern die Oberflächenspannung im Peritonealraum, weshalb es zu einer beschleunigten Absorption von Bakterien über die Zwerchfellymphbahnen in die Blutbahn mit nachfolgender Bakteriämie kommt (*Hau* 1983, 1990, *Schleierson* 1961).

Bei Anwesenheit von Blut im Abdominalraum bei der Peritonitis kommt es zu einer Interferenz von Hämoglobin mit der Chemotaxis und Phagozytose der neutrophilen Granulozyten (*Hau* 1990).

Der Magenschleim umhüllt die Bakterien und verhindert die Phagozytose durch die Polysaccaride im Mukus (*Hau* 1990).

# 5. Erregerspektrum

Abgesehen von den sehr seltenen hämotogenen Formen der Peritonitis (primäre Peritonitis) dominieren heute die Peritonitiden nach Perforation intestinaler Hohlorgane oder nach Insuffizienz der Naht eines Hohlorgans (sekundäre Peritonitis). Somit ist der Gastrointestinaltrakt in der Regel die Quelle der Infektionserreger bei der Peritonitis. Normalerweise enthält der Gastrointestinaltrakt bis zu $10^{14}$ Bakterien mit bis zu 400 verschiedenen Keimspezies (*Teichmann* 1985, *Witt-*

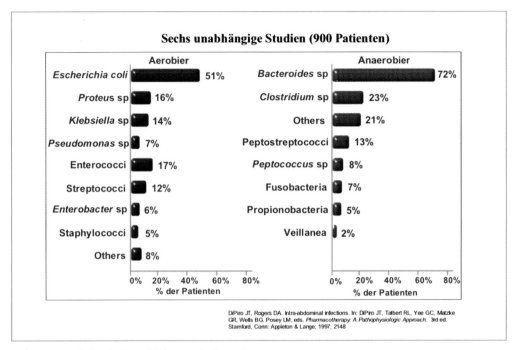

**Abb. 10** Intraabdominelle Infektionen: Typische Erreger

mann 1985, 1986). Dabei kommen z. B. im Dickdarm die obligat anaeroben Bakterien etwa 1000mal häufiger vor als die auch aerob wachsenden Keime (*Wittmann* 1986).

Da die meisten Keime außerhalb ihres natürlichen Darmmilieus ungünstige Lebensbedingungen vorfinden, findet aus den bei der Perforation, Durchwanderung oder Nahtinsuffizienz in den Abdominalraum eingetretenen Bakterienmassen eine Selektion pathogener Keime statt.

Diese Keimselektion betrifft vor allem die obligat anaerob wachsenden Bakterien, die bei der Peritonitis mit einem deutlich geringeren relativen Anteil nachgewiesen werden.

Die korrekte Identifizierung aller am Peritonitisgeschehen beteiligten Infektionserreger ist unter klinischen Routinebedingungen nicht möglich. Nur mit aufwändigen bakteriologischen Methoden gelingt es, insbesondere die

nach kurzer Luftexposition bei der intraoperativen Abstrichentnahme und Weiterverarbeitung absterbenden obligaten Anaerobier zu isolieren. Mit Routineabstrichtechniken werden durchschnittlich zwei bis drei Bakterienstämme isoliert, wohingegen bei bakteriologisch-wissenschaftlichen Untersuchungen intraabdomineller Infektionen oft acht bis 15 verschiedene Erregerstämme nachgewiesen werden können (*Rosin* 1990). Bei der Keimisolierung mit Routineabstrichverfahren bleiben pathogenetisch bedeutsame Infektionserreger unerkannt. Es werden bestimmte Keime, wie E. coli und Enterokokken isoliert, die besonders trasportresistent sind. Für die Enterokokken konnte jedoch gezeigt werden, dass sie als alleiniger Keim bei der Peritonitis apathogen sind und nur als Ko-Faktor bei der krankmachenden Wirkung anaerober gramnegativer Infektionserreger zum Tragen kommen (*Bauernfeind* 1983, *Onderdank* 1976, *Teichmann* 1985).

| Appendix | 0 – 8 % |
|---|---|
| Gallenwege | 0 – 6 % |
| Magen, Duodenum | 3 – 13 % |
| Dünndarm | 20 – 25 % |
| Dickdarm | 20 – 50 % |
| Pankreas | 22 – 57 % |
| Postoperativ | 30 – 60 % |

**Abb. 11** Letalität intraabdomineller Infektionen nach dem Ausgangsorgan (Farthmann 1990)

> ➢ **Lokalisation der Keiminvasion**
>
> ➢ **Keimdichte und – pathogenität**
>
> ➢ **Flächenumfang der Kontamination**
>
> ➢ **Zeitintervall bis Therapie**
>
> ➢ **Alter des Patienten**
>
> Öttinger 1993

**Abb. 12** Pathophysiologische Determinanten der bakteriellen Peritonitis

Im chirurgischen Alltag ist eine mikrobiologische Verarbeitung von aus dem Bauchraum gewonnenem infektiösem Material unter anaeroben Bedingungen sofort im Operationssaal von einem in der Isolierungstechnik versierten Bakteriologen nicht möglich. Andererseits können die aus Routineabstrichen gewonnenen mikrobiologischen Ergebnisse zu falschen therapeutischen Konsequenzen führen.

Um diesem therapeutischen Dilemma begegnen zu können, muss man die Hypothese akzeptieren, dass es ein typisches Erregerspektrum der intraabdominellen Infektion gibt, da die Herkunft der Krankheitserreger in einem Erregerreservoir mit relativ konstanten Keimverhältnissen liegt. Daraus ergab sich der Schluss, an einem größeren Patientenkollektiv in einer wissenschaftlichen Studie das typische Erregerspektrum der Peritonitis unter optimalen Isolierungsbedingungen zu ermitteln und diese Ergebnisse zur Basis für therapeutische Überlegungen zu machen (*Witmann*, 1985).

Eine Zusammenstellung des Erregerspektrums mehrerer Studien mit korrekter Transport- und Isolierungstechnik bei 900 intraabdominellen Infektionen zeigt Abb. 10 (*Di Piro* 1997). Gegen dieses typische Erregerspektrum der intraabdominellen Infektionen sollte sich die initiale, kalkulierte antibiotische Therapie richten. Hierbei muss jedoch berücksichtigt werden, dass sich je nach Ausgangsorgan der Peritonitis deutliche Unterschiede in der Keimbesiedelung des Bauchraumes ergeben, was sich dann auch in einer sehr unterschiedlichen Letalität niederschlägt (Abb. 11) (*Farthmann*, 1990).

Neben der Lokalisation der Keiminvasionen stellen die Keimdichte und -pathogenität, der Flächenumfang der Kontamination, das Zeitintervall bis zur Therapie und das Alter des Patienten pathophysiologische Determinanten der bakteriellen Peritonitis dar (*Oettinger* 1993) (Abb. 12).

## 6. Infektionsauswirkung auf den Gesamtorganismus-Sepsis

Es sind nicht die Bakterien, sondern deren Endo- und Exotoxine, die das Sepsissyndrom und das Multiorganversagen bei der diffusen Peritonitis auslösen (Abb. 13, 14, 15). Die Mechanismen mit denen die Infektionserreger

> **Nicht die Bakterien, sondern deren Endo – und Exotoxine legen im Organismus die körpereigene Abwehr lahm und lösen multiple Erkrankungen der verschiedensten Organe aus**

**Abb. 13** Pathogenese der Sepsis I

Als auslösender und bei der bakteriellen Peritonitis
vorherrschender Faktor ist das Endotoxin
gramnegativer Keime anzusehen; es ist gleichzeitig
der Generalauslöser sämtlicher aus der
Sepsisforschung bekannter Akutphasensysteme.
Neben seiner direkten organschädigenden Wirkung
bedient sich Endotoxin der Vermittlung hochaktiver,
vom Organismus selbst produzierter Substanzen, die
ihrer Vermittlungsfunktion wegen „Mediatoren"
genannt werden.

Oettinger, Beger 1993

**Abb. 14** Pathogenese der Sepsis II

den Wirtorganismus schädigen, sind heute
weitestgehend bekannt. Die grampositiven
Mikroorganismen besitzen eine Reihe von En-
zymen mit toxischer Wirkung. So produziert
z. B. der Staphylococcus aureus Hyaluronida-
se, Exo- und Endonukleasen und membran-
schädigende Toxine (*Miksits* 1993).

Aerobe gramnegative Bakterien können zwar
auch Exotoxinbildner sein, wesentlich wichtiger ist im Rahmen der Peritonitis jedoch das
Endotoxin. Endotoxin ist ein Lipopolysaccarid

(LPS), welches ein Zellwandbestandteil dieser
Mikroorganismen darstellt. Das LPS besteht
aus einem Polysaccharidanteil und dem Lipo-
id A. Die toxische Wirkung geht von dem Li-
poid A aus.

Die Entstehung des Sepsissyndroms muss auf
wenige grundlegende Schritte zurückgeführt
werden (*Schuster* 1989).

Überwinden pathogene Bakterien aus einem
Sepsisherd die körpereigene Abwehr und
kommt es zu einer kontinuierlichen bakteriellen Invasion in den Organismus, wird er zugleich mit Endotoxin überflutet. Somit kann
das Sepsissyndrom dann auftreten, wenn der
Organismus einer Überzahl von Keimen ausgesetzt wird oder aber die körpereigenen Abwehrmechanismen defekt sind.

Das Endotoxin lässt bestimmte andere Zellen
ihres Wirtes für sich arbeiten: sie rekrutieren
sie regelrecht und regen sie zur Sekretion von
Vermittlermolekülen an (*Rietschel* 1993). Aufgrund der bisher vorliegenden Befunde stellen die Makrophagen die Zielzellen für

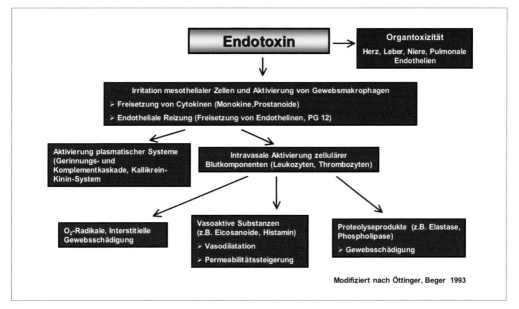

**Abb. 15** Pathogenese der Sepsis III

Endotoxin dar. Ein Teil dieser Fresszellen patrouilliert im Blut, der andere residiert im Gewebe. Sie verschlingen normalerweise alles was an Fremdkörpern eingedrungen ist und bauen es ab. Im aktivierten Zustand schütten die Makrophagen Mediatoren z. B. den Tumor-Nekrose-Faktor, Interleukine 1, 6 und 8 und andere biologisch wirksame Substanzen aus. Weiterhin bilden sie hochreaktive sauerstoffhaltige Verbindungen, die man als freie Radikale bezeichnet (Abb. 15).

Bei einer schweren Infektion wie der diffusen, eitrigen Peritonitis können sich große Mengen von Endotoxin im Blut anreichern und dadurch im ganzen Körper Makrophagen zur Ausschüttung von hochwirksamen Vermittlermolekülen veranlasst werden, die den lebensbedrohlichen septischen Schockzustand auslösen können.

Endotoxin aktiviert das Gerinnungs- und Fibrinolysesystem sowie das Komplementsystem mit nachfolgender Verminderung des Gefäßwiderstandes. Weiterhin kommt es zu einer Aktivierung des Komplementsystems und nachfolgend zu einer Entzündung mit Plasmaexsudation ins Gewebe. Durch diese verschiedenen Mechanismen kommt es zu einer Minderperfusion und schließlich zur Schädigung von Geweben.

Endotoxin kann über mehrere Wege in die systemische Zirkulation gelangen. Zum einen gelangt es aus dem Darmlumen über das Pfortaderblut durch die Leber in den großen Kreislauf. Weiter kann es über die mesenterialen Lymphbahnen und den Ductus thoracicus in das venöse Gefäßsystem gelangen. Bei lokaler oder diffuser Peritonitis gelangt Endotoxin, häufig in sehr großen Mengen, von der Peritoneumoberfläche aus in das Pfortaderblut und die Lymphbahn (*Beger* 1981). Weiterhin gelangen Bakterienspaltprodukte über die peritonealen Stomata und die mediastinalen Lymphbahnen und den Ductus thoracicus in den venösen Kreislauf.

Anfänglich tritt eine Störung des Gasaustausches in der Lunge auf (*Gray* 2003). Im Rahmen der Sepsis zirkulierende pathogene Keime und Endotoxin führen zu einer Permeabilitätsstörung der Lungenkapllarmembran und zur Entwicklung eines interstitiellen, später alveolären Ödems und schließlich zum Vollbild des akuten Lungenversagens (ARDS) (*Herden* 1985).

Hämodynamisch kommt es bei der Sepsis zur kardiozirkulatorischen Insuffizienz, dem septischen Schock. In der Frühphase des septischen Schocks findet man oft eine Normo- oder Hypovolämie, eine Hyperventilation mit respiratorischer Alkalose, einen erhöhten zentral-venösen Druck, ein hohes Herzzeitvolumen, einen erniedrigten peripheren Widerstand, einen erniedrigten arteriellen Druck, eine Tachykardie, einen erhöhten pulmonalen Widerstand und warme, trockene Extremitäten. Man spricht von einem warmen oder roten Schock (*Guggenberger* 1990, *Veragut* 1976).

Die Peritonitis führt zu einer ausgeprägten Sequestrierung von Flüssigkeit als Exsudat in den Bauchraum und als Ödem in den submesothelialen Raum mit Schwellung der intraabdominellen Organe. Das Ausmaß der Flüssigkeitsverschiebung in das Peritoneum zeigt folgende Rechnung:

Bei einer peritonealen Oberfläche von ca 2 m² führt eine angenommene Dicke des Ödems von 2 mm zu einem Flüssigkeitsverlust von 4 Litern. Das entspricht 4/5 der zirkulierenden Flüssigkeit (*Farthmann* 1983).

Durch diesen intravasalen Volumenverlust wechselt die hyperdyname Schockform in das klassische Bild des hypodynamen Schocks mit einem verminderten Herzzeitvolumen und einem erhöhten peripheren vaskulären Widerstand (*Herden* 1985). Als Folge entsteht eine systemische Mikrozirkulationsstörung und Azidose durch Gewebshypoxie.

Die Gewebshypoxie stellt die eigentliche vitale Bedrohung lebenswichtiger Organe bei der Sepsis mit akutem Lungenversagen, kardiozirkulatorischer Insuffizienz und Mikrozirkulationsstörung (nutritive Minderperfusion) dar. Die Sauerstoffversorgung der Gewebe kann durch eine Verminderung des Sauerstoffangebotes, der Sauerstoffabgabe und der Sauerstoffverwertung beeinträchtigt sein (*Herden* 1985).

Die pathophysiologischen Veränderungen der diffusen Peritonitis und Sepsis führen durch die respiratorische Insuffizienz, die hämodynamische Insuffizienz und die nutritive Minderperfusion zu einer Verminderung des Sauerstoffangebotes der Organe.

Eine erhöhte $O_2$-Affinität des Hämoglobins durch Verlust an intraerythrocytärem 2,3-Diphosphoglycerat und die respiratorische Alkalose im septischen Schock beeinträchtigen die Sauerstoffabgabe. Die Hemmung der ATP-Synthese in den Mitochondrien durch Endotoxine bedingt eine selektive Störung der Sauerstoffverwertung. Somit tragen mehrere Ursachen zur Entstehung einer Gewebshypoxie im septischen Schock bei.

Die Nierenfuktionsstörung bei der diffusen Peritonitis ist eine Folge der verminderten Nierenperfusion aufgrund einer direkten Endotoxinwirkung auf die Gefäßendothelien in der Nierenrinde mit konsekutiver Vasokonstriktion und Umverteilung des Blutes in der Niere. Dies führt zu einer nutritiven Minderperfusion der peritubulären Kapillaren. Die Gewebshypoxie der Tubuluszellen bewirkt zunächst eine Funktionseinschränkung und dann eine Schädigung mit Oligurie/Anurie und Retention harnpflichte Substanzen (*Herden* 1985, *Tempel* 1985).

# Therapeutische Maßnahmen

## 1. Schweregradeinteilung der Peritonitis

Für den Chirurgen stellt auch heute noch die Peritonitis eine Herausforderung dar, wobei gerade bei diesem Krankenheitsbild noch immer keine allgemein gültigen Behandlungsrichtlinien vorhanden sind. Die hohe Letalität bei allen Formen der Peritonitis führt ständig zu neuen Denkansätzen und daraus resultierenden Behandlungsprinzipien. Die Frage, ob eine konventionelle Drainage, eine Spülbehandlung oder eine Etappenlavage die Ergebnisse zu verbessern vermögen, ist Gegenstand heftiger Kontroversen.

Die Prognose, die vor allem vom Ausgangspunkt und der Ausdehnung der Peritonitis sowie vom Patientenalter und der Funktion der vital entscheidenen Organsysteme Niere, Lunge, Leber, Kreislauf abhängt, konnte trotz Anwendung der modernen Intensivmedizin und der Entwicklung dieser verschiedenen chirurgischen Therapiekonzepte nicht entscheidend verbessert werden (*Függer* 1988). Dabei ist vor allem der Vergleich einzelner Studien und der erzielten Therapieergebnisse untereinander aufgrund der prognostisch unterschiedlichen Zusammensetzung der Patientengruppen problematisch bzw. überhaupt unmöglich. Das Bestreben, eine Objektivierung des Krankengutes sowie eine individuelle Prognose am Behandlungsbeginn zu erstellen, war ein Grund zur Entwicklung von Peritonitisindices.

Mit Hilfe der Prognoseindices wollte man auch das chirurgische Vorgehen besser dem Schweregrad der Peritonitis anpassen. Die meisten Indices oder Scores, darunter der APACHE-Score von Knaus, der Altona-Index von Jeckstadt und Wittmann, der Hannoveraner Score und der SIS-Score, um nur einige zu nennen, benötigen die Dokumentation von vorwiegend Laborparametern, die nicht über-

| Risikofaktoren | Ladung | vorhanden | |
| --- | --- | --- | --- |
| | | ja | nein |
| Alter über 50 Jahre | 5 | ( ) | ( ) |
| Geschlecht weiblich | 5 | ( ) | ( ) |
| Organversagen | 7 | ( ) | ( ) |
| Malignom | 4 | ( ) | ( ) |
| Präop.Peritonitisdauer > 24 Stunden | 4 | ( ) | ( ) |
| Ausgangspunkt nicht Colon | 4 | ( ) | ( ) |
| Ausbreitung diffus | 6 | ( ) | ( ) |
| Exsudat (nur eine Antwort) | | | |
| - klar | 0 | ( ) | ( ) |
| - trüb-eitrig | 6 | ( ) | ( ) |
| - kotig-jauchig | 12 | ( ) | ( ) |
| Summe der Ja - Antworten: Index = | | | |

**Abb. 16**
Mannheimer Peritonitis-Index

all sofort und ohne weiteres erhebbar sind. Vielfach sind dazu ein intensivmedizinisches Monitoring und ein Akutlabor rund um die Uhr oder ein bakteriologischer Kulturbefund erforderlich (*Függer* 1988).

Dagegen erscheint uns der MannheimerPeritonitis-Index (MPI) von *Linder* et al. (1983, 1987, 1992) und *Wacha* et al. (1987) als relativ einfach anwendbares Prognoseinstrument, da ausschließlich Risikofaktoren, die intraoperativ unter Routinebedingungen erhebbar sind, in den Index eingebracht werden (Abb. 16). Nachdem der MPI einfach und rasch anwendbar erscheint und damit die wichtigsten

Kriterien für einen Prognoseindex erfüllt, wurde die Richtigkeit des MPI in mehreren retrospektiven Validierungsstudien geprüft

*Billing* et al. (1994) konnten in einer multizentrischen Studie an mehr als 2000 Patienten mit einer Peritonitis die Zuverlässigkeit in der Stadieneinteilung der Peritonitis durch den Mannheimer Peritonitis-Index belegen. Dabei konnten sie eine eindeutige Korrelation zwischen dem Mannheimer Peritonitis-Index und der Letalität nachweisen (Abb. 17, 18).

Aus Gründen der Praktikabilität im chirurgischen Alltag lassen sich die Peritonitis-Patienten in zwei prognostisch unterschiedliche Gruppen aufteilen, und zwar Patienten mit einen Mannheimer Peritonitis-Index von < 26 mit einer prognostizierten Letalität von 7 % und Patienten mit einem Mannheimer Peri­tonitis-Index von > 26 mit einer prognostizierten Letalität von 55 % (Abb. 18). Die Einteilung ist unseres Erachtens deshalb hilfreich, weil sie als Grundlage zu Indikationsstellung unterschiedlicher chirurgischer Behandlungskonzepte dienen kann. Bei Patienten mit einem Mannheimer Peritonitis-Index von > 26 reicht eine einmalige chirurgische Intervention nicht aus, sondern die Schwere der Peritonitis bzw. intraabdominellen Infektion erfordert geplante Revisionsverfahren zur Sanierung des intraabdominellen

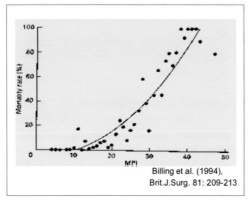

Billing et al. (1994),
Brit.J.Surg. 81: 209-213

**Abb. 17** Letalitätsrate für jeden Mannheimer Peritonitis-Index-Wert

| Mannheimer Peritonitis-Index | n | Letalität (%) |
|---|---|---|
| < 26 | 1481 | 7,0 |
| > 26 | 522 | 55,0 |
| | Billing et al. (1994) Brit.J.Surg. 81: 209-213 | |

**Abb. 18**
Prognosefaktoren bei intraabdominellen Infektionen

Befundes. Bei Patienten mit einem Mannheimer Peritonitis-Index von < 26 ist dagegen in der Regel ein einmaliger chirurgischer Eingriff ausreichend.

## 2. Stellenwert der Endotoxin-Elimination mit Taurolidin

Als Vorteile der verschiedenen chirurgischen Therapieverfahren mit geplanten Revisionen werden die optimale postoperative intraabdominelle Sepsiskontrolle und das rechtzeitige Erkennen von neu aufgetretenen Komplikationen angesehen. Aus der klinischen Erfahrung zeigt sich jedoch, dass sich selbst bei regelmäßiger 24-stündiger Revision und Spülung des Bauchraumes doch häufig septisches Material im Bauchraum findet, dass zwischen den Revisionen die Infektion und damit die Sepsis unterhält. Weiterhin entspricht es ebenfalls der Erfahrung, dass trotz erfolgter Herdsanierung, Debridement und ausgeprägter Spülung der Bauchhöhle ein Patient nach der Operation in der Regel ein schwerstes septisches Krankheitsbild entwickelt, das zunächst kaum zu beeinflussen ist. Die Erklärung dafür besteht in den oben dargestellten pathophysiologischen Zusammenhängen mit der zentralen Bedeutung des Endotoxins. Man kann sogar sagen, dass durch unsere therapeutischen Bemühungen die Sepsis erst richtig ausgelöst wird. Durch die Spülung der septischen Bauchhöhle kommt es zur Einschwemmung von Bakterien und Bakterienspaltprodukten über die verschiedenen Translokationswege in den systemischen Kreislauf und damit zu einer Überschwem-

• Die Lokalisation der Perforation entlang dem Magen-Darm-Kanal spiegelt sich auch in der Endotoxin-Konzentration im peritonealen Exsudat wieder.    Magen 159 EU/ml – Dünndarm 1135 EU/ml – Dickdarm 2879 EU/ml

• Die Endotoxin-Konzentration im Exsudat der Peritonealhöhle korreliert mit dem makroskopischen Befund der Peritonitis.

• Selbst hohe Endotoxin-Konzentrationen im Exsudat der Peritonealhöhle sind von vergleichsweise niedrigen Endotoxin-Konzentrationen in der Zirkulation begleitet.

• Der Parameter Endotoxin erlaubt, den toxischen Schweregrad einer abdominellen Sepsis infolge gramnegativer Bakterien einzuschätzen.

**Kleine 1993**

**Abb. 19**
Endotoxinnachweis bei der Peritonitis

> ➢ **Entgiftung von Endo – und Exotoxinen bei Infektionen grampositiven / - negativen Erregern.**
>
> ➢ **Verhütung von Resistenzen und Hospitalismus**
>
> ➢ **Verhinderung der Adhäsion und Agglomeration von Mikroorganismen an das Epithel von Schleimhäuten**
>
> ➢ **Breites Wirkungsspektrum gegen aerobe / anaerobe Mikroorganismen**
>
> ➢ **Keine pharmakologischen Nebenwirkungen**
>
> ➢ **Lokale intraperitoneale und systemische Anwendung bei guter Verträglichkeit**
>
> ➢ **Adjuvante Therapie in Kombination mit Antibiotika zur Neutralisierung freigesetzter Toxine**

**Abb. 20**
Ideale Eigenschaften eines lokalen antimikrobiellen Chemotherapeutikums zur Behandlung der Peritonitis

mung des Körpers mit Endotoxinen. Durch den gezielten Einsatz einer breiten, hochwirksamen kalkulierten antibiotischen Therapie kommt es zu einem massiven Anfall von Exo- und Endotoxinen absterbender Bakterien, die die verschiedenen Mediatorkaskaden durch Aktivierung von gewebeständigen Makrophagen auslösen. Die bisher etablierten therapeutischen Bemühungen können somit die Entstehung eines septischen Krankheitsbildes kaum verhindern.

Aufgrund der Untersuchungen aus der Arbeitsgruppe von *Beger* (*Beger* 1981, 1983,

*Berger* 1991, 1992, *Kleine* 1988, 1989, 1990, 1993) wissen wir heute, dass die intraabdominell gemessenen Endotoxinspiegel gut korrelieren mit der Lokalisation der Perforation entlang des Magen-Darm-Kanals, dass eine gute Übereinstimmung zwischen dem makroskopischen Befund der Peritonitis und der Endotoxinkonzentration im Exsudat der Peritonealhöhle besteht, dass die Endotoxinkonzentration im Exsudat der Peritonealhöhle von vergleichsweise niedrigen Endotoxinkonzentrationen in der Zirkulation begleitet werden und dass der Parameter Endotoxin es erlaubt, den toxischen Schweregrad einer abdominel-

> ➢ **Antibakterielle Wirkung gegen Aerobier, Anaerobier und Fungi**
>
> ➢ **Fehlende Resistenzbildung durch chemische Reaktion mit der Bakterienzellwand**
>
> ➢ **Antitoxische Wirkung durch chemische Inaktivierung von Endo – und Exotoxin**
>
> ➢ **Antiadhärente Wirkung schränkt die Pathogenität und Invasivität von Bakterien ein**
>
> ➢ **Rasche Aufnahme über das Peritoneum in die Blutbahn und dadurch auch systemische Wirkung**
>
> ➢ **Wenig toxische Substanzen**
>
> ➢ **Keine Beeinträchtigung der antibakteriellen Wirkung bei Anwesenheit von Blut, Serum oder Eiter**

**Abb. 21**
Wirkung von Taurolin bei der Peritonitis

len Sepsis infolge gramnegativer Bakterien einzuschätzen (*Kleine* 1993) (Abb. 19).

Aufgrund dieser vorliegenden Befunde wäre somit eine Lokalbehandlung des Abdomens bei der diffusen Peritonitis sinnvoll, wenn es gelingt, dadurch die anfallenden Endo-/Exotoxine zu entgiften, die Fibrinbildung zu reduzieren, die Adhäsion von Mikroorganismen an das Epithel von Schleimhäuten zu verhindern oder eine Abtötung der Mikroorganismen zu erreichen. Die idealen Eigenschaften eines antimikrobiellen Chemotherapeutikums zur Behandlung der Peritonitis sollen weiterhin eine lokale intraperitoneale und systemische Anwendung bei guter Verträglichkeit, geringe pharmakologische Nebenwirkungen sowie eine Verhinderung von Resistenzen und Hospitalismus beinhalten (Abb. 20). Diese idealen Anforderungen an eine Substanz zur abdominellen Lokalbehandlung der diffusen Peritonitis erfüllt Taurolidin (*Blenkharn* 1991, *Pfirrmann* 1985) (Abb. 21). Taurolidin hat eine antibakterielle Wirkung gegen Aerobier, Anaerobier und Fungi. Wegen der chemischen Reaktion mit der Bakterienzellwand besteht keine Resistenzbildung. Taurolidin weist eine nachgewiesene antitoxische Wirkung durch chemische Inaktivierung von Endo- und Exotoxin auf. Weiterhin verfügt Taurolidin über eine antiadhärente Wirkung und schränkt damit die Pathogenität und Invasivität von Bakterien ein. Intraabdominell instilliertes Taurolidin wird rasch über das Peritoneum in die Blutbahn aufgenommen und entfaltet dadurch auch eine systemische Wirkung. Taurolidin weist eine geringe Toxizität auf und ist damit praktisch nebenwirkungsfrei. Die bakterizide Wirkung von Taurolidin wird bei Anwesenheit von Blut, Serum oder Eiter nicht beeinträchtigt.

Bei der Applikation von Taurolidin in die Bauchhöhle zur Lokalbehandlung der diffusen Peritonitis kann die volle Wirksamkeit jedoch nur erreicht werden, wenn das gesamte Peritoneum mit Taurolidin benetzt ist und eine ausreichend lange Einwirkzeit besteht. Bei der

bisher geübten Praxis der Spülung mit Taurolidin dominiert der mechanische Reinigungseffekt und die Substanz kann ihre volle Wirksamkeit wegen der zu geringen Kontaktzeit mit dem Peritoneum nicht entfalten. Alle bisher zur Verfügung stehenden passageren Bauchdeckenverschlüsse ermöglichten jedoch nicht ein wasserdichtes Verschließen der Abdominalhöhle bei offenem Abdomen. Das offene Abdomen schaft durch die Reduzierung des intraabdominellen Druckes erst die Voraussetzung dafür, dass sämtliche intraabdominellen Organe mit einer Flüssigkeit frei benetzt werden können. Nur so kann eine Lokalbehandlung mit einem wirksamen antimikrobiellen Chemotherapeutikum zum Erfolg führen. Durch die regelmäßige Applikation von Taurolidin-Instillationstherapien sollen somit einerseits die pathophysiologischen Vorgänge bei der Sepsisentstehung durch Endotoxin durchbrochen und andererseits der Anfall von neuem infektiösem Material in der Bauchhöhle verhindert werden.

Um die Voraussetzungen für eine solche Instillationstherapie mit Taurolidin zu schaffen, entwickelten wir unterschiedliche chirurgische Therapieansätze.

## 3. Chirurgische Therapieoptionen bei intraabdominellen Infektionen mit der Möglichkeit des Abdominalverschlusses = Herdsanierung möglich

Im Mittelpunkt der chirurgischen Bemühungen bei der Behandlung der intraabominellen Infektionen steht die Herdsanierung. Ohne eine Herdsanierung kann trotz optimaler Intensivmedizin und antibiotischer Therapie das septische Krankheitsbild nicht beherrscht werden. Dabei bezieht sich die Herdsanierung nicht nur auf das Ausgangsorgan der Peritonitis (Hohlorganperforation), sondern auch auf die Folgezustände im Bauchraum (fibrinös-eitrige Beläge).

| | Patienten (n) | Prozent |
|---|---|---|
| **Spontane Peritonitis** | 154 | 64 |
| - Ulkusperforation | 39 | 16 |
| - Divertikelperforation | 42 | 17 |
| - perforierte Appendizitis | 25 | 11 |
| - Gallenblasenperforation | 8 | 4 |
| - Tumorperforation | 20 | 8 |
| - andere | 20 | 8 |
| | | |
| **Postoperative Peritonitis** | 56 | 23 |
| - Nahtinsuffizienzen | | |
|   - Magen | 1 | 0,5 |
|   - Dünndarm | 6 | 2,5 |
|   - Kolon | 18 | 7 |
|   - Gallenwege | 2 | 1 |
| - Perforation GI-Trakt | 18 | 7 |
| - Ischämie / Nekrose | 4 | 2 |
| - Abszess | 7 | 3 |
| | | |
| **Posttraumatisch / Postinterventionell** | 23 | 10 |
| **Andere** | 8 | 3 |

Seiler et al. 1999

**Abb. 22**
Grunderkrankungen bei 241 Patienten mit diffuser Peritonitis

Nur wenn bei der Erstoperation einer Peritonitis eine sichere und vollständige Sanierung der Ausgangsursache bzw. -organes gelingt und durch eine ausgiebige Abdominaltoilette mit bis zu 30 l Kochsalz die Wiederherstellung eines spiegelnden Peritoneums und die Entfernung des gesamten septischen Materials möglich ist, kann die chirurgische Behandlung auf einen Eingriff limitiert werden. Gelingt eine solche vollständige Herdsanierung nicht, sollten chirurgische Behandlungskonzepte mit geplanten Revisionen bei offen gelassenem Abdomen zum Einsatz kommen.

*Seiler* et al. (1999) behandelten ein typisches Spektrum spontaner und postoperativer Peritonitiden (Abb. 22). Eine primäre Herdsanierung konnte bei 215 von 241 Patienten (89 %) durchgeführt werden. Bei 11 % wurden weitere chirurgische Maßnahmen geplant. 18 von den 215 Patienten, die wegen erfolgreicher Herdsanierung nur mit dem Standardverfahren behandelt wurden (Sanierung Ausgangsorgan, Spülung mit 20–30 l Kochsalz) mussten reoperiert werden. Somit benötigten 20–25 % der Patienten mehr als eine chirurgische Intervention bzw. Maßnahme zur Beherrschung der intraabdominellen Infektion. Auch in dem

von *Seiler* et al. (1999) dargestellten Krankengut zeigt sich eine gute Korrelation zwischen dem Mannheimer Peritonitis-Index und der Letalität (< 26  5 %, > 26  20 %).

Auch hier decken sich häufig die schweren Fälle mit der Notwendigkeit weiterer chirurgischer Maßnahmen mit dem Wert des Mannheimer Peritonitis-Index. Die Daten zeigen, dass die Mehrzahl der Peritonitisfälle mit einer einmaligen chirurgischen Intervention mit erfolgreicher Herdsanierung zu sanieren sind (75–80 %).

Die oben dargestellten pathophysiologischen Grundlagen legen jedoch nahe, und dieses wird durch die von *Seiler* et al. (1999) festgestellte Letalität von 12 % beim Standardverfahren untermauert, Zusatzmaßnahmen zu ergreifen.

Aufgrund unserer Erfahrungen ist häufig eine intraabdominelle Druckentlastung notwendig, um weitere Schäden an den Organen zu vermeiden. Wie oben ausgeführt, erzeugt das massive peritoneale Ödem häufig eine ausgeprägte intraabdominelle Durcherhöhung (intraabdominelles Kompartmentsyndrom), das

**Abb. 23**
Therapieoptionen bei
intraabdominellen In-
fektionen mit der Mög-
lichkeit des Abdomi-
nalverschlusses =
Herdsanierung gelun-
gen

> ➢ Herdsanierung
>
> ➢ Gründliche Abdominallavage mit mehreren Litern Kochsalz
>
> ➢ Platzierung von Drainagen
>
> ➢ Bei hohem intraabdominellen Druck Entlastung durch
>   Einnähen eines doppelten Vicryl – Netzes
>
> ➢ Über liegende Drainagen Instillation einer antibakteriellen
>   und antiendotoxischen Lösung (z. B. Taurolin) für sechs
>   Stunden, evt. mit Wiederholung

durch Einnähen eines doppelten Vicrylnetzes entlastet werden kann. Falls eine solche ausgeprägte intraabdominelle Druckerhöhung vorliegt, wird das doppelte Vicrylnetz zirkulär an den Faszienrand angenäht, wodurch eine ausreichende Druckentlastung resultiert (Abb. 23). Die Haut kann dann über dem Vicrylnetz verschlossen werden.

Wie oben dargestellt, lassen sich die pathophysiologischen Abläufe bei der Peritonitis durch die erfolgte Herdsanierung nicht unmittelbar unterbrechen. Deshalb führen wir in dieser Situation grundsätzlich eine intraabdominelle Instillationsbehandlung mit Taurolidin durch, um eine direkte antibakterielle Wirkung im Abdomen zu erhalten, eine Elimination des angefallenen Endotoxins zu erreichen und die Fibrinbildung zu reduzieren (Abb. 23). Die Instillation der 2%igen Taurolidin-Lösung erfolgt am Ende der Operation über die liegenden Drainagen. Zur ausreichenden Entfaltung der Wirkung im Abdomen und einer Aufnahme über das Peritoneum in die Blutbahn sollten die Drainagen über 6 Stunden abgeklemmt werden. Anschließend werden die Drainagen geöffnet und nach Ablauf der intraabdominellen Flüssigkeit die Instillationsbehandlung noch einmal wiederholt.

## 4. Chirurgische Therapieoptionen bei schwerer Peritonitis ohne Möglichkeit des primären Bauchdeckenverschlusses = keine Herdsanierung möglich

Gelingt bei dem Ersteingriff einer Peritonitis keine ausreichende Herdsanierung (Ausgangsorgan der Peritonitis kann nicht saniert werden, z. B. nekrotisierende Pankreatitis oder septisches Material verbleibt im Bauchraum, z. B. ältere infizierte Fibrinbeläge können nicht entfernt werden), kommen Behandlungskonzepte mit geplanten Revisionsoperationen zum Einsatz (Abb. 24).

Als Vorteile der verschiedenen chirurgischen Therapieverfahren mit geplanten Revisionen werden die optimale postoperative intraabdo-

> • offen belassenes Abdomen
>
> • Einnähen eines Reißverschlusses +
>   Etappenlavage
>
> • offene dorso-ventrale Intervalltherapie mit
>   TAC®
>
> • offene dorso-ventrale Intervalltherapie mit
>   Vacuseal®

**Abb. 24** Therapieoptionen bei schwerer Peritonitis ohne Möglichkeit des primären Bauchdeckenverschlusses = Herdsanierung durch einmalige chirurgische Intervention nicht gelungen

| Author | Jahr | Letalität |
|---|---|---|
| Hay | 1979 | 35 % |
| Fagniez | 1979 | 30 % |
| Goris | 1980 | 50 % |
| Kerremans, Penninchx | 1982 | 38 % |
| Teichmann | 1982 | 19 % |
| Wouters | 1983 | 20 % |
| Penninchx | 1983 | 29 % |
| Stone | 1984 | 19 % |
| Bartels | 1985 | 30 % |
| Muhrer | 1985 | 41 % |
| Heddrich | 1986 | 20 % |
| Teichmann | 1986 | 23 % |
| Garcia-Sabrido | 1988 | 23 % |
| Wittmann | 1990 | 24 % |

Modifizierte Literaturzusammenstellung nach Wittmann
1990

**Abb. 25**
Ergebnisse der programmierten Lavage bei intraabdominellen Infektionen und Peritonitis

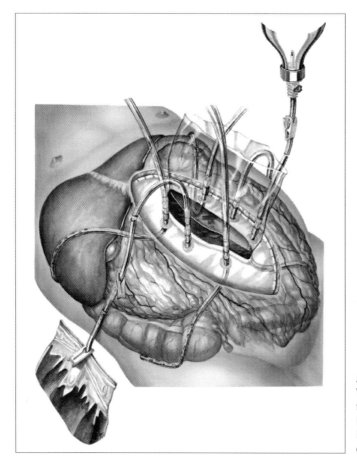

**Abb. 26**
Wasserdichtes Verschlusssystem für die offene Abdomen-Behandlung zur Taurolin-Instillation bei der schweren diffusen Peritonitis

minelle Sepsiskontrolle und das rechtzeitige Erkennen von neu aufgetretenen Komplikationen angesehen. Alle diese Behandlungskonzepte bedeuten einen großen Personal- und Arbeitsaufwand und entsprechend hohe Therapiekosten.

Durch die Einführung der Konzepte der programmierten Lavage (Etappenlavage) konnte die Letalität der schweren diffusen Peritonitis auf bis zu 25 % gesenkt werden (Abb. 25).

Aus der klinischen Erfahrung zeigt sich jedoch, dass selbst bei regelmäßigen 24-stündigen Revisionen und Spülung des Bauchraumes bei den schwersten Formen der Peritonitis doch häufig septisches Material im Bauchraum verbleibt bzw. gebildet wird, welches zwischen den Revisionen die Infektion und damit die Sepsis unterhält.

Um das zu verhindern, ist es sinnvoll, zwischen den geplanten Revisionen bei offenem Bauch eine Lokalbehandlung des Abdomens durchzuführen, um dadurch die anfallenden Endo-/Exotoxine zu entgiften, die Fibrinbildung zu reduzieren, die Adhäsion von Mikroorganismen an das Epithel zu verhindern und eine Abtötung der Mirkoorganismen zu erreichen. Um die dafür geeignete ideale Substanz

Taurolidin einsetzen zu können, werden entsprechende Behandlungssysteme benötigt, die einen wasserdichten Verschluss eines offen gelassenen Bauchraumes zur Instillation einer antiendotoxischen Lösung erlauben, da die Substanzen nur bei einem ausreichend langen Verbleib im Abdomen wirken können.

Deshalb entwickelten wir ein wasserdicht an die Faszie oder die Haut anzunähendes Verschlusssystem für die offene Bauchbehandlung (TAC®), welches einen ständigen Einblick in das Abdomen und die Instillation von antiendotoxischen Lösungen ermöglicht (*Köckerling* 1996, *Scheuerlein, Köckerling* 2000). Dabei wurden in die Grundplatte des Systems Anschlüsse für den Zu- und Ablauf von Flüssigkeiten eingearbeitet (Abb. 26). Durch den Einsatz dieses Verschlusssystemes bei der offenen Peritonitisbehandlung (Abb. 27) konnten wir bei den schwersten Formen der Peritonitis mit einem Mannheimer Peritonitis-Index von > 26 eine deutliche Senkung der Letalität erreichen (Abb. 28).

Alternativ bietet sich der wasserdichte Verschluss des offenen Abdomens mit einem neuen Abdominalset des Vacuseal-Systems an. Zunächst werden nach möglichst vollständiger Herdsanierung und ausgiebiger Spülung

**Abb. 27**
Prospektiv-randomisierte Studie zur chirurgischen Therapie der schweren Peritonitis (MPI > 26) – Etappenlavage (Ethizip) vs. TAC-Intervalltherapie

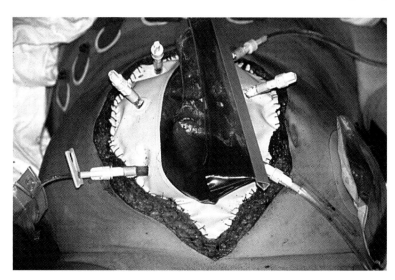

**Outcome hinsichtlich Zielkriterien:**

|  | Ethizip (n=14) | TAC (n=11) |
|---|---|---|
| Letalität | 38 % (5/13) <br> (1 Pat HI vor Entl.bei san. Herd) | 18 % (2/11) |
| Krankenhaus-Tage (überleb.Pat.) | 49.8 | 61.5 |
| Ø Op-pflichtige Komplikationen | 1.5 | 1.1 |
| WHO-Score | 3.75 | 3.0 |

**Abb. 28** Prospektiv-randomisierte Studie zur chirurgischen Therapie der schweren Peritonitis (MPI > 26) – Etappenlavage (Ethizip) vs. TAC-Intervalltherapie

des Abdomens mehrere Drainagen nach dorsal plaziert. Über diese Drainagen kann dann nach wasserdichtem Verschluss des Abdomens das Taurolidin in das Abdomen instilliert werden (Abb. 29). Der Darm wird mit einer Schutzfolie mit integriertem Saugschwamm abgedeckt (Abb. 30). Nach Einbringung eines weiteren Schwammes, der an die Laparotomiegröße angepasst wird, wird die Bauchwunde mit Klebefolien wasserdicht verschlossen (Abb. 31). Auf ein kleines Loch in der Klebefolie wird ein Saugsystem aufgesetzt. Anschließend kann nach Abklemmen der dorsal liegenden Robinson-Drainagen

2%iges Taurolidin in das Abdomen instilliert werden (Abb. 32). Nach 6-stündigem Verbleib von Taurolin im Abdomen wird die intraabdominelle Flüssigkeit über die geöffneten Robinson-Drainagen und die in das Vacuseal-System eingebaute Absaugvorrichtung abgeleitet. Anschließend kann erneut 2%iges bzw. 0,5%iges Taurolidin instilliert werden.

## 5. Antibiotische Therapie der intraabdominellen Infektionen

Nach *Seiler* (1999) handelt es sich am häufigsten um spontan aufgetretene sekundäre Peritonitiden (64 %), gefolgt von postoperativen (23 %), beziehungsweise posttraumatischen (10 %). Die häufigsten Gründe für eine spontane Peritonitis sind Divertikelperforationen (17 %), Ulcusperforationen (16 %), perforierte Appendizitis (11 %), Gallenblasenperforationen (4 %) und Tumorperforationen (8 %). Postoperativ führen vor allem Nahtinsuffizienzen (11 %) und Perforationen im Gastrointestinaltrakt (7 %) zu Peritonitiden. Spontan aufgetretene sekundäre Peritonitiden weisen in der Regel ein weniger schweres Krankheitsbild auf, zeigen häufig einen Mannheimer Peritonitis-Index von ≤ 26, machen häufiger eine Herd-

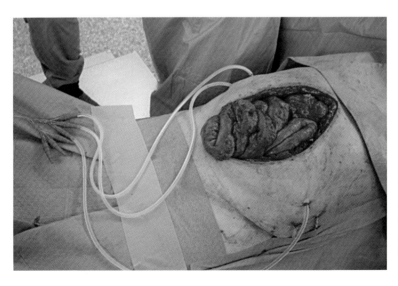

**Abb. 29**
Offene dorso-ventrale Intervalltherapie mit Taurolin und Vacuseal-Verschluss des Abdomes – Platzierung der dorsal liegenden Drainagen

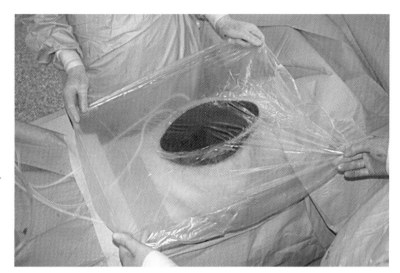

**Abb. 30**
Offene dorso-ventrale Intervalltherapie mit Taurolin und Vacuseal-Verschluss des Abdomes – Abdeckung des Darmes mit einer Schutzfolie mit integriertem Saugschwamm

sanierung durch eine einmalige chirurgische Intervention möglich und im Keimspektrum des Abdominalabstriches finden in der Regel keine Problemkeime, wie Pseudomonaden, Enterokokken, Acinetobacter, und Koagulase-negative Staphylokokken (*Mazuski* et al. 2002).

Bei den schwersten Formen der Peritonitis (postoperative Peritonitis, Herdsanierung gelingt nur durch multiple chirurgische Interventionen, Mannheimer Peritonitis-Index

> 26 usw.) empfiehlt deshalb die Surgical Infection Society den Einsatz von Antibiotika mit breiterem Wirkungsspektrum, mit Erfassung der sogenannten Problemkeime, und zwar im Bereich der gram-negativen Aerobier und der fakultativ anaeroben Organismen.

Krankheits- und behandlungsbezogene Risikofaktoren, einschließlich der nosokomialen Herkunft der Infektion, das Vorhandensein von resistenten Keimen und die inadäquate

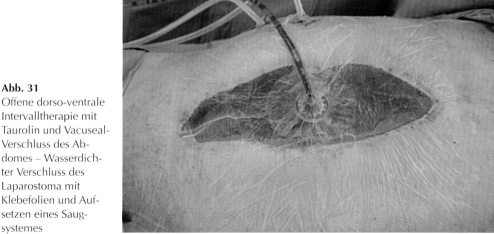

**Abb. 31**
Offene dorso-ventrale Intervalltherapie mit Taurolin und Vacuseal-Verschluss des Abdomes – Wasserdichter Verschluss des Laparostoma mit Klebefolien und Aufsetzen eines Saugsystemes

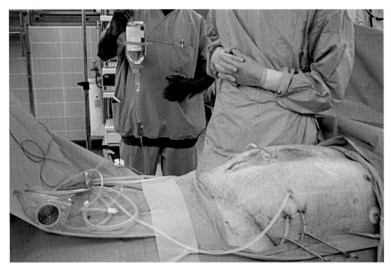

**Abb. 32**
Offene dorso-ventrale Intervalltherapie mit Taurolin und Vacuseal-Verschluss des Abdomes – Nach Abklemmen der Robinson-Drainagen Installation von Taurolin 2 %

Herdsanierung sind häufig mit dem Versagen der Therapie und dadurch bedingtem Versterben des Patienten verbunden (*Mazuski* et al. 2002). Für diese Patienten mit hohen Risiken an ihrer intraabdominellen Infektion zu versterben empfiehlt die Surgical Infection Society Einzelsubstanzen und Substanzkombinationen mit breitestem Spektrum (Abb. 33).

Generell empfiehlt die Surgical Infection Society die Überlegungen zur optimalen Therapie intraabdomineller Infektionen für die Patienten mit niedrigen Risiken bei spontan erworbenen sekundären Peritonitiden und der Patienten mit höherem Risiko bei der postoperativen und hospitalerworbenen Infektionen getrennt anzustellen.

Betrachtet man die Hochrisiko-Patienten müssen alle Bemühungen in Richtung auf eine weitere Optimierung der Behandlung der Problemkeime gerichtet werden, da die Leta-

---

**Single Agents:**

Ampicillin / Sulbactam

Cefotetan

Cefoxitin

Ertapenem

Imipenem / Cilastatin

Meropenem

Piperacillin / Tacobactam

Ticarcillin / Clavulanic acid

Mazuski et al. 2002

---

**Combination regimens:**

Aminoglycoside (amikacin, gentamicin, netilmicin, tobramycin) plus an antianaerobe

Aztreonam plus clindamycin

Cefuroxime plus metronidazole

Ciprofloxacin plus metronidazole

Third/fourth-generation cephalosporin (cefepime, cefotaxime, ceftazidime, ceftizoxime, ceftriaxone) plus an antianaerobe

Mazuski et al. 2002

---

**Abb. 33a** The Surgical Infection Society Guidelines on Antimicrobial Therapie for Intra-Abdominal-Infections

**Abb. 33b** The Surgical Infection Society Guidelines on Antimicrobial Therapie for Intra-Abdominal-Infections

lität der postoperativen Peritonitis und der hospital erworbenen intraabominellen Infektion immer noch sehr hoch ist (*Mazuski* 2002).

Für die spontan erworbene sekundären Peritonitiden gibt es zahlreiche Substanzen und Substanzkomplikationen mit hoher Effizienz, die in Studien vergleichbare Therapieergebnisse erbringen. Hier ist nicht zu erwarten, dass zukünftige Entwicklungen eine noch höhere Effizienz erbringen.

Die Gruppe der Patienten mit spontan erworbenen sekundären Peritonitiden profitieren jedoch von einem Antibiotikaregime, das in der Handhabbarkeit und Einfachheit des Einsatzes besser ist, das die beste Kosteneffizienz aufweist, welches die niedrigste Toxizität zeigt und welches die schnellste und effektivste Wirksamkeit zeigt und damit am kürzesten eingesetzt werden muss (*Mazuski* 2002).

Aufgrund der Pathophysiologie der Peritonitis mit einer besonderen Rolle der Endotoxinbildung beim Zerfall der gram-negativen Keime, spielt der Einfluss der Endotoxiebildung durch das Antibiotikaregime ebenfalls eine wichtige Rolle. Da die chirurgischen Bemühungen auf eine möglichst effektive Eliminati-

on der Sepsis verursachenden Endotoxine hinauslaufen, erscheint es logisch, diesen Prozess auch durch die Auswahl eines geeigneten Antibiotikums zu beeinflussen.

Besonders für die Gruppe der Carbapeneme ist eine Inhibition der Endotoxienbildung von gramnegativen Bakterien nachgewiesen (*Cunha* 2003).

Deshalb wird nachfolgend die neueste Antibiotikaentwicklung aus der Carbapenem-Gruppe dargestellt.

Ertapenem (Invanz®) ist ein neues Carbapanem, das sich strukturell von den bisher verfügbaren Carbapanemen Imipenem (Zienam®) und Meropenem unterscheidet (Abb. 34).

Ertapenem besitzt in 1β-Position eine Methylgruppe, die der Substanz Stabilität gegenüber der renalen Dehydropeptidase – 1 verleiht und sie damit vor einem zu raschen Abbau in der Niere schützt. Die 6-Hydroxymethylgruppe, die auch im Imipenem (Zienam®) enthalten ist, verleiht den Carbapenemen eine hohe Stabilität gegenüber Beta-Lactamasen. Ertapenem (Invanz®) besitzt darüber hinaus an der Sulfhydrylseitenkette eine anionische Benzoatgruppe, die eine hohe Plasmaproteinbindung

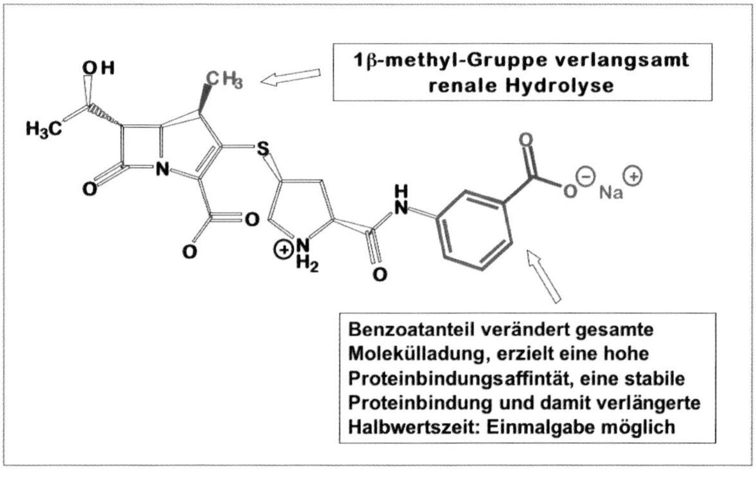

**1β-methyl-Gruppe verlangsamt renale Hydrolyse**

**Benzoatanteil verändert gesamte Molekülladung, erzielt eine hohe Proteinbindungsaffinität, eine stabile Proteinbindung und damit verlängerte Halbwertszeit: Einmalgabe möglich**

**Abb. 34**
Chemische Struktur:
Ertapenem (Invanz®)

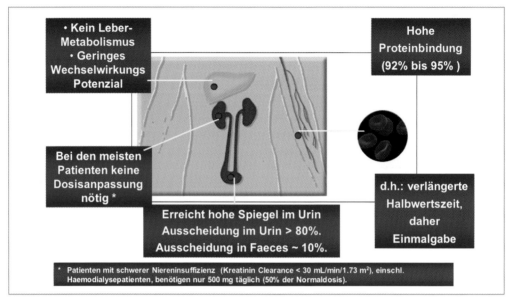

**Abb. 35** Pharmakokinetisches Profil I

verursacht und damit die Halbwertszeit der Substanz verlängert (Abb. 35).

Ertapenem wirkt, wie auch die anderen Carbapeneme, bakterizid, indem es die bakterielle

Zellwandsynthese durch Bindung an Penicillin-bindende Proteine hemmt.

Wie Abb. 36 zeigt, wirkt Ertapenem in vitro gut gegen ein breites Spektrum gram-positiver

| Aerobier, Gram-positiv | MHK$_{90}$ (μg/mL) | Resistenzen (%) |
|---|---|---|
| *Staphylococcus aureus* (MSSA)[1] | 0.25 | 0.4 |
| *Staphylococcus* Koagulase negativ (MET$^S$)[1] | 2 | ND |
| *Streptococcus pneumoniae* PSSP[1] | 0.03 | ND |
| *Streptococcus pneumoniae* PRSP[1] | 1 | ND |
| *Streptococcus pyogenes*[1] | 0.06 | ND |
| **Aerobier, Gram-negativ** | | |
| *Citrobacter spec.*[2] | 0.06 | 0 |
| *Escherichia coli*[2] | 0.03 | 0 |
| *Escherichia coli* ESBL-Produzenten[3] | 0.03 | ND |
| *Enterobacter cloacae*[2] | 1 | 0 |
| *Haemophilus influenzae*[1] | 0.03 | ND |
| *Klebsiella pneumoniae*[2] | 0.06 | 0 |
| *Klebsiella pneumoniae* ESBL-Produzenten[3] | 0.06 | ND |
| *Moraxella spec.*[2] | 0.008 | 0 |
| *Morganella morganii*[2] | 0.06 | 0 |
| *Proteus mirabilis*[2] | 0.06 | 0 |
| **Anaerobier** | | |
| *Bacteroides fragilis* Gruppe[2] | 2 | 1 |
| *Clostridium spec.*[2] | 2 | 4 |
| *Peptostreptococcus spp*[1] | 0.5 | ND |
| *Prevotella spp*[2] | 2 | 0 |

[1]Data on File. MSD.      [2]Livermore et al. 2001      [3]Odenholt 2001

**Schwächere Wirksamkeit  Pseudomonas, Acinetobacter, Enterococcus, MRSA**

**Abb. 36**
In-vitro Profil: Ertapenem

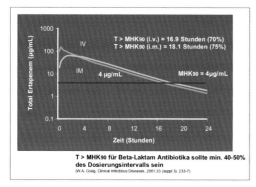

**Abb. 37** Pharmakokinetisches Profil II

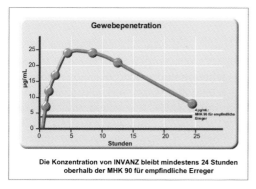

**Abb. 38** Gewebepenetration im Hautblister-Modell

und gram-negativer Erreger sowie gegen Anaerobier. Eine schwächere Wirksamkeit besteht gegen Pseudomonas spp., Acinetobacter

spp., Enterococcus spp. und Methicillin–resistente Staphylococcus aureus.

Ertapenem ist stabil gegen Hydrolyse durch
eine Vielzahl von Beta-Lactamasen wie Penicil-
linasen und Cephalosporinasen sowie Beta-
Lactamasen mit erweitertem Spektrum (ESBL).
Durch Metallo-Beta-Lactamasen wird Ertapenem hydrolisiert.

Die Abb. 37 und 38 zeigen die Plasmakonzent-
rationen und die Gewebepenetration von Ertapenem (Invanz®) nach intravenöser und
intramuskulärer Injektion.

Aufgrund dieser pharmakokinetischen Daten
mit einer entsprechenden Halbwertzeit durch
die hohe Plasmaeiweißbindung genügt die
Gabe einmal täglich 1 g als Kurzinfusion über
30 Minuten.

Bei Patienten mit einer Kreatinin-Clearance
von > 30 ml/Min/1,73 m$^2$ ist keine Dosisanpassung nötig.

Bei Patienten mit einschränkter Leberfunktion
wird keine Dosisanpassung empfohlen.

Ertapenem wirkt schnell bakterizid (Abb. 39)
und hat eine hohe in-vitro Wirksamkeit gegen
Erreger, die Beta-Lactamase mit erweitertem
Spektrum bilden (Abb. 40).

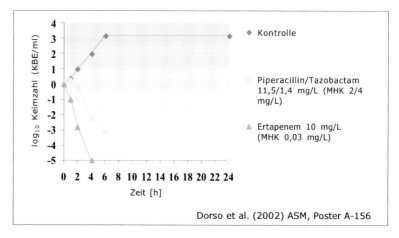

**Abb. 39**
Bakterizide Wirkung
*E. coli* CL3905 (ESBL–)

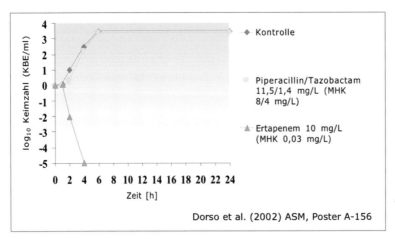

**Abb. 40**
Bakterizide Wirkung
*E. coli* CL12082 (ESBL+)

Dorso et al. (2002) ASM, Poster A-156

In einer großen prospektiven multizentrischen Doppelblindstudie erhielten 665 Patienten mit moderaten bis schweren intraabdominellen Infektionen (Abb. 41), die sich in den Peritonelraum ausgebreitet hatten (z. B. perforierte Appendix, Divertikulitis, Cholezystitis), entweder Ertapenem (einmal täglich 1 g) oder Piperacillin/Tazobactam (viermal täglich 3,375 g) (Abb. 42). Die klinische Erfolgsrate bei den 203 bakteriologisch auswertbaren Patienten unter Ertapenem (Abb. 43) betrug am Ende der parenteralen Therapie nach acht Tagen 92 %, unter Piperacillin/Tazobactam (n = 193) 88 %. Je nach Ausdehnung und Befund der intraabdominellen Infektionen (Abb. 44) und je nach Ausgangsorgan (Abb. 45) zeigte sich ebenfalls Gleichwertigkeit, in einigen Aspekten Überlegenheit von Ertapenem. Insbesondere bei schweren intraabdominellen Infektionen, wie postoperativen Peritoniditen, zeigte Ertapenem mit 75 % Ansprechrate vs. 41 % Ansprechrate mit Piperacillin/Tazobactam eine deutlich höhere Ansprechrate (Abb. 46).

---

- **Perforierte Appendix**

- **Divertikulitis:**
      kompliziert durch **Abszess** oder **Perforation**

- **Cholezystitis:**
      und entweder Perforation oder Fortschreiten der Infektion über die Gallenblase (Abszeß)

- **Perforationen Magen/Duodenum**
      nur falls die Operation > 24 Stunden nach Perforation durchgeführt wurde

- **Traumatische Perforation der Eingeweide**
      nur falls die Operation > 12 Stunden nach Perforation durchgeführt wurde

- **Intra-abdominelle Abszesse**
      einschließlich Leber und Milz

Joseph S. Solomkin et al. Annals of Surgery Feb. 2003

**Abb. 41**
Intraabdominelle
Infektionen: Protokoll
017 – Eingeschlossene
Patienten

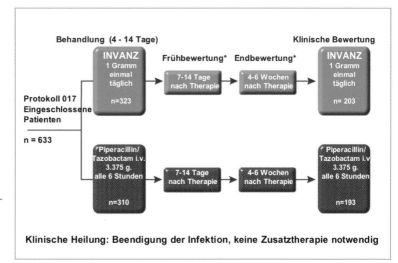

**Abb. 42**
Studiendesign abdominelle Infektionen: Ertapenem vs. Piperacillin/Tazobactam (Protokoll 017)

| | Ertapenem | Pip/Taz |
|---|---|---|
| | (n = 203) | (n = 193) |
| Männlich | 65.5% | 67.9% |
| Alter: Mittelwert (Jahre) | 44.9 | 43.1 |
| Alter: Range (Jahre) | 17 - 89 | 17 - 86 |
| Komplizierte Appendizitis | 60.6% | 58.5% |
| Andere | 39.4% | 41.5% |
| APACHE II ≤15 | 91.1% | 93.3% |
| APACHE II >15 | 8.9% | 6.7% |

Joseph S. Solomkin et al. Annals of Surgery Feb. 2003

**Abb. 43**
Demographische Daten: Intraabdominelle Infektionen – Protokoll 017

| | Ertapenem | Pip/Taz |
|---|---|---|
| | (n = 203) | (n = 193) |
| Männlich | 65.5% | 67.9% |
| Alter: Mittelwert (Jahre) | 44.9 | 43.1 |
| Alter: Range (Jahre) | 17 - 89 | 17 - 86 |
| Komplizierte Appendizitis | 60.6% | 58.5% |
| Andere | 39.4% | 41.5% |
| APACHE II ≤15 | 91.1% | 93.3% |
| APACHE II >15 | 8.9% | 6.7% |

Joseph S. Solomkin et al. Annals of Surgery Feb. 2003

**Abb. 44**
Abdominelle Infektionen (Protokoll 017): Ansprechrate

|  | Invanz 1x1g | Pip/Taz 4x3,375 g |
|---|---|---|
| Generalisierte Peritonitis (n =60/53) | 83 % | 74 % |
| Lokalsierter Prozess (n = 75/69) | 87 % | 88 % |
| Multiple Abszesse (n = 9 /4) | 89 % | 50 % |
| Einzelner Abszeß (n = 59/67) | 90 % | 82 % |
| Postoperative Infektionen (n = 20/22) | 75 % | 41 % |

Joseph S. Solomkin et al. Annals of Surgery Feb. 2003

**Abb. 45**
Abdominelle Infektionen (Protokoll 017) Ansprechraten

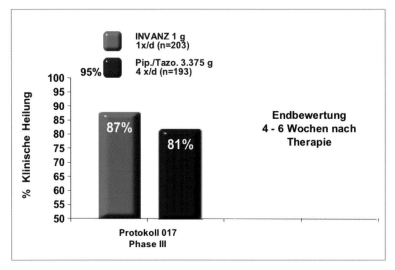

**INVANZ 1 g**
1x/d (n=203)

**Pip./Tazo. 3.375 g**
4 x/d (n=193)

% Klinische Heilung

95%

87%

81%

**Endbewertung**
**4 - 6 Wochen nach**
**Therapie**

**Protokoll 017**
**Phase III**

**Abb. 46**
Intraabdominelle Infektionen: Heilungsraten: Protokoll 017 (Phase III)/Protokoll 004 (Phase II)

|  | Ertapenem | Piperacillin/ Tazobactam |
|---|---|---|
| Intraabdominelle Infektionen | 6 Tage | 7 Tage |
| Haut- und Weichteil - Infektionen | 7 Tage | 8 Tage |
| Gynäkologische Infektionen | 4 Tage | 5 Tage |

Tellado et. al. Surg Infect 2002; 3: 303 - 314

**Abb. 47**
Therapiedauer verschiedener Indikationen

Auch bei einer späteren Nachuntersuchung vier bis sechs Wochen nach Therapieende zeigte Ertapenem mit 87 % vs. 81 % eine deutlich höhere Ansprechrate als Piperacillin/Tazobactam.

Die verbesserte bakterizide Wirkung und hohe Effizienz von Ertapenem schlägt sich dann auch in einer verkürzten Therapiedauer im Vergleich zu anderen Substanzen nieder (Abb. 47).

Nach *Solomkin* (2003) zeigen diese Ergebnisse zusammenfassend, dass Ertapenem (Invanz,) eine sinnvolle Alternative in der Behandlung auch schwerer intraabdomineller Infektionen darstellt, die aufgrund des breiten Spektrums und der langen Wirkungsdauer eine Kombinationsbehandlung und Mehrfachgaben pro Tag überflüssig macht. Daraus resultiert eine erhöhte Sicherheit für den Patienten, ein größerer Behandlungskomfort für das Krankenhauspersonal und ökonomische Einsparpotentiale.

# Literatur

[1] *Allen L.* The Peritoneal Stomata. Anat. Rec. 67 (1936) 89

[2] *Allen L, Vogt E.* A Mechanism of Lymphatic Absorption from Serous Cavities. Am. J. Physiol. 119 (1937) 776

[3] *Allen L, Wetherford F.* Role of Penetrated Basement in Lymphatic Absorbation from Peritoneal Cavity.Am. J. Physiol. (1959) 551–54

[4] *Bartels H, Siewert JR.* Operative Strategie bei septischen Komplikatinen im Abdomen. Chir. Gastroenterologie 10 (1994) 20–26

[5] *Bauernfeind A, Wittmann DH.* Erregerspezifische Pathogenitätsfaktoren der Mikroflora bei Peritonitiden. Fortschritte der antimikrobiellen und antineoplatischen Chemotherapie, Bd. 2–3 (1983) 431–436

[6] *Beger HG, Gögler H, Kraas E, Bittner R.* Endotoxin bei bakterieller Peritonitis. Chirurg 52 (1981) 81–88

[7] *Beger HG, Krautzberger W, Bittner R.* Die Therapie der diffusen, bakteriellen Peritonitis mit kontinulierlicher postoperativer Peritoneal-Lavage. Chirurg 54 (1983) 311–315

[8] *Beger HG.* Physiologie des Peritoneums in: H. G. Beger, E. Kern (Hrsg.): Akutes Abdomen. Thieme Verlag Stuttgart New York (1987) 15–16

[9] *Berger D, Beger HG.* Neue Aspekte zur Pathogenese und Behandlung der Sepsis und des septischen Schocks. Chirurg 62 (1991) 783–788

[10] *Berger D, Beger HG.* Pathophysiologische Grundlagen der Peritonitistherapie. Chirurg 63 (1992) 147–152

[11] *Billing A, Fröhlich D, Schildberg FW.* Prediction of outcome using the Mannheim peritonitis index in 2003 patients. Br J Surg 81 (1994) 209–213

[12] *Blenkharn JI.* Antibakterielle und verwandte Eigenschaften von Taurolidin – ein Überblick. Chir. Gastroenterol. (Suppl) (1991) 143–151

[13] *Bloos F, Reinhart K.* Antiinflammatorische Therapie in der Sepsis. Chirurg 73 (2002) 1087–1092

[14] *Bucher, O.* Cytologie, Histologie und Mikroskopische Anatomie des Menschen. Med. Verlag Hans Huber, Bern Stuttgart Wien (1973)

[15] *Cheadle WG, Spain DA.* The continuing challenge of intra-abdominal infection. Am J Surg (2003) 15S–22S

[16] *Cunha BA.* Ertapenem. A Review of its Microbiologic, Pharmacokinetic and Clinical Aspects. Drugs of Today 38 (2002) 195–213

[17] *Cunha BA.* Antibiotic Essentials. Physicians' Press Michigan (2003)

[18] *Dauer U, Franke RP, Kratochvil P, Mittermayer Ch.* Pathologisch-anatomische Beziehungen zwischen Peritonitis und Sepsis. Chirurg 56 (1985) 360–362

[19] *Farthmann EH, Ruf G, Schöffel U.* Pathophysiologie der Peritonitis aus chirurgischer Sicht in: E. Kern (Hrsg.): Die chirurgische Behandlung der Peritonitis. Springer Verlag Berlin Heidelberg (1983) 1–18

[20] *Farthmann EH, Schöffel U.* Principles and Limitations of Operative Management of Intra-abdominal Infections. World J. Surg 14 (1990) 210–217

[21] *Farthmann EH, Schöffel U.* Pathophysiogisch-klinische Aspekte bei der Peritonitis. Chir. Gastroenterol. 2 (1990) 125–131

[22] *Függer R, Rogy M, Herbst F, Schemper F, Schultz F.* Validierungsstudie zum Mannheimer Peritonitis-Index. Chirurg 59 (1988) 598–601

[23] *Gedigk P.* Peritoneum in: M. Eder, P. Gedigk (Hrsg.): Lehrbuch der Allgemeinen Pathologie und der Pathologischen Anatomie. Springer Verlag Berlin Heidelberg (1986) 616–618

[24] *Gray KD, Simovic MO, Chapman WC, Blackwell TS, Christman JW, May AK, Parman KS, Stain SC.* Endotoxin potentiates lung injury in cerulein-induced pancreatitis. Am J Surg 186 (2003) 526–530

[25] *Guggenberger H.* Intensivmedizin bei Peritonitis. Chir. Gastroenterol. 6 (1990) 207–220

[26] *Hau T, Ahrenholz DH, Simmons RC.* Secondary Bacterial Peritonitis: The Biologic Basis of Treatment in: Current Problems in Surgery, Vol. XIV/1. Year Book Medical, Chicago (1979)

[27] *Hau T.* Host Defence in Peritoneal Infections. Fortschritte der antimikrobiellen und antineoplatischen Chemotherapie. Band 2-3 (1983) 479–487

[28] *Hau T.* Bacteria, Toxins and the Peritoneum. World J. Surg. 14 (1990) 167–175

[29] *Herden HN.* Intensivtherapie der diffusen eitrigen Peritonitis. Chirurg 56 (1985) 371–375

[30] *Junqueira LC, Carneira J, Contopoulos A.* Basic Histology. 2nd Edition, Lange Medical Publications, Los Altos (1975)

[31] *Kleine HO, Beger HG.* Endotoxin im peritonealen Exsudat bei Perforationsperitonitiden. Langenbecks Archiv für Chirurgie (Suppl) (1988) 301–304

[32] *Kleine HO, Beger HG.* Abdominelle Sepsis: Endotoxin in der Peritonealhöhe und Endotoxinämie. Langenbecks Archiv für Chirurgie (Suppl) (1989) 285–287

[33] *Kleine HO, Beger HG.* Endotoxin gestützte Klassifikation der Perforationsperitonitis. Langenbecks Archiv für Chirurgie (Suppl) (1990) 33–36

[34] *Kleine HO, Friedrich J, Oeschger R.* Das chirurgische Vorgehen bei bakterieller Peritonitis – Steigerung der Therapieeffizienz durch intraoperative Lavage und durch kontinuierliche geschlossene postoperative Peritoneallavage (KPL). Chir. Gastroenterol. 2 (1990) 147–155

[35] *Kleine HO.* Quantitative und qualitative Aspekte der Peritonealflüssigkeit bei Peritonitis – Bestimmung von Endotoxin in: R. Häring (Hrsg.): Peritonitis. Thieme Verlag Stuttgart New York (1993)

[36] *Köckerling F, Gall FP.* Peritonitiskrankheit: Pathophysiologie – Erregerspektrum – Therapie in: F. Köckerling (Hrsg.). Therapie schwerer intraabdomineller Infektionen. Bd. 9 der Buchreihe. Fortschritte in der Chirurgie. Zuckschwerdt Verlag München Bern Wien San Francisco (1992) 1-17

[37] *Köckerling F.* Interview: Passagere Bauchdeckenverschlüsse – Optimierung schein möglich. Chirurgie News, Springer Verlag (1994) 7-9

[38] *Köckerling F.* Behandlungskonzept der offenen dorso-ventralen Intervalltherapie bei der diffusen Peritonitis in: F. Köckerling, W. Hohenberger, W. Teichmann (Hrsg.). Intraabdominelle Infektionen. Johann Ambrosius Barth Verlag, Hüthig GmbH, Heidelberg Leipzig (1996)

[39] *Leonhardt H.* Histologie, Zytologie und Mikroanatomie des Menschen. 4. Auflage, Thieme Stuttgart (1974)

[40] *Lierse W.* Das Peritoneum. Chirurg 56 (1985) 357–359

[41] *Linder M, Wacha H.* Der Peritonitis-Index – Grundlage zur Bewertung der Peritonitiserkrankung? Fortschritte Antimikrobielle Chemotherapie 2-3 (1983) 511–516

[42] *Linder M. Wacha H, Feldmann U, Wesch G, Steifensand RA, Gundlach E.* Der Mannheimer Peritonitisindex. Ein Instrument zur intraoperativen Prognose der Peritonitis. Chirurg 58 (1987) 84–92

[43] *Linder M, Wacha H.* Stellenwert von Peritonitis-Indizes für die klinisch-prognostische Beurteilung der Peritonitis. Aktuelle Chirurgie 27 (1992) 41–47

[44] *Mazuski JE, Sawyer RG, Nathens AV, Dipiro JT, Schein M, Kudsk KA, Yowler C.* The Surgical Infection Society Guidelines on Antimicrobial Therapy for Intra-Abdominal Infections: An Executive Summary. Surgical Infections 3 (2002) 161–173

[45] *Miksits K, Rodloff AC, Hahn H.* Mikrobiologische Aspekte der Peritonitis in: R. Häring (Hrsg.): Peritonitis. Thieme Verlag Stuttgart New York (1993) 19–24

[46] *Oettinger W, Beger HG.* Pathogenese und Pathophysiologie der Peritonitis in: R. Häring (Hrgs.): Peritonitis. Thieme Verlag Stuttgart New York (1993) 12–18

[47] *Onderdank AB, Bartlett JG, Louie T, Sulivan-Seigler N, Gorbach SL.* Microbial Synergy in Experimental Intra-Abdominal Abscess. Infect Immun 13 (1976) 22–26

[48] *Pfirrmann, RW.* Taurolin: Ein neues Konzept zur antimkrobiellen Chemotherapie chirurgischer Infektionen. Einführung und Überblick. in: W. L. Brückner, R. W. Pfirrmann (Hrgs.): Taurolin – Ein neues Konzept zur antimikrobiellen Chemotherapie chirurgischer Infektionen. Urban und Schwarzenberg, München, Wien, Baltimore (1985)

[49] *Rietschel ET, Brade H.* Bakterielle Endotoxine. Spektrum der Wissenschaft (1993) 34–42

[50] *Rosin H, Preisendanz H.* Mikrobiologie und Antibiotikatherapie bei Peritonitis. Chir. Gastroenterol. 2 (1990) 181–187

[51] *Seiler ChA, Brügger LE, Forssmann U, Büchler MW.* Chirurgische Peritonitistherapie heute. in: H. Wacha (Hrsg.): Infektiologie heute – Zeit zum Umdenken. Zuckschwerdt München Bern Wien New York (1999)

[52] *Shah PM, Isaacs RD.* Ertapenem, the first of a new group of carbapenems. Journal of Antimicrobial Chemotherapy (2003) 1–5

[53] *Solomkin JS, Yellin AE, Rotstein OD, Christou NV, Dellinger EP, Tellado JM, Malafaia, O, Fernandez A, Choe KA, Carides A, Satishchandran V, Teppler H and the Protocol 017 Study Group.* Ertapenem Versus Piperacillin/Tazobactam in the Treatment of Complicated Intraabdominal Infections. Annals of Surgery 237 (2003) 235–245

[54] *Scheuerlein H, Kube R, Gastinger I, Köckerling F.* Prospektive multizentrische Vergleichsstudie zur Peritonitisbehandlung. Zentralbl Chir 125 (2000) 199–204

[55] *Schleierson SS, Amsterdam D, Perlman E.* Enhancement of Intraperitoneal Staphylococcal Virulence for Mice with Different Bile Salts. Nature 190 (1961) 829

[56] *Schuster HP.* Sepsis - klinische Definition und Inzidenz. in: R. Reinhart, K. Eyrich (Hrgs.): Sepsis. Springer Verlag Berlin Heidelberg (1989) 1–7

[57] *Strobel M, Beger HG.* Struktur des Peritoneums. in: H. G. Beger, E. Kern (Hrgs.). Akutes

Abdomen. Thieme Verlag Stuttgart New York (1987) 10–14

[58] *Teichmann W, Eggert A, Welter J, Herden NH.* Etappenlavagetherapie bei diffuser Peritonitis. Chirurg 53 (1982) 374–376

[59] *Teichmann W.* Peritonitis. in: K. Kremer, F. Kümmerle, H. Kunz, R. Nissen, W.-H. Schreiber (Hrgs.): Intra- und postoperative Zwischenfälle. Thieme Verlag Stuttgart New York (1985)

[60] *Teichmann W, Wittmann DH, Andreone PA.* Scheduled Reoperations (Etappenlavage) for Diffuse Peritonitis. Arch. Surg. 121 (1986) 147–152

[61] *Tempel G, Schneck HJ.* Intensivmedizinische Aspekte. in: J. Castrup, H. J. Jesdinsky, J. Seifert, G. Tempel (Hrgs.): Diffuse Peritonitis – Aktuelle therapeutische Aspekte. Zuckschwerdt Verlag München Bern Wien San Francisco (1985)

[62] *Tellado J, Woods GL, Gesser R, McCarroll K, Teppler H.* Ertapenem versus Piperacillin-Tazobactam for treatment of Mixed Anaerobic. Complicated Intra-Abdominal, Complicated Skin and Skin Structure, and Acute Pelvic Infections. Surgical Infections 3 (2002) 303–314

[63] *Veragut U, Siegenthaler W, Gruber UF.* Schock. in: W. Siegenthaler (Hrsg.): Klinische Pathophysiologie. Thieme Verlag Stuttgart (1976)

[64] *Wacha H, Linder M, Feldmann U, Wesch G, Gundlach E, Steifensand RA.* Mannheim peritonitis index - prediction of risk of death from peritonitis: construction of a statistic and validation of an empirically based index. Theoretical Surgery 1 (1987) 169–177

[65] *Wittmann DH, Kellinghusen C, Welter J, Freitag V.* Intraabdominelle Infektionen: Ergebnisse einer kontrollierten Therapiestudie. Akt. Chir. 18 (1983) 229–253

[66] *Wittmann DH, Teichmann W, Frommelt L.* Die Bedeutung der Infektionserreger für die Therapie der eitrigen Peritonitis. Chirurg 56 (1985) 363–370

[67] *Wittmann DH.* Intraabdominelle Infektionen. Aktuelles Wissen, Hoechst (1986)

# Erregerstatistik und Resistenzen im Bereich der chirurgischen Intensiv-Therapien

*G. Weiß, H. Lauff, H. Lippert*

## Einleitung

Die größten Probleme der operativen Intensivmedizin sind heute SIRS und Sepsis.

Sammelstatistiken zeigen eine durchschnittliche Häufigkeit von über 50 % an Patienten mit einem SIRS und zwischen 10 und 49 % mit einer Sepsis (Tab. 1). Jeder 7. Patient entwickelt eine schwere Sepsis. Die Häufigkeit ist vorallem abhängig von der Struktur und dem Patientengut der Intensiveinheit und ist an Universitätskliniken als Sammelpunkt kritisch chirurgischer Fälle am höchsten.

Bei einer Letalität septischer Patienten von 16 bis 46 % und mehr ist das septische Multiorganversagen bei diesen Patienten im Gegensatz zu internistischen Intensivstationen die häufigste Todesursache (Tab. 2 und 3).

Eine Untersuchung der Todesursachenhäufigkeit auf unserer chirurgischen ITS ergab als häufigste Todesursache mit 58 % SIRS und Sepsis gefolgt vom Herz-Kreislaufversagen (Tab. 4).

Die Ursachen der Sepsis sind überwiegend abdominelle und pulmonale Infektionen.

Bei den abdominellen Komplikationen steht die Peritonitis an erster Stelle (Tab. 5).

Neben den zahlenmäßig geringeren Fällen an Infektionen der Thoraxhöhle ist die Peritonitis mit der höchsten Letalität behaftet.

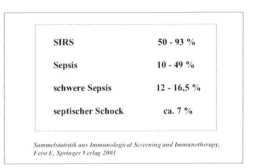

| SIRS | 50 - 93 % |
| Sepsis | 10 - 49 % |
| schwere Sepsis | 12 - 16,5 % |
| septischer Schock | ca. 7 % |

*Sammelstatistik aus Immunological Screening and Immunotherapy, Feist E, Springer Verlag 2001*

**Tab. 1** Inzidenz von SIRS/Sepsis – Chirurgie

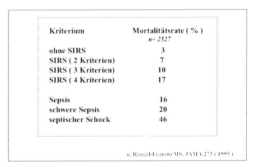

| Kriterium | Mortalitätsrate ( % ) n= 2527 |
|---|---|
| ohne SIRS | 3 |
| SIRS ( 2 Kriterien) | 7 |
| SIRS ( 3 Kriterien) | 10 |
| SIRS ( 4 Kriterien) | 17 |
| Sepsis | 16 |
| schwere Sepsis | 20 |
| septischer Schock | 46 |

n. Rangel-Frausto MS, JAMA 273 ( 1995 )

**Tab. 2** Mortalitätsrate von SIRS/Sepsis

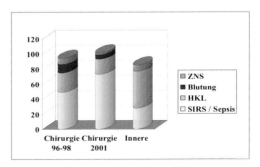

**Tab. 3** Todesursachenhäufigkeit Chirurgische vs. Innere ITS

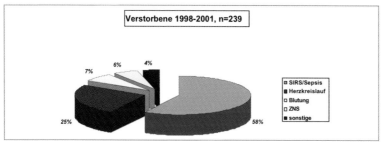

**Tab. 4**
Aufteilung der Todes-
ursachen

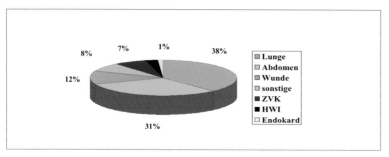

**Tab. 5**
Infektionshäufigkeit
Chirurgische ITS

Ausgehend von einer kolorektalen Lokalisation beträgt diese 26,7 % (Tab. 6 und 7).

## Komplikationen kolorektaler Operationen

In den Jahren 1998 und 1999 sind insgesamt 1608 allgemeinchirurgische Patienten auf der chirurgischen Intensivstation behandelt worden. Der Anteil an Patienten mit größeren kolorektalen Eingriffen beträgt 19,3 %. Von den insgesamt 311 Eingriffen waren 23,2 % Notfalleingriffe, überwiegend Patienten mit einer sekundären Peritonitis.Die Letalität dieses Patientengutes ist 9 mal höher als bei elektiv durchgeführten kolorektalen Eingriffen (Tab. 8 und 9).

Bei den Komplikationen kolorektaler Eingriffe führen die Infektionen vor psychischen und kardialen Problemen die Statistik an (Tab. 10).

## Erregerstatistik und Resistenzdaten

Bei der hohen Letalität der Sepsis führen wir auf unserer Intensivstation bei schweren Fällen und insbesondere bei der Entwicklung einer nosokomialen-tertiären Peritonitis therapieunterstützend ein mikrobiologisches Monitoring durch. Das Monitoring basiert, neben den sonst üblichen Abnahmeregeln für mikrobiologisches Material, auf 3–4 tägiger Abnahme von Blutkulturen, Urinkultur, Trachealsekret (bei Beatmung, Intubation, Tracheostomie) und evtl. lokalen Proben aus möglichen infektiösen Herden.

Durch diese Maßnahme kann insbesondere die antibiotische Begleittherapie optimiert werden und eine Übersicht über Kolonisations- und Resistenzdaten gegeben werden. Diese Daten wirken sich bei regelmäßiger Auswertung in Zusammenarbeit mit dem Institut für Medizinische Mikrobiologie, auch auf die Auswahl an Antibiotika/Antimykotika sowie hygienische Maßnahmen aus.

**Tab. 6**
Letalität Bauchraum-
infektionen nach
Lokalisation

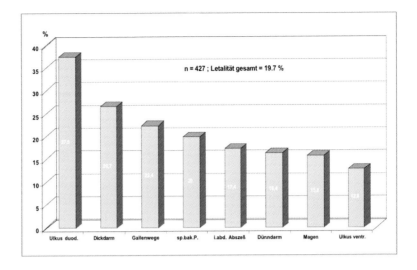

In den letzten 6 Jahren sind im Institut für Medizinische Mikrobiologie insgesamt 666 675
Materialien aus allen Kliniken der Universität
ausgewertet worden. Bei einer Gesamtbetten-
zahl der Universität von 1 450 beträgt der Anteil an eingesandten Materialien von der
chirurgischen ITS mit 13 Betten statistisch
wirksame 7,5 %.

Bei der Auswertung von 304 000 Erstisolaten
aller Materialien der gesamten Universität
zeigt sich in den letzten 10 Jahren bei etwa
gleichbleibender Häufigkeit an Staphylokok-

ken und Streptokokken ein Anstieg an Enterokokken um 35,8 % und an Sproßpilzen um
beachtenswerte 55 %! Der Nachweis an Enterobakterien ist hier um 25,5 % und der an
Pseudomonaden um 18,1 % gefallen.

Die Statistik der Klinik für Chirurgie, und vorallem der chirurgischen Intensivstation zeigt
ganz andere Zahlen. Hier stieg der Enterokok-
ken- und Enterobakteriennachweis um 55,1 %
bzw. 36,5 %! Der Nachweis an Staphylokokken und an Sproßpilzen ist gesunken (-13,9,
-15,2 %). Die Pseudomonaden als typisch

**Tab. 7**
Letalität – Patienten
mit Sepsis 1999–2001
(Juni) n = 511

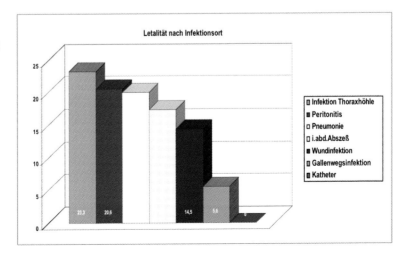

Gesamtzahl an Patienten  n = 1608

Patienten mit kolorektalen Eingriffen  n = 311 ( 19,3 % )

Durchschnittsalter  64,8 Jahre  ( 26 - 91 )

| Operationen : | anteriore Resektionen | 56 |
|---|---|---|
| | Kolonresektionen | 58 |
| | OP nach Quenü | 50 |
| | Sigmaresektionen | 25 |
| | OP nach Hartmann | 25 |
| | andere OP | 97 |

**Tab. 8**  Kolorektale Chirurgie – Operationen
Patienten Chirurgische ITS 1998/1999

| Operation | Anzahl | Komplikationen ( % ) | Letalität |
|---|---|---|---|
| elektiv | 239 | 52 ( 21,8 ) | 2,1 % |
| Notfall | 72 | 35 ( 48,6 ) | 18 % |
| Gesamt | 311 | 72 ( 32 ) | 6,1 % |

**Tab. 9**  Kolorektale Chirurgie – Komplikationen
Patienten Chirurgische ITS 1998/1999

| | |
|---|---|
| *Psychosyndrom* | *32* |
| *Atonie,Paralyse* | *19* |
| *Wundheilungsstörung* | *18* |
| *kardiale Komplikationen* | *24* |
| *Anastomoseninsuffizienz* | *8* |
| *Pneumonie allein* | *8* |
| *Nachblutung* | *5* |
| *Platzbauch* | *4* |
| *Harnwegsinfekt* | *2* |
| *septisches MOV  (>2 Org.)* | *38* |

**Tab. 10**  Kolorektale Chirurgie – Anzahl Komplikationen
Patienten Chirurgische ITS 1998/1999

chirurgische Krankenhauskeime zeigen im Auftreten in den ersten Jahren zunächst einen deutlichen Abfall und sind seit 1996 im Anstieg, ohne jedoch die hohen Ausgangswerte zu erreichen (Tab. 11 und 12).

In der Tabelle 13 ist die Erregersituation aller Kliniken der Universität der Klinik für Allgemeinchirurgie und der Intensivstation der Chirurgie gegenübergestellt. Während die Staphylokokken und Streptokokken in der gesamten Universität eine dominierende Rolle mit 39,8 % gegenüber 21,9 % auf der chirurgischen ITS spielen, sind das die gramnegativen Bakterien mit 45,6 % auf der ITS gegenüber 24 % in der Universität (Tab. 13).

Neben der Erregerhäufigkeit in verschiedenen Bereichen eines Krankenhauses ist für die Antibiotikatherapie die Verteilung und Häufigkeit der Krankheitserreger bei den unterschiedlichen Infektionslokalisationen von entscheidender Bedeutung. Die Tabelle 14 zeigt die Erregerverteilung bei unterschiedlichen Materialien (21 492 Isolate, Jahre 1992–2001) für die Patienten der chirurgischen Intensivstation.

Bei den Blutkulturen dominieren die oft hochresistenten koagulase-negativen Staphylokokken mit 50,2 % vor den Enterobakterien mit 24 %. Mit einer Häufigkeit von 12 % finden sich in den Blutkulturen Enterokokken, davon 20 % hochresistente E. faecium.

Eine ähnliche Erregerverteilung ergibt die Auswertung der Katheterinfektionen. Der Anteil an Pilzbefunden bei den Blutkulturen und den Gefäßkathetern liegt bei 5,4–8,5 %. Die Erreger im Tracheobronchialsekret zeigen eine ausgewogene Verteilung von Enterobakterien, Pseudomonaden, Staphylokokken/Streptokokken und Pilzen (26 %, 23,5 %, 23,4 %, 17,8 %).

Der hohe Anteil an Pilzbefunden entspricht der oft bei Langzeitbeatmeten zu findenden Kolonisation mit Sprosspilzen.

Die Mikroorganismen im Wundsekret, der Abdominalhöhle und in der Galle zeigen eine ähnliche Häufigkeit an Pseudomonaden (10,6–11,7 %), Enterobakterien (25,6–26,2 %), Pilzen (15,4–19,3 %) und Staphylokokken/Streptokokken (15,4–16,9 %). Zu be-

**Tab. 11**
Erregerstatistik
Universitätsklinikum

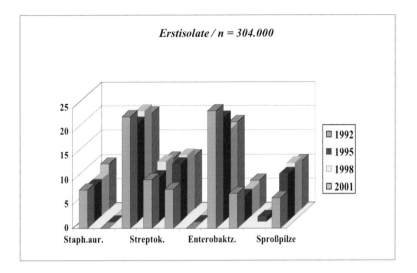

*Erstisolate / n = 304.000*

achten ist der relativ hohe Anteil an Enterokokken mit 31,1 % aller Erreger (davon 25 % E. faecium) in den Gallenwegen. Der Nachweis von Anaerobiern gelingt bei diesen Lokalisationen in bis zu 3,8 %.

Bei positiven Urinbefunden zeigen sich als Krankheitserreger vorwiegend Enterobakterien (20,3 %), Pseudomonaden (12,8 %) und Enterokokken (14,8 %). Den überwiegenden Anteil nehmen jedoch mit 46,3 %! die Pilzbe-

funde ein. Ähnlich wie beim Tracheobronchialsekret, ist der hohe Anteil an Pilzen häufig Ergebnis einer schweren Infektion anderer Lokalisation mit entsprechender Antibiotikatherapie und der langdauernden Urinkatheterliegezeit und bedeutet überwiegend Kolonisation statt Infektion.

Bei der Beurteilung der Erregersituation und einzuleitenden Antibiotikatherapien bei Patienten auf chirurgischen Intensivstationen muss

**Tab. 12**
Erregerstatistik
Universitätsklinikum

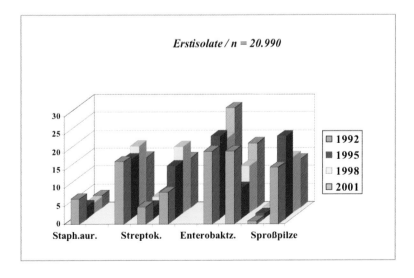

*Erstisolate / n = 20.990*

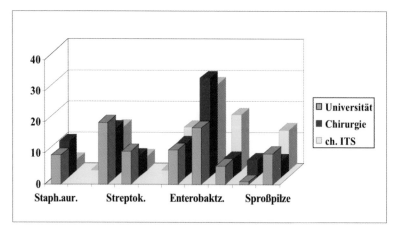

**Tab. 13**
Vergleich Erreger-
statistik Jahr 2001

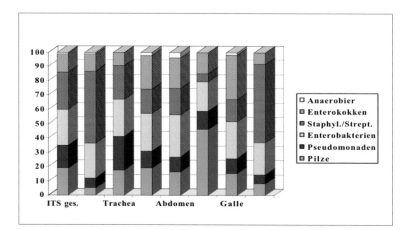

**Tab. 14**
Erregerverteilung
verschiedener
Materialien
Chirurgische Intensiv-
station

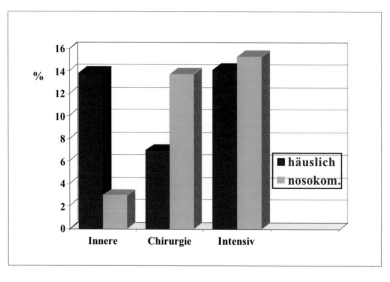

**Tab. 15**
Vergleich nosokomiale
und nichtnosokomiale
Infektionen

**Tab. 16** Peritonitis – Einteilung

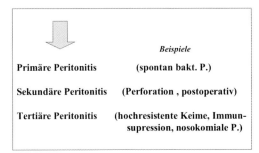

| | *Beispiele* |
|---|---|
| **Primäre Peritonitis** | (spontan bakt. P.) |
| **Sekundäre Peritonitis** | (Perforation , postoperativ) |
| **Tertiäre Peritonitis** | (hochresistente Keime, Immunsupression, nosokomiale P.) |

der hohe Anteil an nosokomialen Infektionen mit typischen Krankenhauskeimen und oft hoher Resistenz berücksichtigt werden (Tab. 15). Die Erregersituation von häuslich oder auf Normalstation erworbenen Infektionen unterscheidet sich deshalb beträchtlich von den auf der Intensivstation erworbenen.

Ein ernstes Problem ist die Therapie der tertiären Peritonitis (auch nosokomiale Peritonitis, s. a. Tab 16). Neben der oft schwierigen chirurgischen Sanierung finden sich hier im Vergleich zur häufigen sekundären Peritonitis ein Erregerwechsel zu hochresistenten Enterobacter, Pseudomonaden, koagulasenegativen Staphylokokken, E. faecium und Pilzen

(Tab. 17). Die Mortalität der Patienten mit tertiärer Peritonitis ist doppelt so hoch wie bei einer sekundären Peritonitis.

Während einer intensivmedizinischen Behandlung treten auch bei allen anderen Infektionen durch Antibiotikatherapie selektierte hochresistente sowie nosokomiale Erreger auf. Die Konzentration von chirurgischen Hochrisikopatienten auf operativen Intensivstationen an Universitätskliniken verschärft diese Situation weiter.

Die Ergebnisse des mikrobiologischen Monitorings zeigen diese Entwicklung deutlich.

Während es bei Staphylococcus aureus keine Änderung der Empfindlichkeit auf typische Staphylokokkenantibiotika im Laufe von 10 Jahren gekommen ist (Oxacillin, Cefotiam u. a.), zeigen sich bedrohliche Entwicklungen bei Pseudomonaden und Enterobacter.

So finden sich z. B. beträchtliche Resistenzanstiege von Pseudomonaden auf Aminoglykoside und andere Pseudomonadenantibiotika, wie Ciprofloxacin und Ceftazidim auf 50 bis 60 %!

**Tab. 17**
Erregerhäufigkeit bei
der Peritonitis

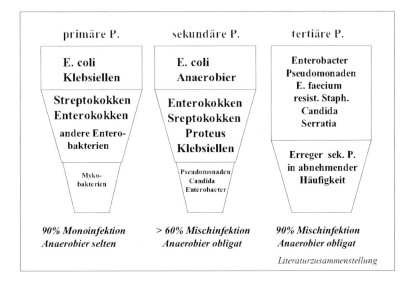

| primäre P. | sekundäre P. | tertiäre P. |
|---|---|---|
| **E. coli Klebsiellen** | **E. coli Anaerobier** | **Enterobacter Pseudomonaden E. faecium resist. Staph. Candida Serratia** |
| **Streptokokken Enterokokken** andere Enterobakterien | **Enterokokken Sreptokokken Proteus Klebsiellen** | |
| Mykobakterien | Pseudomonaden Candida Enterobacter | **Erreger sek. P. in abnehmender Häufigkeit** |
| *90% Monoinfektion Anaerobier selten* | *> 60% Mischinfektion Anaerobier obligat* | *90% Mischinfektion Anaerobier obligat* |

*Literaturzusammenstellung*

|  | Univers. gesamt | ch. ITS gesamt | Abd. | TS | UK |
|---|---|---|---|---|---|
| Cand. albicans | 69,6 | 57,8 | 66,3 | 63,3 | 48,5 |
| Cand. glabrata | 9,8 | 28,5 | 24,5 | 21,3 | 38,6 |
| Cand. tropicalis | 3,4 | 5,9 | 3,9 | 5,9 | 6,9 |
| Cand. krusei | 2,0 | 1,8 | 1,5 | 2,9 | 0,8 |
| andere C. sp. | 7,6 | 4,5 | 3,0 | 4,5 | 4,5 |
| Schimmelpilze | 1,4 | 1,3 | 0,9 | 2,1 | 0,6 |

*Cand.= Candida*
*Abd.= Abdomen*
*TS=Trachealsekret*
*UK=Urinkultur*

*Zahlen in Prozent*

**Tab. 18**
Mikrobiologische Auswertung Pilzbefunde
Material Universität/ Chirurgische ITS

Ebenso ist die Empfindlichkeit von Enterobakterien auf Gentamicin von 85 % 1992 auf 47 % im Jahr 2001 gefallen (Amikacin von 100 % auf 88 %). Auch die Cephalosporine der III. Generation zeigten Einbußen um 20–30 %, während Imipenem® eine gleichbleibend gute Wirksamkeit zeigt (Tab. 17).

Dieser Trend der Entwicklung zeigt sich im gesamten Uniklinikum, insbesonders aber auf der chirurgischen Intensivstation.

Neben einer abnehmenden Häufigkeit von Pilznachweisen in den Materialien der chirurgischen Intensivstation zeigen sich jedoch hinsichtlich der Erregerzusammensetzung deutliche Unterschiede zu den Materialien der gesamten Universität (Tab. 18). Es zeigt sich bei der ITS eine Zunahme des Anteils an Non-Candida-albicans-Arten um knapp 12 %. Die Zahl dieser Candidaspezies hat sich 2,5fach erhöht. Eine bedeutende therapeutische Konsequenz ergibt sich aus der häufigen Resistenz dieser Keime auf das in zunehmend hoher Anzahl zur Pilztherapie genutzte Fluconazol.

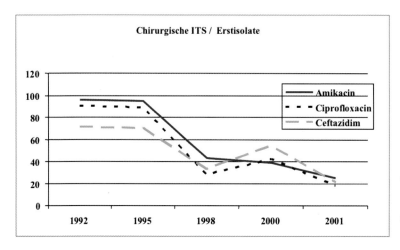

**Abb. 1**
Erregerempfindlichkeit Pseudomonas
Chirurgische ITS/ Erstisolate

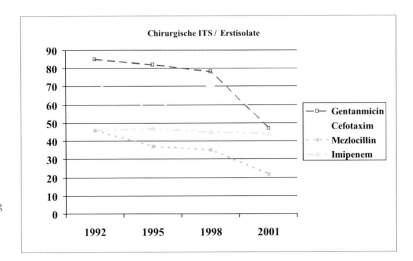

**Abb. 2**
Resistenzentwicklung
Enterobakteriazeen
Chirurgische ITS/
Erstisolate

Bei den Urinbefunden nimmt der Anteil an Non-Albicans-Arten auf 51 % zu. Durch die einfache Materialentnahme sind es häufig die Materialien der langzeit-antimikrobiell behandelten schwerkranken Intensivpatienten, die diese Verschiebung bewirken.

## Schlussfolgerungen

Der Anteil an Patienten mit infektiösen Komplikationen und schwerer Sepsis wird in operativen Abteilungen in den nächsten Jahren weiter steigen.

Die hohe Letalität dieser Patienten hat sich in den letzten Jahren trotz Optimierung chirurgischer Techniken, qualifizierter Intensivtherapie, neuer hochpotenter antimikrobieller Substanzen nicht wesentlich verbessern können.

Die Erreger- und Resistenzsituation auf chirurgischen Intensivstationen hat zum Teil bedrohlichen Charakter angenommen.

Das Hauptproblem in der chirurgischen Intensivmedizin sind Patienten, die bei nichterfolgter operativer Sanierung oder bestimmter Risikokonstellation schwere Begleitinfektio-

nen oder eine persistierende nosokomiale Peritonitis entwickeln. Die rezidivierend notwendigerweise durchzuführende Antibiotikatherapie und die Kolonisation/Infektion mit nosokomialen Erregern führt zu immer größeren Resistenzproblemen.

Aber auch Fehler bei der antibiotischen Behandlung oder hygienische Mängel können diese Situation verschärfen.

Aufgrund von Erreger- und Resistenzstatistiken können diese Gefahren rechtzeitig erkannt und die antibiotische/antimykotische Therapie optimiert werden.

Folgende Grundsätze sollten bei der antimikrobiellen Therapie berücksichtigt werden.

Strenge Einhaltung der perioperativen Antibiotikaprophylaxe. Nichtnosokomiale Infektionen sollten nicht initial mit Reserveantibiotika (z. B. Amikacin, Vancomycin) behandelt werden.

Auch sehr breitwirksame Antibiotika, wie Carbapeneme, sollten für die Initialtherapie eher zurückhaltend eingesetzt werden. Eine Resistenzentwicklung auf diese Präparate bedeutet häufig auch Resistenz gegen viele andere breitwirksame Antibiotika, umgekehrt können aber viele resistente Erreger noch mit diesen Mitteln therapiert werden.

Sehr häufig sehen wir auch, dass bei schweren Bauchrauminfektionen das Antibiotikaregime nach kurzer Zeit aufgrund scheinbarer Wirkungslosigkeit teilweise sogar mehrfach gewechselt wird. Bei den meisten dieser Patienten war aber der Herd nicht ausreichend saniert und man konnte frühzeitig bereits bei diesen Patienten selektionierte hochresistente Erreger finden.

Eine andere Problematik ist die oft beobachtete Therapie von kolonisierten Keimen.

Gerade Patienten mit Langzeitbeatmung und häufig auch mit einer Tracheotomie haben nach etwa 2 Wochen im Trachealbaum kolonisierte, z. T. schon hochresistente Erreger. Grundsätzlich stellt der Nachweis von Keimen nur im Zusammenhang mit einer klinisch nachweisbaren Infektion eine Behandlungsnotwendigkeit dar. Das gilt insbesondere auch ausdrücklich für den Nachweis von Pilzen. Der zunehmende Anteil an resistenten Non-Candida albicans Arten ist Ausdruck einer Selektion unter antimykotischer Therapie aber auch von Therapieversuchen bei lediglich vorhandener Candidakolonisation. Hauptsächliche Kolonisationslokalisationen sind der Harntrakt, der Tracheobronchialbaum und auch häufig die Peritonealhöhle. Bei der nosokomialen oder tertiären Peritonitis gibt es ein ähnliches Problem. Die im Krankheitsverlauf auftretenden resistenten Keime haben wahrscheinlich eine geringe Virulenz und die notwendigen hochpotenten Antibiotika können oft den klinischen Verlauf wenig beeinflussen. Studien zu dieser Problematik fehlen.

Die Entscheidung Kolonisation oder Infektion, Therapie ja oder nein, ist bei den schwerkranken Intensivpatienten mit septischen MOV nicht immer einfach.

Die Antibiotikatherapie sollte auch möglichst kurz gehalten werden. Bei einer ausbleibenden klinischen Besserung muss unbedingt nach fassbaren Herden gesucht werden (Begleitinfektionen?, intraabdominelle Komplikation?) bevor ein Antibiotikaversagen angenommen wird.

Das beste Rezept bei der Therapie von chirurgischen Bauchrauminfektionen bleibt jedoch die Sanierung bei der ersten Sitzung. Alle Reserven zum Erreichen dieses Zieles sollten eingesetzt werden. Dazu zählen vorallem der frühzeitige Eingriff bei optimal stabilisierten Patienten, ein erfahrener Chirurg und Anästhesist und eine fundierte chirurgische Intensivtherapie.

# Adjuvante Therapie und Komplikationen

*K. Ridwelski*

Die „optimale" Therapie beim Rektumkarzinom soll für betroffene Patienten eine absolute Heilungschance bieten. Die standardisierte
operative Therapie kann diesem Optimum jedoch nur zu einem gewissen Grade entsprechen. Dies betrifft sowohl das lokale
Tumorgeschehen als auch eine disseminierte
Metastasierung. Selbst eine nach allen onkologischen Kriterien perfekt ausgeführte Operation mit kompletter Entfernung des
Mesorektum wird zu stadienabhängigen Lokalrezidiven führen. Ebenso wurde von *Köckerling* et al. im J. Clin. Onkol. [1] bereits
1998 auf die Problematik der Fernmetastasierung hingewiesen. 20 % aller operierten Patienten wiesen im späteren Verlauf Fernmetastasen auf. Stadienabhängig steigen diese
von 8 % (Stadium I) über 16 % (Stadium II) auf
ca. 40 % (Stadium III). Diese kurzen Angaben
zeigen deutlich, dass durch die alleinige Operation für unsere Patienten keine 100%-ige kurative Situation geschaffen werden kann. Eine
Kombination mit weiteren Behandlungsfor-
men, die der Operation vorangestellt bzw.
nachgeschaltet sind, könnten die Ergebnisse
verbessern. Insbesondere beim Rektumkarzinom kommt hierfür die neoadjuvante oder adjuvante Strahlen- oder Strahlenchemotherapie
in Betracht. Für die neoadjuvante Strahlenchemotherapie existiert eine experimentelle Rationale:

- Nach nicht kurativer Resektion ist eine Steigerung der Zellproliferationen nachzuweisen.
- Eine vorherige Chemotherapie kann die Pro-
  liferationsrate senken und tierexperimentell
  zu einem verlängerten Leben führen.

- Goldie-Coldman-Hypothese: Diese Hypothese besagt, dass eine Zunahme der Zell-
  population zu einer unproportionalen
  Vermehrung resistenter Zellen führt. Die
  präopertive Chemotherapie kann dagegen
  Mikrometastasen vernichten und gleichzeitig die Zahl der chemotherapieresistenten
  Zellen deutlich senken.

Aus diesen theoretischen Grundlagen kann
eine Rationale für die praktische Umsetzung
abgeleitet werden. Für eine neoadjuvante
Therapie spricht: Der sofortige, damit der frühe Beginn einer systemischen Chemotherapie, verhindert Mikrometastasen, die Verkleinerung der Tumormasse kann das Ausmaß des
chirurgischen Eingriffes bei gleicher Radikalität verringern und die Möglichkeit einer intraoperativen Verschleppung vitaler Tumorzellen sinkt. Diesem Pro steht jedoch ein ein-
deutiges Kontra gegenüber: Durch die vorangegangene Therapie wird der potentiell
kurative Eingriff verzögert, das Auftreten von
Tumorkomplikationen bei Versagen der neoadjuvanten Therapie ist möglich und es kann
zur Selektion von resistenten Tumorzellklo-
nen kommen. Ein weiterer gravierender Aspekt ist das mögliche vermehrte Auftreten
postoperativer Komplikationen bei Patienten,
die eine neoadjuvante Strahlenchemotherapie
im Bereich des Rektumkarzinom erhielten.
Die Angst vor einer erhöhten Komplikationsrate hat die Entscheidung zuungunsten neoadjuvanter Therapieformen über Jahrzehnte
begleitet. Bei der Abwägung von Vor- und
Nachteilen bei der präoperativen Strahlentherapie gegenüber einem postoperativen Vorgehen (siehe Tab. 1) wurde deshalb vermehrt

**Tab. 1**  Vor- und Nachteile der prä- und postoperativen Strahlentherapie

|  | Strahlentherapie | |
| --- | :---: | :---: |
|  | präoperativ | postoperativ |
| Ausschluss einer Duke-A-Läsion möglich | nein | ja |
| Ausschluss von Pat. mit Fernmetastasen möglich | (nein) | ja |
| Wundheilungsstörungen | ja | nein |
| Verzögerung der Radiotherapie | nein | ja |
| Verzögerung der Chirurgie | ja | nein |
| Hypoxische Zellen in der Peripherie des Tumors zum Zeitpunkt der Strahlentherapie mit geringer Radiosensibilität | nein | ja |
| Tumorzellpopulation im Intervall | nein | ja |
| Reduzierte Anzahl an vitalen Tumorzellen während der Chirurgie | ja | nein |
| Reduktion der lokalen Tumorgröße, Verbesserung der Resektabilität | ja (nein) | nein |
| Strahlenbedingte Schädigung des Dünndarms, Adhäsionsbildung | nein | ja |

zugunsten der adjuvanten Behandlungsform entschieden.

Verschärft wurde diese Problematik noch durch die Entwicklung der operativen Technik. Die komplette Excision des gesamten Mesorektums ist mit deutlich niedrigeren lokalen Rezidivraten verbunden. Hieraus könnte geschlussfolgert werden, dass multimodale Konzepte zur Verringerung eben dieser Lokalrezidive überflüssig geworden sind und nur vermehrt zu Komplikationen führen. Die von *Heald* 1998 [2] dargestellte Lokalrezidivrate von lediglich 6 % bei 488 Patienten im Langzeitverlauf können diese Vermutung bestärken, zumal lediglich 10 % der Patienten neoadjuvant und nur 6 % adjuvant bestrahlt wurden. Jedoch weist *Bosset* im (Aust. N. Z. J. Surg. 1999) [3] auf die Tatsache hin, dass die TME als reproduzierbarer chirurgischer Standard nicht belegt ist. Eine Vermutung, die durch die Ergebnisse der von *Herrmanneck* [4] publizierten Qualitätssicherungsstudie zum kolorektalen Karzinom unterstrichen wird. Die Lokalrezidivrate bei verschiedenen

Operateuren schwankte zwischen 5 und 55 %, entsprechend nahm das Fünfjahresüberleben von 79 auf 46 % ab. Die Problematik hoher Lokalrezidivraten wird auch bei der Durchsicht „nicht chirurgischer" Publikationen deutlich. In der Tabelle 2 und 3 sind die von Strahlentherapeuten dargestellten lokalen Rezidivraten aus randomisierten Studien dargestellt. Sie schwanken zwischen 16 und 51 (!) %.

Die alleinige Argumentation mit unzureichender chirurgischer Technik in den aufgeführten Studien ist sicher möglich, kann das Problem der Lokalrezidivraten jedoch nicht negieren. Dies wird unterstrichen durch die ersten publizierten Ergebnisse der holländischen Studie zur neoadjuvanten Strahlentherapie und totaler Excision des Mesorektums beim Rektumkarzinom (*Kapitein* et al. 2001) [18]. Bei einer medianen Nachbeobachtungszeit von 24,9 Monaten wurden im Kontrollarm mit alleiniger Operation bei 908 Patienten stadienabhängig Lokalrezidive beobachtet. Im Stadium I betrug die Rate lediglich 0,7 %. Je-

**Tab. 2** Lokalrezidive in der Kontrollgruppe nach neoadjuvanter Strahlentherapie, randomisierte Studien

| Autor | Kriterien | GHD/Fraktionierung | n | Lokalrezidive |
|---|---|---|---|---|
| Norwegen (1990) [5] | resektabel | 31,5/1,75 Gy, Kontrolle | 150 | 23 % |
| Rectal Cancer Group (1994 [6] | resektabel | 15/5 Gy, Kontrolle | 239 | 16 % |
| Stockholm (1995) [7] | resektabel | 25/5 Gy, Kontrolle | 425 | 30 % |
| Stockholm (1996) [8] | resektabel | 25/5 Gy, Kontrolle | 285 | 21 % |
| MRC (1996) [9] | fixiert | 40/2 Gy | 140 | 51 % |
| SRCG (1997) [10] | resektabel | 25/5 Gy | 574 | 27 % |

doch bereits im Stadium II waren 5,7 % Lokalrezidive nachweisbar, die im Stadium III auf 15 % (!) stiegen. Im Behandlungsarm mit neoadjuvanter Strahlentherapie konnten diese Daten belegen, dass trotz TME unverändert eine multimodale Therapie indiziert ist. Diese Aussagen werden durch eine durch *Gamma* et al. [19] 2000 publizierte Metaanalyse zur präoperativen Radiotherapie beim resektablen Rektumkarzinom unterstrichen (Jama 284, 2000, 1 008) [20]. In die Metaanalyse gingen 14 randomisierte Studien mit insgesamt 6 426 Patienten ein, von denen 3 081 im Kontrollarm nur durch Operation behandelt wurden. Bei gleichbleibender Zahl der Fernmetastasen konnten die Lokalrezidivraten um 50 % signifikant gesenkt werden. Enttäuschend waren hingegen die Überlebensraten. Es ließ sich nur ein Trend zugunsten der Strahlentherapie + Operation erkennen. Lediglich in 3 Studien waren signifikante Überlebensvorteile nachweisbar. Trotzdem kamen die Autoren zu dem Schluss, dass bei einer Compliance von 91,9 % von einer verträglichen Therapie ausgegangen werden kann und die Patienten im Stadium II und III profitieren. Kritisch wurden auch postoperative Komplikationen und die Letalität analysiert. Während die postoperative Sterblichkeit nur einen Trend zuungunsten der Kombinationsbehandlung aufwiesen (lediglich 2 Studien zeigten eine signifikant höhere Letalität bei präoperativer Strahlentherapie) stiegen die Komplikationen signifikant an, die Infektion/Sepsis von 15,2 auf 21 %, andere Komplikationen von 17,8 % ebenfalls auf 21 % (jeweils Operation versus Operation + Radiatio). Signifikant höhere Komplikationsraten müssen ab einer Strahlendosis von mehr als 30 Gy erwartet werden. Die persönlichen Erfahrungen einzelner Chirurgen werden damit durch die Studienlage scheinbar unterstrichen. Die daraus resultierende Frage, welche Komplikationen nach präoperativer Strahlenchemotherapie erwartet werden müssen, in welchem Schweregrad und welche Probleme bei deren Behandlung auftreten, muss diskutiert werden.

Hierzu können die Ergebnisse des An-Institutes für Qualitätssicherung in der operativen Medizin aus dem Jahre 2002 die Versorgungssituation in Deutschland aufzeigen. Von über

**Tab. 3** Lokalrezidivrate in Studien zur postoperativen Radio(chemo)therapie, Kontrollarm

| Autor | Jahr | Lokalrezidive |
|---|---|---|
| GITSG/2 [11] | 1985/86 | 24 |
| Fisher [12] | 1988 | 25 |
| Balsler [13] | 1986 | 18 |
| Withers [14] | 1981 | 25 |
| Hoskin [15] | 1985 | 39 |
| Tepper [16] | 1987 | 30 |
| Krook [17] | 1991 | 25 |

**Tab. 4** Neoadjuvante Therapie Rektumkarzinom, Intraoperative Komplikationen, n = 2914

| | Neoadjuvante Therapie + Op. ↔ | | Op. | |
|---|---|---|---|---|
| | n | % | n | % |
| Keine | 2531 | 93,1 | 175 | 89,7 |
| Tumorperforation | 32 | 1,2 sign. | 6 | 3,1 |
| Blutung | 87 | 3,2 | 6 | 3,1 |
| Ureterläsion | 9 | 0,3 | 1 | 0,5 |
| Urethraläsion | 4 | 0,1 | – | – |
| Blase | 10 | 0,4 | – | – |
| Milz | 25 | 0,9 | 4 | 2,1 |
| Darm | 21 | 0,8 | 2 | 1,0 |

Quelle: AN-Institut, 2002 [21]

280 Kliniken wurden insgesamt 2 914 Patienten mit einem Rektumkarzinom hinsichtlich ihrer operativen Therapie und postoperativer Komplikationen erfasst. Lediglich 7,2 % dieser Patienten (n = 195) erhielten eine neoadjuvante Therapie. Damit ist zumindest eine grundlegende Aussage getroffen: Im Jahre 2002 stellt eine neoadjuvante Strahlen-(Chemo-)Therapie beim Rektumkarzinom eine seltene Therapieform dar, die lediglich im hohen Tumorstadium (T4) zum Einsatz kommt. Der generelle Einsatz eines neoadjuvanten Behandlungskonzeptes stellt flächendeckend keinen Standard dar. Aus dieser Studie sind auch Aussagen zu intraoperativen und postoperativen Komplikationen sowie allgemeinen Problemen zu erhalten (Tab. 4–6). Lediglich in der Rate der intraoperativen Tumorperforationen kam es bei multimodaler Therapie zu einer signifikanten Erhöhung von 1,2 auf 3,1 %. Bei allen anderen aufgetretenen Komplikationen waren zwar prozentuale Abweichungen vorhanden, die jedoch in keinem weiteren Fall die Signifikanzgrenze erreichten. Fasst man alle Komplikationen zusammen, ergeben sich keine signifikanten Unterschiede. Die Morbidität betrug in der alleinigen Operationsgruppe 40,2 % und lag nach neoadjuvanter Therapie bei 43,1 %. Die Letalität war nach alleiniger Operation mit 2,8 % sogar höher als nach kombinierter Therapie mit 1,5% (keine Signifikanz). Diese Daten der prospektiven Qualitätssicherungsanalyse decken sich mit den Ergebnissen der randomisierten Studie zur TME und neoadjuvanten Strahlentherapie, die bereits zitiert wurde (*Kapitein* et al. 2001) [18].

Hinsichtlich der Komplikationen gab es zwischen der alleinigen TME versus TME + Radiatio nur zweimal signifikante Unterschiede. Zum einen stieg der intraoperative Blutverlust von 900 auf 1 000 ml, zum anderen veränderte sich die Rate perinealer Komplikationen von 18 auf 26 %. Bei vertretbarer Veränderung der Komplikationsrate kann damit aus dieser Studie geschlussfolgert werden, dass die Lokalrezidivrate durch eine Vorbestrahlung signifikant gesenkt werden kann. Allerdings wurde auch aufgezeigt, dass die reale Lokalrezidivrate bei TME außerhalb spezialisierter Zentren mit 15 % im Stadium III deutlich höher als erwartet ausfiel. Diese positiven Ergebnisse bleiben trotz aller Kritik an der Studiendurchführung bestehen. Diese kritischen Anmerkungen betreffen insbesondere Stagingprobleme (Over Treatment im Stadium I – n = 276), dem fehlenden Downstaging durch 5 × 5 Gy (kein erhöhter Sphinktererhalt

**Tab. 5** Neoadjuvante Therapie Rektumkarzinom, Postoperative chirurgische Komplikationen, n = 2914

| | Neoadjuvante Therapie + Op. ↔ | | Op. | |
|---|---|---|---|---|
| | n | % | n | % |
| Keine | 2007 | 73,8 | 137 | 70,3 |
| Nachblutung | 42 | 1,5 | 3 | 1,5 |
| Sepsis | 35 | 1,3 | 2 | 1,0 |
| Anastomose/Op | 125 | 4,6 | 4 | 2,1 |
| Anastomose/kons. | 96 | 3,5 | 10 | 5,1 |
| Ileus | 56 | 2,1 | 4 | 2,1 |
| Atonie | 129 | 4,7 | 14 | 7,2 |
| Relap | 93 | 3,4 | 6 | 3,1 |
| Abszess | 50 | 1,8 | 4 | 2,1 |
| Platzbauch | 38 | 1,4 | 1 | 0,5 |

Quelle: AN-Institut, 2002 [21]

möglich), dem fehlenden Einfluss auf die Rate der Fernmetastasen (keine kombinierte Chemotherapie!) und die fehlenden Angaben zur Langzeittoxizität hinsichtlich Knochennekrosen und Blutbildveränderungen. Insbesondere das Problem der Langzeitkomplikationen bleibt in der holländischen Arbeit bei einer medianen Nachbeobachtungszeit von 24,9 Monaten unbeantwortet. Bereits im Jahre 1989 wurde von *Pahlmann* et al. im Brit. J. of Surg. af [22] die Rate von 5-6 % chemischer Strukturen und der damit verbundenen erhöhten Rate an Inkontinenz nach neoadjuvanter Strahlentherapie mit 5 × 5 Gy hingewiesen.

**Tab. 6** Neoadjuvante Therapie Rektumkarzinom, Allgemeine Komplikationen, n = 2914

| | Neoadjuvante Therapie + Op. ↔ | | Op. | |
|---|---|---|---|---|
| | n | % | n | % |
| Keine | 2025 | 74,5 | 147 | 75,4 |
| Fieber | 271 | 10,0 | 19 | 9,7 |
| pulmonale | 107 | 3,9 | 9 | 4,6 |
| Pneumonie | 130 | 4,8 | 6 | 3,1 |
| kardiale | 120 | 4,4 | 1 | 0,5 |
| Thrombose | 18 | 0,7 | 3 | 1,5 |
| Lungenembolie | 13 | 0,5 | 1 | 0,5 |
| HWI | 260 | 9,6 | 18 | 9,2 |

Quelle: AN-Institut, 2002 [21]

Abschließend sollen die Komplikationsraten aus der randomisierten Studie zur adjuvanten versus neoadjuvanten Strahlentherapie beim lokal fortgeschrittenen Rektumkarzinom dargestellt werden (*Sauer* et al. 2001) [23]. Als Akuttoxizität der Radiochemotherapie oder einer Diarrhoe bei 10 % und Erythema, Nausea und Leukopenie bei ca. 3 % der Patienten angegeben. Von 392 Patienten verstarben zwei an einem Myokardinfarkt. Hinsichtlich der Komplikationen und der Letalität waren zwischen beiden Gruppen keine signifikanten Unterschiede zu verzeichnen. Die Rate der Komplikationen betrug 34 bzw. 34,5 %, die Letalität 2 von 258 bzw. 3 von 280. Der in Tabelle 7 aufgeführten detaillierten Darstellung der Komplikationsraten in beiden Behandlungsarmen sind keine signifikanten Unterschiede zu entnehmen. Damit ist die Rate der zu erwartenden Komplikationen kein Entscheidungskriterium für eine neoadjuvante bzw. adjuvante Behandlungsstrategie. Die im Frühjahr 2003 zu erwartenden endgültigen Ergebnisse müssen daher abgewartet werden. Nur die Überlebensrate wird ein entscheidendes Kriterium für die Wahl des therapeutischen Vorgehens darstellen.

## Zusammenfassung

Die neoadjuvante Strahlen-(Chemo-)Therapie kann beim Rektumkarzinom die Lokalrezidivrate senken. Bei akzeptabler Akuttoxizität muss mit keiner Erhöhung der postoperativen Komplikationsrate gerechnet werden. Die endgültige Bewertung dieses Therapiekonzeptes sollte daher nach onkologischen Kriterien (Verlängerung der Überlebenszeit?) erfolgen.

## Literatur

[1] *Köckerling F, Reymond M.A, Altendorf-Hofmann A, Dworak O., Hohenberger W.* Influence of surgery on metachronous distan metastases and survival in rectal cancer. J. Clin. Oncol 16(1), 1998, 324-9

[2] *Heald R.J, Moran B.J, Ryall R.D, Sexton R, Mac Farlane J.K.* Rectal cancer: the Basingstoke experience of total mesorectal excision 1978-1997. Arch. Surg. 133(8), 1998, 894-899

[3] *Bosset J.F, Horiot J.C.* Pre-operative chemoradiotherapy ant total mesorectum excision surgery of rectal cancer: towards the eradication of pelvic failures? Aust NZJ Surg 69(9), 1999, 622-624

[4] *Hermanek P. jr., Wiebelt H, Riedl S, Staimmer D, Hermanek P.* Long-term results of surgical therapy of colon cancer. Results of the Coloretal Cancer Study Group. Chirurg 65(4), 1994, 287-297

[5] *Gerald A, Buyse M, Nordlinger B,* et al. Pre-operative radiotherapy as adjuvant treatment in rectal cancer. Final results of a randomized study of the European Organization for Research and Tretment of Cancer (EORTC). Ann Surg 208, 1988, 606

[6] *Goldberg P.A, Nicholls R.J, Porter N.H, Lore S, Grimsey J.E.* Long-term results of a randomised trial of short-course low-dose adjuvant pre-operative radiotherapy for rectal cancer:

**Tab. 7** Komplikationen adjuvante versus neoadjuvante Strahlenchemotherapie beim lokal fortgeschrittenen Rektumkarzinom

| Komplikationen | neoadjuvant | adjuvant |
|---|---|---|
| Anastomosenleck | 12 % | 13 % |
| Postop. Blutung | 4 % | 3 % |
| Wundheilungsstörungen | 6 % | 5 % |
| Ileus | 1 % | 3 % |
| Blasenfistel | 1 % | 1 % |
| Dünndarmfistel | 1 % | – |
| Rektovaginale Fistel | 2 % | 1 % |
| Kardiovaskuläre Kompl. | 3 % | 1 % |
| Andere | 4 % | 6,5 % |

Quelle: Sauer et al. Strahlenther Onkol 4, 2001,173 [23]

reduction in local treatment failure. Eur J. Cancer 30(11), 1994, 1602–1606

[7] *Cedermark B, Johansson H, Rutquist H*, et al. The Stockholm I trial of preoperative short term radiotherapy in operable rectal cancer: a prospective randomized trial. Cancer 75, 1995, 2269

[8] *Cedermark B.* Stockholm II trial on preoperative short term radiotherapy in operable rectal carcinoma: a prospective randomized trial. Proc. ASCO 13, 1994, 98

[9] *Duncan W.* Adjuvant radiotherapy in rectal cancer: the MRG trials. Br J Surg 72, 1985, S59

[10] *Holm T, Decermark B, Rutqvist L.E.* Local recurrence of rectal adenocarcinoma after „curative" surgery with and without preoperative radiotherapy. Br J. Surg 81, 1994, 452

[11] Gastrointestinal Tumor Study Group. Adjuvant therapy of colon cancer: results of a prospectively randomized trial. N Engl J Med 310, 1984, 737

[12] *Fisher B, Wolmark N, Rockette H*, et al. Postoperative adjuvant chemotherapy or radiation therapy for rectal cancer: results from NSABP protocol R-01. J. Natl Cancer Inst 80, 1988, 21

[13] *Balslev I, Pedersen M, Teglbjaerg PS*, et al.: Postoperative radiotherapy in Dukes' B and C carcinoma of the rectum and rectosigmoid: a randomized multicenter study. Cancer 58, 1986, 22

[14] *Withers H.R, Vigliotti A, Rich T.A, Romsdahl M.M, Oswald M.J.* Postoperative adjuvant radiotherapy for adenocarcinoma of the rectum and rectosigmoid. Int J Radiat Oncal Biol Phys 13(7), 1987, 999–1006

[15] *Minsky B.D, Mies C, Recht A.* et al. Resectable adenocarcinoma of the retosigmoid and rectum. I. Patterns of failure and survival. Cancer 61, 1988, 1408

[16] *Tepper J.E, Cohen A.M, Wood W.C, Orlow E.L., Hedberg S.E.* Postoperative radiation therapy of rectal cancer. Int J Radiat Oncol Biol Phys 13,1987, 5

[17] *Krook J.E, Mortel C.G, Gunderson I.L*, et al. Effictive surgical adjuvant therapy for high-risk rectal carcinoma. N Engl J Med 324, 1991, 709

[18] *Kapiteijn E, Marijneu C.A, Nagtegaal D., Putter H, Steup W.H, Wiggers T, Ruttern H.J, Pahlmann L, Glimelius B, van Krieken J.H, Leer J.W, van de Velde C.J.* Dutch colorectal Cancer Croup.: Preoperative radiotherapy combined with total mesorectal excision for resectable rectal cancer. N Engl J Med 345(9), 2001, 690–692

[19] *Camma C, Guinta M, Fiorica F, Papliaro L, Craxi A, Cottone M.* Preoperative radiotherapy for resectable rectal cancer: A meta-analysis. JAMA, 284(8), 2000, 1008–1015

[20] Gastrointestinal Tumor Study Group Prolongation of the disease-free interval in surgically treated rectal carcinoma. N Engl J Med 312, 1985, 1465

[21] *Marusch F, Koch A, Schmidt U, Geissler S, Meyer L, Jost J, Ulrich B, Gastinger I., Köckerling F, Lippert H.* Prospective multicenter study colon/rectum carcinoma (primary tumors) – Results of the year 2000. Zentralbl. Chir. 127(4), 2002, 332–349

[22] *Pahlmann L, Glimelius B, Feykholm G.* Ischemic strictures in patients treated with a con auterier resection and perioperative radiotherapy for rectal carcinom. Br J Surg 76(6), 1989, 605–606

[23] *Sauer R, Fietran R, Wittekind C, Martus P, Rodel C, Hohenberger W, Iatzko G, Sabitzer H, Karstens J.H, Becker H, Hess G, Raab R.* Adjuvant versus neoadjuvant radiochemotherapy for locally advassed rectal cancer. A progress report of a phase-III-randomized trial (Protocol CAO, ARO/AIO-94). Strahlenther. Onkol 177(4), 2001, 173–181

# Dynamische Rekonstruktion der Bauchwand bei Narbenbrüchen nach kolorektalen Resektionen

*F. Köckerling, C. Tamme*

Die Rate an Narbenbrüchen nach medianen Laparotomien liegt nach 1 Jahr zwischen 9 % und 20 % (*Israelsson* 2001). Das Auftreten einer Narbenhernie wird durch zahlreiche Faktoren beeinflusst (Abb. 1).

Da in der Regel ausgedehnte kolorektale Resektionen wegen der Aufwendigkeit der Mobilisation der Kolonflexuren über mediane Ober- und Unterbauch-Laparatomien durchgeführt werden, zusätzlich auch häufiger endgültige oder protektive Stomata angelegt werden müssen, ist mit der in der Literatur angegebenen Rate von Narbenhernien zu rechnen. Dabei handelt es sich regelhaft um relativ ausgedehnte Defekte in der Bauchwand mit Auseinanderweichen der Rektus-Muskulatur (Abb. 2). Deshalb ist eine entsprechende Rekonstruktion der Bauchwand unter Einsatz von Meshes notwendig.

## Technik

Das Prinzip der Reparation einer Narbenhernie ist es, eine Rekonstruktion zu erreichen, die einer Restitutio ad integrum am nächsten kommt. Eine Narbenhernie ist mehr als ein Defekt in der Bauchwand [2, 5]. Die flachen bzw. geraden Bauchmuskeln haben ihre Insertion an der Linea alba verloren. Daher retrahieren sich die Muskeln, der Defekt wird zunehmend größer und der prolabierende Peritonealsack vergrößert sich durch den Eingeweidedruck zunehmend. Eine anatomische und physiologische Rekonstruktion der Bauchwand beinhaltet eine Rekonstruktion der Linea alba [3].

Aufbauend auf den Operationstechniken nach *J. Abrahamson* [1], *J. Chevrel* [2, 3] und *J. Flament* [5] haben wir eine dynamische Rekonstruktion der Bauchwand bei medianen Bauchwandhernien entwickelt.

Dabei wird je nach Größe des Defektes entweder die Linea alba mit körpereigenem Gewebe rekonstruiert und der verbleibende Fasziendefekt mit einem leichtgewichtigen (35 g/m²), großporigen Titannetz (Ti-Mesh, Firma GfE,

- ➢ Adipositas
- ➢ Schwangerschaft
- ➢ Stomaanlage
- ➢ Lokalisation der Laparotomie
- ➢ Art der Laparotomie (quer vs. median)
- ➢ Reoperation
- ➢ Nahttechnik beim Laparotomieverschluß
- ➢ Infektion
- ➢ Alter
- ➢ Mangelernährung
- ➢ Postoperative pulmonale Komplikationen
- ➢ Steroide
- ➢ Chemotherapie
- ➢ Ascites
- ➢ Peritonealdialyse

**Abb. 1** Einflussfaktoren für die Entstehung von Narbenhernien (*Condon* 1995)

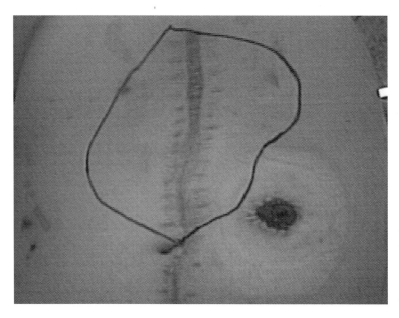

**Abb. 2**
Ausgedehnter
Narbenbruch nach
abdomino-perinealer
Rektumexstirpation.
**a** Ausgangsbefund

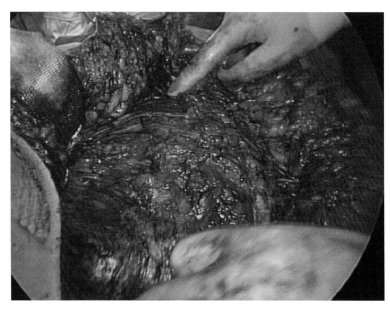

**Abb. 2b**
Komplette Darstellung
des peritonealen
Bruchsackes in Längs-
richtung

Nürnberg) ersetzt oder bei großen Defekten die Linea alba zusätzlich mit einem kleineren Netz (35 g/m²) (Ti-Mesh, Firma GfE, Nürnberg) neu gebildet.

Dadurch wird die flache bzw. gerade Bauchmuskulatur über das Doppelnetz wieder an der Linea alba inseriert und dadurch die Dynamik der Bauchwand wiederhergestellt.

Zunächst wird die Haut über dem höchsten Punkt des Bauchwandbruches in Längsrichtung eingeschnitten (Abb. 3). Dabei ist darauf zu achten, dass der prolabierende Bauchinhalt

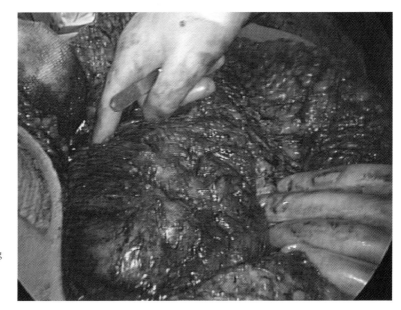

**Abb. 2c**
Komplette Darstellung
des peritonealen
Bruchsackes in Quer-
richtung

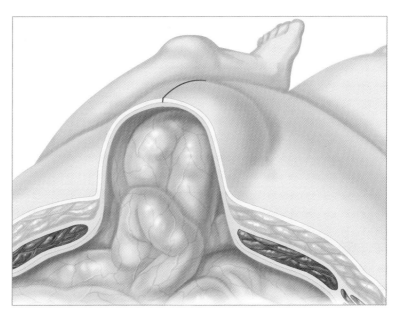

**Abb. 3**
Hautschnitt über dem
höchsten Punkt des
Bauchwandbruches
ohne Eröffnung des
Peritoneums

im Peritonealsack zu einer Ausdünnung des subkutanen Fettgewebes in der Weise geführt hat, dass der Peritonealsack unmittelbar unter der Haut zu Liegen kommt. Ein wesentlicher Bestandteil der vorgestellten OP-Technik ist es, den Peritonealsack nicht zu eröffnen, sondern lediglich in das Abdomen zurück-zustülpen, damit es nicht zu einem Kontakt zwischen dem Netz und den Baucheinge-weiden kommt. Deshalb muss nun der Perito-nealsack so von der im Hernienbereich aus-gewalzten Haut abpräpariert werden, dass

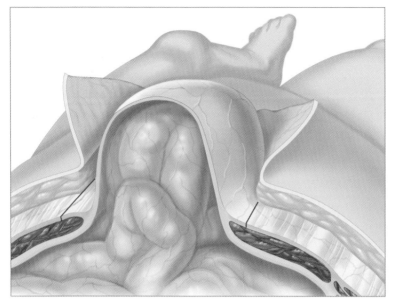

**Abb. 4**
Komplette Darstellung
des peritonealen
Bruchsackes, nach
Möglichkeit ohne Er-
öffnung, und mehrerer
Zentimeter der Bauch-
wandfaszie um den
Bruchsack herum.
**a**   Schematische
     Abbildung

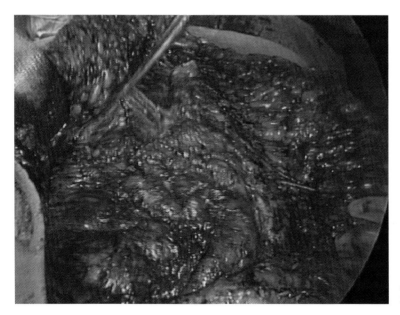

**Abb. 4b**
Situs

er nach Möglichkeit nicht eröffnet wird
(Abb. 4).

Nach der kompletten Präparation des peritonealen Bruchsacks werden dann zirkulär um
den Bruchsack herum die äußere Bauchwand-

faszie, bzw. das äußere Blatt der Rektusscheide
mehrere Zentimeter nach subkutan freipräpa-
riert. Anschließend wird in einem Abstand von
mehreren Zentimetern von der Bruchsackgrenze die Faszie mit der Diathermie eingeschnitten (Abb. 5). Dabei wird beidseits lateral

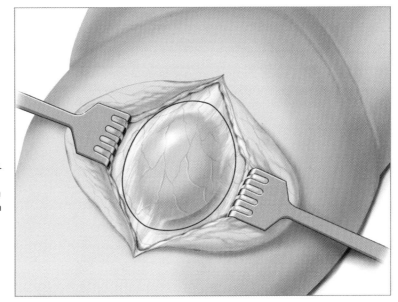

**Abb. 5**
Die äußere Bauchwandfaszie bzw. das vordere Blatt der Rektusscheide wird im Abstand von mehreren Zentimetern von der Bruchsackgrenze mit der Diathermie eingeschnitten.
**a** Schematische Abbildung

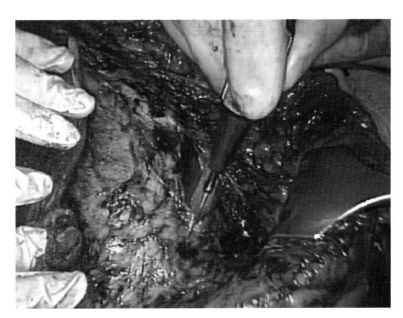

**Abb. 5b**
Einschneiden mit der Diathermie

des Bruchsackes das vordere Blatt der Rektusscheide eröffnet (Abb. 6). Durch zirkuläres Einschneiden des vorderen Blattes der Rektusscheide um den peritonealen Bruchsack herum gewinnt die Bauchwand an Dynamik zurück und die an den flachen Bauchmuskeln aufgehängten Rektusscheiden beidseits lassen sich nun deutlich annähern, wodurch die eigentliche Bruchlücke kleiner wird.

Die Wiedererlangung der Dynamik der Bauchwand ist sehr eindrucksvoll und führt sofort

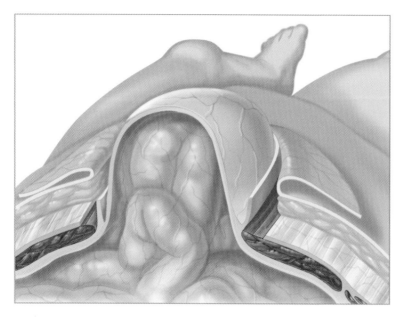

**Abb. 6**
Beidseits wird lateral
des Bruchsackes das
vordere Blatt der
Rektusscheide eröffnet.
**a**  Schematische
    Abbildung

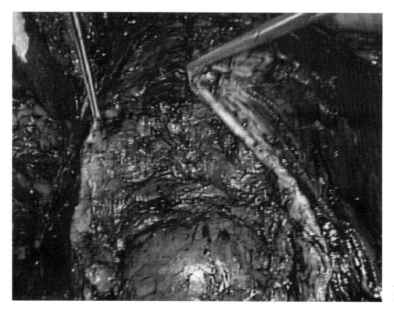

**Abb. 6b**
Situs

zu einer Defektverkleinerung. Nun werden der Bruchsack und Bruchinhalt ohne Eröffnung in das Abdomen zurückgestülpt.

Bei nicht so ausgedehnten medianen Brüchen stellt sich die Situation häufig so dar, dass nach zirkulärem Einschneiden des äußeren Blattes der Rektusscheide um den Bruchsack herum eine spannungsfreie Naht der beiden inneren Faszienlefzen möglich ist, da durch Wiedererlangung der Dynamik eine spannungsfreie Annäherung der Bruchränder er-

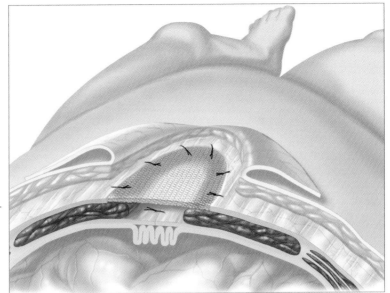

**Abb. 7**
Bei nicht so ausgedehnten medianen Brüchen können die beiden inneren Faszienlefzen durch eine spannungsfreie Naht zu einer neuen Linea alba vernäht werden.

**a** Schematische Abbildung

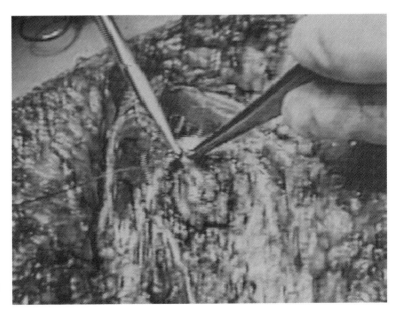

**Abb. 7b**
Naht der inneren Faszienlefzen

folgt (Abb. 7). In diesem Fall wird die Linea alba quasi mit durchgreifenden Einzelknopfnähten der nach innen umgestülpten Faszienränder hergestellt (Abb. 8). Auch hierbei wird der Bruchsack nicht eröffnet, sondern lediglich nach innen gestülpt. Der entstehende Defekt im äußeren Blatt der Rektusscheide wird im Sinne einer Onlay-Technik mit einem leichtgewichtigen (35 g/m²) titanisierten Polypropylennetz (Ti-Mesh, Firma GfE,

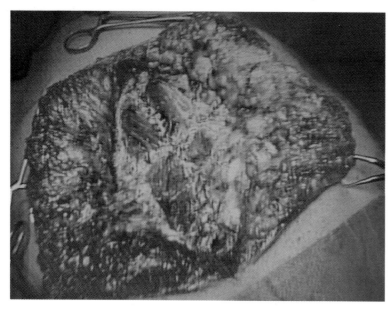

**Abb. 8**
Durch die neu
geformte Linea alba ist
der peritoneale
Bruchsack nach innen
verlagert und die
Rektusmuskulatur mit
der neu gebildeten
Linea alba wieder nach
median gebracht

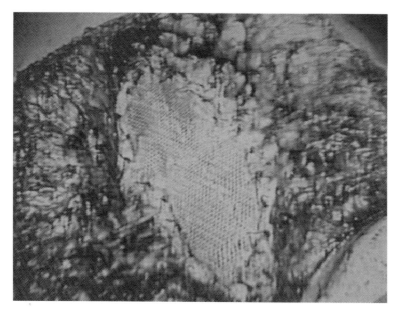

**Abb. 9**
Der verbleibende
Defekt im vorderen
Blatt der Rektusscheide
wird im Sinne einer
Onlay-Technik mit
einem leichtgewich-
tigen titanisierten
Polypropylennetz
verschlossen

Nürnberg) verschlossen (Abb. 9). Auch bei lateralen Narbenbrüchen hat sich diese Technik
in unseren Händen bewährt.

Bei großen Defekten der Bauchwand lassen
sich die Schnittränder der nach innen ge-
klappten Faszienanteile nicht spannungsfrei
zusammennähen. Deshalb werden bei großen
Defekten zwei leichtgewichtige (35 g/m²),
großporige Netze (Ti-Mesh, Firma GfE, Nürnberg) verwendet, ein inneres kleineres Netz
zur Neubildung einer Art Linea alba und ein

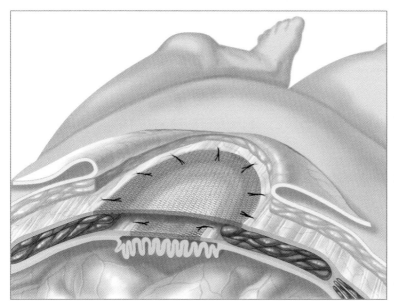

**Abb. 10**
Bei größeren Defekten erfolgt die dynamische Rekonstruktion mit zwei leichtgewichtigen titanisierten Polypropylennetzen. Das kleinere innere Netz zur Rekonstruktion der Linea alba wird an die nach innen verlagerten Faszienlefzen genäht.
**a** Schematische
Abbildung

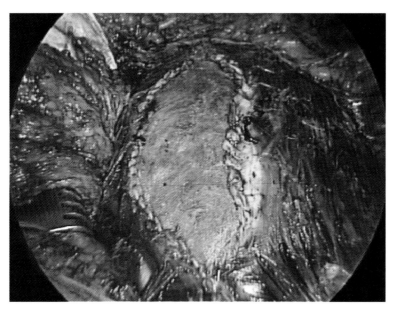

**Abb. 10b**
Situs

großes zum Ersatz des oberflächlichen Blattes der Rektusscheide.

Dabei wird zunächst nur das innere Netz auf die Defektgröße zurechtgeschnitten. Regelhaft ist die Fläche des inneren Netzanteiles deutlich kleiner als die des äußeren. Die mehreren Zentimeter Faszie, die um den peritonealen Bruchsack herum von dem äußeren Blatt der Rektusscheide abgesetzt wurden, sind mit dem Peritonealsack fest an der Kante der Brücklücke narbig verwachsen. Sie stellen ein

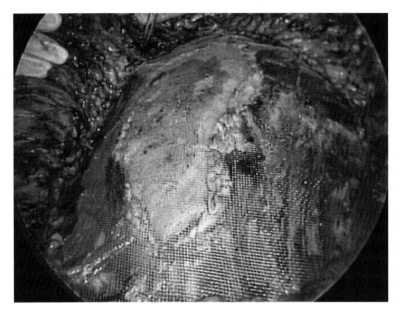

**Abb. 11**
Das größere äußere Netz wird mit Einzelknopfnähten bzw. einer fortlaufenden Naht an den Rand des äußeren Blattes der Rektusscheide genäht. Dadurch ist die Rektusscheide mit dem hinteren und vorderen Blatt wieder hergestellt.

ideales Nahtlager für das innere Netz dar. Dementsprechend wird das innere Netz nach dem Zurechtschneiden mit Einzelknopfnähten an den Faszienrand genäht (Abb. 10).

Nach dem kompletten Einnähen des inneren Netzes wird dann das äußere Netz auf die reale Fasziendefektgröße – nach dem Einschneiden mit der Diathermie – zurechtgeschnitten. Auch dieses wird sorgfältig mit Einzelknopfnähten an das äußere Blatt der Rektusscheide genäht (Abb. 11). Anschließend werden mindestens zwei Redon-Drainagen in die Subkutanposition plaziert und die Haut mit Nähten oder Klammern verschlossen.

## Zusammenfassung

Die vorgestellte dynamische Rekonstruktion der Bauchwand bei der Narbenhernie stellt ein Operationsverfahren dar, das die anatomischen und physiologischen Aspekte der Bauchwand berücksichtigt. Es handelt sich um eine relativ zügig durchzuführende, effektive und komplikationsarme Operationsmethode. Da sie auf der Basis von seit vielen Jahren etablierten Operationsmethoden steht, kann sie bereits jetzt uneingeschränkt für die Praxis empfohlen werden. Die Verwendung von leichtgewichtigen, großporigen, titanisierten Polypropylennetzen führen zu einer deutlichen Reduktion der verwendeten Polypropylenmenge. Die optimale Biokompatibilität der titanisierten Polypropylennetze trägt ganz entscheidend zum Erhalt der Dynamik der rekonstruierten Bauchwand bei. Somit stellt die vorgestellte Technik der dynamischen Rekonstruktion der Bauchwand bei Narbenbrüchen ein anatomiegerechtes und funktionserhaltendes Verfahren unter Verwendung von optimierten Netzqualitäten dar.

## Literatur

[1] *Abrahamson J* (2001). The Shoelace Repair. In: Abdominal Wall Hernias – Principles and Management. Editors: Bendavid R, Abrahamson J, Arregui ME, Flament JB, Phillips EH. Springer-Verlag New York.

[2] *Chevrel JP, Flament JB* (1995). Traitement des eventrations de la paroi abdominale. Encycl Med Chir Paris: Techniques chirurgicales appareil digstif 40: 165

[3] *Chevrel JP* (2001). Treatment of incisional hernias by an overlapping herniorrhaphy and onlay prosthetic implant. In: Abdominal Wall Hernias – Principles and Management. Editors: Bendavid R, Abrahamson J, Arregui ME, Flament JB, Phillips EH. Springer-Verlag New York

[4] *Condon RE* (1995). Incisional Hernia. In: Nyhus LM, Condon RE: Hernia. J. B. Lippincott Company, Philadelphia

[5] *Flament JB, Rives J* (1998). In: Chevrel JP : Surgery of the abdominal wall. 2nd ed, Springer, New York

[6] *Israelsson LA* (2002). Wound failure and incisional hernia: Mechanisms and prevention. In: Fitzgibbons RJ, Greenburg AG: Nyhus & Condon's Hernia. Lippincott Williams & Wilkens, Philadelphia

[7] *Loury JN, Chevrel JP* (1983). Traitement des eventrations. Utilisation simultanee du treillis de polyglactine. 910 et de Dacron. Nouv Presse Med 12:2116

# Sachregister